Konrad Peter (Hrsg.)

Spektrum psychiatrischer Arbeit

SpringerWienNewYork

Priv.-Doz. Dr. Konrad Peter
Klinik für Psychiatrie und Psychotherapie
Klinikum Erfurt
Nordhäuser Straße 74
D-99089 Erfurt
Bundesrepublik Deutschland

Softcover reprint of the hardcover 1st edition 2000

Druck: Manz, A-1050 Wien
Gedruckt auf säurefreiem, chlorfrei gebleichtem Papier – TCF
SPIN: 10747264

Die Deutsche Bibliothek – CIP-Einheitsaufnahme
Ein Titeldatensatz für diese Publikation ist bei
Der Deutschen Bibliothek erhältlich

Mit 36 Abbildungen

ISBN-13: 978-3-211-83402-2 e-ISBN-13: 978-3-7091-6768-7
DOI: 10.1007/ 978-3-7091-6768-7

Vorwort

In den letzten Jahren ist es im psychiatrisch-psychotherapeutischen Fachgebiet zu erheblichem Wissenszuwachs gekommen. Die aus den Grundlagenwissenschaften aber auch klinischen Forschungen erarbeiteten neuen Erkenntnisse haben zu einer völligen Veränderung klinischen Handelns geführt. Dies betrifft praktisch die gesamte Breite des Fachgebietes. Die Krankenhauspsychiatrie steht aber dennoch immer wieder vor der Schwierigkeit, Neues abzuwägen, ausreichend Gesichertes in die klinische Praxis einzuführen und auch den nötigen Wissenstransfer im Ausbildungsbereich zu unterstützen.

Um diesen Anliegen gerecht zu werden, aber auch die Gelegenheit zu nutzen, eigene Arbeiten darzustellen, wurden durch die Klinik für Psychiatrie und Psychotherapie der Klinikum Erfurt GmbH ab 1997 die Psychiatrischen Weihnachtssymposien initiiert. In diesem Band finden sich nun ausgewählte Beiträge der ersten Veranstaltungen. Zusätzlich wurden psychiatrische Referate der 72. Jahrestagung der Thüringer Gesellschaft für Psychiatrie, Neurologie und Kinder- und Jugendpsychiatrie sowie einer gemeinsamen Fortbildungsveranstaltung mit der Klinik für Anästhesie und Intensivmedizin der Klinikum Erfurt GmbH aufgenommen. Die hier vereinten Arbeiten zeigen die gesamte Spielbreite psychiatrischen Arbeitens. Sie vermitteln den aktuellen Kenntnisstand und geben Anregungen für die intensive Beschäftigung mit dem Dargebotenen.

Die Beiträge zu Beginn des Buches demonstrieren die Eingebundenheit von Psychiatrie und Psychotherapie in das Ensemble der Medizinischen Fächer und insbesondere auch die Gemeinsamkeiten mit der somatischen Medizin. Schwerpunktmäßig werden die Teilbereiche Sucht, hier insbesondere der Alkoholismus und das Gebiet der kognitiv-verhaltenstherapeutischen Therapien berücksichtigt. Die theoretischen und klinischen Arbeiten zeigen die Grundlagen pharmakotherapeutischen Handelns und dessen klinische Umsetzung, vor allem aber auch Strategien bei diffizilen klinischen Problemen. Der vorliegende Band wird abgerundet mit einer interessanten Einzelkasuistik.

Auch in Zukunft werden in etwa zweijährigen Abständen weitere Bücher herausgegeben, die bestimmte Teilfragen des Fachgebietes umfassen. Letztlich sollen auch diese dem dualen Prinzip von aktueller Wissensvermittlung und Integration neuester wissenschaftlicher Erkenntnisse in die klinische Praxis gewidmet werden.

Es sei besonders hervorgehoben, daß die Realisierung der wissenschaftlichen Veranstaltungen nur mit vielfältiger Unterstützung möglich war.

Die Herausgabe der vorliegenden Beiträge konnte nur durch die hervorragende Förderung durch die Geschäftsführung der Klinikum Erfurt GmbH, vertreten durch Herrn Prof. Dr. Ansorg als Ärztlichen Direktor, erfolgen. Ihm sei an dieser Stelle ganz herzlich gedankt.

Der Dank gilt auch den beteiligten AutorInnen für ihre Mühe bei den Vorträgen und der Erarbeitung der Manuskripte. Besondere Erwähnung verdienen auch die MitarbeiterInnen der Klinik für Psychiatrie und Psychotherapie für ihr Engagement bei der Durchführung der Vorhaben.

Die Vorbereitung der Drucklegung des vorliegenden Buches wurde in hervorragender Weise durch den Springer-Verlag Wien New York, vertreten durch die Herren Petri-Wieder und Hoy, begleitet.

Erfurt, im Frühjahr 2000 **K. Peter**

Inhaltsverzeichnis

Grundlagen

Psychopharmakotherapie

Sucht

Depression

Psychotherapie, Versorgung

Varia

Differentielle Diagnostik und Therapie in der Akutpsychiatrie

H. Berzewski

Einführung

Die Struktur und Organisation psychiatrischer Institutionen und Abteilungen haben sich in den letzten 30 Jahren gravierend verändert. Bedingt durch Fortschritte in der Psychopharmakotherapie und der Entwicklung differenzierter psychotherapeutischer Kurzzeitverfahren entwickelte sich unter Reduzierung der Gesamtbettenzahl in vielen Kliniken eine „Binnendifferenzierung" einzelner Abteilungen – z. B. für Gerontopychiatrie, Sozialpsychiatrie, Abhängigkeitserkrankungen, Depressionen, Krisenintervention u. a.. Die durchschnittlichen Liegezeiten verkürzten sich ständig, weil vermehrt halbstationäre und ambulante Übergangseinrichtungen zur Verfügung stehen. Die Kostenexplosion im Gesundheitswesen ist ein weiterer Faktor, der die in der Klinik tätigen Kollegen zunehmend unter Zeitdruck setzt. Die durchschnittliche Zusammensetzung des Krankengutes hat sich ebenfalls stark verändert. Bedingt durch die ansteigende Lebenserwartung – auch chronisch psychisch Kranker – muß sich der Kliniker regelmäßig mit Patienten auseinandersetzen, die zusätzlich unter weiteren somatischen Erkrankungen leiden. Über Wechselwirkungen zwischen diesen und der zur Behandlung anstehenden psychiatrischen Störung sowie über mögliche Interaktionen notwendiger Langzeittherapien mit einer einzuleitenden Psychopharmakotherapie ist noch zuwenig bekannt. Ein weiterer Aspekt ist die zunehmende Zahl von Patienten mit Abhängigkeitsproblemen, die das diagnostische und therapeutische Handeln des klinisch tätigen Arztes erschweren können. Letztendlich hat die Einführung moderner diagnostischer Verfahren wie DSM IV oder ICD-10 mit der Festlegung bestimmter Kriterien zur Annahme einer bestimmten Störung zur größeren Differenzierung und exakteren Zuordnung geführt. Das steigende Interesse an den Persönlichkeitsstörungen in den letzten Jahren mag hier als Beispiel dienen. Die Einführung multiaxialer Diagnosesysteme hat ferner zum Konzept der Komorbidität geführt: das gleichzeitige Vorliegen definierter klinischer Syndrome und ihre möglichen Wechselwirkungen muß sich zwangsläufig auf die Therapieplanung auswirken. Auch das Verhalten der Patienten änderte sich: Er ist heute in der Regel besser informiert, kommt nicht selten mit festgefügten Vorstellungen über die einzuschlagende Behandlung, stellt vermehrt – auch nicht zu realisierende – Ansprüche („nur Psychotherapie") und bedarf deshalb heute eingehenderer und umfangreicherer Aufklärung über die anvisierte Behandlung. Zusätzlich ist der Psychiater mit rechtlichen Fragestellungen konfrontiert, die sich nicht nur aus Veränderungen rechtlicher Grundlagen – z. B. Einführung des Betreuungsrechts – sondern auch durch eine größere Prozeßfreudigkeit der Patienten ergeben. Die Anforderungen an den klinisch tätigen Psychiater haben sich somit erheblich gesteigert.

Probleme der Diagnostik während der stationären Aufnahme

Die diagnostischen Anforderungen an den Kliniker haben sich zweifellos erhöht: Maßgebend hierfür sind a) die sich häufende Komorbidität, b) der wachsende Zeitdruck, c) die Vielfalt neuer diagnostischer Möglichkeiten im Labor, bildgebender Verfahren und Elektrophysiologie und d) der ansteigende Anteil ausländischer Patienten. Am Beispiel der Diagnostik *psychotischer Störungen* wird die Schwierigkeit der Abgrenzung einzelner pathogener Faktoren besonders deutlich. Eine beträchtliche Zahl schizophrener Patienten nimmt sporadisch oder kontinuierlich psychotrope Substanzen: neben Cannabis die heute in Mode stehenden Amphetamine (Exstasy, Eve u. a.) oder Kokain – sei es aus Gründen unzweckmäßiger Selbstheilungsversuche oder der Gruppenkonformität. Die genannten Substanzen sind allein geeignet, episodische oder persistierende psychotische Störungen hervorzurufen. Die Durchmischung eines schizophrenen mit einem substanzinduzierten Erregungszustand kann bei der Aufnahmeuntersuchung große Schwierigkeiten bei der Abschätzung des Gefährdungsgrades machen. Eine differenzierte Kenntnis der Intoxikationssymptome von Cannabis, Amphetaminen oder Kokain ist deshalb unverzichtbar (Tabelle 1). Nachteilig wirkt sich aus, daß es hinsichtlich der Häufigkeit vital bedrohlicher Komplikationen von Amphetaminen und Kokain wenig verläßliche Daten gibt. Letztendlich sei daran erinnert, daß bei einer beträchtlichen Zahl chronischer Psychotiker zugleich ein sekundärer Alkoholmißbrauch aus den gleichen Gründen besteht. Ähnliche Schwierigkeiten können sich bei der Abklärung *deliranter Syndrome* ergeben. Leitsymptom eines deliranten Syndroms ist eine Störung der Bewußtseinslage im Sinne der Verminderung oder Veränderung. Obwohl alle akuten psychoorganischen Störungen in den aktuellen Diagnose-Manualen unter Delir zusammengefaßt worden sind, ist in der Aufnahmesituation eine prägnanztypische Charakterisierung in die Syndrome: Somnolenz, Dämmerzustand, Verwirrtheitszustand und Delir im engeren Sinne für das weitere diagnostische und therapeutische Vorgehen hilfreich. Die Häufigkeit von Delirien steigt mit zunehmenden Alter an. Maßgebend hierfür sind oft die Medikamente, die eine „deliriogene" Potenz besitzen, Nar-

Tabelle 1. Intoxikationssymptome von Cannabis, Amphetaminen und Kokain

Symptomatik	Cannabis	Amphetamine, Exstasy	Kokain
Allgemein-körperliche Symptome	Konjunktivitis Uvulaödem Reizhusten Kopfschmerzen Schwindel Übelkeit Kreislaufstörungen mit wechselnden Blutdruck-verhältnissen	Kachexie Appetitlosigkeit Injektionsstellen (Thrombophlebitiden) Abdominalkrämpfe Brustschmerzen Kopfschmerzen Muskelschmerzen	Hautblässe Hyperthermie Verletzungen und Infektionen der Nasenschleimhaut (Nasenscheide-wanddefekte!) Infizierte Einstichstellen
Vegetative Symptome	Mydriasis träge Pupillenreaktion Lichtempfindlichkeit Mundtrockenheit Tachykardie	starke Hyperhidrosis Hyperthermie (vital bedrohende Tempera-turerhöhungen!) Mundtrockenheit Atembeschleunigung Hyperventilation Tachykardie abrupter Blutdruck-anstieg Herzrhythmusstörungen	Beschleunigung der Atmung Mydriasis Tachykardie Hyperhydrosis Blutdruckanstieg, später -abfall Herzbeschwerden Herzdruck Angina pectoris
Neurologische Symptome	Nystagmus Tremor Muskelzuckungen Steigerung der Muskeleigenreflexe Pyramidenbahnzeichen	Nystagmus Tremor	Tremor Ataxie
Psychische und psychotische Symptome	Euphorie akute Angstzustände Panikreaktionen Affektlabilität Bewußtseinstrübung Amnesie Depersonalisations-erlebnisse Veränderung des Zeiterlebens paranoid-halluzinatorische Syndrome	Euphorie starke Unruhe Erregung, Getriebenheit Enthemmung Überwachheit Panikreaktionen Aggressivität Bewegungsstereotypien Erhöhung der akustischen und visuellen Aufmerksamkeit flüchtiges, oberflächliches oder zerfahrenes Denken Größenideen paranoide Beziehungserlebnisse, optische und akustische Halluzinationen	Euphorie sexuelle Enthemmung Überwachheit gesteigerter Rededrang beschleunigter Gedankenablauf illusionäre Verkennungen akustische, optische und haptische Halluzinationen paranoide Beziehungs- und Beeinträchtigungs-erlebnisse Bewußtseinstrübung mit nachfolgender Amnesie starke Erregungszustände: „Tobsuchtsanfälle"

(fortgesetzt)

Tabelle 1 (Fortsetzung)

Symptomatik	Cannabis	Amphetamine, Exstasy	Kokain
Komplikationen		zerebrale Krampfanfälle Subarachnoidalblutung intrazerebrale Hämatome zerebrale Gefäßthrombosen intrazerebrale Mikrohämorrhagien maligne Hyperthermie Rhabdomyolyse Lungenembolie Thrombosen Endokarditis	zerebrale Krampfanfälle Lähmungen bulbäre Symptome intrazerebrale Blutung Koma Atemdepressionen bis -stillstand Lungenödem „Kokainlunge" „Kokainschock"

kosen, vorausgegangene operative Eingriffe, polypragmatische medikamentöse Dauertherapien, zusätzlicher Alkoholgenuß u. a.. Nach den Ursachen, die ein Delir hervorriefen oder dessen Entwicklung förderten, sollte immer gefahndet werden (Tabelle 2). Im stationären psychiatrischen Setting ist mit der Entstehung eine pharmakogenen Delirs zu rechnen, wenn es im Rahmen einer Kombinationstherapie zu einem Zusammentreffen mehrerer anticholinerg wirkenden Substanzen kommt. Typische Beispiele sind hierfür die Kombination von niedrigpotenten Neuroleptika mit stark anticholinerg wirkenden Antidepressiva oder mit Biperiden. Clozapin führt besonders häufig zu einer deliranten Symptomatik, wenn weitere psychotrope Medikation hinzugegeben wird. Die Häufigkeit pharmogener Delirien wird nach den Ergebnissen der AMÜP-Studie mit unter 4 % angegeben. Sie dürfte außerhalb psychiatrischer Kliniken deutlich höher liegen. Erfahrungen aus dem psychiatrischen Konsiliardienst zeigen, daß pharmakogene Delirien speziell im Zusammenhang mit operativen oder diagnostischen internistischen Eingriffen häufig zu beobachten sind. Maßgebend wirken sich hier die mit der Narkose verabfolgten Anticholinergika aus.

Große Schwierigkeiten können ebenfalls bei Patienten entstehen, die eine Kontaktaufnahme zum aufnehmenden Arzt ablehnen oder aus Krankheitsgründen hierzu unfähig sind: *autistische, stuporöse oder negativistische Zustände.* Der Untersucher ist hier in erster Linie auf Informationen Dritter angewiesen. Wird der Patient ohne Begleitpersonen aufgenommen, so müssen umgehend durch internistisch-neurologische Untersuchung, Laboranalysen, EKG, Röntgen, bildgebende Verfahren u. a. differentialdiagnostisch die verschiedenen Möglichkeiten abgeklärt werden (Tabelle 3).

Rechtliche Fragen

Im Zusammenhang mit einer stationären Aufnahme können die zur Behandlung führenden psychischen Syndrome die notwendige Kooperation zwischen Patient und Arzt beträchtlich stören. Genannt seien hier Suizida-

Tabelle 2. Differentialdiagnose des Delirs (Bassuk und Birk, 1983; Kaplan und Sadock, 1993; Berzewski, 1996)

Toxische Ursachen:
(Intoxikation oder Entzug)
- Alkohol
- Hypnotika
- Barbiturate
- Benzodiazepine
- Inebriantia
- Halluzinogene
- Phencyclin
- Amphetamine
- Kokain

Medikamente:
- Anticholinergika
- Antidepressiva
- Antiparkinsonmittel
- Antikonvulsiva
- β-Rezeptoren-Blocker
- Kortikosteroide
- Cycloserin
- Cimetidin
- Digitalis
- Disulfiram
- Isiniazid
- Narkosemittel
- Neuroleptika

Metabolische Ursachen:
- chronische Lebererkrankungen
- Niereninsuffizienz
- akute Pankreatitis
- Porphyrie

Störungen des Wasser- und Elektrolythaushaltes:
- Ketoazidose
- Laktatazidose
- Hyperosmolare Zustände
- Hyponatriämie
- Hypo- oder Hypermagnesiämie

Endokrine Störungen:
- Diabetes mellitus
- Morbus Cushing
- Morbus Addison
- Hypo- oder Hyperparathyreoidismus
- Thyreotoxikose
- Myxoedem
- Hypopituitarismus

Vitaminmangel:
- Vitamin B1, B6 oder B12

Infektionen:
- Enzephalitiden
- Meningitiden
- Malaria
- Toxoplasmose
- Lues
- AIDS

Kardiovaskuläre Störungen:
- Herzrythmusstörungen
- Herzinsuffizienz
- hypertone Enzephalopathie
- zerebrovaskuläre Störungen
- Kollagenosen (Erythematodes u. a.)

Neurologische Erkrankungen:
- Schädel-Hirn-Traumen
- degenerative Erkankungen (Alzheimer-Demenz u. a.)
- raumfordernde Prozesse:
  - Hirntumoren
  - Abszesse
  - Subdurales Hämatom
  - Hirnoedem
  - Hydrozephalus

Sauerstoffmangel:
- Kohlenmonoxyd
- Anämie

lität, Erregung, akute Angstzustände oder Störungen der Bewußtseinslage. Bedingt durch die zugrundeliegende Störung lehnen die Patienten zum Beispiel dringend erforderliche Untersuchungen oder notwendige Medikamente ab. Sie beabsichtigen u. a., sofort die Klinik zu verlassen. Das Verbleiben in der Klinik gegen den Willen des Patienten ist durch die in den verschiedenen Ländern unterschiedlich geregelten Unterbringungsgesetze geregelt. Maßgebend ist eine nachweisbare Fremd- oder Eigengefährdung des Patienten. Kompliziert erweist sich jedoch die Situation in der unmittelbaren Untersuchung. Will der Patient sofort die Klinik verlassen,

Tabelle 3. Differentialdiagnose autistisch-stuporöser Zustände (Berzewski, 1996)

Art der Erkrankung	ICD 10	DSM IV
Funktionell-psychotisch:		
katatone Schizophrenie	F 20.2	295.20
gehemmte (rezidivierende) Depression	F 32, F 33	296.xx
Hirnorganisch:		
Enzephalitis	F 06.1	293.89
Meningitis		
raumfordernde Prozesse (frontal, temporal, III. Ventrikel, Basalganglien)		
Hirnoedem		
dementielle Prozesse	F 00 – F 03	290.xx
Petit-Mal-Status		294.xx
Durch allgemeinmedizinische Erkrankungen bedingt:		
Lebererkrankungen	F 06.1	293.89
Urämie		
Myxoedem		
Morbus Addison		
weitere endokrine Erkrankungen (selten)		
Hyperkaliämie		
diabetische Ketoazidose		
Porphyrie		
Psychogen bedingt:		
dissoziativer Stupor	F 44.2	300.15
Konversionssymptomatik	F 44.7	300.11
Ganser-Syndrom	F 44.80	300.16
akute Belastungsreaktion	F 43.0	309.9
Medikamentenbedingt:		
malignes neuroleptisches Syndrom	F 1x.9	333.92
Neuroleptika-Intoxikation	F 1x.9	333.90
Intoxikationen mit PCP oder LSD	F 16.5	292.9

so müssen juristisch die Verpflichtung zur Hilfeleistung, die Zumutbarkeit einer Hilfeleistung, die Garantenpflicht des Arztes und die Rechte des Patienten gegeneinander abgewogen werden. Die größten Schwierigkeiten lassen sich hier bei intoxikierten und/oder hirnorganisch gestörten Patienten beobachten: Sie sehen notwendige Behandlungen nicht ein, sind unkritisch und oft wenig kooperativ. Maßgebend für das weitere Vorgehen des Arztes ist der Zustand der Bewußtseinslage (Tabelle 4). Ist der Patient bewußtseinsklar und nicht durch sein Handeln bestimmende Wahngedanken oder Halluzinationen beeinträchtigt, so ist der Wille des Patienten zu respektieren – auch wenn die Behandlungsverweigerung aus medizinischer Sicht unsinnig und die Gesundheit des Patienten gefährdet sind. Der aufnehmende Arzt ist verpflichtet, den Patienten eindringlich und umfangreich auf die Folgen seiner Entscheidung hinzuweisen und diese zu seinem eigenen Schutz sorgfältig zu dokumentieren. Ist die Bewußtseins-

Tabelle 4. Rechtsgrundlagen bei der Behandlung von hirnorganisch oder toxisch bedingten Erregungszuständen (Wömpner und Kinzler, 1987; Berzewski, 1996)

Bewußtseinslage	Rechtsgrundlage	Konsequenz
ungestört	Einwilligungs- und Geschäftsfähigkeit §§ 104–108 BGB	Wille des Patienten muß respektiert werden
vermindert verändert	Einwilligungs- und Geschäfts*un*fähigkeit §§ 104–108 BGB	Wille des Patienten ist rechtsunbeachtlich
vermindert verändert *keine* unmittelbare Bedrohung	Eilbetreuung BtG Unterbringung nach PSYCH-KG	geplante Behandlungsmaßnahmen müssen angegeben werden
vermindert verändert *unmittelbare* Bedrohung	rechtfertigender Notstand § 34 StGB § 323 c StGB	Kollision von Rechtsgütern und Interessen Garantenpflicht des Arztes
Koma Sopor	Geschäftführung ohne Auftrag § 677 BGB	Behandlung nach dem wirklichen oder mutmaßlichen Willen des Patienten

lage quantitativ oder qualitativ eingeschränkt, so ist die Fähigkeit, das für und wider einer Angelegenheit sachgerecht zu beurteilen, vermindert und gestört. Die voluntarischen Fähigkeiten sind ebenfalls beeinträchtigt. Der Wille des Patienten somit rechtsunbeachtlich. Im Zustand akuter Erregung ist zu klären, ob eine unmittelbare Gefährdung durch den Patienten ausgeht, die sofortiges Handeln erzwingt, oder ob es gelingt, Zeit zu gewinnen. Im letzteren Fall sind die geplanten rechtlichen Maßnahmen – Unterbringung nach Psych-KG oder Eilbetreuung – dem Patienten mitzuteilen. Ist der Kranke hochgradig erregt und unmittelbar aggressiv, so kommt es zu einer Kollision zwischen Rechten des Patienten und des Arztes. Der Arzt ist aufgrund seiner Garantenpflicht gehalten, alles – zumutbare – zu tun, um Schaden von dem Patienten abzuwenden. Er hat deshalb nicht nur eine Hilfs-, sondern auch eine Behandlungspflicht. Auf der anderen Seite steht das durch Artikel 2 Abs. II GG gewährleistete Recht auf körperliche Unversehrtheit und das hieraus folgende Selbstbestimmungsrecht des Patienten. Das Verschließen oder Versperren von Ausgängen, das Fixieren oder die zwangsweise medikamentöse Sedierung erfüllen die Voraussetzungen der Freiheitsberaubung nach § 239 StGB, der Freiheitsverletzung nach § 823 Abs.I BGB, der Körperverletzung nach § 222/223 StGB und eventuell auch der Nötigung nach § 240 StGB. Gerechtfertigt ist das Handeln des Arztes in diesem Fall durch die Annahme des rechtfertigenden Notstandes nach § 34 StGB. Danach handelt ein Arzt nicht rechtswidrig, wenn er wegen einer gegenwärtigen, nicht anders abwendbaren Gefahr für Leben, Leib,

Freiheit, Eigentum oder einem anderen Rechtsgut eine Tat begeht, um die Gefahr von sich und anderen abzuwenden. Das zu schützende Interesse – Leben und Gesundheit – muß das beeinträchtige Recht des Patienten auf Autonomie und körperlicher Unversehrtheit wesentlich überwiegen. Hieraus ergibt sich die Notwendigkeit, den psychopathologischen Befund, die unmittelbare gefährdende Situation und die durchzuführenden therapeutischen Interventionen einschließlich ihrer Begründung differenziert zu dokumentieren, um spätere zivil- oder strafrechtliche Ansprüche seitens des Patienten oder von Angehörigen abzuwehren. Die *Fixierung* steht am Ende therapeutischer Bemühungen, wenn die Gefährdung des Patienten oder anderer durch andere Interventionen nicht abgewendet werden konnte. Sie sollte nur durchgeführt werden, wenn ausreichendes und geschultes Personal zur Verfügung steht. Unzureichendes Personal führt zu unwürdigen körperlichen Auseinandersetzungen mit der Gefahr von Verletzungen aller Beteiligten. Der Patient bedarf ständiger Überwachung (Sitzwache). Die Notwendigkeit der Fixierung muß ständig überprüft werden. Eine sorgfältige Dokumentation der Gründe, der an der Fixierung beteiligten Personen, Beginn und Ende sind unverzichtbar.

Probleme der Therapie am Beginn einer stationären Behandlung

Akute psychische Syndrome, die zu einer Aufnahme in eine Klinik führen, bedürfen oft einer schnellen psychotherapeutischen und/oder psychopharmakologischen Intervention. Die erforderlichen diagnostischen Untersuchungen sind deshalb zügig durchzuführen. Quälende Halluzinationen, manifeste Suizidgedanken, heftige Ängste oder Delirien aus Gründen letzter diagnostischer Absicherung ausufernden Untersuchungen auszusetzen, widersprechen dem ethischen Behandlungsauftrag des Arztes. Ein erster wichtiger Aspekt ist hier die Berücksichtigung des *Alters*. Je älter der aufgenommene Patient ist, um so eher muß mit einer internistischen, neurologischen oder medikamentenbedingten Verursachung der psychiatrischen Störung gerechnet werden. Die Multimorbidität und die hiermit verbundene vorausgegangene Behandlung mit mehreren Medikamenten müssen berücksichtigt werden. Das kurzfristige Absetzen aller nicht unmittelbar lebensnotwendigen Medikamente unter sorgfältiger Überwachung führt nicht selten zu einem eindrucksvollen Rückgang eines Verwirrtheitszustandes. Werden psychotrope Medikamente verordnet, so sind mögliche Interaktionen zu beachten. In der Therapie akuter psychiatrischer Syndrome – einer Erregung, eines akuten Angstzustandes, einer Manie, einer umtriebigen Verwirrtheit, u. a. – stellt sich die Frage nach der Wahl und der Dosis des optimalen Medikamentes. Die Wirksamkeit von Psychopharmaka ist für bestimmte klinische Syndrome durch Langzeitmedikation und unter Kontrolle von Plazebo und/oder etablierten Standardpräparaten am „outcome" nach Wochen evaluiert worden. Die unmittelbare Wirkung auf eine akute psychische Störung – z. B. einer Erregung –, die sofortige Intervention erfordert, beruht weniger auf Ergebnissen systematischer Forschung, sondern auf „klinische Erfahrung". Die Forschung wird hier sicher erschwert, weil Patienten mit sich entsprechenden Syndromen oft nicht verglichen werden können. Die Folge sind identische Therapieansätze bei unterschiedlichen Erregungszuständen trotz teilweise fehlenden wissenschaftlichen Nachweises im Sinne von Handlungsempfehlungen. Die substanzinduzierten Erregungszustände bedürfen unmittelbarer psychopharmakologischer Behandlung (Tabelle 5). Eine profunde Kenntnis der Indikation, Kontraindikation und Dosierung einer Substanz sind eine wichtige Voraussetzung für den Erfolg einer effizienten Therapie. Am Beispiel der

Tabelle 5. Behandlung toxisch bedingter Erregungszustände

Substanz	Medikament	Allgemeine Maßnahmen	Kontraindikation
Intoxikation:			
Alkohol	Physostigmin: 2 mg i. m. oder sehr langsam i. V. 0,03–0,04 mg/kg KG, Atropin als Gegenmittel bereithalten	Reizabschirmung, Versuch der Beruhigung; im Extremfall: Fixierung	Opiate, Barbiturate, Antidepressiva, atemdepressorische Substanzen
Amphetamine, Kokain, LSD	1–2 mg Tavor i. v. oder i. m. oder: 10 mg Valium i. v. oder oral; bei Hypertonie: 20–40 mg Propanolol, ggf. Wiederholung; Ammoniumchlorid	absolute Reizabschirmung, „talk down", engmaschige RR-Kontrolle; bei Hyperthermie: Eispackungen, Flüssigkeitszufuhr	Opiate, Barbiturate, Antidepressiva, Neuroleptika
Entzug:			
Alkohol	0,5–1,5 g Distraneurin, Wiederholung der Dosis im Abstand von 1–2 Stunden oder: 200–400 mg Carbamazepin	Überwachung, Flüssigkeitszufuhr, Einleitung einer Entzugsbehandlung	Opiate, Antidepressiva, anticholinerg wirkende Substanzen
Heroin	Substitution mit 2,5–5 mg L-Polamidon i. m. oder s. c., jeweils weitere 2,5 mg nach 15–30 min	Überwachung der Atmung! Nachsorge	Barbiturate, Benzodiazepine
Benzodiazepine	Substitution mit 1–2 mg Tavor i. v. oder i. m.	sukzessiven Entzug einleiten	Opiate, Krampfschwelle senkende Substanzen

Manie läßt sich die Problematik ebenfalls deutlich machen. Wegen der fehlenden Krankheitseinsicht, der mangelnden Kooperationsfähigkeit und Compliance sind Pflegepersonal und Ärzte an einer möglichst schnellen Beeinflussung der störenden Verhaltensauffälligkeiten interessiert. Welche Substanz soll zur Behandlung gewählt werden (Tabelle 6)? Entscheidungskriterien für die vorzuziehende Medikation sind für die Akuttherapie nur unzureichend entwickelt.

Tabelle 6. Initialtherapie manischer Syndrome – Vor- und Nachteile

Substanz	Dosierung	Vorteil	Nachteil
Haloperidol	– 5–10 mg i. v. oder i. m. – weitere 5 mg nach jeweils 30 min bis zur Sedierung	gute antipsychotische Wirkung, keine kreislauf-depressorischen Effekte, geringe anticholinerge Nebenwirkungen, keine Abhängigkeit	unzureichende Sedierung, Früh- und Spätdyskinesien, Akathisie, Parkinson-Syndrom, malignes neuroleptisches Syndrom, Erniedrigung der Krampfschwelle, unzureichende stimmungsstabilisierende Wirkung
Zuclopentixol	– 50–150 mg i. m. – jeweils weitere 50–100 mg im Abstand von 12–72 Stunden	gute Sedierung, antipsychotische Wirksamkeit, keine Abhängigkeit, langes Medikationsintervall	Erniedrigung der Krampfschwelle, Früh- und Spätdyskinesien, Akathisie, Parkinson-Syndrom, malignes neuroleptisches Syndrom, Hypotonie, Kollaps, anticholinerge UAW
Levomepromazin	– 25–50 mg i. m. od. 50–100 mg oral – ggf. weitere 25–50 mg i. m. oder 50–100 mg oral im Abstand von 2–4 Std. bis zur ausreichenden Sedierung	schnelle Sedierung, keine Abhängigkeit	orthostatische Hypotonie, Kollaps, erniedrigte Krampfschwelle, langsam einsetzende antipsychotische Wirkung, anticholinerge UAW, malignes neuroleptisches Syndrom
Clozapin	– 12,5 mg (0,5 ml) i. m. oder 25 mg p. o. – ggf. erneute Gabe nach 2–6 Std. – Maximaldosis 1. Behandlungstag: 75 mg i. m. oder 150 mg p. o. – ggf. tägliche Steigerung um 50–100 mg, bis ausreichende Sedierung erreicht wird	schnelle Sedierung, gute Verträglichkeit, sehr schnelle Sedierung, gute antimanische und antipsychotische Wirkung, keine Abhängigkeit	Gefahr der Agranulozytose, offiziell für Indikation „Manie“ nicht zugelassen, Erniedrigung der Krampfschwelle, orthostatische Hypotonie, Kollaps, Atemstillstand, starke anticholinerge UAW, Erhöhung von Transaminasen und CPK, delirante Syndrome

(fortsetzend)

Tabelle 6 (Fortsetzung)

Substanz	Dosierung	Vorteil	Nachteil
Lithium	– 3–4mal 8 mmol Lithium (keine Retardierung) als Acetat oder Karbonat in den ersten 24 Std. – engmaschige Lithium-Plasma-Kontrollen – Adaptation durch Zugabe oder Verminderung der Tagesdosis bis Erreichen eines therapeutischen Spiegels von 1,2–1,4 mmol/l – tägliche Li-Kontrollen	„spezifische" antimanische Wirkung, relativ gute Verträglichkeit im therapeutischen Spiegelbereich, kein Abhängigkeitspotential	geringe therapeutische Breite, Gefahr der Intoxikation, keine antipsychotischen Effekte, langsamer Wirkungseintritt, als Monotherapie oft unzureichend, Erniedrigung der Krampfschwelle, gastrointestinale Störungen, Tremor, paroxysmale Muskelschwäche, Kooperation des Patienten erforderlich
Carbamazepin	– initial 400 mg oral, – alle 2–3 Std. jeweils weitere 200 mg bis zur Sedierung – maximale Dosis/ 24 Std: 1600–2000 mg	vegetativ dämpfend, kein Abhängigkeitspotential, relativ gute Verträglichkeit	keine antipsychotischen Effekte, langsamer Wirkungseintritt, wenig sedierend, fehlende parenterale Applikationsform, als Monotherapie oft unzureichend, Herzrhythmusstörungen, Ataxie, Schwindel, Nystagmus, Kopfschmerzen, Allergie, Leukopenie, Thrombozytopenie, Cholostase
Valproinsäure	initial 300 mg oral, jeweils weitere 300 mg nach 2–4 Std. bis zur ausreichenden Sedierung, Maximaldosis: 2400 md/d	gut vegetativ dämpfend, kein Abhängigkeitspotential, relativ gute Verträglichkeit, gute Steuerbarkeit ($t_{1/2}$: 12–17 Std.)	fehlende antipsychotische Wirkung, langsamer Wirkungseintritt, fehlende parenterale Applikationsform, Blutgerinnungsstörungen, leber und pankreastoxisch, Übelkeit, Erbrechen, Tremor, Oedeme, Erythematodes, Paraesthesien
Lorazepam	– 2 mg i. v. (ambulant i. m.) – weitere 2 mg nach 2 Std. – weitere 2 mg nach 4–8 Std. Maximaldosis: 10 mg/24 Std. – oral: 2,5 mg Expidet alle 4–6 Std.	keine aktive Metaboliten, keine Enzyminduktion, gute Steuerbarkeit, schnelle Sedierung, gute Verträglichkeit	als Monotherapie oft unzureichend, Gefahr der Abhängigkeit, keine anti-psychotischen Effekte

Wie hoch ist die Initialdosis? Wie schnell soll die Tagesdosierung gesteigert werden? Fragen, für die systematische und vergleichende Studien nur in Ansätzen vorliegen.

Probleme während der stationären Behandlung

Durch die Vielfalt ineinandergreifender therapeutischer Angebote ist eine teamorientierte Arbeitsweise zwischen Pflegepersonal, Sozialarbeiter, Psychologen und Ärzten erforderlich, um einen optimalen Behandlungserfolg sicherzustellen.

Die Therapie kann bedroht sein durch mangelhafte Strukturierung des therapeutischen Teams oder durch bestimmte Handlungen oder Verhaltensweisen der Patienten – der sogenannte „Problempatient". Unter mangelhafter Strukturierung ist eine fehlende klare Zuordnung von Kompetenz der einzelnen Teammitglieder zu verstehen, die durch den Ausbildungs- und Kenntnisstand der einzelnen Berufsgruppen bestimmt wird. Diffuse Kompetenzverteilungen führen zu unfruchtbaren Diskussionen über anstehende therapeutische Entscheidungen, zu Spannungen und zum Ausagieren entgegenstehender Interessen einzelner Berufsgruppen. Die Patienten werden verunsichert und neue Problempatienten geschaffen, da Patienten eine spannungsgeladene Stationsatmosphäre erfassen und für ihre Zwecke ausnützen können. Auf der anderen Seite kann das Team und/oder die Stationsatmosphäre durch schwierige Patienten belastet oder in seinen Möglichkeiten eingeschränkt werden (Tabelle 7). An erster Stelle ist hier der Patient zu nennen, der während der stationären Behandlung einen *Suizidversuch* oder *Suizid* unternimmt. In zeitlichen Zusammenhang mit der zunehmenden Öffnung der psychiatrischen Kliniken und der Einrichtung von Übergangseinrichtungen ist die Häufigkeit von suizidalen Handlungen in psychiatrischen Institutionen angestiegen. Die Ursachen sind im Einzelnen bis heute nicht geklärt. Ein therapeutisches Team wird um so stärker belastet, je unerwarteter ein Suizid oder Suizidversuch eines Patienten sich während der klinischen Behandlung ereignet. Die eigene Hilflosigkeit der Beteiligten wird hier vor dem Hintergrund vorausgegangener therapeutischer Bemühungen besonders deutlich. Die Mitarbeiter reagieren hier mit Betroffenheit, Hilflosigkeit, Verständnislosigkeit, Schuldgefühlen, Selbstvorwürfen und aus Angst vor möglichen weiteren selbstschädigenden Handlungen mit der Forderung nach Unterbringung auf geschlossene Abteilungen. Das Thema „Suizid" muß deshalb

Tabelle 7. Interaktionsprobleme und Risiken während der klinischen Therapie

Suizidalität	Incompliance
Feindseligkeit	Verleugnung
Disziplinarische Entlassung	Belastungsurlaub
Selbstentlassung	Sprachbarrieren

in den Teamsitzungen regelmäßig angesprochen und durchgearbeitet werden, wobei neben Aktualisierung der Kenntnisse zur Einschätzung möglicher Suizidalität, die jeweils eigenen Einstellungen und Empfindungen der Mitarbeiter gegenüber suizidalen Patienten berücksichtigt werden sollten.

Feindseligkeit eines Patienten kann sich in offener verbaler und/oder motorischer Aggression äußern. Sie ist für das therapeutische Team erkennbar. Je nach Ursache und Umständen, die zu dieser Einstellung des Patienten geführt haben, ist ein abgestimmtes und klar strukturiertes Umgehen mit dem Patienten und eine eindeutige – Kooperation, Verständnis, aber auch Grenzen aufzeigende – Haltung aller Beteiligten erforderlich. Ist der Kranke gespannt, innerlich getrieben und wenig kommunikativ, so kann die Einschätzung, ob sein Gebaren Ausdruck einer Feindseligkeit oder ihn bedrängender psychotischer Erlebnisse ist, nicht ohne weiteres möglich sein. Die größten Probleme ergeben sich jedoch bei Patienten, deren Handlungsweise durch eine sogenannte „verdeckte" Feindseligkeit bestimmt wird. Sie benehmen sich auf der Station äußerlich unauffällig, kritisieren jedoch im Kontakt mit anderen Patienten einzelne Schwestern oder Ärzte, raten andere Patienten davon ab, Medikamente zu nehmen, spielen Mitpatienten gegeneinander aus, mißbrauchen deren Vertrauen oder verhalten sich ihnen gegenüber provozierend. Fazit sind eine zunehmende Verschlechterung des therapeutischen Klimas der Station und eine Verschlechterung des Befindens anderer Patienten. Leider vergeht Zeit, bis diese Verhaltensweise objektiviert werden kann. Im Interesse der anderen Patienten ist dies eine Indikation zur *disziplinarischen Entlassung* – einem weiteren Problem, das auch juristische Aspekte beinhaltet. Mit aggressiven Handlungen, die von Beschwerden bis zu demonstrativen Suizidversuchen reichen können, muß gerechnet werden. Eine disziplinarische Entlassung sollte in Gegenwart von Zeugen ausgesprochen werden, die Gründe sollten dem Patienten verständlich und eindeutig mitgeteilt werden und dokumentiert werden. Ganz überwiegend handelt es sich bei diesen Patienten diagnostisch um Persönlichkeitsstörungen als Haupt- oder Zweitdiagnose. Eine andere Form einer ungeordneten Entlassung ist die *Selbstentlassung* des Patienten. Sie erfolgt durch Entweichen aus der Station oder vom Klinikgelände oder dadurch, daß er entgegen der Absprache nicht aus einem Belastungsurlaub zurückkehrt. Rechtlich gesehen wird von dem Patienten eigenmächtig der eingegangene Behandlungsvertrag mit der Klinik abgebrochen. Geprüft werden muß die vermutliche Urteils- und Willensfähigkeit des Patienten. Liegen krankheitsbedingte Störungen oder anamnestische Informationen vor, die auf eine potentielle Eigen- oder Fremdgefährdung hinweisen, so müssen umgehend Kontakte zu Angehörigen aufgenommen werden und/oder über eine Vermißtenanzeige die Polizei eingeschaltet werden. Die Ursachen der Selbstentlassung sind vielfältig: neben krankheitsbedingten Gründen (Exazerbation einer psychotischen Symptomatik, Auftreten von Suizidimpulsen u.a.) spielen Änderungen in der Behandlungsmotivation, Incompliance, der Einfluß von Angehörigen oder Freunden, lebensverändernde Ereignisse oder auch die bevorstehende Klärung vorgetäuschter Störungen oder eines Ganser-Syndroms eine Rolle.

Ein weiterer Problemkreis klinisch-psychiatrischer Therapie ist die *Compliance*. Hierunter wird die Bereitschaft zur Kooperation und zur zuverlässigen Durchführung ärztlich empfohlener und vom Patienten akzeptierter Behandlungen verstanden. Compliance beschränkt sich nicht nur auf die Zuverlässigkeit der Einnahme von Medikamenten, sondern erstreckt sich auf weite Bereiche der Psychotherapie, der allgemeinen Lebensplanung, der Strukturierung des Tagesablaufes u. a.. Eine erfolgreiche Akzeptanz einer vorgeschlagenen Therapie ist in erster Linie abhängig von einer umfangreichen und verständlichen Aufklärung über Sinn und Ziel der geplanten Behandlung und ihrer möglichen Risiken. Eine gleichbleibende vertrauensvolle Arzt-Patient-Beziehung ist die wichtigste Grundlage zur Sicherung des Compliance. Es muß davon ausgegangen werden, daß etwa 25–50 % aller Patienten ihre Medikamente unzuverlässig einnehmen. Ein mangelnder therapeutischer Effekt einer psychopharmakologischen Behandlung wird deshalb nicht selten der unzureichenden Wirksamkeit des Medikamentes zugeschrieben, obwohl Plasma-Spiegel-Bestimmungen schnell die unzuverlässige Einnahme wahrscheinlich machen könnten. Eine beträchtliche Zahl von Patienten betreibt eine Eigenmedikation mit Präparaten, die dem Arzt verschwiegen werden oder nimmt illegale Drogen. Auftretende unerwünschte Wirkungen werden auch hier zu Unrecht allein der verordneten Substanz zugeschrieben. Hinweise für eine unzuverlässige Kooperation geben: mangelnde Therapiemotivation, ideologische Vorurteile gegen eine bestimmte Therapie, fehlende Krankheits- und Behandlungseinsicht, bestimmte Persönlichkeitsstrukturen und spezielle individuell beeinträchtigend erlebte unerwünschte Wirkungen, die objektiv geringfügig erscheinen.

Ein besonderes Problem stellt die psychiatrische Versorgung ausländischer Patienten dar. Viele dieser Patienten sprechen nur unzureichend deutsch, so daß schon eine sorgfältige Anamnesenerhebung mit Schwierigkeiten verbunden sein kann. Hinzu kommen Besonderheiten der Symptomatologie der zu behandelnden Störung, Ängste und Rückzugtendenzen vor der für sie fremden Kliniksituation. Zusätzlich die Behandlung komplizierende Aspekte liefert der kulturelle Hintergrund, in dem diese Patienten aufgewachsen sind. Eine optimale Versorgung dieser Patienten bedarf einer flexiblen Einstellung des Behandlungsteams, die die soziokulturellen Normen, unter denen diese Patienten leben, einbezieht. Allein die körperliche Untersuchung – vor allem von Patientinnen – bedarf einer sich länger hinziehenden Vorbereitung mit Einbeziehung von Familienangehörigen. Schwierigkeiten bestehen ferner in der Hinzuziehung geeigneter Dolmetscher. Psychotherapeutische Behandlungen sind durch die eingeschränkte Kommunikationsmöglichkeit oft nur in Ansätzen möglich.

Komplikationen der Psychopharmakotherapie

Trotz klinischer Erfahrungen von über 40 Jahren Psychopharmakotherapie und guter Kenntnis vor allem älterer etablierter Substanzen werden unerwünschte Wirkungen und drohende Komplikationen immer noch zu wenig und/oder zu spät diagnostiziert.

Im Gegensatz zum Wirkungsprofil der ersten Generation von Neuroleptika und Antidepressiva, an deren Wirkweise fast immer mehrere Rezeptorsysteme beteiligt sind, hat sich bei der Weiterentwicklung neuer Substanzen das Prinzip der Selektivität durchgesetzt. Diese Selektivität hat zu einer Verminderung der unerwünschten Arzneimittelwirkungen (UAW) geführt. Hierdurch war es möglich, die Lebensqualität zu verbessern. Eine nicht unbeträchtliche Zahl von Patienten ist heute in der Lage, trotz ausreichend hoher Dauermedikation wieder im Beruf tätig zu sein. Insbesondere die vigilanzmindernden Effekte sind deutlich in den Hintergrund getreten. Die Wirkung auf das klinische Syndrom – einer psychotischen Störung oder einer depressiven Verstimmung – hat jedoch bis heute die Erwartungen nicht erfüllt. Am Beispiel der Antidepressiva soll dieses verdeutlicht werden (Tabelle 8). Während die neuen selektiven Antidepressiva hinsichtlich ihrer Frequenz an unerwünschten Wirkungen viele Vorteile bieten, ist ihre Wirkung auf schwere Depressionen definiert nach den Kriterien des DSM IV oder ICD-10 und/oder der Höhe anerkannter Depressionsskalen – bis heute nicht ausreichend belegt. Auf keinen Fall kann von einer überlegenen Wirksamkeit gegenüber den klassischen alten Substanzen gesprochen werden.

Entwickelt sich während einer Psychopharmakotherapie ein bestimmtes Symptom oder Syndrom, so kann es im Einzelfall oft schwierig sein, zu entscheiden, ob es sich um eine unerwünschte Wirkung des Medikamentes handelt oder ob dieses Symptom unabhängig von der Behandlung aufgetreten ist. Maßgeblich ist hier nicht nur die spezifische Wirkung des Medikamentes, dessen pharmakodynamische und -kinetische Eigenschaften, die Schnelligkeit der Aufsättigung der Medikation bis in den therapeutischen Bereich sowie die Dauer der Behandlung. Deutlich werden medikamentenunabhängige Effekte gerade bei Placebo kontrollierten Studien mit psychotropen Substanzen. Gleiche und ähnliche Symptome wie z. B. Mundtrockenheit, Kopfschmerzen, Schlafstörungen Obstipation u. a. treten zum Teil in hohen Prozentsätzen auf und unterscheiden sich nicht selten nur wenig in der angegebenen Häufigkeit von der Verummedikation.

Tabelle 8. Vor- und Nachteile der Selektivität

Trizyklische Antidepressiva	Selektive Antidepressiva
hohe Frequenz von UAW	*niedrige* Frequenz von UAW
hohe Toxität	*niedrige* Toxität
Titration erforderlich	keine Titration erforderlich
gute Wirkung auf leichte und mittelschwere Depressionen	gute Wirkung auf leichte und und mittelschwere Depressionen
Wirkung auf schwere Depressionen *gut* belegt	Wirkung auf schwere Depressionen *nicht ausreichend* belegt

Maßgebende Faktoren, die die Psychopharmakotherapie mitbestimmen, sind die Einstellung des Patienten zu der Medikation wie auch die Überzeugung des Arztes sowie Interaktionsphänomene zwischen beiden. Auch medikamentöse Vorerfahrungen negativer oder positiver Art beeinflussen die Frequenz angegebener Beschwerden. Letztendlich spielen auch biologische sowie individuelle Faktoren wie Alter, Geschlecht, Persönlichkeit und genetische Faktoren eine Rolle. Je älter ein Patient um so eher ist mit dem Auftreten von unerwünschten Wirkungen und Komplikationen zu rechnen. Ein besonders schwieriges Problem stellt die Frage dar, inwieweit Interaktionen zwischen verschiedenen Medikamenten bei polymorbiden Erkrankungen für das Auftreten bestimmter Störsymptome eine Rolle spielen. Hier ist zu berücksichtigen, daß im internistischen Bereich eine Vielzahl neuer Medikamente entwickelt wurde, deren Wechselwirkungen mit psychotropen Substanzen im einzelnen oft nicht abgeklärt ist. Die Lebensqualität und das Allgemeinbefinden erheblich beeinträchtigende unerwünschte Wirkungen treten relativ häufig unter einer klinischen Psychopharmakotherapie auf. Sie können vorübergehend in Kauf genommen werden, um durch eine ausreichende hohe pharmakologische Behandlung einen schnellen Effekt zu erzielen. Bestimmte Symptome wie auch Komplikationen sind jedoch möglichst schnell zu erfassen, um Gefährdungen bis hin zu Todesfällen auszuschließen (Tabelle 9).

Tabelle 9. Schwerwiegende unerwünschte Wirkungen unter Psychopharmakotherapie (Hinterhuber und Haring, 1992; Fritze und Laux, 1993)

Unerwünschte Wirkung/ Komplikation	Häufigkeit	Medikamentengruppe	Begünstigende Faktoren	Therapie
Akute Dyskinesie	5–30 %	vorwiegend hochpotente Neuroleptika	individuelle Disposition, junges Alter, Männer > Frauen, hohe Dosis	Biperiden i. v. oder oral, zuverlässige und schnelle Wirkung
Parkinsonoid	20–40 %	vorwiegend hoch- und mittelpotente Neuroleptika, SSRI (selten)	individuelle Disposition, mittleres und hohes Alter, hohe Tagesdosis, Verhältnis Frauen zu Männer: 2–3 : 1	Dosisreduktion, Anticholinergika, Amantadin, Umsetzen des Medikamentes
Akathisie	20–25 %	vorwiegend hoch- und mittelpotente Neuroleptika, SSRI (selten)	individuelle Disposition, hohe Tagesdosis, mittleres Lebensalter, Frauen > Männer	Dosisreduktion Umsetzen auf atypisches Neuroleptikum, β-Rezeptorenblocker, Benzodiazepine; Anticholinergika unwirksam

(fortgesetzt)

Tabelle 9 (Fortsetzung)

Unerwünschte Wirkung/ Komplikation	Häufigkeit	Medikamentengruppe	Begünstigende Faktoren	Therapie
Spätdyskinesie	20–30 %	Langzeitbehandlung mit Neuroleptika	hohes Alter, Frauen > Männer, kumulative Neuroleptikadosis, vorbestehende Hirnschädigung, Vorbehandlung mit Anticholinergika oder Lithium	ausschleichendes Absetzen, Anticholinergika verstärken die Symptomatik, Clozapin, Tiaprid, Benzodiazepine
Schwere Hypotensionen/ Schock	nicht systematisch erfaßt (ca. 1–5 %)	Sedierende TCA, niedrig potente Neuroleptika, (vorwiegend muskelrelaxierende) Benzodiazepine	hohes Alter, kardiologische Vorerkrankung, Hypotension, Alkohol, schlechter EZ und AZ, Wechselwirkung mit anderen Medikamenten	Schock-Lagerung, Infusionen von Elektrolytlösungen (Sterofundin u. a.); ggf. Zusatz von Dopamin oder Noradrenalin
Hypertensive Krise	heute selten	irreversible MAOH	Diätfehler, Kombination mit SSRI oder TCA	Phentolamin
Stürze	nicht systematisch erfaßt, Datenlage unzureichend	niedrig potente Neuroleptika, Benzodiazepine, Lithium	hohes Alter, instabile Kreislauflage, schnelle Dosissteigerung, Hypotension, Hypotonie der Muskulatur	Behandlung der Sturzfolgen, Kreislaufstabisisierung
Delir, Verwirrtheit	≈ 1 %	TCA, niedrig- und mittelpotente Neuroleptika, Clozapin, Antiparkinsonmittel, Kombination mit Anticholinergika	hohe Dosis, schnelle Dosissteigerung, hohes Alter, schlechter EZ und AZ, Mehrfachkombinationen	Physostigmin, Clomethiazol
Zerebrale Krampfanfälle	0,1–3 %	TCA, Neuroleptika, Clozapin, Lithium	schnelle Dosissteigerung, zerebrale Vorschädigung, Trinken von Alkohol, Kombinationen	Diazepam, Clonazepam
Paradoxreaktionen	Datenlage unzureichend	Benzodiazepine, niedrigpotente Neuroleptika	hohes Alter, Polymedikation, zerebrale Vorschädigung	Überwachung

(fortgesetzt)

Tabelle 9 (Fortsetzung)

Unerwünschte Wirkung/ Komplikation	Häufigkeit	Medikamentengruppe	Begünstigende Faktoren	Therapie
Malignes neuroleptische Syndrom	selten	eher hochpotente Neuroleptika	ungeklärt	Dantrolen, Eispakkungen, EKG-Monitoring, Bilanzierung von Elektrolyten und Wasser, Bromocriptin
Serotonin-Syndrom	selten	Kombination von SSRI und MAOH oder L-Tryptophan, Kombination von SSRI und Lithium	?	absetzen, stationäre Überwachung, ggf. Intensivmedizin
Agranulozytosen	0,2–2 % für Clozapin, 0,0–0,15 für andere Neuroleptika	Clozapin, trizyklische Neuroleptika, Mianserin	Frauen nach dem 40. Lebensjahr, höchstes Risiko in den ersten 4 Monaten	absetzen, stationäre Überwachung, ggf. Intensivmedizin
Leberparenchymschäden	10–30 % Erhöhung der Transaminasen	TCA, trizyklische Neuroleptika	allergische Erkrankungen in der Anamnese?	Rückbildung nach 4 Wochen unter Fortführung der Therapie; Ikterus: absetzen
Hyponatriämie	selten	Antidepressiva: TCA, SSRI, MAOH, Neuroleptika	hohes Alter, Komedikation von Diuretika	absetzen, Überwachung
Dermatologische Komplikationen	5–10 % einschließlich einfacher allergischer Reaktionen	Carbamazepin, Lithium Phenothiazine, SSRI	Hauterkrankungen oder allergisch-hyperergische Erkrankungen in der Anamnese, Sonnenexposition	absetzen

Extrapyramidalmotorische Begleitwirkungen – akute Dyskinesien, Parkinsonsyndrome, Akathisie oder Spätdyskinesien – können durch alle Neuroleptika hervorgebracht werden, die – bedingt durch eine Blockade der Dopamin-Rezeptoren – besonders das extrapyramidal-motorische System betreffen. Behandlungsstrategien für die akuten Dyskinesien und das Parkinson-Syndrom haben sich fest etabliert. Unbefriedigend ist immer noch die Behandlung der *Akathisie*, die von den Patienten als äußerst quälend erlebt werden kann. Schon diagnostisch kann es schwierig sein, eine psychotische Unruhe und Getriebenheit von einer inzipienten Akathisie abzugrenzen. Im Zweifelsfall sollte immer rechtzeitig eine Umsetzung auf ein atypisches Neuroleptikum (z.B. Clozapin) erfolgen, da bei hierfür disponierten Patienten akathisiforme Beschwerden schon unter niedrigen Dosen auftreten können. Auch die Behandlung von *Spätdyskinesien* ist bis heute unbefriedigend. Dies ergibt sich schon aus dem Umfang der Medikamente, die zur Behandlung dieser Störung angewandt wurden. Zu bedenken ist ferner, daß ca. 5 % aller Patienten mit einer Spätdyskinesie persistieren und jeder Therapie trotzen. Diese Gefahr sollt immer schon bei der Auswahl des Neuroleptikums, der Dosierung und der Behandlungsdauer berücksichtigt werden. Weniger bekannt ist, daß auch SSRI's – wenn auch wesentlich seltener – die oben erwähnten extrapyramidalmotorischen Wirkungen hervorrufen können. Sie werden einem indirekten Einfluß der SSRI auf das dopaminerge System zugeschrieben. Vor allem agitiert-ängstliche depressive Patienten können unter einer Monotherapie mit SSRI mit zunehmender Unruhe reagieren, der eine sich entwickelnde Akathisie zugrunde liegt. Ein in diesem Zusammenhang auftretender Suizidversuch muß als Folge einer unerwünschten Wirkung interpretiert werden.

Schwere Hypotensionen und hiermit verbundene *Synkopen, Schockzustände* oder *Stürze* treten vorzugsweise unter abendlichen Gaben schwach-potenter Neuroleptika, sedierender TCA oder muskelrelaxierend wirkender Benzodiazepine auf. Gefährdet sind in erster Linie alte Patienten mit instabiler Herz-Kreislauf-Lage und reduzierten Allgemeinzustand. Eine weitere Ursache einer solchen Komplikation ist in der fehlenden Berücksichtigung von Wechselwirkungen mit Antihypertensiva zu sehen. Auch an Eigenmedikation oder zusätzlichen Alkoholgenuß muß als Anlaß gedacht werden. Über einen zeitlichen Zusammenhang zwischen Gabe eines muskelrelaxierenden Benzodiazepins und Stürzen (Schenkelhalsfrakturen u.a.) liegen Berichte vor. Stürze und entsprechende Verletzungen können auch durch *zerebrale Krampfanfälle* bedingt sein. Neuroleptika und Antidepressiva senken in unterschiedlichen Ausmaß die Krampfschwelle. Begünstigend wirken hier eine schnelle Dosissteigerung oder ein abruptes Absetzen – vor allem hoher Dosen.

Das Risiko epileptischer Anfälle steigt unter Kombinationstherapien – beispielsweise der Kombination von TCA und trizyklischer Neuroleptika oder der Kombination von Lithium und Clozapin. Auch hirnorganische Vorschädigungen müssen bedacht werden. *Paradoxreaktionen* sind in erster Linie unter sedierenden Neuroleptika, Benzodiazepinen oder TCA zu erwarten. Statt der erwarteten sedierenden oder schlafanstoßenden Wirkung entwickeln die Patienten nach einer ersten Medikamentengabe Erregungszustände, aggressive Durchbrüche oder panikartige Verhaltensmuster. Zugrunde liegt dieser Störung fast immer eine zuvor nicht erkannte zerebrale Funktionsstörung: Hirnorganische Vorschädigung, chronische Intoxikation mit Sedativa, nicht erkannte Alkoholintoxikation oder eine Interaktion mit anderen Medikamenten. Der Behandlung besteht ausschließlich in einer Überwachung. Eine zusätzliche medikamentöse Therapie zur Durchbrechung der Erregung führt eher zum gegenteiligen Effekt. Sehr seltene – jedoch vital bedrohliche – Komplikationen stellen ein malignes neuroleptisches Syndrom, ein Serotonin-Syndrom oder eine Agranulozytose dar. Das *maligne neuroleptische Syndrom* (MNS) entwickelt sich bevorzugt unter der Therapie mit hochpotenten Neuroleptika (Tabelle 10). Zu Beginn der Symptomatik kann die differentialdiagnostische Abgrenzung von einer Katatonie schwierig sein. Vegetative Störungen sind beim MNS ausgeprägter als bei der Katatonie. Ein grobschlägiger Tremor, pathologische Laborwerte (BSG, Leukozytose, GOT, GPT, CK) und ein erhöhtes Myoglobin weisen eher auf ein MNS hin. Trotz intensiver Therapie ist von einer Mortalität von ca. 20 % auszugehen. Die Gefahr der Entstehung eines *Serotonin-Syndroms* besteht, wenn zusätzlich zu einer SSRI-Therapie ein anderes serotonerg wirksames Pharmakon verordnet wird (Tabelle 11). Die Be-

Tabelle 10. Symptomatik und Therapie des malignen neuroleptischen Syndroms (Müller et al., 1983; Pietzker, 1988; Scott, 1984; Fleischhacker et al., 1990)

Symptomatik – Klinik	Therapie
Kataton anmutende Erscheinung, Stupor *Neurologisch:* – Rigor – Akinese – Tremor – Myoklonien – Faszikulationen – Pyramidenbahnzeichen – Opisthotonus *Bewußtseinslage:* – Somnolenz → Sopor → – Koma Vegetativ: – Massive Hyperhidrosis – Tachykardie – Herzrythmusstörungen *Weitere Symptome:* – Hypotension – Hypertension – Hyperthermie *Laborwerte:* – stark erhöhtes CK – Erhöhung von Myoglobin – GOT ↑, GPT ↑, γ-GT ↑, LDH ↑, – Alkalische Phosphatase ↑, – Kreatinin ↑, – Leukozytose, – BSG ↑, – Elektrolytstörungen, – Erniedrigung des Fe-Spiegels	– Absetzen der Neuroleptika – Eispackungen gegen extreme Hyperthermie – EKG-Monitoring – Bilanzierung des Elektrolyt- und Wasserhaushaltes – Thromboseprophylaxe: 3mal 5000 IE Heparin – Intensivstation bei Atemstörungen, massiver Hypotonie oder Koma – Dantrolen: 50–75 mg als schnelle i.v.-Infusion, – Wiederholung der Infusion im Abstand von 5 min, bis eine Besserung eintritt, – Maximaldosis: 10 mg/kg/KG, – Zeichen der Besserung: Absinken der Temperatur, Verminderung des Muskeltonus, Normalisierung von Atmung und Pulsfrequenz – Infusion nicht mit anderen Substanzen mischen! – Gefahr der Gangrän bei paravenöser Infusion Alternativ oder ergänzend: – Bromocriptin beginnend mit 2,5 mg und steigend auf 30 mg/Tag – Lorazepam: 2–6 mg/Tag i. v.

Tabelle 11. Symptomatologie des Serotonin-Syndroms (Sternbach, 1991; Martin, 1996)

Vermehrtes Schwitzen	Tremor
Magenkrämpfe	Myoklonien
Erbrechen	Hyperreflexie
Diarrhoen	Erregung → Verwirrtheit
Tachykardie	↓
Hypertension	Benommenheit
Kollaps	↓
Hyperthermie	Koma

handlung besteht in einem Absetzen aller für die Entstehung in Frage kommenden Medikamente, Überwachung der Vitalfunktionen und der Beeinflussung bestimmter Symptome (z.B. Eispackungen bei Hyperthermie u.a.). Wegen der zunehmenden Verbreitung der SSRI ist auch mit einem Anstieg dieser Komplikation zu rechnen. Die *Agranulozytose* findet allgemein Beachtung im Zusammenhang mit einer Clozapin-Therapie. Hier besteht in vielen Ländern eine eingeschränkte Zulassung mit der Notwendigkeit vorgeschriebener Blutbildkontrollen in vorgegebenen Zeitabständen. Nicht vergessen werden sollte, daß auch andere trizyklische Neuroleptika – wenn auch wesentlich seltener – Agranulozytosen herbeiführen können. Regelmäßige Blutbildkontrollen sind deshalb am Beginn einer Neuroleptikamediaktion in jedem Fall indiziert.

Vorübergehende *Leberfunktionsstörungen* mit Erhöhung der Transaminasen werden vorwiegend in 10–30 % der Fälle unter trizyklischen Neuroleptika und Antidepressiva beobachtet. Erhöhungen der alkalischen Phosphatase weisen auf eine intrahepatische Cholostase hin. Unter Fortführung der Therapie bilden sich die pathologischen Werte innerhalb von 3–4 Wochen zur Norm zurück. Nur selten kommt es zum Auftreten eines Ikterus. In diesen Fällen ist die Medikation abzusetzen. Extrem selten sind akute Leberinsuffizienzen. *Dermatologische Komplikationen* sind unter Psychopharmakotherapie recht häufig und zwingen zum Absetzen der Medikation. Überwiegend handelt es sich um allergische Exantheme. Aber auch eine Aktivierung zuvor bestehender Hautleiden müssen bedacht werden (Akne, Psoriasis u.a.). Da allergische Reaktionen auch oft aus anderen Gründen oder spontan auftreten können, kann es sich um eine zufällige Koinzidenz mit der eingeleiteten Pharmakotherapie handeln. Bei Patienten, die gut auf die eingeleitete Behandlung respondieren, ist deshalb eine Austestung nach möglichen Auslöseursachen hilfreich. Eine seltene unerwünschte Wirkung ist ferner eine *Hyponatriämie* (Na-Plasma-Spiegel < 135 mmol/l), der das Syndrom einer inadäquaten ADH-Sekretion zugrunde liegt. Die Symptomatik besteht u.a. im Auftreten psychischer Symptome wie Verwirrtheit, Benommenheit, oder stuporösem Verhalten. Unerkannt kommt es zum Koma. Diese Störung ist unter SSRI und TCA beobachtet worden. Begünstigend wirkt eine Komedikation mit Saluretika. Die Substitution sollte langsam und unter engmaschiger Kontrolle des Elektrolythaushaltes vorgenommen werden, um der Entwicklung eines Hirnoedems vorzubeugen.

Zusammenfassend bleibt festzuhalten, daß eine differentielle psychopharmakologische Therapie in psychiatrischen Kliniken dann effizient ist, wenn auch seltene mögliche unerwünschte Wirkungen und Komplikationen bei der Auswahl der zur Verfügung stehenden Medikamente, der Aufdosierung am Beginn der Behandlung und während des Therapieverlaufs berücksichtigt werden.

Literatur

American Psychiatric Association (APA) (1994) Diagnostic and statistical manual of mental disorders, 4th ed. American Psychiatric Press, Washington DC

Baer R (1988) Psychiatrisches Notfallrecht. Nervenheilkunde 7: 323–328

Bassuk EL, Birk AW (1983) Emergency psychiatry. Concepts, methods and practice. Plenum, New York London

Bauer M, Müller H (1992) Einweisungsstrategien. Nervenheilkunde 11: 40–43

Berzewski H (1996) Der psychiatrische Notfall, 2. Aufl. Springer, Berlin Heidelberg New York Tokyo

Davis S (1991) Violence by psychiatric inpatients: a review. Hosp Commun Psychiatry 42: 585–590

Feighner JP, Boyer WF (1991) Selective serotonin re-uptake inhibitors. Wiley, Chichester New York Brisbane Toronto Singapore

Fleischhacker WW, Unterweger B, Kane JM, Hinterhuber H (1990) The neuroleptic malignant syndrome and its differentiation from lethal catatonia. Acta Psychiatr Scand 81: 3–4

Fritze J, Laux G (1993) Trizyklische Antidepressiva: unerwünschte Wirkungen, Kontraindikationen, Überdosierung, Intoxikation. In: Riederer P, Laux G, Pöldinger W (Hrsg) Neuro-Psychopharmaka, Bd 3. Springer, Wien New York, S 59–71

Griglak MJ, Bucci RL (1985) Medicolegal management of the organically impaired patient in emergency department. Ann Emerg Med 14: 107–111

Hinterhuber H, Haring C (1992) Unerwünschte Wirkungen, Kontraindikationen, Überdosierungen, Intoxikation. In: Riederer P, Laux G, Pöldinger W (Hrsg) Neuropsychopharmaka, Bd 4. Neuroleptika. Springer, Wien New York, S 102–121

Kaplan HI, Sadock BJ (1993) Pocket handbook of emergency psychiatric medicine. Williams & Wilkins, Baltimore Philadelphia HongKong London Munich Sydney Tokyo

Lauvén PM (1985) Das klinische Bild des zentral-anticholinergen Syndroms. In: Stoeckel H, Lauvén PM (Hrsg) Monographie zum II. Symposium über „Das zentrale anticholinerge Syndrom“: Physostigmin in der Psychiatrie – Intensivmedizin – Anästhesiologie, 9. März 1985, Bonn. Thieme, Stuttgart

Laux G (1992) Psychopharmakotherapie. Fischer, Stuttgart Jena New York

Martin TG (1996) Serotonin syndrome. Ann Emerg Med 28: 520–526

Mueller PS, Vester JV, Fermaglich J (1983) Neuroleptic malignant syndrome: successful treatment with bromocriptine. JAMA 249: 386–388

Neubauer H, Wetterling T, Neubauer W (1994) Einwilligungsfähigkeit bei älteren, vor allem dementen und verwirrten (deliranten) Patienten. Fortschr Neurol Psychiat 62: 306–312

Pietzker A (1988) Das maligne neuroleptische Syndrom. Nervenarzt 59: 691–700

Schmidt LG, Grohmann R (1990) Neuroleptikanebenwirkungen – ein Überblick. In: Heinrich K (Hrsg) Leitlinien neuroleptischer Therapie. Springer, Berlin Heidelberg New York Tokyo

Scott J (1984) Dantrolene for neuroleptic syndrome. Br J Psychiatry 143: 98–102

Steinert G, Brenner R, Deifel G, Gebhardt RP, Koch K, Kohler T, Onnen V, Schmidt-Michel P-O, Süss C, Vollmer E (1998) Zwangsmaßnahmen im psychiatrischen Krankenhaus: ein Aspekt der Qualitätssicherung. Spektrum 2/27: 35–39

Sternbach H(1991) The serotonine syndrome. Am J Psychiatry 148: 705–713

Wömpner HB, Kinzler E (1987) Schwierige Patienten. Perimed, Erlangen

World Health Organisation (WHO) (1993)Internationale Klassifikation psychischer Störungen: ICD 10, Kapitel V (F). In: Dilling H, Dilling K, Dittmann V, Freyberger HJ, Schulte-Markwort E (Hrsg) Huber, Bern Göttingen Toronto

Psychische Störungen bei körperlichen Krankheiten

R. Tölle

Wenn man dieses Thema wörtlich nimmt, muß man sogleich fragen: Sind nicht *alle* psychischen Störungen körperlich bedingt? Die Antwort muß behutsam ausfallen: Vielen, wenn nicht den meisten, psychischen Störungen liegen körperliche Bedingungen zugrunde. Aber im allgemeinen nur körperliche *Bedingungen,* neben anderen Bedingungen.

Beispielsweise die endogen genannten Depressionen, Manien und Schizophrenien. Wir wissen sehr wohl, daß es bei diesen Krankheiten somatische Grundlagen gibt, und zwar genetische Faktoren, Neurotransmitterstörungen und möglicherweise auch strukturelle Hirnschäden, in bildgebenden Verfahren erkennbar. Aber gewiß sind hierdurch allein die genannten Krankheiten nicht zu erklären, sondern es kommen vielfach Bedingungen wie pathologische Persönlichkeitsentwicklung, schwere situative Belastung und Konflikte hinzu, um die Krankheit manifest werden zu lassen.

Selbst bei Neurosen, z. B. Angstneurosen oder Zwangsneurosen, die lange als „psychogen" schlechthin galten, wissen wir heute, daß es genetische Co-Faktoren gibt. Auch bei der Anorexia nervosa haben Zwillingsuntersuchungen eindeutig einen genetischen Faktor ergeben. Es gibt wohl keine psychische Krankheit, für die keine hereditäre Belastung als Cofaktor nachgewiesen wäre, meist ist die Heredität ein kleinerer pathogenetischer Faktor. Aber es gibt auch kaum eine psychiatrische Krankheit, die allein erblich bedingt wäre. Einzige Ausnahme ist die Chorea Huntington als reine Erbkrankheit.

Hier geht es um die Frage: Welche psychischen Symptome gibt es bei Krankheiten des Gehirns, des Stoffwechsels, des Endokriniums usw.? Es gibt *bestimmte* psychopathologische Syndrome, die durch körperliche Krankheiten verursacht werden, und zwar ausschließlich oder ganz überwiegend verursacht werden. Dieser Bereich der Psychiatrie wird organisch-psychische Störungen oder psycho-organische Störungen genannt.

Die **Terminologie** ist zugegebenermaßen verwirrend. Außer dem hier erläuterten Begriff psychoorganisch gibt es bekanntlich auch das Wort psychosomatisch, das so ähnlich klingt, aber anderes bedeutet, nämlich psychisch bedingte oder mitbedingte körperliche Störung. Hierzu gibt es sozusagen eine Umkehrung: somatopsychisch sind die durch körperliche

Tabelle 1. Organisch-psychische Störungen: Terminologie und Einteilung

Nach Erkrankungsalter	Nach Krankheitsbeginn	Nach Art der Symptomatik	
		akut	chronisch
Frühkindliches exogenes Psychosyndrom versus organisches Psychosyndrom sowie amnestisches Syndrom (Korsakow-Syndrom)	akut: organische Psychosen; Synonyma: exogene Psychosen, symptomatische Psychosen, akute exogene Reaktionstypen, Durchgangssyndrom (Delir); chronisch: organisches Psychosyndrom bzw. psychoorganisches Syndrom	*Delir* Amentielles Syndrom (Verwirrtheitszustand), oneiroide Psychose, Dämmerzustand	organische Leistungsminderung (*Demenz*), organische Wesensänderung (Persönlichkeitsänderung), neuropsychologische Syndrome
Nach Schweregrad	**Nach Verlauf**	**Nach Ätiologie**	**Nach Hirnlokalisation**
Demenz bedeutete früher schweres organisches Psychosyndrom und bezeichnet heute alle Schweregrade	reversible Syndrome versus irreversible Syndrome	cerebral: organische Psychosen; allgemein körperlich: symptomatische Psychosen; organische Psychosyndrome 2. Ranges: wenn neben organischen Faktoren andere Bedingungen deutlich ausgeprägt sind und wenn die Symptomatik dementsprechend weniger typisch ausfällt	diffuses psychoorganisches Syndrom versus hirnlokale Psychosyndrome: Stirnhirnsyndrom, Stammhirnsyndrom, limbisches Syndrom

Krankheiten ausgelösten psychischen Reaktionen eines Kranken, also wiederum anders als psychoorganisch, wo es sich um die auf biologischem Wege entstandenen psychischen Störungen handelt. Ähnlich klingen weiterhin die neuen Klassifizierungsbegriffe Somatisierungsstörung und somatoforme Störung, die aber bekanntlich wiederum etwas anderes bedeuten.

Zur **Häufigkeit** bringt eine jüngst erschienene Arbeit, die Lübecker Allgemein-Krankenhaus-Studie, folgende Zahlen: Unter je zweihundert internistischen und chirurgischen stationären Patienten zeigten 16,5 % psychoorganische Störungen. Insgesamt waren 46,5 % in irgendeiner Weise psychisch gestört.

Die **verursachenden körperlichen Krankheiten** sind sehr zahlreich, einige häufige sind: Hirnerkrankungen wie entzündliche Prozesse, Tumoren, andere raumfordernde Prozesse, Traumata, Gefäßerkrankung, Epilepsien. Oder Allgemeinkrankheiten wie Anämien, A-Vitaminosen, schwerste Leber- und Nierenkrankheiten, Gefäßkrankheiten, Karzinome, auch immunologische Systemerkrankungen. Und nicht zuletzt Pharmaka und Drogen, nämlich Schlaf- und Schmerzmittel, gewerbliche Gifte und insbesondere Alkohol.

Die hier auftretenden psychopathologischen Syndrome sind insbesondere: organisches Psychosyndrom, Demenz, organische Wesensänderung, organische Psychose, symptomatische Psychose, Delir.

Es handelt sich um gut abgrenzbare Syndrome, die nur aufgrund somatischer Verursachung vorkommen. Sie unterscheiden sich auch im Erscheinungsbild, also symptomatologisch, deutlich von den vorher genannten seelischen Krankheiten wie Neurosen, Schizophrenien, affektive Psychosen. Sie erlauben also die Diagnose, noch bevor die verursachende Grundkrankheit erkannt ist. Das ist wichtig zu wissen, weil in diesen Fällen die psychischen Störungen oft die ersten Symptome sind.

Aber die genannten Psychosyndrome sind nicht *spezifisch* für *bestimmte* Grundkrankheiten, sondern es handelt sich immer wieder um die gleichen wenigen Psychosyndrome unabhängig von der verursachenden körperlichen Krankheit im einzelnen, sei es eine Herz-Kreislauf-Erkrankung, Stoffwechselstörung oder Arzneimittelvergiftung. Das Gehirn reagiert also auf die unterschiedlichsten körperlichen Störungen mit einer begrenzten Zahl psychopathologischer Syndrome. Dabei müssen wir uns vorstellen, daß die allgemein-körperlichen Krankheiten auf dem Wege über eine Hirnfunktionsstörung (z. B. bei Leber- oder Niereninsuffizienz) psychopathologisch wirksam werden. Angemerkt sei, daß es keine strenge Korrelation zwischen Schweregrad der körperlichen Krankheit (Hirnkrankheit oder Allgemeinkrankheit) und der Ausprägung der psychischen Symptomatik gibt.

Das bisher Gesagte wissen wir im Grunde genommen schon seit langem, nämlich seit den Arbeiten von K. Bonhoeffer 1909. Diese eigentlich klaren Verhältnisse werden aber scheinbar kompliziert und unübersichtlich durch die *Terminologie,* die uneinheitlich und wechselhaft ist. Unter bestimmten Begriffen wie Demenz oder Delir versteht man heute anderes als früher, Neurologen formulieren abweichend von Psychiatern, in Frankreich oder USA gelten andere Terminologien als in der übrigen Welt.

Eine gewisse Ordnung der vielen geläufigen Begriffe entsteht, wenn man berücksichtigt, von welchen Aspekten ausgehend die einzelnen Benennungen formuliert wurden (siehe Tabelle 1). So entstand eine verwirrende Fülle von Bezeichnungen. Wie die wichtigsten organisch-psychischen Syndrome im heutigen Sprachgebrauch heißen, zeigt Tabelle 2.

In der speziellen Psychiatrie gibt es eine nützliche, wenn auch noch wenig gebräuchliche Ergänzung, nämlich die von *Lauter* beschriebenen *organischen Psychosen und Psychosyndrome 2. Ranges.* Sie heben sich durch drei Merkmale von den anderen organisch-psychischen Störungen ab:

Tabelle 2. Die wichtigsten organisch-psychischen Syndrome

- Organisches Psychosyndrom (psychoorganisches Syndrom) → Demenz
- Frühkindlich exogenes Psychosyndrom
- Organische Persönlichkeitsveränderung/Wesensänderung (auch ohne Demenz)
- Organische (symptomatische) Psychose → Delir

- Keine oder geringe Bewußtseinsstörung bei akuter Psychose bzw. kaum kognitive Störungen bei chronischen Syndromen.
- Symptomatologisch sind sie manchen Syndromen, die bei Psychose und Neurosen auftreten, ähnlich.
- Neben hirnorganischen sind auch andere pathogenetische Faktoren beteiligt.

Es handelt sich im wesentlichen um diejenigen psychischen Störungen, die in ICD 10 unter F 06 aufgelistet sind (Tabelle 3).

Nach diesen notwendigen Erklärungen der Nosologie und Terminologie nun zur Klinik, vorab zur **Diagnostik** und damit zurück zu der Feststellung, man könne es den organisch-psychischen Störungen ansehen, daß sie somatischer Ätiologie seien. Sie ermöglichen also die Diagnose. Aber diese Möglichkeit bleibt oft ungenutzt, hauptsächlich wohl, weil sich der Arzt zu viel auf somatische Befunde verlassen will.

Frühsymptome *der akuten organischen Psychosen*, z. B. also eines beginnenden Delirs: unangemessene Heiterkeit, zu wenig Rücksichtnahme, Versäumen aktuell notwendigen und sonst üblichen Verhaltens, Vergessen einfacher Dinge, allmähliche Desorientiertheit.

Frühsymptome des chronischen organischen Psychosyndroms, also einer beginnenden Demenz: Ermüdbarkeit, Verlangsamung, Merkschwäche, Konzentrationsschwäche, Umständlichkeit, Weitschweifigkeit, Einschränkung der Kritikfähigkeit, insbesondere der Selbsteinschätzung.

Diese Symptome, die an eine beginnende Hirnkrankheit oder Hirnfunktionsstörung denken lassen müssen, werden bemerkenswert oft übersehen; es handelt sich um sehr häufige Fehldiagnosen in der Neurologie und Psychiatrie.

Exkurs: Sozusagen in Umkehrung des Themas ist nach den *körperlichen Störungen bei psychisch Kranken* zu fragen. Wie häufig sind sie und wie weit werden sie erfaßt und berücksichtigt.

Es geht dabei um die körperliche Gesundheit oder Krankheit psychiatrischer Patienten. Zu denken ist an körperliche Störungen, die ursächlich zur psychischen Krankheit führen, an körperliche Störungen, die zum psychiatrischen Krankheitsbild gehören (z. B. bei Anorexie

Tabelle 3. Organisch-psychische Störungen 2. Ranges

ICD 10:	andere psychische Störungen aufgrund einer Schädigung oder Funktionsstörung des Gehirns oder einer körperlichen Erkrankung
F06.0	organische Halluzinose
F06.1	organische katatone Störung
F06.2	organische wahnhafte (schizophrenieforme) Störungen
F06.3	organische affektive Störungen
.30	organische manische Störung
.31	organische bipolare Störung
.32	organische depressive Störung
.33	organische gemischte affektive Störung
F06.4	organische Angststörung
F06.5	organische dissoziative Störung
F06.6	organische emotional labile (asthenische) Störung
F06.7	leichte kognitive Störung
F06.8	andere näher bezeichnete
F06.9	nicht näher bezeichnete

oder Melancholie), und schließlich auch um die somatische Comorbidität. Zusammenfassend fanden wir bei einer retrospektiven Untersuchung von 1042 stationären psychiatrischen Patienten bei nur 7,8 % gar keinen körperlichen Befund, also bei 92,2 % irgendwelche körperlichen Befunde (im Mittel je Patient 3,6 Befunde). Wenn man nur die sowohl bedeutsamen als auch gesicherten körperlichen Befunde berücksichtigt, so findet man diese bei 44,7 % der psychiatrischen Patienten (im Mittel je Patient 1,8 Befunde). Zum Teil handelte es sich dabei um zuvor nicht erkannte, sondern erst in der psychiatrischen Klinik diagnostizierte Befunde; das war nicht weniger als bei 23,1 % der Patienten der Fall.

Insgesamt also Gründe genug, auch psychisch Kranke körperlich sorgfältig zu untersuchen.

Im nun folgenden klinischen Teil wird das erste Beispiel aus der Sicht der psychischen Störungen gewählt, die folgenden im Hinblick auf zugrunde liegende Krankheiten.

Organische Depressionen

Sie gehören zwar nicht zu den klassischen organisch-psychischen Störungen (wie Demenz oder Delir), sondern zu den organisch-psychischen Störungen 2. Ranges; aber organische Depressionen sind wohl die häufigsten psychopathologischen Störungen bei körperlich Kranken. Sie kommen bei Patienten mit sehr verschiedenen Grundkrankheiten vor, die häufigsten sind in Tabelle 4 zusammengestellt. Hinzu kommen die toxischen Einflüsse von Genuß- und Suchtmitteln, am meisten des Alkohols. Bei Alkoholismus sind Depressionen besonders häufig.

Bei organischen Depressionen ist aber nicht von *einer* Krankheit auszugehen, sondern von verschiedenen organisch bedingten oder mitbedingten depressiven Syndromen, die in Tabelle 5 zusammengestellt sind. Diese Übersicht ist der Versuch einer wissenschaftlich fundierten Orientierung,

Tabelle 4. Depressionen wurden insbesondere beschrieben bei

Hirnkrankheiten	Allgemeinerkrankungen	Pharmaka
Cerebrovaskuläre Erkrankungen, insbesondere Apoplexien	Infektionskrankheiten	Reserpin und andere Antihypertensiva
Morbus Parkinson	Perniziöse Anämie	Betarezeptorenblocker
Chorea Huntington	Morbus Addison	Guanethidin
Morbus Wilson	Morbus Cushing	Methyldopa
Friedreich-Ataxie	Andere endokrine Krankheiten	Clonidin
Multiple Sklerose	Metabolische Krankheiten	Fenfluramin
Hirntraumata	Carcinome	Corticosteriode
Hirntumoren		Neuroleptika
Encephalitiden, speziell: Progressive Paralyse		Cholinergika
HIV-Infektionen		Antihistaminika
Epilepsien		

Tabelle 5. Depressive Syndrome in „organischer" Sicht

Ätiologie	Hirnkrankheiten		Allgemein-körperliche Krankheiten	
Pathogenese		Hirnfunktionsstörungen		
Symptomatik	psychoorganische Symptomatik	depressive und psychoorganische Symptomatik	depressive Symptomatik	depressive Symptomatik
Syndrom	z. B. Demenz, Delir	gemischt depressiv-psychoorganisches Syndrom	organic depressive disorder, sekundäre Depression	depression in the medically illness
Krankheiten		z. B. bei cerebrovasculären Erkrankungen, Parkinson, auch posttraumatisch	z. B. Hirntumor, Temporallappenepilepsie, Morbus Addison	zahlreiche allgemein-körperliche Krankheiten (s. Text)
spezial: Melancholien		z. T. sog. hirnorganische Melancholien	z. T. sog. symptomatische Melancholien	

die allerdings nicht übersichtlicher ausfallen kann angesichts folgender Schwierigkeiten: Sowohl Hirnkrankheiten wie auch allgemein-körperliche Erkrankungen bewirken organische Depressionen. Diese können mit und ohne psychoorganische Symptomatik (Demenz) auftreten. Und ein Teil dieser Depressionen weist eine spezifische Symptomatik auf, nämlich eine melancholische Symptomatik, wie sie sonst bei affektiven Psychosen vorkommt und sich von anderen Depressionsformen unterscheidet. Diese Differenzierungen sind nur zum Teil klinisch relevant, nämlich für die differentielle Therapie; im übrigen sind sie mehr Ausdruck traditioneller Nosologiediskussionen.

Die amerikanische Psychiatrie geht pragmatisch vor und spricht von: **„depression in the medically illness"**. „Medical depression", wie abgekürzt formuliert wird, sieht der Psychiater konsiliarisch in den somatischen Abteilungen und wird gegenübergestellt der „psychiatric depression", wie sie in der psychiatrischen Klinik vorkommt – gewiß eine Vereinfachung, die aber etwas für sich hat.

Die körperlich Kranken mit Depression machen (nach Zahlen aus den USA) in internistischen, chirurgischen usw. Stationen 10–45 % aller Patienten aus. Dabei sind Symptomatik und Entstehungsbedingungen höchst unterschiedlich. Neben ganz oder fast ganz somatisch bedingten Depressionen gibt es öfter noch reaktiv mitbedingte organische Depressionen. Das heißt: Es ist nicht nur der somatische Zusammenhang zu beachten (cerebrale Funktionsstörung, Neurotransmitterdysbalance usw.), sondern auch das Erleben und Reagieren des schwer körperlich Kranken: seine Aussichtslosigkeit, Hoffnungslosigkeit und Vereinsamung, seine Ängste um sich und Sorgen um seine Angehörigen. Man denke an Patienten mit Karzinom oder metabolischen Krankheiten, aber auch mit Parkinson oder Apoplexie.

Die **Behandlung** dieser organischen Depressionen ist – und das hat uns die amerikanische Psychiatrie gelehrt – nicht wesentlich anders als die der Depressionen körperlich gesunder Menschen. Unterschiedlich ist, daß natürlich die körperliche Grundkrankheit behandelt werden muß (soweit möglich), um so auch die organische Depression sozusagen auf der Ebene ihrer Verursachung zu therapieren. Unterschiedlich ist auch, daß der Einsatz und die Dosierung antidepressiver Maßnahmen dem körperlichen Zustand dieser Kranken angepaßt werden muß.

Nicht unterschiedlich aber sind die antidepressiven Methoden: Bei medical depression werden die gleichen antidepressiven Pharmaka angewendet, nach Möglichkeit auch antidepressiver Schlafentzug und bei bestimmten Indikationen sogar Elektrokrampftherapie, die sich auch hier durch sehr gute therapeutische Effekte und zugleich sehr gute Verträglichkeit auszeichnet, z. B. bei Parkinsonkranken (s. u.).

Bei organisch Depressiven ist wie bei allen Depressiven zugleich eine sorgfältige psychotherapeutische Führung des Kranken angezeigt. Diese Notwendigkeit und die Einzelheiten der antidepressiven Behandlung überhaupt lassen die enge Zusammenarbeit des Internisten, Gynäkologen, Chirurgen usw. mit dem Psychiater angeraten erscheinen.

Morbus Parkinson und Parkinsonsyndrome

Es handelt sich nicht um rein neurologische Erkrankungen; viele dieser Patienten leiden zugleich an erheblichen psychischen Störungen. Hierüber gibt es aufgrund zahlreicher systematischer Untersuchungen ein umfangreiches Wissen, das aber noch wenig bekannt ist.

Am häufigsten sind die **Depressionen**, sie treten bei etwa 40 % der Parkinsonkranken auf, wie eine Metaanalyse ergab, also häufiger als bei anderen vergleichbaren neurologischen Krankheiten. Das ist seit langem bekannt. Dr. James Parkinson selbst hat in seiner ersten Veröffentlichung (1817) Depressionen bei diesen Kranken als bereits allgemein bekannt vorausgesetzt.

Inzwischen gibt es eine umfangreiche internationale Literatur von mehreren hundert Publikationen allein über Depressionszustände bei Parkinsonkranken, hierüber das wichtigste in Kürze.

Ungefähr die Hälfte dieser Depressionen sind schwere Depressionen entsprechend major depressiv disorder. Depressionen können bei Parkinsonkranken den neurologischen Störungen vorausgehen, um Monate oder gar Jahre. Sie sind erste Zeichen der Krankheit bei etwa 3 bis 47 % der Parkinson-Patienten.

Auch *längere* Zeit vorher findet man anamnestisch Depressionen. Zum Teil dürften sie unabhängig von der späteren Parkinson-Krankheit sein; vielfach handelt es sich um melancholische Phasen. Die klinische Beobachtung lehrt auch, daß bei manchen depressiven Patienten fortgeschrittenen Alters im tiefsten Stadium der Depression eine so erhebliche motorische Einengung festzustellen ist, daß der Verdacht auf Parkinson-Erkrankung entsteht. Meist löst sich dann mit der Depressionsremission auch die motorische Störung wieder auf, sie kann aber auch Vorbote einer späteren Parkinson-Erkrankung sein. Diese Beobachtungen sind eine Analogie der bekannten Problematik kognitiver Störungen im Sinne der sog. depressiven Pseudodemenz.

Bei ausgebrochener Parkinson-Erkrankung treten Depressionen in allen Stadien ein, mit allen Schweregraden und allen qualitativen Ausprägungen. Zum Teil mit dem Gepräge einer organischen Depression, z.T. aber in melancholischer Art. Die depressive Gehemmtheit und die parkinsonistische Hypokinese sind bei diesen Kranken kaum voneinander zu unterscheiden. Es gibt aber auch agitierte Depressionen bei Parkinsonkranken. Wie ernstzunehmen die Depressionen von Parkinsonkranken sind, zeigt die Suizidrate von 5 %.

Als **Entstehungsbedingungen** werden sowohl somatische wie auch psychische Faktoren erörtert. *Genetisch* wissen wir nicht viel. In den Familien depressiver Parkinson-Kranker kommen anscheinend nicht mehr Depressionen bei Angehörigen vor als in den Familien nicht depressiver Parkinson-Kranker. Die *biochemische* Forschung hat bisher kaum Befunde ergeben, die verläßlich auf Depressionen bei Parkinsonkranken bezogen werden können. 5-Hydroxy-Indolessigsäure (5-HIAA) als Hauptmetabolit des Serotonins wurde im Liquor von Parkinsonkranken erhöht vorgefunden, wenn eine Depression bestand (aber noch mehr bei Demenz von Parkinsonkranken). Die Beziehungen sind noch unklar.

Psychische Entstehungsfaktoren werden von allen Kennern dieser Erkrankungen angenommen. Allein schon die Reaktion des Betroffenen auf eine so schwere und progrediente Erkrankung wie Morbus Parkinson muß bei vielen zu depressiven Verstimmungen führen. Hinzu kommen die Beeinträchtigungen im Alltag, die Reaktionen der Umweltpersonen, die zunehmenden Einengungen in den einfachsten Lebensbezügen.

Zwei Besonderheiten sind zu erwähnen:

- Bei einseitigem Parkinsonismus ist folgendes aufgefallen: Wenn die Parkinson-Symptomatik rechts besteht (also linkshirnig bedingt ist), sollen (zum Teil wenigstens) Depressionen häufiger sein. (Auf einen Zusammenhang zwischen Depression und linker Hemisphäre weisen übrigens auch Befunde bei anderen Hirnkrankheiten hin, z.B. bei temporaler Epilepsie.)
- Und es wird eine spezielle Form der Parkinson-Krankheit erwogen: Parkinsonkranke mit Depressionen sollen (zum Teil wenigstens) in der neurologischen Symptomatik mehr Hypokinese und mehr Rigor zeigen sowie einen früheren Krankheitsbeginn (und eine stärkere familiäre Belastung?).

Zur **Therapie** drei Feststellungen vorab:

- Es gibt gute antidepressive Behandlungsmöglichkeiten auch bei Parkinsonkranken.
- Diese unterscheiden sich nur wenig von den üblichen antidepressiven Therapien.
- Die Möglichkeiten werden zu wenig genutzt.

Im einzelnen: Von den antidepressiven Medikamenten werden nach wie vor die trizyklischen Antidepressiva bevorzugt, also z. B. Imipramin (Trofanil) oder Amitriptylin (Saroten etc.), die ersten Antidepressiva überhaupt. Auch die selektiven Serotonin-Wiederaufnahmehemmer (SSRI) sind bei dieser Indikation wirksam; sie können aber zu einer Verschlechterung der neurologischen Symptomatik führen. An dritter Stelle sind die neueren selektiven Monoaminooxidase-Hemmer zu nennen, also Moclobemid (Aurorix). L-Dopa, das zur Parkinson-Therapie angewandt wird, hat wahrscheinlich keinen therapeutischen Effekt auf depressive Verstimmungen dieser Kranken.

Sehr wirksam ist die Elektrokrampfbehandlung, die sowohl die depressive Symptomatik der Parkinsonkranken beeinflußt, als auch deren neurologische Symptome (was noch viel zu wenig bekannt ist). Und auch die Wachtherapie, der antidepressive Schlafentzug, ist bei depressiven Parkinson-Patienten mit Erfolg angewandt worden. Auch hier wurde festgestellt, daß zugleich die neurologischen Symptome, insbesondere die Hypokinese, gebessert wurden.

Psychotherapie ist immer indiziert, auch bei nicht-depressiven Parkinsonkranken, allein schon im Hinblick auf das Bewältigen der Krankheit, mehr noch natürlich bei depressiver Verstimmung.

Dabei ist zu berücksichtigen, was Schulte und Finke unter *pathischem Aspekt* bei Parkinsonkranken fanden: Der Kranke empfindet eine quälende Diskrepanz zwischen dem, was er sich noch zutraut, und den geringen Einschätzungen, die seine Umwelt ihm bekundet angesichts seines ausdrucksarmen Verhaltens. Die verbliebene Leistungsfähigkeit und Vitalität werden von den Angehörigen, Berufskollegen und anderen Beziehungspersonen in der Regel verkannt, man sieht ihn viel hilfloser und eingeengter, als er ist bzw. sich wahrhaben möchte; um das zu korrigieren und sich zu behaupten, fehlt es ihm aber wiederum an Beweglichkeit und Gewandtheit.

Das trifft den Kranken um so empfindlicher, als er in der Wertung und Abwertung durch die Umwelt seine eigenen Befürchtungen über den voraussichtlichen Verlauf der Erkrankung und den zu erwartenden eigenen Zustand bestätigt sieht. Das nennen Schulte und Finke Decrescendo-Effekt. Aufgabe des Arztes ist es, dem Patienten in dieser quälenden Situation so gut wie möglich zu helfen – und das um so mehr, je stärker die depressive Verstimmung des Patienten ausgeprägt ist.

Demenz bei Parkinsonkranken

Leichtere psychoorganische kognitive Beeinträchtigungen sind bei Parkinsonkranken häufig festzustellen, man rechnet mit ungefähr 30 %. Es handelt sich dabei um Schwerbesinnlichkeit, Merkstörung und andere Gedächtnisstörungen. Bei gleichzeitiger depressiver Symptomatik sind diese kognitiven Störungen – wie nicht anders zu erwarten – stärker ausgeprägt. Es wird vermutet, daß diese kognitiven Störungen auch durch die antiparkinsonistische Therapie bedingt sind, das gleiche wird auch vermutet für die *ausgeprägte Demenz.* Exakte Zahlen zur Inzidenz oder Prävalenz gibt es hier nicht. Es kann aber kein Zweifel sein, daß nicht wenige Parkinson-Kranke dement werden.

Dabei handelt es sich häufig um eine spezielle Form der Demenz, nämlich die *subcorticale Demenz.* Sie ist zu unterscheiden von der geläufigen Form der Demenz, die auch corticale

Demenz genannt wird, und z. B. bei Morbus Alzheimer vorkommt. Diese geht hauptsächlich einher mit Störungen der instrumentalen Funktionen (also des Gedächtnisses, des Denkens usw.). Bei der sog. *subcorticalen Demenz* hingegen handelt es sich mehr um Störungen der fundamentalen Funktionen, nämlich der Aufmerksamkeit und Vigilanz, des Tempos und der Umstellungsfähigkeit (Haften), und um affektive Störungen wie Reizbarkeit, Apathie und Initiativemangel. Diese Störungen kennzeichnen die seelische Verfassung vieler Parkinson-Kranker im fortgeschrittenen Stadium.

Nicht so häufig wie Depression und subcorticale Demenz, aber doch keineswegs selten sieht man bei Parkinsonkranken ein **Prädelir** oder **Delir**, also akut auftretende Verwirrtheit mit Desorientierung und Denkstörungen, auch mit optischen Halluzinationen. Die Behandlung ist im wesentlichen die gleiche wie bei Delirien anderer Ursache.

Ohne Zweifel trägt zu dieser Komplikation auch die medikamentöse Behandlung bei, und zwar haben nicht nur anticholinergische Antiparkinsonmittel einen delirogenen Effekt, sondern wahrscheinlich auch L-Dopa. Die Häufigkeit solcher akuter organischer Psychosen bei Parkinsonkranken wird mit 20–25 % angegeben. Meist ist die Dauer kurz, und das Delir klingt in der Regel ohne zusätzliche psychische Störungen ab.

Seltenere Komplikationen im Verlauf der Parkinson-Krankheit sind *Manien* (fraglich) und **Halluzinosen** und **paranoid-halluzinatorische Psychosen**. Die Halluzinosen zeigen einen fließenden Übergang zu den besprochenen Delirien. Paranoid-halluzinatorische Psychosen können bei Parkinsonkranken den Schizophrenien ähnlich sein. Sie werden unter Langzeittherapie mit L-Dopa häufiger beobachtet als vor dieser Behandlung. Die Therapie erfolgt mit Neuroleptika in vorsichtiger Dosierung.

HIV-Infektion/AIDS

Zuerst, als die Krankheit bekannt wurde, vor ca. 15 Jahren also, wurden *ängstliche Verstimmungen* beobachtet, die als psychische Reaktionen auf die Mitteilung der Erkrankung und das Wissen um die infauste Prognose zu erklären waren. Manche Betroffene werden suizidal. Hier ist psychotherapeutische Hilfe angezeigt, ggf. unterstützt durch die Medikation mit Antidepressiva oder auch Benzodiazepine.

Aber dabei blieb es nicht, es erwies sich bald, daß der Erreger neurotrop wirkt, d. h. das ZNS direkt befällt: selten im Frühstadium in Form einer Meningoenzephalitis, häufiger im späteren Krankheitsverlauf in Form einer subakuten Enzephalitis. Hinzu kommen die opportunistischen Infektionen mit zentraler Beteiligung. Autoptisch erwiesen sich die Gehirne der AIDS-Kranken zu 70 % befallen (klinisch ist das im allgemeinen im Liquor erkennbar). So wundert es nicht, daß ca. 60 % dieser Kranken psychische Störungen aufweisen, 20–25 % erhebliche psychische Krankheiten.

Leichte kognitive Störungen treten schon in den Anfangsstadien auf, lange bevor es zu einer ausgesprochenen Demenz kommt.

Oft sind *Depressionen* festzustellen. Die Häufigkeit wird zwischen 8 und 28 % angegeben. Die Erscheinungsbilder sind sehr unterschiedlich, ebenso die Schweregrade. Pathogenetisch sind neben der Grundkrankheit AIDS auch psychoreaktive Faktoren zu beachten und bei vielen auch Drogeneinflüsse. Depressive AIDS-Kranke sind oft suizidal. Zur Behandlung werden antidepressive Medikamente in vorsichtiger Dosierung herangezogen, neben der persönlichen Betreuung des Kranken.

Nicht selten sind hirnorganisch bedingte *Persönlichkeitsveränderungen*: die Betroffenen wirken gleichgültig, matt, träge, indolent (auch AIDS-Lethargie genannt).

Demenz tritt in späten Stadien auf. Oft handelt es sich um eine Demenz vom subkortikalen Typ (siehe oben). Die Häufigkeitszahlen divergieren in der Literatur. Einen speziellen AIDS-Demenz-Komplex, wie er zunächst beschrieben wurde, gibt es nicht, wie zahlreiche Untersuchungen zeigten. Die Demenz ist – wie immer – ein unspezifisches Syndrom.

Über *Psychosen* bei AIDS-Kranken wissen wir noch nicht viel Verläßliches. Kasuistische Studien zeigen, daß Psychosen mit hauptsächlich paranoid-halluzinatorischer Symptomatik und mit schizophrenem Gepräge in frühen Stadien, aber etwas häufiger im späteren Verlauf, vorkommen. Die Häufigkeit wird auf ein bis zwei Prozent geschätzt. Es ist aber fraglich, wie viele dieser Psychosen ursächlich auf die AIDS-Krankheit zurückzuführen sind, oft handelt es sich nämlich um eine Schizophrenie, die möglicherweise drogeninduziert begann, und um eine *spätere* HIV-Infektion. Therapeutisch werden Neuroleptika verwendet.

Zusammenfassend ist zu erkennen:

- bei AIDS-Kranken sind psychische Störungen häufig;
- sie sind nach Symptomatik, Schweregrad und Verlauf sehr unterschiedlich;
- die Ätiopathogenese ist offensichtlich multifaktoriell;
- der Therapie sind enge Grenzen gesetzt.

Endokrine Krankheiten

Bei Endokrinopathien sind psychische Störungen offensichtlich häufig – aber sie wurden erstaunlicherweise kaum systematisch untersucht, so daß es nur sehr wenig gesichertes Wissen gibt. Das gilt auch für so geläufige Krankheiten wie Diabetes oder Schilddrüsenerkrankungen (Hyperthyreosen, Hypothyreosen) und Nebennierenrinden-Krankheiten (M. Cushing, M. Addison). Unser heutiges Wissen geht an den meisten Stellen kaum über das hinaus, was M. Bleuler bereits 1954 in seinem klassischen Buch „Endokrinologische Psychiatrie" beschrieb.

Dabei gäbe es eigentlich sogar ein gesteigertes Interesse für die psychisch-endokrinen Zusammenhänge, seit wir wissen, daß z. B. Depressionen Beziehungen zur Hypothalamus-Hyphophysen-Nebennierenrinden-Achse aufweisen. Beispiele sind die heftige Cortisol-Ausschüttung bei antidepressivem Schlafentzug (Wachtherapie) oder das Vorkommen von affektiven Psychosen bei M. Addison und die sich daraus ergebenden Probleme bei der Lithium-Langzeitmedikation.

Hier eröffnen sich große Arbeitsgebiete der Konsiliar- und Liaisonpsychiatrie wie auch der internistisch-psychiatrischen Forschungsarbeit.

(Literatur beim Verfasser)

Wie viel somatische Diagnostik braucht die Psychiatrie?

P. Falkai, R. Tepest und **K. Vogeley**

Einleitung

Die Diagnosestellung in der Psychiatrie beruht auf drei Säulen: der Erfassung der klinischen Symptomatik, dem Ausschluß einer hirnorganischen Ursache und der Beurteilung des Verlaufs. Von Seiten der anderen medizinischen Fächer, aber auch der Allgemeinbevölkerung besteht der Psychiatrie gegenüber das Vorurteil, daß einerseits bei psychiatrischen Erkrankungen organisch bedingte Störungen und andererseits biographische Faktoren nicht ausreichend beachtet und im Diagnoseprozeß ihren Niederschlag finden. Bezüglich des ersten Aspektes ist aber der Druck aus Kostengründen groß, die diagnostischen Maßnahmen zum Ausschluß einer hirnorganischen Ursache auf ein Minimum zu reduzieren. Der vorliegende Beitrag versucht den Aspekt der hirnorganischen Abklärung in diesem Spannungsfeld zu thematisieren.

Somatogene Störungen

Unter somatogen oder exogen hervorgerufenen psychischen Erkrankungen werden krankhafte Störungen des Zentralnervensystems oder einzelner Teile verstanden, die durch Noxen außerhalb desselben hervorgerufen werden. Hierbei kann man unterscheiden zwischen einer primären Hirnschädigung und einer sekundären Hirnfunktionsstörung. Zu den Erkrankungen, die primär das Hirn schädigen, gehören z. B. vaskuläre oder hypoxämische Störungen wie Gefäßerkrankungen, entzündliche Erkrankungen wie Encephalitiden, raumfordernde Prozesse sowie Schädel-Hirn-Traumata. Zu sekundären Hirnfunktionsstörungen gehören z. B. metabolische und Autoimmunerkrankungen wie Hyperparathyreoidismus, B12-Mangel, Lupus erythematodes etc., drogen- und pharmakainduzierte Psychosen, konsumierende Erkrankungen und Gestosen. So weisen

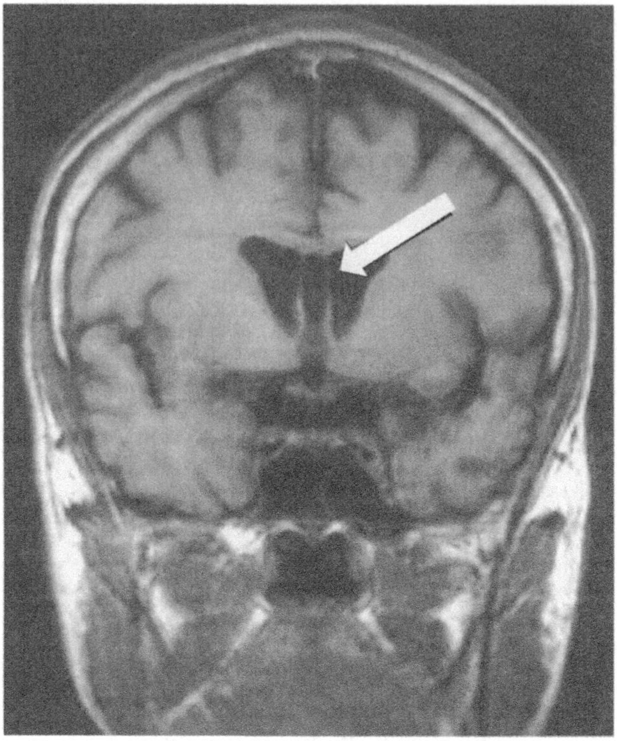

Abb. 1. Cavum Vergae

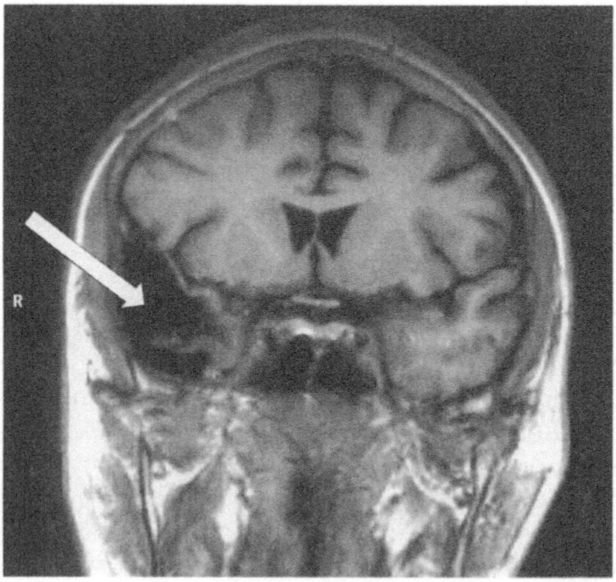

Abb. 2. Zyste im rechten Temporallappen

z. B. 3–10 % aller nach Angaben der Literatur eine hirnorganische Ursache auf; davon sind ca. 5–8 % Folge einer primären Hirnschädigung, z. B. durch Tumore und ca. 3 % Folge einer sekundären Hirnfunktionsstörung z. B. durch Drogen. Bezüglich der Inzidenz von primären Hirnschädigungen untersuchte Kohlmeyer 1989 die Computertomogramme von 2600 psychiatrischen Patienten ohne neurologische Ausfälle. 79, d. h. 3 % von ihnen, wiesen einen Tumor oder ein subdurales Hämatom auf. Glücklicherweise sind solche Befunde in der klinischen Routine selten. Häufiger hingegen kommen besonders bei schizophrenen Psychosen Arachnoidalzysten (siehe Abb. 1) oder Septumzysten (siehe Abb. 2) vor. Sie stellen in der Regel Normalbefunde dar, die klinisch keine Relevanz haben. Im Schrifttum werden sie als sog. unerwartete intrazerebrale Läsionen bezeichnet und im Sinne einer hirnentwicklungsbedingten Läsion interpretiert. Zu ihnen zählen neben den genannten Zysten Aquäduktstenosen, zerebrovaskuläre Anomalien oder Mittellinienanomalien, wie eine Agenesie des Corpus callosum.

Läsionsort und Psychopathologie

Abbildung 3 zeigte die kernspintomographische Aufnahme einer Patientin, die unter dem Bild einer floriden schizophreniformen Psychose aufgenommen wurde, bevor die Diagnose einer Multiplen Sklerose gestellt werden mußte. Bemerkenswert ist die Lokalisation der Läsionen mit Schwerpunkt in baso-temporalen Strukturen, Hippocampus und im Gyrus parahippocampalis. Die Assoziationen zwischen temporalen Läsionen bei MS und psychotischer Symptomatik sind in der Literatur bereits beschrieben (Honer et al., 1987). Wie in Tabelle 1 zusammengefaßt, gibt es Arbeiten, die die Lokalisation von Hirnverletzungen bzw. Hirntumoren in bezug auf die beobachtete psychiatrische Symptomatik untersucht haben. So fand sich in der Nachuntersuchung von im 2. Weltkrieg erlit-

Tabelle 1. Symptomatische Schizophrenie bei Hirnverletzungen und Hirntumoren

Hirnregionen	Hirnverletzungen (Hillboom, 1959)	Hirntumoren (Davison und Bagley, 1969)
Frontallappen	23 %	19 %
Temporallappen	40 %	35 %
Parietallappen	14 %	0 %
Occipitallappen	8 %	1,3 %
Diencephalon	0 %	19 %
Cerebellum	0 %	6 %
Basalganglien	0 %	1,3 %
Hirnstamm	0 %	3 %
Andere Regionen	15 %	15 %

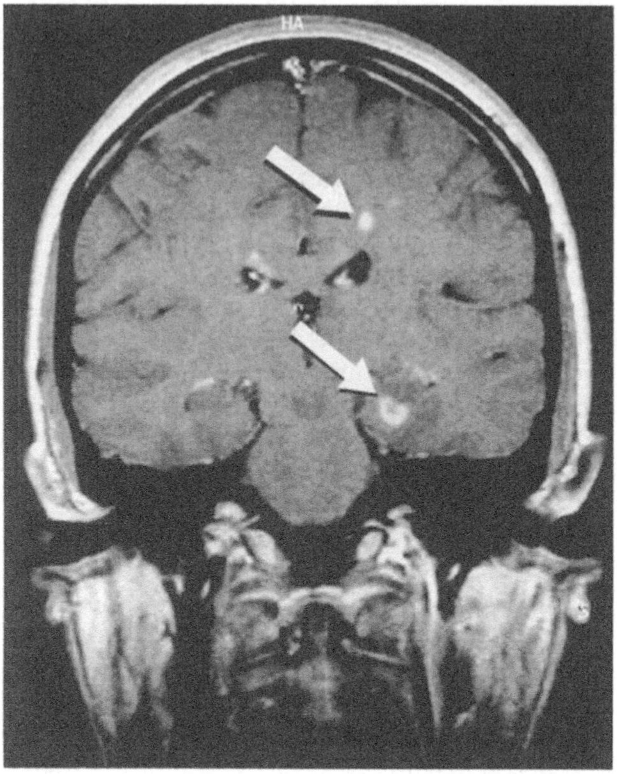

Abb. 3. Temporolimbische Läsionen bei Multipler Sklerose

tenen Hirnverletzungen (Hillboom, 1959), daß besonders frontale und temporale Läsionen zu schizophrenieähnlichen Symptomen prädisponierten. Ähnliches fand sich bei der Lokalisation von Hirntumoren (Davidson und Bagley, 1969). So waren Tumore in frontalen bzw. temporalen Hirnregionen überdurchschnittlich häufig mit schizophrenieähnlichen Symptomen assoziiert.

Psychopathologie und symptomatische Psychosen

Besonders klinisch erfahrene Psychiater behaupten immer wieder, daß man organische Psychosen mit einer schizophrenen Symptomatik klinisch von sog. endogenen Psychosen unterscheiden kann. Systematische Studien haben zwar gewisse Anhaltspunkte ergeben, so sind z. B. bei symptomatischen schizophrenieähnlichen Psychosen Symptome ersten Ranges seltener (Cutting, 1987; Johnstone et al., 1988), es finden sich seltener akustische Halluzinationen (Cutting, 1987; Johnstone et al., 1988), es finden sich seltener Wahnsymptome (Cutting, 1987), und schließlich ist seltener eine positive Familienanamnese (Feinstein und Ron, 1990) zu explorieren. Zusammengenommen ist die Evidenz aber schwach und im Einzelfall ist es sicher nicht möglich, anhand der klinischen Phänomenologie symptomatische von nicht symptomatischen Psychosen zu differenzieren.

Welche somatische Diagnostik ist für eine hirnorganische Abklärung notwendig?

Nachdem klinisch die Diagnose einer psychiatrischen Störung gestellt worden ist, gehört jeder Patient komplett neurologisch und somatisch untersucht. In Tabelle 2 sind die fakultativen und obligaten Maßnahmen für eine Somatodiagnostik schizophrener Psychosen zusammengefaßt, wie sie in Band 1 der „Behandlungsleitlinie Schizophrenie“ (Gaebel und Falkai, 1998) zusammengestellt sind. Basierend auf die verfügbare Literatur wurde im Rahmen eines Konsensusprozesses ein Vorschlag für eine Minimaldiagnostik gemacht. Dazu gehört an Labordiagnostik ein Differentialblutbild, C-reaktives Protein (statt Blutsenkungsgeschwindigkeit), Leberwerte, Nierenwerte und TSH.

Die Durchführung eines EEGs ist zur Differentialdiagnose, z. B. einer epileptischen Psychose, bei Risikopatienten zu Beginn und zur Verlaufskontrolle einer Pharmakotherapie empfehlenswert.

Tabelle 2. Somatische Diagnostik bei Erstmanifestation einer schizophrenen Psychose

Obligat

- Komplette körperliche und neurologische Untersuchung
- Differentialblutbild
- C-reaktives Protein (CRP)
- Leberwerte
- Nierenwerte
- TSH

Fakultativ

- Luesserologie (bei entsprechendem Verdacht)
- HIV-Test (bei entsprechendem Verdacht)
- Drogenscreening (bei entsprechendem Verdacht)
- Liquor cerebrospinalis (vor allem bei diagnostisch unklaren Bildern)
- CT (empfehlenswert bei allen Ersterkrankungen, vor allem bei diagnostisch unklaren Bildern)
- MRT (bei pathologischem CT-Befund oder zum Nachweis einer Pathologie, die nur mit MRT möglich ist, z. B. Darstellung von Strukturen im Hirnstamm)
- EEG (zur Differentialdiagnose, z. B. einer epileptischen Psychose, bei Risikopersonen zu Beginn und zur Verlaufskontrolle einer Pharmakotherapie)
- EKG (bei Risikopersonen)
- Rö-Thorax (bei entsprechender Indikation, d. h. bei Verdacht auf Lungenerkrankung)
- Neuropsychologische Testung nach Remission (zur Verifizierung kognitiver Defizite sowie zur Verlaufsbeurteilung von kognitiven Trainingsprogrammen, vor und nach EKT)

Äußerst selten finden sich Indikationsempfehlungen zur Durchführung einer Computertomographie. Es gibt z. B. die Empfehlung bei Verwirrtheitszuständen bzw. Demenzen unklarer Genese, bei einer Erstmanifestation einer Psychose unklarer Genese, Anorexia nervosa, anhaltenden Katatonien und einer Erstmanifestation einer affektiven Psychose oder Persönlichkeitsveränderung nach dem 50. Lebensjahr auf jeden Fall eine Computertomographie durchzuführen (Weinberger, 1984). Leitlinien (z. B. Gaebel und Falkai, 1998) empfehlen die Durchführung eines CT's eingeschränkt, so bei Ersterkrankungen und hier vor allem bei diagnostisch unklaren Bildern.

Die Indikation für eine kernspintomographische Untersuchung ist umrissener. Sie sollte erfolgen, wenn in der Computertomographie ein Befund erhoben worden ist, der nur durch ein höher auflösendes Verfahren weiter aufgeschlüsselt werden kann. Weiter macht es selbstverständlich Sinn bei der Verdachtsdiagnose einer Epilepsie sofort eine kernspintomographische Untersuchung durchzuführen. Bemerkenswert ist, daß sich bei 10 % aller Patienten mit einer Temporallappenepilepsie im Verlauf der Erkrankung psychotische Symptome einstellen (Roberts et al., 1990). In einer systematischen Nachuntersuchung von Temporallappenresektaten bei Patienten mit Temporallappenepilepsien korrelierten fötale oder perinatale Läsionen mit einem frühen Beginn des Anfallsleidens. Häufig handelte es sich hier um Gangliogliome, die gut im Kerspintomogramm diagnostiziert werden können (Roberts et al., 1990). Eine weitere Indikation für die Durchführung einer kernspintomographischen Untersuchung sind demyelisierende Erkrankungen. Bei der sog. metachromatischen Leukodystrophie, einer seltenen autosomal rezessiven Erkrankung finden sich bei 50 % der Patienten Halluzinationen und Wahnsymptome und bei 35 % der Betroffenen wird fälschlicherweise die Diagnose einer Schizophrenie gestellt (Hyde et al., 1992). Die Erkrankung beginnt im frühen Erwachsenenalter und es liegt hier ein Arylsulfatase-A-Defizit zugrunde. Auch wenn es aktuell keine Therapie für diese Erkrankung gibt, so ist eine frühzeitige

Tabelle 3. Somatische Diagnostik bei Rezidiv einer schizophrenen Psychose

Obligat

- Komplette körperliche und neurologische Untersuchung
- Differentialblutbild
- CRP
- Leberwerte
- Nierenwerte
- Kontrolle pathologischer Vorbefunde in anderen Untersuchungen

Fakultativ

- Medikamentenplasmaspiegel (z. B. bei fehlendem Therapieansprechen)
- Neuropsychologische Testung nach Remission (zur Verifizierung kognitiver Defizite sowie zur Verlaufsbeurteilung von kognitiven Trainingsprogrammen, vor und nach EKT)

Diagnose im Hinblick auf die Beratung der nicht betroffenen Familienmitglieder notwendig.

Zusammenfassung

Für ca. 3–10 % aller psychiatrischen Erkrankungen finden sich hirnorganische Störungen, die das Gehirn direkt oder indirekt betreffen und als Ursache für die psychiatrische Symptomatik in Frage kommen. Entsprechend muß nach der klinischen Diagnose einer psychiatrischen Störung eine ausreichende somatische Diagnostik durchgeführt werden. Dies gilt besonders beim Erstkontakt. Wurde einmal eine ausreichende somatische Diagnostik durchgeführt, so kann diese bei Rezidiven erheblich bescheidener ausfallen (Tabelle 3).

Literatur

Cutting J (1987) The phenomenology of acute organic psychosis: comparison with acute schizophrenia. Br J Psychiatry 155: 551–553

Davidson K, Bagley CR (1969) Schizophrenia-like psychoses associated with organic disorders of the central nervous system. In: Herrington R (ed) Current problems in neuropsychiatry: schizophrenia, epilepsy, the temporal lobe. Br J Psychiatry [Spec Publ] 4

Feinstein A, Ron MA (1990) Psychoses associated with demonstrable brain disease. Psychol Med 20: 793–803

Gaebel W, Falkai P (1998) In: Deutsche Gesellschaft für Psychiatrie, Psychotherapie und Nervenheilkunde (Hrsg) Praxisleitlinien in Psychiatrie und Psychotherapie, Bd 1. Behandlungsleitlinie Schizophrenie. Steinkopff, Darmstadt

Hillbom E (1951) Schizophrenia-like psychoses after brain trauma. Acta Psychiat Neurol Scand 60: 36–47

Honer WG, Hurwitz T, Li DKB, Palmer M, Paty DW (1987) Temporal lobe involvement in multiple sclerosis patients with psychiatric disorders. Arch Neurol 44: 187–190

Johnstone E et al. (1988) Phenomenology of organic and functional psychoses and the overlap between them. Br J Psychiatry 153: 770–776

Kohlmeyer K (1989) Neuroradiologie. In: Platt D (Hrsg) Handbuch der Gerontologie, Bd 5. Fischer, Stuttgart, S 107–125

Roberts CW, Dane DJ, Bauton C, Crow TJ (1990) A „mock-up" of schizophrenia: temporal lobe epilepsy and schizophrenia-like psychosis. Biol Psychiatry 15: 127–143

Weinberger DR (1984) Brain disease and psychiatric illness: when should a psychiatrist order a CAT scan? Am J Psychiatry 141: 1521–1527

Grundlagen der Therapie mit neueren Neuroleptika und Antidepressiva

W. E. Müller

1. Einleitung

Die Muttersubstanzen der heutigen Neuroleptika und Antidepressiva, die Verbindungen Chlorpromazin und Imipramin, wurden beide Anfang der 50er Jahre in die Therapie eingeführt. Beide waren die Ausgangsverbindungen für praktisch alle anderen auch heute noch erhältlichen Neuroleptika und Antidepressiva. Für beide Substanzklassen, die Gruppe der Neuroleptika und die Gruppe der zunächst trizyklischen Antidepressiva, die dann in den folgenden Jahren durch tetrazyklische Verbindungen und viele weitere neuere Verbindungen ergänzt wurden, war zunächst der biochemische Wirkungsmechanismus nicht klar. Einer der wesentlichen Gründe dafür war in beiden Fällen, daß zumindestens die älteren Substanzen aus der Gruppe der Neuroleptika und aus der Gruppe der Antidepressiva im pharmakologischen Sinne Substanzen mit einem sehr breiten Wirkungsspektrum waren, so daß die pharmakologische Forschung zunächst einmal aus den vielen Mechanismen die herausfiltern mußte, die für die antipsychotische Wirkung auf der einen Seite bzw. für die antidepressive Wirkung auf der anderen Seite verantwortlich waren. Im Falle beider Substanzklassen hat man dann erkennen müssen, daß viele anderen Eigenschaften (zum Beispiel die später zu besprechenden sogenannten Rezeptorprofile) nur für unerwünschte Wirkungen relevant sind und wahrscheinlich mit der primären therapeutischen Wirkung weniger in Zusammenhang stehen. Die Substanzentwicklung im Falle beider Substanzklassen hat sich daher in den darauffolgenden Jahren bemüht, neue Substanzen zu entwickeln, die primär die für die erwünschten therapeutischen Wirkungen relevanten Mechanismen beeinflussen, die anderen Mechanismen aber weniger oder gar nicht mehr zeigen. Dies ist zum Beispiel in den hochpotenten Neuroleptika mit Einschränkung, aber in der Substanzklasse der spezifischen Serotonin-Wiederaufnahmehemmer bei den Antidepressiva sehr gut gelungen. Wieder parallel in beiden Substanzklassen hat man dann aber erkennen müssen, daß möglicherweise nicht alle dieser zusätzlichen Eigenschaften ausschließlich für Nebenwirkungen relevant sind, sondern möglicherweise auch in der therapeutischen Situation von Vorteil sind. Dies hat nun in den letzten Jahren zur vermehrten Hinwendung zu Substanzen geführt, die in ähnlicher Weise wie die Ursprungssubstanzen Chlorpromazin und Imipramin mehrere pharmakologische Mechanismen beeinflussen. Daher soll in der vorliegenden Betrachtung über die pharmakologischen Grundlagen der Therapie mit neueren Neuroleptika und Antidepressiva jeweils zunächst auf die Pharmakologie der älteren Substanzen eingegangen werden, um über den Umweg der pharmakologisch selektiveren Neuentwicklungen dann letztlich den Bogen zu spannen zu den ganz neuen Substanzen im Bereich der atypischen Neuroleptika einerseits und im Bereich der Serotonin- und Noradrenalin-selektiven Antidepressiva andererseits.

2. Rezeptorprofile der Neuroleptika erklären therapeutische und unerwünschte Wirkungen

2.1 Dopamin-D_2-Rezeptorantagonismus als Grundlage der neuroleptischen Wirkung

Ausgehend von den pharmakologischen Eigenschaften des Phenothiazinderivates Chlorpromazin und des Butyrophenonderivates Haloperidol sind in den letzten Jahrzehnten eine große Anzahl unterschiedlicher Neuroleptika entwickelt und für die Therapie zur Verfügung gestellt worden. Ihre Klassifikationen nach chemischer Grundstruktur hat nie überzeugt, so daß sie auf der Basis klinischer Eigenschaften in hoch-, mittel- und niederpotente Substanzen unterteilt werden, was sich in etwa auch in den Chlorpromazin-Äquivalenten wiederspiegelt, der Menge Chlorpromazin in mg, die einem mg des jeweiligen Neuroleptikums wirkungsäquivalent sind (Tabelle 1). Beide klinische Klassifikationen implizieren, daß es im Prinzip nie gelungen ist, unterschiedliche antipsychotische Wirksamkeiten für die vielen heute zur Verfügung stehenden klassischen Neuroleptika zu belegen, sondern daß eine gleichwertige antipsychotische Wirkung mit allen diesen Substanzen erreicht werden kann, allerdings bei sehr unterschiedlichen Milligramm-Dosen. Diese Gleichwertigkeit der klassischen Neuroleptika im Hinblick auf ihre therapeutische Wirkung kann auf pharmakologischer Seite dadurch erklärt werden, daß alle Neuroleptika über eine Blockade von Dopamin-D_2-Rezeptoren ihre antipsychotische Wirksamkeit entfalten [46]. Dies geht aus sehr guten Korrelationen zwischen antipsychotischer Tagesdosis und D_2-Rezeptoraffinität hervor, aus aktuellen PET-Untersuchungen, die zeigen, daß mit allen klassischen Neuroleptika unter antipsychotischer Therapie eine D_2-Rezeptorbesetzung im Striatum von 70 bis 80 % erreicht werden kann, und aus der Tatsache, daß verschiedene relativ spezifische D_2-Antagonisten aus der Benzamid-Reihe (Sulpirid, Remoxiprid, Amisulprid) bei ausreichender Dosierung vollwertige antipsychotische Wirkung zeigen [34–36, 51].

Tabelle 1. Neuroleptische Äquivalenztabelle (Daten nach [25])

Freiname	Neuroleptische Schwellendosis in mg	Neuroleptische Potenz	Effektive Wirkstoffdosis in mg täglich	Effektive Wirkstoffdosis in mg jährlich
Niedrigpotente Substanzen				
Promazin	600	0,5	600	219000
Sulpirid	600	0,5	600	219000
Pipamperon	400	0,8	400	146000
Mittelpotente Substanzen				
Thioridazin	400	0,8	400	146000
Perazin	400	0,8	400	146000
Sulforidazin	400	0,8	400	146000
Laevomepromazin	350	0,9	350	128000
Chlorprothixen	350	0,9	350	128000
Prothipendyl	350	0,9	350	128000
Chlorpromazin	300	1	300	110000
Oxypertin	300	1	300	110000
Triflupromazin	150	2	150	55000
Dixyrazin	150	2	150	55000
Clopenthixol	150	2	150	55000
Hochpotente Substanzen				
Propericiazin	60	5	60	22000
Perphenazin	32	9	32	12000
Methylperidol	20	15	20	7000
Trifluoperazin	20	15	20	7000
Tiotixen	20	15	20	7000
Fluphenazin	10	30	10	4000
Flupentixol	6	50	6	2000
Reserpin	6	50	6	2000
Pimozid	6	50	6	2000
Haloperidol	5	60	5	2000

Dopamin-D_2-Rezeptoren spielen nun im zentralen Nervensystem nicht nur in dem dopaminergen System eine wichtige Rolle, das für die antipsychotische Wirkung der Neuroleptika wahrscheinlich von besonderer Bedeutung ist, sondern sie sind auch in die Signalübertragung zweier weiterer dopaminerger Systeme eingebunden, die für die Steuerung der extrapyramidal-motorischen Bewegungen und für die Regulation der Prolaktinfreisetzung verantwortlich sind (Tabelle 2). Alle klassischen Neuroleptika führen daher zwangsläufig über eine Blockade von Dopamin-D_2-Rezeptoren in den beiden anderen dopaminergen Systemen des ZNS zu extrapyramidal-motorischen Störungen und zu einem Prolaktinanstieg. Über viele Jahre galt, daß eine gute antipsychotische Wirkung zwangsläufig mit beiden unerwünschten Arzneimittelwirkungen verknüpft sein muß [18]. Das einzige

Tabelle 2. Die wesentlichen dopaminergen Projektionsbahnen im ZNS von Mensch und Tier (nach [36])

Name	Kerngebiet	Projektionsareale	Physiologische Bedeutung
Tuberoinfundibuläres System	Nucleus arcuatus des Hypothalamus	Eminetia medialis	Regulation der Prolaktin-Freisetzung
Nigrostriatales System	Zona compacta der Substantia nigra (A9 Region)	Striatum (Nucleus caudatus Putamen), Globus pallidus	Regulation der unwillkürlichen und der willkürlichen Motorik
Mesolimbisches (mesokortikales) System	Area ventrialis tegmentalis (A10 Region)	Nucleus accumbens, Mandelkern, Hippocampus, Septum, Corticale Areale (frontalis, cingularis, entorhinalis	Regulation von Affekt und Emotion

Neuroleptikum, dessen Wirkprofil sich nicht mit dieser Annahme vereinbaren ließ, war das bei uns schon seit über 20 Jahren eingesetzte Clozapin. Clozapin induziert kaum extrapyramidal-motorische Nebenwirkungen und keinen oder nur einen geringen Anstieg des Prolaktinplasmaspiegels. Dennoch verfügt es über eine gute antipsychotische Wirksamkeit, die pharmakologisch ebenfalls hauptsächlich in einer Blockade von D_2-Rezeptoren begründet ist [30, 51]. Erst in den letzten Jahren ist es gelungen, ausgehend von den pharmakologischen Eigenschaften des Clozapins eine ganze Reihe von neueren Substanzen zu entwickeln, die sich von den klassischen Neuroleptika dahingehend unterscheiden, daß bei ausreichender antipsychotischer Wirksamkeit die mit der D_2-Blockade verbundenen Wirkungsqualitäten wie extrapyramidal-motorische Störungen und Prolaktinanstieg weniger stark ausgeprägt sind. Hat man Clozapin über viele Jahre als einen isolierten Sonderfall betrachtet, so sieht man es heute auf der Basis der Entwicklung neuerer ähnlicher, allerdings nicht gleichwertiger Substanzen als Ausgangsbasis und auch als Gold-Standard einer neuen Klasse von sogenannten „atypischen Neuroleptika" [28, 33–35].

2.2 Atypische Neuroleptika unterscheiden sich auf verschiedenen Ebenen von den klassischen Substanzen

Der Begriff atypisches Neuroleptikum wurde zunächst auf den therapeutischen Eigenschaften von Clozapin und einigen anderen neueren Substanzen geprägt. Er beinhaltet, daß sich diese Substanzen im Hinblick auf Wirkungen oder unerwünschte Arzneimittelwirkungen von den typischen traditionellen Neuroleptika unterscheiden, bei denen ja immer antipsychotische Wirksamkeit sehr eng mit einem bestimmten Komplex von unerwünschten Arzneimittelwirkungen verbunden war. Darüber hinaus zeigen aber zumindestens einige atypische Neuroleptika auch einige therapeutische Wirkqualitäten, mit denen sie von den klassischen Verbindungen abgesetzt werden können (Tabelle 3).

2.2.1 Atypische Neuroleptika zeigen weniger EPS

Die Eigenschaft mit der Clozapin sich am deutlichsten von den anderen Neuroleptika hervorhebt ist das weitgehende Fehlen von extrapyramidalmotorischer Symptomatik (EPS). Auch alle neueren Substanzen, die wir heute als atypische Neuroleptika bezeichnen, zeigen im Vergleich zu den klassischen Neuroleptika eine reduzierte Inzidenz und einen verminderten Schweregrad für EPS bei ausreichender antipsychotischer Dosierung (Tabelle 3). So weitgehend frei von EPS wie das Clozapin ist bis jetzt noch keine andere Substanz. Trotzdem kann man sich heute darauf einigen, daß eine reduzierte Inzidenz und Schweregrad von EPS so etwas wie eine Minimalanforderung darstellt, damit sich eine Substanz als atypisches Neuroleptikum qualifizieren kann.

Ein wichtiges Korrelat dieser klinischen Eigenschaft im Tierexperiment ist der Befund, daß man mit atypischen Substanzen praktisch keine Katalepsie auslösen kann (Clozapin) oder daß zur Auslösung einer Katalepsie wesentlich höhere Dosen (im Vergleich zu anderen antidopaminergen Effekten) benötigt werden (Abb. 1). Bei den klassischen Neuroleptika liegt die Dosiswirkungskurve zur Auslösung der Katalepsie fast neben der Dosiswirkungskurve für diese Substanzen für die Unterdrückung durch Dopaminrezeptoragonisten-ausgelöste Verhaltensveränderungen

Tabelle 3. Therapeutische Qualitäten, die atypische Neuroleptika von den klassischen Neuroleptika unterscheiden

1. Weniger extrapyramidal-motorische Symptome	Amisulprid Clozapin Olanzapin Quetiapin Risperidon Sertindol Sulpirid Zotepin
2. Bessere Wirkung bei Minus-Symptomatik	Amisulprid Clozapin Olanzapin Quetiapin Sertindol Risperidon Zotepin
3. Bessere Wirkung bei Non-Respondern	Clozapin

(z. B. Stereotypien). Bei atypischen Substanzen werden zur Katalepsieauslösung sehr viel höhere Dosen benötigt (die Dosis-Wirkungskurve ist nach rechts verschoben, Abb. 1). und bei vielen Substanzen ist auch das maximale Ausmaß der Katalepsie reduziert (Abb. 1). Ob Clozapin tatsächlich frei von kataleptogenen Eigenschaften im Tierexperiment ist, kann nicht abschließend beurteilt werden, da möglicherweise auch die dazu benötigten hohen Dosen aufgrund der toxischen Eigenschaften nicht eingesetzt werden können.

2.2.2 Bessere Wirkung bei Minussymptomatik

Allen klassischen Neuroleptika gemeinsam ist die relativ schlechte Wirksamkeit auf die schizophrene Minussymptomatik. Durch die atypischen Neuroleptika ist hier die therapeutische Situation zwar nicht dramatisch aber doch immerhin etwas gebessert worden, da die meisten dieser Substanzen hier etwas deutlichere therapeutische Erfolge erzielen. Bessere Wirksamkeit bei Minussymptomatik ist möglicherweise damit auch eine gemeinsame Eigenschaft der Atypika. Die neurobiologische Basis dieser zusätzlichen therapeutischen Komponente ist nicht bekannt. Frühere Spekulationen, die besonders auf den pharmakologischen Eigenschaften von Clozapin begründet waren, haben hier antagonistische Eigenschaften an Dopamin-D_1-Rezeptoren besonders im Vordergrund gesehen. Nachdem aber auch atypische Neuroleptika ohne eine besondere Affinität zu den D_1-Rezeptoren in der klinischen Prüfung hier Vorteile gegenüber den klassischen Neuroleptika gezeigt haben, muß die Frage nach dem neurobiologischen Mechanismus weiterhin offen bleiben.

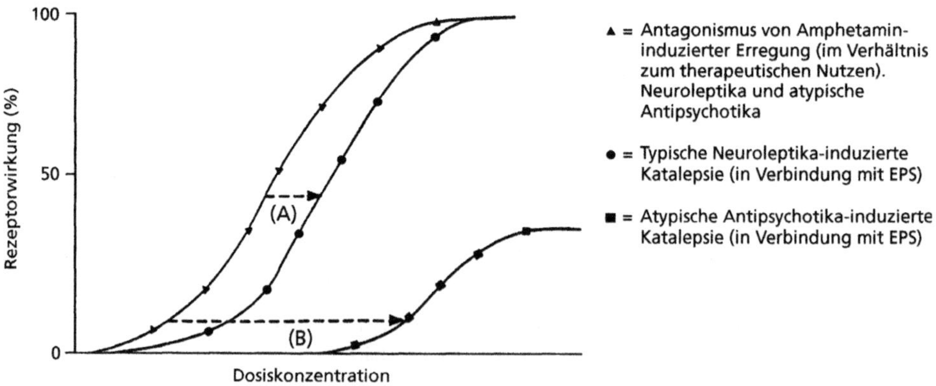

Abb. 1. Pharmakologie typischer Antipsychotika im Vergleich zu der atypischer Antipsychotika auf der Basis von Studien an Primaten und Nagern. Bei Dosiskonzentrationen, die vergleichbar mit den zur Auslösung einer Katalepsie erforderlichen Konzentrationen sind, wirken typische Neuroleptika antagonistisch auf Amphetamin-induzierte Erregung (A). Atypische Substanzen erzielen ihre Wirkung bei Dosierungen, die signifikant unter ihrem schwachen Potential zur Auslösung einer Katalepsie liegen (B) (nach [13]).

2.2.3 Bessere Wirkung bei Non-Respondern

Über viele Jahre war die Hauptindikation von Clozapin bei uns der Einsatz bei schizophrenen Patienten, deren psychotische Symptomatik mit klassischen Neuroleptika nicht ausreichend behandelt werden konnte. Diese aus der klinischen Erfahrung hervorgehende Indikation konnte in der Zwischenzeit auch durch klinische Untersuchung belegt werden, wo gezeigt werden konnte, daß eindeutige Non-Responder auf klassische Neuroleptika unter der Therapie mit Clozapin z. T. noch profitieren [22]. Allerdings muß man auch anmerken, daß bei weitem nicht alle Non-Responder auf klassische Neuroleptika mit Clozapin ausreichend therapiert werden können. Diese zusätzliche antipsychotische Komponente, wie sie für das Clozapin aus der klinischen Erfahrung und auch aus wissenschaftlichen Untersuchungen klar belegt ist, ist in diesem Maß bis jetzt für kein anderes atypisches Neuroleptikum gezeigt worden.

Auch im Falle der zusätzlichen antipsychotischen Eigenschaften ist der neurobiologische Wirkungsmechanismus nicht bekannt. Spekulativ könnte aber der relativ starke D_4-Rezeptorantagonismus (im Vergleich zum D_2-Rezeptorantagonismus) bei Clozapin eine der Ursachen für diese zusätzliche therapeutische Qualität darstellen.

2.3 Rezeptorprofile als Basis atypischer Eigenschaften

Wie schon eingangs erwähnt, spielt für alle Neuroleptika (typische und atypische) eine Blockade von Dopamin-D_2-Rezeptoren im zentralen Nervensystem die wesentliche Rolle für ihre antipsychotische Wirkung [34–36, 51]. Dies wird auch durch moderne PET-Untersuchungen an schizophrenen Patienten bestätigt, wo die meisten atypischen Neuroleptika ähnliche D_2-Rezeptor-Okkupationen im Striatum zeigen wie die klassischen Substanzen [14]. Eine sichere Ausnahme bildet hier nur das Clozapin. Diese Befunde legen nahe, daß die atypischen Eigenschaften nicht durch eine geringere D_2-antagonistische Wirkung ausgelöst werden, sondern nur durch zusätzliche pharmakologische Komponenten erklärt werden können, die die D_2-Blockade als Grundlage der antipsychotischen Wirksamkeit nicht beeinträchtigen, aber die EPS-Effekte und den Prolaktinanstieg als Ausdruck einer D_2-Blockade im nigrostriatalen bzw. tubero-infundibulären dopaminergen System gegensteuern. Wiederum ausgehend von der Pharmakologie des Clozapins ist man hier der Hypothese nachgegangen, daß die zusätzliche Blockade (zur D_2-Rezeptorblockade) bestimmter Rezeptorsysteme einen wesentlichen Grund darstellt, daß bestimmte Substanzen atypische neuroleptische Eigenschaften zeigen. Daher sind die meisten Hypothesen, mit denen wir heute atypische Eigenschaften bestimmter Neuroleptika erklären können sogenannten Dopamin-D_2-Rezeptor-Plushypothesen, d. h. neben der Dopamin-D_2-antagonistischen Eigenschaft blockieren diese Substanzen noch weitere Neurorezeptorsysteme als Basis ihrer atypischen Eigenschaften (Tabelle 4). Die neurobiologische Grundlage dieser Hypothesen ist die Tatsache, daß verschiedene atypische

Tabelle 4. Die wichtigsten Hypothesen zum Wirkungsmechanismus der atypischen Neuroleptika

1. D_2- und D_1-Blockade	Clozapin Olanzapin Quetiapin Zotepin
2. D_3- bzw.-D_4-Blockade zusätzlich zu D_2-Blockade	Amisulprid (D_2) Sulpirid (D_3) Clozapin (D_4)
3. D_2- und 5-HT_2-Blockade	Clozapin Olanzapin Quetiapin Risperidon Sertindol Zotepin
4. D_2- und M-Rezeptor-Blockade	Clozapin Olanzapin
5. Präferentielle Bindung an mesolimbische bzw. mesocorticale D_2-Rezeptoren	Amisulprid Clozapin Quetiapin Sulpirid

Substanzen an bestimmte Rezeptorsysteme z. T. mit deutlich höheren Affinitätskonstanten binden als an den Dopamin-D_2-Rezeptor. Da wie schon erwähnt die Humandosis in der Regel so gewählt ist, daß eine D_2-Rezeptorokkupation von 70 bis 80 % erreicht wird, bedeutet dies, daß unter therapeutischen Bedingungen diese anderen Rezeptorsysteme zumindestens in gleichem Maße, wahrscheinlich sogar stärker, antagonisiert sind. Die aktuellen Hypothesen atypische Eigenschaften zu erklären sind wie folgt:

2.3.1 D_1- und D_2-Antagonismus

Ausgehend von dem Befund, daß Clozapin in etwa gleich stark an den D_1-Rezeptor wie an den D_2-Rezeptor bindet, hat man vermutet, daß aufgrund der parallelen Blockade der beiden dopaminergen Rezeptoren durch Clozapin weniger D_2-Rezeptoren für eine ausreichende antipsychotische Wirksamkeit besetzt werden müssen [17]. Diese Hypothese ist allerdings nicht unumstritten, da das eher klassische Neuroleptikum Flupentixol auch gleichstark an den D_1-Rezeptor wie an den D_2-Rezeptor bindet [36]. Von den anderen atypischen Substanzen zeigen nur noch das Olanzapin eine deutliche [6, 31], das Quetiapin [49] und das Zotepin eine gewisse Affinität zum D_1-Rezeptor [34]. Damit kann auch weiterhin nicht ausgeschlossen werden, daß der D_1-Antagonismus im Falle des Clozapins zum atypischen Wirkungsspektrum beiträgt, ein dominierender Mechanismus ist er aber eher nicht.

2.3.2 D_3- bzw. D_4- zusätzlich zum D_2-Antagonismus

Die erst vor einigen Jahren mit Hilfe molekularbiologischer Methoden identifizierten, zur D_2-Familien gehörenden D_3- und D_4-Rezeptoren sind besonders mit der Pharmakologie atypischer Neuroleptika in Verbindung gebracht worden. Grund dafür war die relativ hohe Affinität von Sulpirid und anderen Benzamiden zum D_3- Rezeptor und die sehr hohe Affinität von Clozapin zum D_4-Rezeptor [54]. Da beide Rezeptoren auch besonders stark im limbischen bzw. kortikalen Arealen lokalisiert sind, hat man ihnen sehr schnell eine wichtige Rolle für die atypischen Eigenschaften des Sulpirids auf der einen Seite bzw. des Clozapins auf der anderen Seite zugesprochen. Weiterführende Bindungsstudien wie z. B. die in-vivo-Daten in Tabelle 5 sprechen aber eher gegen eine besonders spezifische Bindung von Sulpirid an den D_2-Rezeptor (siehe den Vergleich zu den typischen Neuroleptika Haloperidol und Racloprid).

Die hohe Selektivität von Clozapin für den D_4-Rezeptor bleibt auch bei in-vivo-Bindungsdaten bestehen und wird von keinem anderen eingeführten Neuroleptikum erreicht [55]. Da aber eine ähnliche D_4-Spezifität von einigen Entwicklungssubstanzen erreicht wird, die sich zumindestens im Hinblick auf die extrapyramidal-motorischen Störungen wie typische Neuroleptika verhalten, muß die dominierende Bedeutung des D_4-Rezeptors für die atypischen Eigenschaften des Clozapins zunächst in Frage gestellt werden [45]. Am wahrscheinlichsten hat der D_4-Rezeptor eine Bedeutung für die überlegene antipsychotische Wirkung von Clozapin bei sonstigen Non-Respondern, da diese atypische Eigenschaft bisher nur für das Clozapin gilt [45]. Ersten Befunden nach scheinen reine D_4-Antagonisten keine ausreichenden antipsychotischen Eigenschaften zu besitzen.

Tabelle 5. Relative in vivo-Bindung verschiedener typischer und atypischer Neuroleptika an D_2, D_3 und D_4 Rezeptoren im menschlichen Gehirn (Daten nach [50])

	Dopamin Rezeptor Subtyp Okkupation		
	D_2	D_3	D_4
Haloperidol (3 mg)	87	53	44
Pimozid (4 mg)	77	75	43
Chlorpromazin (100 mg)	80	61	20
Sulpirid (400 mg)	74	59	27
Racloprid (4 mg)	72	57	2
Clozapin (300 mg)	65	21	93

2.3.3 $5HT_2$- und D_2-Antagonismus

Schon lange vermutet man [56], daß eine sehr starke Blockade von $5HT_2$-Rezeptoren bei gleichzeitiger D_2-Rezeptorblockade eine wichtige Rolle spielt, für die relativ geringe Inzidenz von EPS, bei den Atypika aber ggf. auch für die möglicherweise bessere Wirksamkeit bei der Minussymptomatik [27, 33, 32]. Der hier im wesentlichen in Betracht gezogene Rezeptor ist nach moderner Serotonin-Rezeptor-Unterklassifikation der $5HT_{2A}$-Rezeptor. Viele atypische Neuroleptika binden nun deutlich stärker an den $5HT_{2A}$-Rezeptor als an den D_2-Rezeptor, was sich in $5HT_2$-Rezeptor/D_2-Quotienten von < als 1 niederschlägt. Die präferentielle Interaktion mit dem HT_2-Rezeptorsystem kann man aber auch in funktionellen Experimenten ermitteln, zum Beispiel im Hinblick auf die ED-50-Werte von Neuroleptika in dopaminergen bzw. serotonergen Stimulationstests. In Abb. 2 sind solche $5HT_2$- versus D_2-Quotienten zum einen ermittelt in funktionellen Experimenten denen aus Rezeptorbindungsexperimenten gegenübergestellt. Wie den Daten entnommen werden kann, korrelieren beide Datensätze sehr gut miteinander. Von wesentlicher Bedeutung ist aber vor allen Dingen auch die dieser Abbildung entnehmbare Aussage, daß niedrige $5HT_2$-Rezeptor/D_2-Quotienten keine Eigenschaft darstellen, die die

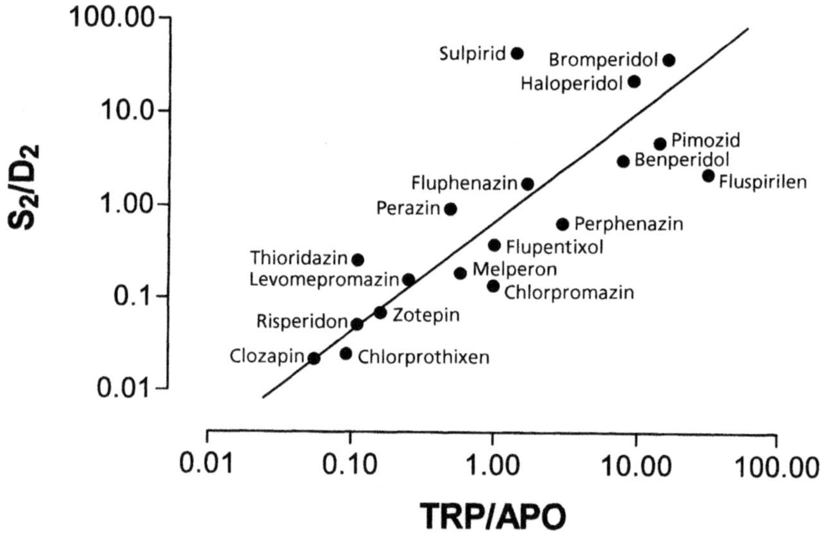

Abb. 2. Die Beziehung zwischen In-vitro- und In-vivo-Serotonin/Dopamin-Rezeptorquotienten. Dargestellt ist für viele Neuroleptika der Quotient zwischen In-vitro-Affinität für den 5-HT_2- und den D_2-Rezeptor (S_2/D_2) auf der Ordinate gegen den In-vivo-Serotonin/Dopamin-Quotienten auf der Abszisse. Letzterer wird ermittelt als Quotient der pharmakologischen ED_{50}-Werte der Neuroleptika als Antagonisten in einem Tryptophan- bzw. Apomorphin-Stimulationstest (TRY/APO) (nach Janssen und Awouters, 1994) [20]. Substanzen mit höherer Aktivität für 5-HT_2-Rezeptoren als für D_2-Rezeptoren in vitro und in vivo haben in beiden Modellen niedrige Quotienten (z. B. Clozapin, Risperidon, Zotepin), während klassische Neuroleptika wie Haloperidol oder Benperidol nur schwache 5-HT_2-Antagonisten sind und daher in beiden Systemen hohe Quotienten aufweisen (nach [20, 34])

atypischen Substanzen ganz eindeutig von den klassischen Neuroleptika trennt, sondern daß wir auch hier fließende Übergänge sehen und daß Substanzen wie das Perazin und das Melperon sich im Bereich des Übergangs von den typischen zu den atypischen Substanzen finden lassen.

2.3.4 Muskarinrezeptor und D_2-Rezeptorantagonismus

Starke anticholinerge (atropinartige Eigenschaften) waren die erste Eigenschaft des Clozapins, mit der man die atypischen Eigenschaften d.h. die praktisch fehlenden EPS erklären wollte [52]. Biochemisch ist diese Hypothese zunächst plausibel, da Clozapin sehr viel stärker an den Muskarin- als an den D_2-Rezeptor bindet und man praktisch von einem in das Molekül eingebauten Biperiden sprechen kann. So attraktiv diese Hypothese zunächst erscheint, kann sie sicher nur einen kleineren Teil der atypischen Eigenschaften im Bereich der EPS-Symptomatik erklären, da man aus der klinischen Praxis weiß, daß die Zugabe von Anticholinergika vor allen Dingen nicht die gefürchteten Spätdyskinesien verhindern kann [3], eine Eigenschaft, die das Clozapin sicher aber aus der Gruppe der klassischen Neuroleptika hervorhebt. Darüber hinaus zeigen außer Olanzapin die meisten weiteren atypischen Neuroleptika diese starken anticholinergen Eigenschaften nicht, so daß man dem heutigen Wissenstand nach zwar eine Beteiligung im Falle des Clozapins nicht ausschließen kann, aber in starker anticholinerger Wirksamkeit sicher keinen wesentlichen Mechanismus sieht, atypische neuroleptische Eigenschaften zu erklären.

2.3.5 Präferentielle Bindung an mesolimbische D_2-Rezeptoren

Eine weitere Hypothese, atypische neuroleptische Eigenschaften erklären zu können, fußt auf Beobachtungen für Clozapin, aber auch für Sulpirid und Amisulprid [35, 8] und für die neue Verbindung Quetiapin [5, 12, 19], die darauf hinweisen, daß diese Substanzen D_2-Rezeptoren im mesolimbischen Arealen möglicherweise schon in einem Dosisbereich blockieren, der nur zu einer geringen Blockade von D_2-Rezeptoren in nigrostriatalen Arealen führt. Diese in der Regel tierexperimentellen Befunde werden im Falle des Clozapins auch durch PET-Untersuchungen an schizophrenen Patienten bestätigt [14], die darauf hinweisen, daß unter wirksamer neuroleptischer Dosierung die D_2-Rezeptorokkupation im Striatum geringer ist als bei klassischen Neuroleptika, hier könnte man auf der Basis der gleich guten antipsychotischen Wirksamkeit spekulieren, daß aber auch unter Clozapin-D_2-Okkupation in den für die antipsychotische Wirksamkeit relevanten mesolimbischen Arealen diese möglicherweise höher und damit ausreichend ist.

Tierexperimentell läßt sich diese präferentielle Bindung an D_2-Rezeptoren in mesolimbische Areale im Vergleich zu dem Striatum durch entsprechende ex-vivo-Techniken sehr schön darstellen (Tabelle 6).

Tabelle 6. Halbmaximale Hemmdosen (Ratte, oral) von Sertindol für die Bindung an einige Rezeptorsysteme in verschiedenen Hirnarealen. Für D_2-Bindung im Striatum werden 3fach höhere Dosen als für D_2-Bindung im Limbischen System benötigt (Daten nach [19])

Rezeptor	Hirnareal	ED_{50} (mmol/kg)
5-HT_2	Cortex	0,22
α_1	Großhirn	3
D_2	Limbisches System	7
D_2	Striatum	22

Die pharmakologische Basis dieser Befunde ist allerdings unklar, da man von einem D_2-Antagonisten eigentlich erwarten würde, daß er mit gleicher Affinität an alle D_2-Rezeptoren im ZNS bindet, ungeachtet ihrer anatomischen Lokalisation. Bis heute hat man noch keine eindeutigen D_2-Rezeptor-Unterklassen ausfindig machen können, die diesen Befund erklären könnten, da darüber hinaus Gewebe beider Strukturen in-vitro keine selektive Bindung für verschiedene Neuroleptika zeigt. Neueren Untersuchungen nach scheint sich aber der Unterschied in den Bindungseigenschaften einiger atypischer Neuroleptika an mesolimbische bzw. nigrostriatale D_2-Rezeptoren weiter verfestigen zu lassen [44].

2.4 Rezeptorprofile können auch zusätzliche therapeutische, aber auch unerwünschte Wirkungen erklären

Die Entwicklung atypischer Neuroleptika als Substanzen, die neben dem D_2-Rezeptor auch häufig noch sehr viele andere Rezeptorsysteme antagonistisch beeinflussen, stellt von der Entwicklung her eigentlich einen Rückschritt dar. Geht man vom ersten Neuroleptikum, dem Chlorpromazin aus, so hatte man auch im Falle des Chlorpromazins eine Substanz mit breiten Rezeptorprofil in der Hand. Nachdem man die D_2-antagonistische Wirkung als den Kern der neuroleptischen Komponente erkannt hatte, sind dann Substanzen entwickelt worden, die hochpotent und relativ selektiv nur noch D_2-antagonistische Eigenschaften zeigen (z. B. hochpotente Butyrophenonderivate). Die dann noch vorhandenen Probleme mit unerwünschten Arzneimittelwirkungen waren durch die gemeinsame Blockade von D_2-Rezeptoren in allen drei dopaminergen Arealen bedingt. Dies ist am Anfang sehr ausführlich dargestellt worden. Ausgehend von der Erkenntnis, daß für die atypischen Eigenschaften des Clozapins wahrscheinlich seine zusätzlichen Rezeptor-antagonistischen Eigenschaften verantwortlich sind, sind erst in der jüngsten Zeit die Atypika in die Therapie eingeführt worden, die zwar nicht identisch, aber doch mit einer gewissen Ähnlichkeit zu Chlorpromazin sehr viele andere Rezeptorsysteme antagonistisch beeinflussen. Dies hat auch dazu geführt, daß man heute wieder

Tabelle 7. Mögliche therapeutische Konsequenzen der Blockade von Neurorezeptoren durch typische und atypische Neuroleptika

M	– Trockener Mund
	– Verschwommenes Sehen, Akkomodationsstörungen
	– Sinustachykardie
	– Verstopfung
	– Harnretension
	Miktionsstörungen
	– Gedächtnisstörungen
H_1	– Sedierung, Müdigkeit, Schläfrigkeit
	– Verstärkung anderer zentral dämpfender Substanzen
	– Gewichtszunahme (?)
α_1	– Orthostase, Blutdrucksenkung
	– Schwindel, Benommenheit
	– Schwindel, Benommenheit, Sedation
	– Reflextachykardie
	– Verstärkung der Wirkung anderer α_1-Blocker
D_2	– Extrapyramidal-motorische Störungen
	– Prolactin-Erhöhung
	– Sexuelle Funktionsstörungen
5-HT_2	– Appetitzunahme, Gewichtszunahme
	– Blutdrucksenkung
5-HT_3	– Antiemetische Wirkung
	– Anxiolyse (?)

vermehrt Substanzen einsetzt, bei denen bestimmte, durch die rezeptorantagonistischen Eigenschaften bedingte unerwünschte Arzneimittelwirkungen wieder stärker im Vordergrund stehen (Tabelle 7). Diese Eigenschaften auch der moderneren Substanzen an nicht-dopaminergen Rezeptoren sind nun individuell sehr unterschiedlich und können daher für eine differentielle Betrachtung der einzelnen atypischen aber natürlich auch der klassischen Neuroleptika wichtig sein [46]. Sie führen im Einzelfall zu zusätzlich positiven oder auch negativen Eigenschaften bestimmter Präparate und können daher bei der Wahl eines Neuroleptikums für den individuellen Patienten von großer Bedeutung sein.

2.4.1 Anticholinerge Eigenschaften

Verschiedene der Neuroleptika aus der Phenotiazin-Gruppe aber auch neuere atypische Substanzen sind starke Antagonisten an muskarinergen Acetylcholinrezeptoren, was ähnlich wie bei vielen Antidepressiva für das typische anticholinerge Nebenwirkungsspektrum dieser Substanzen verantwortlich ist (siehe Tabelle 7). Über die mögliche Bedeutung ausgeprägter anticholinerger Eigenschaften für das atypische Wirkungsprofil von Clozapin bzw. die etwas atypischen Eigenschaften von Thioridazin ist im Kap. 3.5 eingegangen worden. Clozapin zeigt im Hinblick auf seine anticholinergen Eigenschaften noch das Paradoxon, daß unter dieser Substanz sehr häufig ein stark vermehrter Speichelfluß gesehen wird, absolut nicht die typische Mundtrockenheit sonstiger anticholinerger Substanzen. Dieses Phänomen, das lange nicht erklärt werden konnte, hat seine Ursache möglicherweise darin, daß Clozapin an einer bestimmten Unterklasse der muskarinergen Acetylcholinrezeptoren (M_4) sich eher wie ein Agonist verhält [57, 58].

2.4.2 Anti-α_1-adrenerge Eigenschaften

Verschiedene Neuroleptika (Phenothiazine, Risperidon, Clozapin, Olanzapin, Sertindol, Zotepin) sind auch sehr deutliche α_1-Blocker, was sich unter anderen in unerwünschten Arzneimittelwirkungen wie Blutdruckabfall bei akuter hoher Gabe, damit verbundener Reflex-Tachykardie in orthostatischen Problemen und einer Interaktion (additiv) mit Antihypertensiva aus der Reihe der α_1-Blocker äußert. Antiadrenerge Eigenschaften der Neuroleptika sind wahrscheinlich auch ähnlich wie bei den trizyklischen Antidepressiva mit den sedierenden Eigenschaften dieser Substanzen in Verbindung zu bringen [7, 37]. Sedierende Eigenschaften scheinen bei Neuroleptika immer dann aufzutreten, wenn die antagonistischen Eigenschaften an α_1-Rezeptoren und/oder Histamin-H_1-Rezeptoren stärker oder zumindest gleich stark zum Dopamin-Rezeptor-Antagonismus ausgeprägt sind [36]. Neben den α_1-antagonistischen Eigenschaften hat man auch für das Clozapin seine starken α_2-antagonistischen Eigenschaften als Erklärungsmöglichkeit herangezogen [43].

2.4.3 Antihistaminerge H_1-Eigenschaften

Viele Neuroleptika sind auch starke Antihistaminika vom H_1-Typ (Antagonisten an Histamin-H_1-Rezeptoren). H_1-antagonistische Eigenschaften sind für die sedierenden und schlafanstoßenden Wirkungen verschiedener Neuroleptika zusammen mit den α_1-antagonistischen Eigenschaften verantwortlich (Tabelle 7).

H_1-antagonistische Eigenschaften spielen wahrscheinlich auch eine wichtige Rolle im klinischen Einsatz einiger Neuroleptika in niedrigen Dosierungen als Antiemetika. Dafür spricht, daß hier auch das Promethazin gut zu wirken scheint, das wenn überhaupt nur sehr schwache Dopaminantagonistische Eigenschaften hat. Warum Neuroleptika trotz auch vorhandener starker anticholinerger Komponente als eher schlecht wirksam bei Kinetosen gelten, ist nicht bekannt, zumal ja Anticholinergika wie Scopolamin hier die Mittel der ersten Wahl darstellen.

2.4.4 Antiserotoninerge Eigenschaften

Daß verschiedene Neuroleptika aus der Gruppe der Phenotiazinderivate, aber gerade auch neuere atypische Substanzen ausgeprägte antiserotoninerge Eigenschaften haben, wurde im Kapitel 3.5 ausführlich besprochen. Hier wurde auch gezeigt, daß antagonistische Effekte an D_2- und an $5HT_2$-Rezeptoren eine wesentliche Komponente atypischer neuroleptischer Eigenschaften darzustellen scheinen. Serotonin-antagonistische Eigenschaften ($5\text{-}HT_2$) spielen aber wahrscheinlich auch eine Rolle in der Gewichtszunahme, die man häufig unter neuroleptischer Therapie sehen kann und die bei den atypischen anti-serotoninergen Substanzen ein besonderes Problem darzustellen scheint. Inwieweit antagonistische Eigenschaften an anderen Serotonin-Rezeptoren wie dem $5HT_{1A}$-Rezeptor und dem $5HT_{1C}$-Rezeptor (anxiolytische Effekte) und am $5HT_3$-Rezeptor (zusätzliche antipsychotische Eigenschaften) von Bedeutung sind, kann heute noch nicht sicher abgeschätzt werden (Tabelle 7).

3. Von den trizyklischen Antidepressiva über die spezifischen Serotonin-Wiederaufnahmehemmer (SSRIs) zu den spezifischen Serotonin- und Noradrenalin-Wiederaufnahmehemmern (SSNRIs) und den Noradrenalin- und Serotonin-spezifischen Antidepressiva (NaSSAs)

3.1 Gemeinsame Aspekte im Wirkungsmechanismus der Antidepressiva: viele Wege führen zum gleichen Ziel

Zur Behandlung depressiver Störungen stehen heute eine Reihe von Substanzen mit unterschiedlichem pharmakologischem Wirkungsmechanismus zur Verfügung. Auf der klinischen Ebene ist es aber bis heute nicht gelungen, diese Substanzen im Hinblick auf die eigentliche antidepressive Wirkung grundlegend zu differenzieren [1, 23, 48, 53]. Dem widerspricht nicht, daß der individuelle Patient auf eine Substanz besser als auf eine andere anspricht. Versucht man nun diese Diskrepanz, eher gleiche klinische Wirkung auf der einen Seite gegen unterschiedliche, aber spezifische pharmakologische Wirkungsmechanismen auf der anderen Seite unter ein Dach zu bekommen, dann muß man letztlich zu einem Erklärungsmuster der antidepressiven Wirksamkeit der heute zur Verfügung stehenden Substanzen finden, wie es in dem Schema in Abb. 1 dargestellt ist. Antidepressiva kommen über eine ganze Reihe unterschiedlicher Primäreffekte im zentralen Nervensystem zur Wirkung. Die in Abb. 1 dargestellten z. T. sehr spezifischen Primärmechanismen sind eher restriktiv betrachtet und beziehen sich nur auf in ihrer klinischen Wirksamkeit belegte Substanzen. Sie könnten heute noch durch eine ganze Reihe anderer Mechanismen ergänzt werden, über die man möglicherweise auch akut eine antidepressive Wirksamkeit am Patienten initiieren kann. Gemeinsam ist allen diesen akuten Wirkungsmechanismen, daß, sie wie schon der Name sagt, direkt nach Applikation auftreten und damit nicht mit der verzögerten Ausbildung der antidepressiven Wirkung am Patienten übereinstimmen. Man geht daher heute davon aus, daß sekundär zu diesen akuten Beeinflussungen der zentralen Neurotransmission es vor allen Dingen auf der Ebene von Rezeptoren und Rezeptor-gekoppelten Transduktionsmechanismen zu adaptiven Veränderungen als Antwort auf den akuten Eingriff in die zentrale Neurotransmission kommt, von denen eine Down-Regulation von Dichte und Empfindlichkeit zentraler β-Rezeptoren am besten untersucht ist (β-Downregulation) (Abb. 3). Nicht alle Antidepressiva bewirken eine β-Downregulation und viele Antidepressiva bewirken neben der β-Downregulation noch zusätzliche adaptive Veränderungen im Bereich der serotonergen und auch der dopaminergen Neurotransmission (Abb. 3). Neuesten Untersuchungen nach sind von solchen adaptiven Veränderungen möglicherweise auch GABAerge Mechanismen, glutamaterge Mechanismen und wahrscheinlich auch die Empfindlichkeit von Glukokortikoid-Rezeptoren betroffen. Wir sind heute nicht in der Lage, eine dieser adaptiven Veränderungen ausschließlich mit der antidepressiven Wirksamkeit in Verbindung zu bringen, sondern sehen diese im Tierexperiment bestimmbaren adaptiven Veränderungen eher als Ausdruck einer Anpassung oder funktionellen Plastizität die möglicherweise als direktes Korrelat der antidepressiven Wirkung angesehen werden kann. Auf der anderen Seite haben sich diese adaptiven Veränderungen als wichtiger Baustein erwiesen, gemeinsame und unterschiedliche Aspekte des biochemischen Wirkungsmechanismus von Antidepressiva zu charakterisieren [26, 29, 38, 39]. Auch Elektrokrampftherapie und Schlafentzug lassen sich hier einpassen, da auch hier im biochemischen Experiment entsprechende adaptive Veränderungen gesehen wurden.

Dieser eher unspezifische gemeinsame Wirkungsmechanismus der Antidepressiva läßt natürlich die Frage aufkommen, warum soll man überhaupt pharmakologisch spezifischere Substanzen entwickeln und in die Therapie einführen, wenn wir in den pharmakologisch gesehen äußerst unspezifischen älteren tri- und tetrazyklischen Antidepressiva eigentlich schon gut wirksame Substanzen in der Hand haben. Der Grund dafür liegt weniger im Bereich einer Verbesserung der antidepressiven Wirksamkeit, sondern eher in Verbesserungen der Verträglichkeit. Dies ist dadurch möglich geworden, daß die zum Teil erheblichen unerwünschten Arzneimittelwirkungen der alten Trizyklika zum großen Teil auf Mechanismen zurückgehen (antagonistische Effekte an verschiedenen Neurotransmitterrezeptoren, Natriumkanal-antagonistische chinidinartige Effekte), die mit dem eigentlichen antidepressiven Wirkungsmechanismus nichts zu tun haben. Vor diesem Hintergrund muß man es sehr begrüßen, daß es in den letzten Jahren gelungen ist, eine ganze Reihe neuer Substanzen zu entwickeln, die über spezifischere und damit nicht so Nebenwirkungs-befrachtete Wirkungsmechanismen letztlich doch eine den trizyklischen Antidepressiva vergleichbare antidepressive Wirksamkeit aufweisen. Dazu gehören neben den reversiblen spezifischen MAO-A-Hemmern wie Moclobemid [40] vor allem die folgenden Substanzklassen, bei denen schon allein die Terminologie, aber dann auch

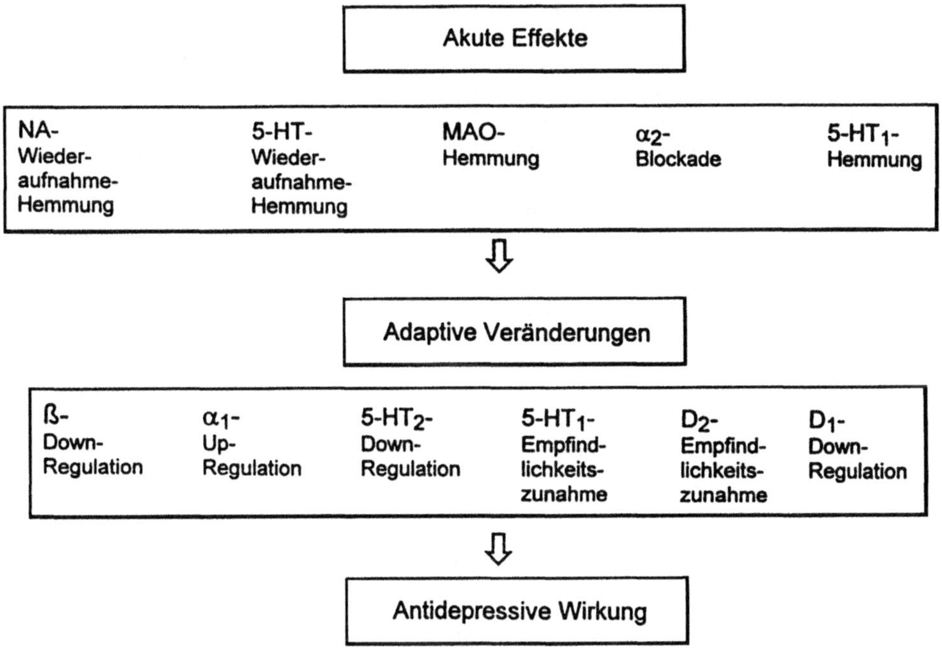

Abb. 3. Generelle Bedeutung von akuten Effekten und adaptiven Veränderungen im biochemischen Wirkungsmechanismus von Antidepressiva (nach [39])

der unterschiedliche Wirkungsmechanismus dem nicht in der Materie stehenden große Verständnisprobleme bereiten.

3.2 Die spezifischen Serotonin-Wiederaufnahmehemmer (SSRIs)

Die SSRIs hemmen die neuronale Wiederaufnahme von Serotonin schon bei sehr viel niedrigeren Konzentrationen als die Noradrenalin-Wiederaufnahme. Die einzelnen SSRIs zeigen allerdings sehr unterschiedlich Selektivitäten für die Serotonin-Wiederaufnahme. Gerade ältere Substanzen wie das Fluoxetin sind deutlich weniger selektiv als die neueren Verbindungen Citalopram und Sertralin. Allen SSRIs ist aber gemeinsam, daß sie in den Konzentrationsbereichen, die zu einer deutlichen Beeinflussung der Serotonin-Wiederaufnahme führen, praktisch keine relevanten Interaktionen mit den Neurotransmitter-Rezeptorsystemen zeigen, die wie wir im vorangegangenen gehört haben für die unerwünschten Arzneimittelwirkungen der Trizyklika verantwortlich sind (Tabelle 8). Darüber hinaus fehlen den SSRIs auch die chinidinartigen und damit direkt kardiotoxischen Eigenschaften, die vor allen Dingen bei Überdosierungen mit den Trizyklika fatal sein können. Die SSRIs haben sich aufgrund dieser Eigenschaften in den letzten Jahren als gute, von vielen als gleichwertig angesehene Antidepressiva etabliert, die viele der sehr häufig für den Patienten unangenehmen, zum Teil aber auch gefährdenden Arzneimittelwirkungen der

Tabelle 8. Biochemische Profile wichtiger TCAs, SSRIs und von Venlafaxin, Mirtazapin und Reboxetin. Inhibitionskonstanten für die Wiederaufnahmehemmung von Noradrenalin (NA) und Serotonin (5-HT) beziehen sich auf Rattenhirn-Synaptosomen [5, 24] und die Hemmkonstanten für spezifische Ligandenbindung an den Histamin-H_1, den Muskarin (M), den α_1-adreno-, den α_2-adreno- und an den 5-HT_2-Rezeptor beziehen sich auf Untersuchungen an humanem Hirnmaterial (nach [38, 39, 41])

	Inhibitionskonstanten (nmol/l)						
	NA-Aufnahme	5-HT-Aufnahme	H_1	M	α_1	α_2	5-HT_2
Amitriptylin	14	84	1	10	24	940	18
Clomipramin	28	5	31	37	38	>1000	54
Desipramin	0.6	180	60	66	100	>1000	350
Doxepin	18	220	0.2	23	24	>1000	27
Imipramin	14	41	37	46	32	>1000	150
Maprotilin	7	>1000	2	570	90	>1000	120
Mianserin	42	>1000	0.4	820	34	73	7
Nortriptylin	2	154	6	37	55	>1000	41
Trimipramin	510	>1000	0.3	58	24	680	32
Citalopram	>1000	1	470	>1000	>1000	>1000	>1000
Fluoxetin	143	14	>1000	590	>1000	>1000	280
Fluvoxamin	500	7	>1000	>1000	>1000	>1000	>1000
Paroxetin	33	0.7	>1000	110	>1000	>1000	>1000
Sertralin	220	3	>1000	630	380	>1000	>1000
Venlafaxin	210	39	>1000	>1000	>1000	>1000	>1000
Mirtazapin	–	–	0.5	500	500	10	5
Reboxetin	8	1000	>1000	>1000	>1000	>1000	>1000

Trizyklika nicht zeigen. Auf der anderen Seite führt der spezifische Wirkungsmechanismus der SSRIs aber auch zu klassenspezifischen und quantitativ relevanten Nebenwirkungen wie Übelkeit, Erbrechen, Unruhe und Schlaflosigkeit [1, 21, 23, 47].

Im Hinblick auf den biochemisch-pharmakologischen Wirkungsmechanismus lassen sich die SSRIs auch in das Standardschema (Abb. 1) einordnen. Bei den adaptiven Veränderungen von β-Rezeptoren und 5-HT_2-Rezeptoren gibt es deutliche Überlagerungen zwischen Trizyklika und einigen SSRIs, wobei allerdings nicht alle SSRIs hier aktiv sind wie z. B. Citalopram und Paroxetin. Beide zeigen aber auf der anderen Seite bei adaptiven Veränderungen von Dopamin-Rezeptoren Parallelen zu den Trizyklika und lassen sich damit dann doch in das in Abb. 3 dargestellte allgemeine Schema einpassen [26, 29, 47].

3.3 Gemeinsame Hemmung der Serotonin- und Noradrenalin-Wiederaufnahme, das duale Wirkungsprinzip des spezifischen Serotonin- und Noradrenalin-Wiederaufnahmehemmers (SSNRI) Venlafaxin

Wie im vorangegangenen ausgeführt, ist es mit der Entwicklung der SSRIs gelungen Substanzen zu entwickeln, die viele der unerwünschten Arzneimittelwirkungen der Trizyklika nicht mehr aufweisen und aus dem Bereich der für die antidepressive Wirkung relevanten Mechanismen nur noch die neuronale Serotonin-Wiederaufnahme beeinflussen. Die Hoffnung allerdings, hier nun auch spezifisch Patienten mit einer „Serotonin-betonten depressiven Störung" erreichen zu können, hat sich in allen klinischen Untersuchungen der letzten Jahre im wesentlichen nicht bestätigen lassen. Wir müssen vielmehr heute davon ausgehen, daß global gesehen spezifische SSRIs, spezifische MAO-A-Inhibitoren und unspezifische Trizyklika in etwa eine gleiche therapeutische Wirkung haben und dem gleichen Prozentsatz der Patienten helfen [1, 9, 15, 24]. Die Annahme einer Serotonin-betonten Depression auf der einen Seite und einer Noradrenalin-betonten Depression auf der anderen Seite muß daher heute immer kritischer gesehen werden. Parallel dazu weisen Meta-Analysen der vorliegenden klinischen Daten, in denen SSRIs mit Triyzklika verglichen wurden, darauf hin, daß beide Substanzklassen auch bei schwer depressiven Patienten als therapeutisch gleichwertig angesehen werden können [1, 23]. Dies ist allerdings nicht unbestritten, da es auch eine Reihe von Studien gibt, die eher von einer therapeutischen Überlegenheit der Trizyklika, besonders bei schwereren depressiven Störungen ausgehen [9, 10, 16, 48]. Diese differenzierte Betrachtung, die sich auch mit dem individuellen Eindruck vieler Kliniker deckt, hat in letzter Zeit auch von pharmakologischer Seite eine gewisse Unterstützung bekommen, da gezeigt werden konnte, daß die Down-Regulation von β-Rezeptoren im frontalen Kortex der Ratte durch die Kombination eines SSRI (Fluoxetin) und eines Noradrenalin-betonten Trizyklikums (Desipramin) additiv beeinflußt werden kann [4]. Unter der Kombination war die β-Downregulation schneller nachweisbar und war auch im absoluten Ausmaß eher verstärkt. Diese Befunde, die parallel gehen mit klinischen Beobachtungen einer verstärkten antidepressiven Wirksamkeit einer Kombination eines Serotonin- und eines Noradrenalin-betonten Antidepressivums [42] waren letztlich das Rational, daß man sich in den letzten Jahren bemüht hat, Antidepressiva zu entwickeln, die ähnlich wie die Trizyklika die neuronale Serotonin- und Noradrenalin-Wiederaufnahme hemmen, die aber nicht das störende Rezeptorprofil dieser älteren Substanzen aufweisen. Die erste kürzlich bei uns in die Therapie eingeführte Substanz dieser neuen Klasse der Serotonin- und Noradrenalin-Wiederaufnahmehemmer (SSNRIs) [2] wurde in Form des Venlafaxins kürzlich eingeführt [15, 38]. Verschiedene andere Substanzen sind in der Entwicklung [2]. Venlafaxin hemmt ähnlich wie die Trizyklika die neuronale Wiederaufnahme von Serotonin und Noradrenalin mit einem Selektivitätsfaktor von nur ca. 5. D.h. auch Venlafaxin beeinflußt zwar die Serotonin-Wiederaufnahme etwas stärker als die Noradrenalin-Wiederaufnahme, was vor allen Dingen bei niedrigeren Dosierungen bedeutsam ist. Bei höheren Dosierungen muß darüberhinaus mit zusätzlichen Effekten auf die Noradrenalin-Wiederaufnahme gerechnet werden. Im Hinblick auf Rezeptor-antagonistische Eigenschaften verhält sich aber Venlafaxin wie ein klassischer SSRI und hat darüber hinaus keine Natriumkanal-antagonistische chinidinartige Eigenschaften. Kurz zusammengefaßt ist es damit im Venlafaxin gelungen, die beiden für die antidepressive Wirksamkeit relevanten pharmakologischen Eigenschaften der traditionellen Trizyklika in einem Molekül zu vereinigen, ohne hier auch gleichzeitig die negativen Eigenschaften dieser sehr erfolgreichen Substanzklasse in Kauf nehmen zu müssen [15]. Auf der anderen Seite lassen sich die wesentlichen Nebenwirkungen von Venlafaxin entweder über die Serotonin-Wiederaufnahmehemmung erklären und sind SSRI-analog (Übelkeit, Erbrechen, Unruhe, Schlafstörungen) oder über die Noradrenalin-Wiederaufnahme, wie die bei einigen Patienten unter höheren Dosierungen auftretende Erhöhung des Blutdrucks, die auch bei den Trizyklika gesehen wird. Die aus diesen pharmakologischen Eigenschaften ableitbare Spekulation, daß Venlafaxin möglicherweise besser antidepressiv wirksam ist als reine SSRIs konnte tatsächlich in einigen Untersuchungen bestätigt werden, wo vor allen Dingen ein schnelleres Ansprechen im Einzelfall aber auch eine global etwas bessere antidepressive Wirksamkeit gezeigt werden konnte [2, 15]. Die Zukunft und die Breite täglicher Anwendung werden allerdings zeigen müssen, ob die neue Rückbesinnung auf die alten Wege auch in der täglichen Praxis das hält, was einige der oben erwähnte klinischen Untersuchungen annehmen lassen.

3.4 Mirtazapin als erster Vertreter der Noradrenalin- und Serotonin-spezifischen Antidepressiva (NaSSA)

Die Entwicklung des kürzlich bei uns neu eingeführten Mirtazapins [11, 24] läßt sich auf die schon lange bei uns in die Therapie eingeführte strukturanaloge Substanz Mianserin zurückführen. Beim Mianserin geht man davon aus, daß die antidepressive Wirksamkeit letztlich über zwei primäre Eingriffe in die zentrale Neurotransmission zustandekommt, nämlich über die klassische Hemmung der neuronalen Noradrenalin-Wiederaufnahme und zusätzlich durch antagonistische Effekt an zentralen α_2-Autorezeptoren (Abb. 3), die bei überschießender noradrenerger Aktivierung von synaptischem Noradrenalin erregt werden und dann die Noradrenalin-Freisetzung reduzieren. Wird dieser interne Bremsmechanismus ausgeschaltet (z. B. durch α_2-Antagonisten) kommt es zu einer Aktivierung der noradrenergen Neurotransmission [24]. Mirtazapin ist ein stark wirksamer α_2-Rezeptorantagonist, der nur noch über diesen Mechanismus aktivierend in die zentrale noradrenerge Neurotransmission eingreift. Weiterführende Untersuchungen haben aber zusätzlichen gezeigt, daß es zu ähnlichen Effekten auch im Bereich der serotonergen Neurotransmission kommt, die man dadurch erklären kann, daß zumindest ein Teil der serotonergen Neurone der Raphékerne von α_2-Heterorezeptoren inhibiert werden. Werden diese Rezeptoren wiederum durch den α_2-Antagonisten Mirtazapin ausgeschaltet, entfällt auch hier der Hemmechanismus und die Aktivität serotonerger Neurone und damit der serotonergen Neurotransmission nimmt zu [7, 10]. Im Hinblick auf die sonst gewählte Terminologie, die sich immer auf den Primärmechanismus bezieht, ist Mirtazapin damit eigentlich ein zentral-wirksamer α_2-Rezeptor-Antagonist. Mirtazapin hat damit funktionell gesehen gewisse Ähnlichkeiten zu den Substanzen aus der Gruppe der SSNRIs, nämlich zumindest eine Verstärkung der beiden für die Depression wichtigen Neurotransmissionssysteme Noradrenalin und Serotonin. Aufgrund dieser funktionellen Analogien zu den SSRIs würde man eigentlich vom Mirtazapin auch deren typische unerwünschte Arzneimittelwirkungen erwarten wie Übelkeit, Erbrechen, Unruhe und Schlafstörungen. Daß trotz serotonerger Aktivierung diese Nebenwirkungen relativ unbedeutend sind, hat zwei pharmakologische Ursachen: Zum einen ist Mirtazapin ein mittelstarker Antagonist an Histamin-H_1-Rezeptoren, so daß die Substanz zu den sedierenden Antidepressiva ähnlich wie verschiedene Trizyklika gerechnet werden kann, was in Abhängigkeit von der individuellen Symptomatik ein Vorteil oder auch ein Nachteil sein kann. Darüber hinaus ist Mirtazapin auch ein relativ starker Antagonist an 5-HT_2- und 5-HT_3-Rezeptoren, so daß die auf Erregung von 5-HT_2- und 5-HT_3-Rezeptoren zurückgehenden Nebenwirkungen wie Übelkeit, Erbrechen, Unruhe und Schlafstörungen selten auftreten. Die Verstärkung der serotonergen Neurotransmission durch Mirtazapin macht sich an der Postsynapse im wesentlichen durch eine vermehrte Aktivierung von 5-HT_{1A}-Rezeptoren bemerkbar. An diesen wirkt Mirtazapin nicht als Antagonist. Damit scheint die Aktivierung der 5-HT_{1A}-Rezeptoren für die Ausbildung der antidepressiven Wirksamkeit von Mirtazapin von besonderer Bedeutung zu sein, die in einer Reihe von kontrollierten Vergleichsuntersuchungen belegt werden konnte [15, 24]. Die unter Mirtazapin häufiger gesehenen unerwünschten Arzneimittelwirkungen lassen sich auch aus den pharmakologischen Eigenschaften ableiten wie Müdigkeit, Schläfrigkeit und übermäßige Sedierung (H_1-Antagonismus) und wie Appetitzunahme und damit verbunden Zunahme des Körpergewichts (5-HT_2-Antagonismus). Nicht in Beziehung zum eigentlichen pharmakologischen Wirkungsmechanismus aber in Analogie zu der chemischen Muttersubstanz Mianserin ist die Empfehlung zu sehen, beim Einsatz von Mirtazapin wegen der wohl sehr seltenen Gefahr einer Leukopenie bzw. Agranulozytose das Blutbild zu kontrollieren. Spezifische Nebenwirkungen aufgrund der α_2-antagonistischen Eigenschaften sind nicht bekannt.

3.5 Reboxetin, der erste selektive Noradrenalin-Wiederaufnahmehemmer

Mit Reboxetin ist vor kurzem der erste Noradrenalin-Wiederaufnahmehemmer in die Therapie eingeführt werden. Im Gegensatz zu einigen „älteren" Substanzen, die spezifisch die Noradrenalin-Wiederaufnahmehemmer (z. B. Desipramin, Maprotilin, Nortriptylin), aber auch verschiedene Rezeptorsysteme beeinflussen (Tabelle 8), ist Reboxetin nur ein selektiver Noradrenalin-Wiederaufnahmehemmer (Tabelle 8).

4. Zusammenfassung

Die Ausführungen haben gezeigt, daß im Bereich der Neuroleptika und der Antidepressiva die Entwicklung moderner Substanzen mit nur noch einem für die primäre klinische Wirkung verantwortlichen Wirkungsmechanismus nicht alle Probleme gelöst hat. Daher ist man im Prinzip wieder einen Schritt zurückgegangen und hat in der letzten Zeit wieder Substanzen entwickelt, die neben dem primär für die Wirkung relevanten Mechanismus noch zusätzliche Mechanismen beeinflussen. Im Gegensatz zu den Altsubstanzen hat man aber hier versucht, gezielt nur noch solche Mechanismen in die Molekülstruktur einzubauen, die bestimmte Nebenwirkungsqualitäten abdämpfen. Damit sind die neueste Generation der Neuroleptika bzw. der Antidepressiva im pharmakologischen Sinne „dirty drugs“, also Substanzen mit mehr als einem Wirkungsmechanismus. Allerdings spielen die meisten dieser Effekte im Gesamtspektrum der therapeutischen und unerwünschten Wirkungen positiv zusammen, so daß diese neuen Substanzen unter dem Strich dann doch deutliche therapeutische Fortschritte darstellen mit guter klinischer Wirksamkeit mit erheblich reduziertem Nebenwirkungsprofil.

Literatur

1. Anderson IM, Tomenson BM (1994) The efficacy of selective serotonin re-uptake inhibitors in depression: a meta-analysis of studies against tricyclic antidepressants. J Psychopharmacol 8: 238–249
2. Artigas F (1995) Selective serotonin/noradrenaline reuptake inhibitors (SNRIs). CNS Drugs 4: 79–89
3. Barnes TRE, McPhillips MA (1996) Antipsychotic-induced extrapyramidal symptoms. Role of anticholinergic drugs in treatment. CNS Drugs 6: 315–330
4. Baron BM, Ogden AM, Siegel BW, Stegeman J, Ursillo RC, Dudley MW (1988) Rapid down regulation of b-adrenoceptors by co-adminstration of desipramine and fluoxetine. Eur J Pharmacol 154: 125–134
5. Broich K (1997) Olanzapin. Ein neues Neuroleptikum mit „atypischem“ Wirkungsprofil. Arzneimitteltherapie 15: 33–36
6. Broich K, Ehrt U (1997) Sertindol – ein neues „atypisches“ Neuroleptikum. Psychopharmakotherapie 4: 94–100
7. Cohen BM, Lipinski JF (1986) In vivo potencies of antipsychotic drugs in blocking alpha-1 noradrenergic and dopamine D2 receptors: implications for drug mechanisms of action. Life Sci 39: 2571–2580
8. Coukell AJ, Spencer CM, Benfield P (1996) Amisulpride. A review of its pharmacodynamic and pharmacokinetic properties and therapeutic efficacy in the management of schizophrenia. CNS Drugs 6: 237–256
9. Danish University Antidepressant Group (DUAG) (1986) Citalopram: clinical effect profile in comparison with clomipramine: a controlled multicenter study. Psychopharmacology 90: 131–138
10. Danish University Antidepressant Group (DUAG) (1990) Paroxetine: a selective serotonin reuptake inhibitor showing better tolerance, but weaker antidepressant effect than clomipramine in a controlled multicenter study. J Affect Disord 18: 289–299
11. De Boer T, Nefkens F, Van Helvoirt A, Van Delft AML (1996) Differences in modulation of noradrenergic and serotonergic transmission by the alpha-2 adrenoceptor antagonists, Mirtazapine, Mianserin and Idazoxan. J Pharmacol Exp Ther 277: 852–860

12. Dunn CJ, Fitton A (1996) Sertindole. CNS Drugs 5: 224–230
13. Ereshefsky L (1995) Ein pharmakodynamisches und pathophysiologisches Modell der medikamentösen antipsychotischen Therapie der Schizophrenie. In: Gerlach J (Hrsg) Schizophrenie: Dopaminrezeptoren und Neuroleptika. Springer, Berlin Heidelberg New York Tokyo
14. Farde L (1995) PET-Studien zur Dopaminrezeptorbindung bei neuroleptisch behandelten Patienten. In: Gerlach J (Hrsg) Schizophrenie: Dopaminrezeptoren und Neuroleptika. Springer, Berlin Heidelberg New York Tokyo
15. Freisleder FJ, Schmaub M (1996) Venlafaxin. Stellenwert in der psychiatrischen Pharmakotherapie. Psychopharmakotherapie 3: 152–157
16. Gastpar M (1987) Wie ist die antidepressive Wirkung und die Verträglichkeit der klassischen trizyklischen Antidepressiva im Vergleich zu neueren Antidepressiva zu beurteilen? In: Hippius H, Rüther E (Hrsg) 1. Psychiatrische Gespräche am Gasteig. Antidepressiva und Depressionsbehandlung in der ärztlichen Praxis. Springer, Berlin Heidelberg New York Tokyo
17. Gerlach J, Hansen L (1992) Clozapine and D_1/D_2 antagonism in extrapyramidal functions. Br J Psychiatry 160 [Suppl 17): 34–37
18. Haase HJ (1988) Neuroleptika: Fakten und Erlebnisse. In: Linde OK (Hrsg) Pharmakopsychiatrie im Wandel der Zeit. Tilia-Verlag Mensch und Medizin, Klingenmünster
19. Hyttel J, Nielsen JB, Nowak G (1992) The acute effect of sertindole on brain 5-HT_2, D_2 and a_1 receptors (ex vivo radioceptor binding studies). J Neural Transm (GenSect) 89: 61–69
20. Janssen PAJ, Awouters FHL (1994) Is it possible to predict the clinical effects of neuroleptics from animal data? Part V: From haloperidol and pipamperone to risperidone. Arzneimittelforschung/Drug Res 44: 269–277
21. Johnson AM (1991) The comparative pharmacological properties of selective serotonin re-uptake inhibitors in animals. In: Feighner JP, Boyer WG (eds) Selective serotonin reuptake inhibitors. Wiley, Chichester New York
22. Kane JM, Honigfeld G, Singer J, Meltzer H (1988) Clozapine for the treatment-resistant schizophrenic: a double-blind comparison with chlorpromazine. Arch Gen Psychiatry 45: 789–796
23. Kasper S (1996) Mirtazapin. Klinisches Profil eines noradrenalin- und serotoninspezifischen Antidepressivums. Psychopharmakotherapie 3: 158–160
24. Kasper S, Heiden A (1995) Do SSRIs differ in their antidepressant efficacy. Hum Psychopharmacol 10: S163–S172
25. Kulhanek F (1995) Über die Bedeutung neuroleptischer Äquivalenzdosen. In: Hinterhuber H, Fleischhacker WW, Meise U (Hrsg) Die Behandlung der Schizophrenien – State of the Art. Verlag Integrative Psychiatrie, Innsbruck Wien
26. Leonard BE (1995) Mechanisms of action of antidepressants. CNS Drugs 4 [Suppl 1]: 1–12
27. Leysen JE, Janssen PAJ, Schotte A, Luyten WHML, Megens AAHP (1993) Interaction of antipsychotic drugs with neurotransmitter receptor sites in vitro and in vivo in relation to pharmacological and clinical effects: role of $5HT_2$ receptors. Psychopharmacology 112: S40–S54
28. Lieberman JA (1993) Understanding the mechanism of action of atypical antipsychotic drugs. A review of compounds in use and development. Br J Psychiatry 163: 7–18
29. Maj J, Rüther E, Dieterle D (1995) Beurteilung von Antidepressiva mit dem Asolo-Schema. II. Ist eine pharmakologische Differenzierung der Antidepressiva möglich? Psychopharmakotherapie 2: 170–176
30. Markstein R (1994) Bedeutung neuer Dopaminrezeptoren für die Wirkung von Clozapin. In: Naber D, Müller-Spahn F (Hrsg) Clozapin. Pharmakologie und Klinik eines atypischen Neuroleptikums: neuere Aspekte der klinischen Praxis. Springer, Berlin Heidelberg New York Tokyo
31. Meltzer HY (1992) The importance of serotonin-dopamin interactions in the action of clozapine. Br J Psychiatry 160 [Suppl 17]: 22–29
32. Meltzer HY, Fibiger HC (1996) Olanzapine: a new atypical antipsychotic drug. Neuropsychopharmacol 14: 83–85
33. Meltzer HY, Matsubara S, Lee JC (1989) Classification of typical and atypical antipsychotic drugs on the basis of dopamine D-1, D-2 and $serotonin_2 pK_i$ values. J Pharmacol Exp Ther 251: 238–251

34. Müller WE (1990) Pharmakologische Aspekte der Neuroleptikawirkung. In: Heinrich K (Hrsg) Leitlinien neuroleptischer Therapie. Springer, Berlin Heidelberg New York Tokyo
35. Müller WE (1992) Pharmakologie der Neuroleptika unter besonderer Berücksichtigung des Remoxiprids. Krankenhauspsychiatrie 3 (Sonderheft 1): 14–22
36. Müller WE (1995) Wie wirken Schlafmittel? 2. Sedierende Antidepressiva und Neuroleptika. ZNS im Dialog 2 (1): 8–9
37. Müller WE (1997) Pharmakodynamische Aspekte neuer Antidepressiva. Psychopharmakotherapie 4 [Suppl 6]: 2–7
38. Müller WE (1997) Wie wirken die neueren Antidepressiva? Psychopharmakotherapie 4: 2–5
39. Müller WE, Baier D, Dingemanse J (1994) Pharmakodynamische und pharmakokinetische Grundlagen der Therapie mit Moclobemid. Psychopharmakotherapie 1 [Suppl 2]: 4–8
40. Müller WE, Eckert A (1997) Pharmakodynamische Grundlagen der Therapie mit spezifischen Serotonin-Wiederaufnahmehemmern. Psychopharmakotherapie 4 [Suppl 7]: 2–8
41. Müller WE, Tuschl R, Gietzen K (1995) Therapeutische und unerwünschte Wirkungen von Neuroleptika – die Bedeutung von Rezeptorprofilen. Psychopharmakotherapie 2: 148–153
42. Nelson JC, Mazure CM, Bowers MBJ, Jatlow PI (1991) A preliminary open study of the combination of fluoxetine and desipramine for rapid treatment of major depression. Arch Gen Psychiatry 48: 303–307
43. Nutt DJ (1994) Putting the „A" in atypical: does a_2-adrenoceptor antagonism account for the therapeutic advantage of new antipsychotics? J Psychopharmacol 8: 193–195
44. Ögren SO, Rosén L, Fuxe K (1994) The dopamine D_2 antagonist remoxipride acts in vivo on a subpopulation of dopamine D_2 receptors. Neuroscience 61: 269–283
45. Reynolds PG (1996) The importance of dopamine D_4 receptors in the action and development of antipsychotic agents. Drugs 51: 7–11
46. Richelson E (1984) Neuroleptic affinities for human brain receptors and their use in predicting adverse effects. J Clin Psychiatry 43: 331–336
47. Richelson E (1996) Synaptic effects of antidepressants. J Clin Psychopharmacol 16 [Suppl 2]: 1S–7S
48. Roose SP, Glassman AH, Attia E, Woodring S (1994) Comparative efficacy of selective serotonin reuptake inhibitors and tricyclics in the treatment of melancholia. Am J Psychiatry 151: 1735–1739
49. Saller CF, Salama AI (1993) Seroquel: biochemical profile of a potential atypical antipsychotic. Psychopharmacology 112: 285–292
50. Schwartz JC, Levesque D, Martres MP, Sokoloff P (1993) Dopamine D_3-receptor: basic and clinical aspects. Clin Neuropharmacol 16: 295–314
51. Seeman P (1987) Dopamine receptors and the dopamine hypothesis of schizophrenia. Synapse 1: 133–152
52. Snyder SH, Greenberg D, Yamamura HI (1974) Antischizophrenic drugs and brain cholinergic receptors. Arch Gen Psychiatry 31: 58–61
53. Stassen HH, Angst J, Delini-Stula A (1996) Delayed onset action of antidepressant drugs? Survey of results of zurich meta-analyses. Pharmacopsychiat 29: 87–96
54. Sunahara RK, Seeman P, Tol HHM, van, Niznik HB (1993) Dopamine receptors and antipsychotic drug response. Br J Psychiatry 163 [Suppl 22]: 31–38
55. VanTol HHM, Bunzow JR, Guan HC, Sunahara RK, Seeman P, Niznik HB, Civelli O (1991) Cloning of the gene for a human dopamine D4 receptor with high affinity for the antipsychotic clozapine. Nature 350: 610–614
56. Waldmeier PC, Delini-Stula A (1979) Serotonin-dopamine interactions in the nigrostriatal system. Eur J Pharmacol 55: 363–373
57. Zeng XP, Le F, Richelson E (1997) Muscarinic m_4 receptor activation by some atypical antipsychotic drugs. Eur J Pharmacol 321: 349–354
58. Zorn SH, Jones SB, Ward KM, Liston DR (1994) Clozapine is a potent and selective muscarinic M_4 receptor agonist. Eur J Pharmacol – Mol Pharmacol Sect 269: R1–R2

Bedeutung der Antiepileptika in der psychiatrischen Therapie

J. Walden, C. Normann, J. Langosch, M. Berger und **H. Grunze**

Einleitung

Seit den 50er Jahren stand mit der Gabe von Lithiumionen eine Therapiemöglichkeit bei manischen Syndromen und auch in der Vorbeugung bei Manien und Depressionen zur Verfügung (Schou et al., 1954). Erst in neuerer Zeit wurde offensichtlich, daß jedoch 20 bis 40 % der Patienten mit manischen Syndromen nicht adäquat auf eine Lithiumtherapie (alleine oder auch in Kombination mit Neuroleptika) ansprechen, und daß bei der Prophylaxe bipolarer affektiver Erkrankungen eine Rückfallquote bis zu 80 % auftreten kann (Prien et al., 1984; vgl. Walden und Grunze, 1998). Darüber hinaus ist zu berücksichtigen, daß Subgruppen von Patienten nicht gut auf eine Lithiumtherapie ansprechen (Walden et al., 1999). Hierbei sind Patienten mit rapid cycling bipolaren Psychosen (Dunner et al., 1977), schizoaffektiven Störungen (Placidi et al., 1986), dysphorischer Manie (Himmelhoch und Garfinkel, 1986), ältere Patienten sowie Patienten mit organisch bedingter Manie zu nennen (vgl. Tabelle 1).

In einer Übersicht von Goodwin und Jamison (1990) zeigt eine Auswertung von 10 Studien bei denen Patienten eine Lithiumtherapie erhielten, daß nur 25 bis 50 % der Patienten compliant waren. Der Hauptgrund für die mangelnde Compliance ist dabei die gravierende Anzahl von Nebenwirkungen, wobei Gedächtnisprobleme, Gewichtszunahme, eine abgeschwächte Koordination sowie Tremor die am häufigsten auftretenden Nebenwirkungen sind (Tabelle 2). Eine weitere Schwierigkeit mit einer Lithiumtherapie besteht darin, daß eine erneute Therapie mit Lithium nach einem Absetzversuch in vielen Fällen zu einem Wirkverlust des Lithiums führt. Der Mechanismus dieses diskontinuitätsbedingten Wirkverlustes ist bisher noch nicht bekannt (Post et al., 1993). Aus diesen Gründen sind Antiepileptika als Alternativen für eine Lithiumtherapie notwendig.

Ein Überblick über die in den letzten Jahren in Deutschland zugelassenen Antiepileptika ist in Tabelle 3 dargestellt.

Tabelle 1. Prädiktoren für eine schlechte Wirkung von Lithium

- Ausgeprägte Stadien der Manie mit psychotischen Symptomen
- Organische Manien (endokrinologische, neoplastische, neurologische Ursachen)
- Atypische Manien: Phasenfolge Depression gefolgt von der Manie
- Subsyndromale Symptome während des euthymen Intervalls bzw. Fehlen eines euthymen Intervalls
- Gleichzeitiger Substanzmißbrauch
- Rapid cycling
- Dysphorische Manie

Tabelle 2. Häufige Nebenwirkungen von Lithium

- Gewichtszunahme
- Gedächtnisstörungen
- Tremor
- Abgeschwächte Koordination
- Psoriasis
- Ödeme
- Polyurie, Polydipsie
- Hypothyreose

Tabelle 3. Einige in Deutschland zugelassene Antiepileptika

Name	Jahr der Zulassung
Carbamazepin	1964
Valproat	1973
Phenytoin	1941
Ethosuximid	1958
Lamotrigin (Lamictal®)	1993
Vigabatrin (Sabril®)	1992
Gabapentin (Neurontin®)	1995
Felbamat (Taloxa®)	1995 (nur Lennox-Gastaut-Syndrom)
Tiagabin (Gabitril®)	1997
Topiramat (Topamax®)	1998

Die Anwendung des Carbamazepins in der Psychiatrie stammt aus den 70er Jahren einerseits aus alten Berichten über positive psychoptrope Effekte dieses Medikamentes bei Epilepsiepatienten und andererseits aus der zunehmenden Erkenntnis, daß die klassische vorbeugende Behandlung von Patienten mit bipolarer affektiver Störung mit Lithium nur bei einem

Teil der Patienten wirksam ist (vgl. Post et al., 1993). Heute spielen die klassischen Antiepileptika Carbamazepin und Valproat in der Anwendung bei psychischen Erkrankungen eine zunehmend große Rolle. Darüber hinaus sind einige Antiepileptika gerade zugelassen worden oder stehen kurz vor der Zulassung, so daß möglicherweise in Zukunft noch andere Medikamente zur Behandlung von Patienten mit psychischen Erkrankungen zur Verfügung stehen.

Carbamazepin

Schon kurz nach der klinischen Einführung des Carbamazepins wurden positive psychotrope Effekte von Carbamazepin erwähnt. Hierbei wurde insbesondere über die gute Beeinflussung psychopathologischer Auffälligkeiten von Epilepsiepatienten hingewiesen (Blank, 1990). Anfang der siebziger Jahre wurde in offenen Studien japanischer Gruppen über eine positive Wirkung des Carbamazepins bei manischen Syndromen berichtet (Okuma et al., 1973). Studien existieren bezüglich einer Carbamazepin-Behandlung beim manischen Syndrom, beim depressiven Syndrom und in der Prophylaxe bipolarer affektiver Störungen.

Inzwischen gibt es eine Reihe von offenen Studien und auch einige kontrollierte Studien, die die Wirksamkeit von Carbamazepin bei der akuten Manie belegen. In einer Übersicht von Post und Uhde (1986) ergibt sich, daß einer Metaanalyse offener und kontrollierter Studien zufolge etwa 60 % der Patienten mit akuter Manie gut auf Carbamazepin ansprechen. In den meisten Studien sind auch Patienten integriert, die auf Lithium nicht reagiert hatten. Aus den Studien zur Phasenprophylaxe bei bipolaren Störungen geht hervor, daß Carbamazepin etwa gleich gut wirksam ist wie eine Lithiumprophylaxe (vgl. Walden und Heßlinger, 1996).

Wie auch bei der Valproat-Therapie gibt es bezüglich den psychiatrischen Indikationen bisher keine gesicherten Daten zur Korrelation von Plasmaspiegel und Wirksamkeit. Daher erfolgt in der Regel eine Dosierung, die den therapeutischen Plasmaspiegel in der Epilepsietherapie erreicht. Hierbei gelten Plasmaspiegel im Bereich von etwa 6 bis 12 µg/ml als therapeutischer Bereich. Die Dosierung sollte jedoch nach der klinischen Wirksamkeit und dem Auftreten von Nebenwirkungen erfolgen. Wegen der Autoinduktion des Carbamazepins muß anfangs höher dosiert werden, und es müssen ständige Serumspiegelkontrollen durchgeführt werden (Gerner und Stanton, 1992). Von Bedeutung ist, daß Carbamazepin die Plasmaspiegel einiger Neuroleptika vermindern kann (Fast et al., 1986), so daß hier also eine Dosistitration erforderlich ist. Eine neuere Untersuchung zeigt, daß bei Patienten mit schizophrenen Psychosen, die eine Ko-Medikation mit Haloperidol und Carbamazepin erhielten, zusammen mit dem Abfall des Haloperidol-Spiegels sich die Psychopathologie der Patienten deutlich verschlechterte (Normann et al., 1997).

Nebenwirkungen einer Carbamazepintherapie sind initiale Müdigkeit, Tremor, allergische Hautveränderungen, eine leichte Erhöhung der

Transaminasen und eventuell eine leichte Ataxie. Das Auftreten einer aplastischen Anämie und Agranulozytose ist extrem selten (1:125000) und wird nach bisherigen Berichten nur in den ersten 6 Monaten der Therapie beobachtet (Gerner und Stanton, 1992). Häufiger tritt jedoch eine milde Leukopenie auf, die in keiner Weise auf eine aplastische Episode hindeutet und unter Laborkontrolle unkritisch bleibt. Gegebenenfalls muß die Dosis reduziert und langsam wieder eingeschlichen werden. Wegen der analogen Wirkung des Carbamazepins auf ADH- (Antidiuretisches Hormon) Rezeptoren kann es zu einer Hyponatriämie kommen (Krämer et al., 1989).

Valproat

Seit der ersten Berichte von Lambert et al. (1966) über die Wirksamkeit von Valproat in der Behandlung manisch-depressiver Erkrankungen gibt es eine Reihe von unkontrollierten und kontrollierten Studien über die Wirksamkeit von Valproat bei affektiven Störungen.

Bezüglich der Behandlung des manischen Syndroms mit Valproat gibt es eine Reihe von unkontrollierten Studien. In einer Metaanalyse dieser Studien zeigte sich, daß 419 (63%) von 633 akut manisch erkrankten Patienten mit bipolarer oder schizoaffektiver Störung gut auf die Valproat-Therapie ansprachen (McElroy et al., 1992). Dabei war die Symptomverbesserung häufig 1 bis 2 Wochen nach der Valproat-Gabe bei Serumkonzentrationen von mehr als 50 µg/ml zu verzeichnen. Viele dieser Patienten sprachen dabei vorher schlecht auf eine andere Medikation (Lithium, Neuroleptika, Carbamazepin) an oder zeigten massive Nebenwirkungen, so daß als Ausweg die Valproat-Therapie gewählt wurde. Bei diesen offenen Studien wurde in vielen Fällen auch von einer langanhaltenden Prophylaxe berichtet. Eine neuere multizentrische Studie zeigt darüberhinaus, daß bei einer Ko-Medikation mit Neuroleptika zum Valproat die Neuroleptikamenge im Vergleich zu Placebo erheblich eingeschränkt werden kann (Müller-Oerlinghausen und Retzow, 1997).

Eine Placebo-kontrollierte doppel-blinde klinische Studie an über 300 Patienten, bei denen die prophylaktische Wirkung von Valproat, Lithium und Placebo getestet wurde ist gerade abgeschlossen worden (Bowden, 1997). Die Auswertung ergab, daß Patienten, die mit Valproat behandelt wurden, insgesamt weniger Rückfälle erlitten als die Patienten, die entweder Lithium oder Placebo hatten.

Bezüglich des Ansprechens der Valproat-Therapie gibt es Hinweise darauf, daß Patienten mit schizoaffektiver Störung schlechter als manische Patienten mit bipolarer affektiver Störung auf Valproat ansprechen. Einige Studien sprechen dafür, daß Patienten mit einem rapid-cycling (vier oder mehr Episoden im Jahr), Patienten mit gleichzeitigem Auftreten von Dysphorien und Depressionen während der Manie (sog. dysphorische oder gemischte Manie) und Patienten mit EEG Veränderungen gut auf Valproat ansprechen (vgl. Calabrese et al., 1996). In diesem Zusammenhang weisen

Studien darauf hin, daß Lithium im Vergleich zum Carbamazepin bei Patienten mit rapid cycling und dysphorischer Manie weniger gut wirksam ist (Calabrese et al., 1996; Walden et al., 1999).

Zur Behandlung des manischen Syndroms kann Valproat anfangs in einer Dosis von 500 bis 1000 mg/Tag verabreicht werden. Stark agitierte Patienten können jedoch zu Anfang direkt mit 1500 mg/Tag behandelt werden. Unter 2- bis 4tägiger Serumspiegelkontrolle kann dann weiter aufdosiert werden bis eine klinische Verbesserung eintritt oder Nebenwirkungen vorhanden sind (vgl. McElroy et al., 1992). Durch eine Zusatzmedikation mit Lorazepam zur Sedierung und von Neuroleptika (Haloperidol oder Fluphenazin 5 mg alle 4 Stunden) zur antipsychotischen Behandlung kommt es zu keinen pharmokologischen Interaktionen mit Valproat.

Bezüglich einer Korrelation von Valproat-Plasmaspiegeln und antiepileptischer und antimanischer Wirkung ist eine lineare Korrelation nicht gegeben. Allgemein wird jedoch von einem therapeutischen Fenster von 50 bis 125 µg/ml ausgegangen (McElroy et al., 1991). Eine Schwellenkonzentration liegt jedoch bei etwa 50 µg/ml. Bei dieser Konzentration sind die Plasmaalbumine gesättigt.

Valproat wird in der Regel gut vertragen, und Nebenwirkungen treten selten auf. Dosisabhängige Nebenwirkungen sind gastrointestinale Beschwerden, eine asymptomatische Erhöhung der Transaminasen und milde neurologische Symptome wie Tremor und Ataxie. Eine Erhöhung der Transaminasen geht nicht mit einer hepatischen Dysfunktion einher, und die Erhöhung dieser Leberwerte kann passager sein oder auch nach einer Dosisreduktion wieder verschwinden. Bei Patienten unter zwei Jahren wurden in den letzten Jahren schwere Leberfunktionsstörungen, teilweise mit Todesfolge, beschrieben (Dreifuss et al., 1987). Bei älteren Patienten kommt diese schwere Leberschädigung jedoch nicht vor, und durch sorgfältige Laborwertkontrollen bei jungen Patienten kann Vorsorge getroffen werden. Ein durch Valproat induzierter Tremor kann mit Propanolol behandelt werden. Seltene Nebenwirkungen sind eine Gewichtszunahme und Haarausfall. Extrem selten kann es zu einer Thrombozytopenie und Koagulopathien kommen. Ferner kommt es unter Valproattherapie sehr selten zu Gerinnungsstörungen (Verlängerungen der Blutungszeit, Abfall des Fibrinogen, Thrombozytopenie).

Lamotrigin

Lamotrigen wurde 1993 in Deutschland als neuer Wirkstoff zur oralen Langzeitbehandlung von Epilepsien eingeführt. Die Wirkmechanismen ähneln offensichtlich denen des Carbamazepins, wobei ein Effekt auf Natrium und Calciumkanäle im Vordergrund steht (Normann et al., 1997; Walden et al., 1997). Lamotrigin wird nahezu vollständig oral absorbiert, wobei maximale Plasmakonzentrationen nach etwa 3 Stunden erreicht werden. Die Bioverfügbarkeit beträgt etwa 98 %. Lamotrigin ist etwa zu 55 % an Plasmaproteine gebunden. Die Dosierung ist an die Komedikation gebunden. Die Halbwertszeit von 25–30 Stunden bei Monotherapie wird durch Valproat etwa verdoppelt und durch enzyminduzierende Substanzen wie Carbamazepin etwa halbiert. Die Pharmakokinetik anderer Antiepileptika wird durch Lamotrigin jedoch nicht vermindert. Lamotrigin erhöht die Konzentration von Carbamazepin-Epoxid, so daß die Verträglichkeit des Carbamazepins sinkt (Warner et al., 1992). Ein Plasmaspiegel von 2–4 µg/ml wird bisher als antiepileptischer Wirkspiegel diskutiert, obwohl einige Berichte auch eine gute Verträglichkeit von 15 bis 20 µg/ml beschreiben (vgl. Wolf, 1994).

Erste Einzelfallberichte und auch offene Studien weisen darauf hin, daß auch Lamotrigin bei Manien und Depressionen wirksam ist (Walden et al., 1996). Dabei zeigt sich aus den ersten Auswertungen, daß Lamotrigin als Phasenprophylaktikum auch eine deutliche Wirkung bei bipolaren Depressionen aufweist (Calabrese et al., 1997; Kusumakar und Yatham, 1997). Gegenwärtig laufen eine Reihe von kontrollierten klinischen Studien, die die Wirksamkeit von Lamotrigin bei bipolaren Störungen testen.

Die wichtigste Nebenwirkung besteht in einer allergisch bedingten Hautrötung, die insbesondere bei zu schneller Aufdosierung entstehen kann. In Kombinationstherapie mit anderen Antiepileptika waren Doppelbilder, Schwindel, Schläfrigkeit und Kopfschmerzen häufige Nebenwirkungen. Gelegentlich traten Leukopenien, Thrombopenien oder ein passagerer Transaminaseanstieg auf (vgl. Krämer et al., 1993).

Gabapentin

Gabapentin steht seit einiger Zeit zur Zusatzbehandlung bei fokalen Epilepsien mit oder ohne sekundäre Generalisierung zur Verfügung. Erste Berichte weisen darauf hin, daß diese Substanz auch eine Wirkung bei bipolaren Störungen hat (Schaffer, 1997; Stanton et al., 1997). Das pharmakologische Profil von Gabapentin unterscheidet sich von dem von Carbamazepin, Valproat oder Lamotrigin. Die Wirkung von Gabapentin wird mit einem spezifischen Aminosäure-Transporter in Verbindung gebracht. Die Substanz ist gut verträglich und wird vollständig renal ausgeschieden. In einer neueren Untersuchung zeigte sich für Gabapentin eine gute antimanische Wirkung bei leichten bis mittelschweren Manien (Erfurth et al., 1998).

Zusammenfassend ergibt sich, daß die Antiepileptika Carbamazepin und Valproat und möglicherweise auch das neue Antiepileptikum Lamotrigin eine hervorragende Alternative in der Behandlung von Manien und in der Prophylaxe bipolarer affektiver Störungen darstellen. Inwieweit auch noch andere Antiepileptika wie z. B. die gerade zugelassene Substanz Topiramat oder alte Substanzen wie der Carboanhydrase-Hemmer Azetazolamid (Brandt et al., 1998; Hayes, 1994) in der Behandlung bipolarer affektiver Störungen wirksam sind müssen weitere Untersuchungen noch zeigen.

Literatur

Blank R (1990) Antikonvulsiva und ihre psychischen Wirkungen – eine Übersicht. Fortschr Neurol Psychiatr 58: 19–32

Bowden CL (1997) Long-term prophylactic treatment priorities in bipolar disorder. Eur Neuropsychopharmacol 7 [Suppl 2]: S123–S124

Brandt C, Grunze H, Normann C, Walden J (1998) Acetazolamide in the treatment of acute mania. Neuropsychobiology 38: 202–203

Calabrese J, Fatemi H, Kujawa M, Woyshville M (1996) Predictors of response to mood stabilizers. J Clin Psychopharmacol 16 [Suppl 1]: 24S–31S

Calabrese J, Bowden C, McElroy S, Cookson J, Andersen J, Watson C, Ascher J, Corn T (1997) Lamictal monotherpy in the treatment of bipolar disorder. Eur J Psychopharmacol 7 [Suppl 2]: S177

Dreifuss FE, Santilli N, Langer DH, Sweeney KP, Moline KA, Meander KB (1987) Valproic acid hepatic fatalities: a retrospective review. Neurology 37: 379–385

Dunner DL, Patrick V, Fieve RR (1977) Rapid cycling manic-depressive patients. Compr Psychiatr 18: 561–566

Erfurth A, Kammmerer C, Grunze H, Normann C, Walden J (1998) Efficacy of the new antiepileptic drug gabapentin in the treatment of acute mania. J Psychiatr Res 32: 261–264

Fast DK, Jones BD, Kusalic M, Erickson M (1986) Effect of carbamazepine on neuroleptic plasma levels and efficacy. Am J Psychiatry 143: 117–118

Gerner R, Stanton A (1992) Algorithm for patient management of acute manic states: lithium, valproate or carbamazepine? J Clin Psychopharmacol 12 [Suppl 1]: 57S–63S

Goodwin FK, Jamison KR (1990) Manic-depressive illness. University Press, New York Oxford

Hayes SG (1997) Acetazolamide in bipolar affective disorders. Ann Clin Psychiatry 6: 91–98

Himmelhoch JM, Garfinkel ME (1986) Sources of lithium resistance in mixed mania. Psychopharmacol Bull 22: 613–620

Kasumakar V, Yatham L (1997) An open study of lamotrigine in refractory bipolar depression. Psychiatry Res 72: 145–148

Krämer G, Besser R, Schlander M (1989) Carbamazepin: Nebenwirkungen und Toxizität. In: Müller-Oerlinghausen B, Haas S, Stoll K-D (Hrsg) Carbamazepin in der Psychiatrie. Thieme, Stuttgart New York, S 233–243

Krämer G, Seddigh S, Bredel-Geißler A (1993) Lamotrigin (Lamictal): ein neues Antiepileptikum zur Zusatzbehandlung bislang therapieresistenter Epilepsien. Akt Neurol 20: 111–122

Lambert PA, Carraz G, Borselli S, Carrel MS (1966) Action neuropsychotrope d'un nouvel anti-epileptique: le Depamide. Ann Med Psychol 1: 707–710

McElroy SL, Keck PE, Pope HG, Hudson JI, Morris D (1991) Correlation of antimanic response to valproate. Psychopharmacol Bull 27: 127–133

McElroy SL, Keck PE, Pope HG, Hudson JI (1992) Valproate in the treatment of bipolar disorders: literature review and clinical guidelines. J Clin Psychopharmacol 12: 42S–52S

Müller-Oerlinghausen B, Retzow A (1997) Valproate as an adjunct to neuroleptic medication in the treatment of acute manic episodes. Pharmacopsychiat 30: 202

Normann C, Klose P, Heßlinger B, Langosch JM, Berger M, Walden J (1997) Haloperidol plasma levels and psychopathology in schizophrenic patients with antiepileptic co-medication: aclinical trial. Psychopharmacology 30: 204

Normann C, Grunze H, Langosch JM, vonWegerer J, Walden J(1997) Lamotrigine modulates calcium-, potassium- and sodium currents in hippocampal neurons. Pharmacopsychiatry 30: 205

Okuma T, Kishimoto A, Inoue K, Matsumoto H, Ogura A, Matsushita T, Naklao T, Ogura C (1973) Anti-manic and prophylactic effects of carbamazepine on manic depressive psychosis. Folia Psychiatr Neurol Jpn 27: 283–297

Placidi GF, Lenzi A, Lazzerini F, Cassano GB, Akiskal HS (1986) The comparative efficacy and safety of carbamazepine versus lithium: a randomized double blind trial in 83 patients. J Clin Psychiatr 47: 490–494

Post RM, Uhde TW (1986) Anticonvulsants in non-epileptic psychosis. In: Trimble MR, Bolwig TG (Hrsg) Aspects of epilepsy and psychiatry. Wiley, Chichester, pp 177–212

Post RM, Ketter TA, Pazzaglia PJ, George MS, Marangell L, Denicoff K (1993) New developments in the use of anticonvulsants as mood stabilizers. Neuropsychobiology 27: 132–137

Prien RF, Kupfer DJ, Mansky PA, Small JG, Tuson VB, Voss CB, Johnson WE (1984) Drug therapy in the prevention of recurrences in unipolar and bipolar affective disorders: report of the NIMH collaborative study group comparing lithium carbonate, imipramine and a lithium carbonate imipramine combination. Arch Gen Psychiatry 41: 1096–1104

Schaffer CB (1997) Gabapentin in the teatment of bipolar disorder. Am J Psychiatry 154: 291–292

Schou M, Juel-Nielson N, Voldby H (1954) The treatment of manic psychoses by administration of lithium salts. J Neurol Neurosurg Psychiatry 17: 250–260

Stanton SP, Keck PE, McElroy SL (1997) Treatment of acute mania with gabapentin. Am J Psychiatry 154: 287

vonWegerer J, Heßlinger B, Berger B, Walden J (1997) A calcium antagonistic effect of the new antiepileptic drug lamotrigine. Eur Neuropsychopharmacol 7: 77–81

Walden J, Heßlinger B (1996) Bedeutung alter und neuer Antiepileptika in der Behandlung psychischer Erkrankungen. Fortschr Neurol Psychiatr 63: 320–335

Walden J, Grunze H (1998) Bipolare affektive Störungen. Ursachen und Behandlung. Thieme, Stuttgart

Walden J, Heßlinger B, vanCalker D, Berger M (1996) Addition of lamotrigine to valproate may enhance efficacy in the treatment of bipolar affective disorder. Pharmacopsychiatry 29: 193–195

Walden J, Normann C, Langosch J, Grunze H (1999) Wirksamkeitsprädiktoren für Phasenprophylaktika (Stimmungsstabilisierer) bei bipolaren affektiven Störungen. Fortschr Neurol Psychiatr 67: 75–80

Warner T, Patsalos PN, Prevett M, Elyas AA, Duncan JS (1992) Lamotrigine-induced carbamazepine toxicity; an interaction with carbamazepine-10,11-epoxide. Epilepsy Res 11: 145–150

Wolf P (1994) New antiepileptic drugs already registered. Epilepsia 35 [Suppl 5]: S22–S24

Ausgewählte psychiatrische Aspekte von Alkoholmißbrauch und Alkoholabhängigkeit

K. Peter, D. Srugies, Ch. Hain und **U. Bauer**

1. Einleitung

Die Intention zur Abfassung des vorliegenden Beitrages ergab sich aus mehreren Gründen. Gemeinsam mit Vertretern der Anästhesiologischen Klinik des Klinikums Erfurt wurde Anfang 1998 eine Tagung organisiert, die sich mit der Problematik stoffgebundener Süchte in der Primärversorgung beschäftigte. Aus Anlaß dieser Tagung erschien es notwendig, sich über die wichtigsten Aspekte von Alkoholmißbrauch und -abhängigkeit zu verständigen. Gerade der Gesichtspunkt der Wissensvermittlung zur Alkoholismusproblematik in anderen medizinischen Fächern war einer der wichtigsten Gründe, diese Arbeit zu verfassen. Es wurde entschieden, aus dem gesamten Problembereich ausgewählte Kapitel zu behandeln und insbesondere die große Informationsvielfalt neuer Erkenntnisse weiter zu vermitteln.

Im epidemiologischen Teil werden insbesondere aktuelle Konsumzahlen vorgelegt und deren Entwicklung in den neuen Bundesländern gezeigt. Dies soll gerade auch unter dem Aspekt der häufigen Diskussionen über die illegalen Drogen stattfinden. Da Klassifikationsprobleme in den meisten anderen medizinischen Fächern nicht so dominierend sind wie im psychiatrischen Fachgebiet, sollen die wichtigsten Klassifikationsmöglichkeiten und damit auch medizinisch-diagnostischen Möglichkeiten des Problembereiches umrissen werden. Schließlich ist es auch das Ziel, Klarheit bei der Abgrenzung der Kriterien von schädlichem Gebrauch und Abhängigkeit zu erhalten. Ein weiterer Schwerpunkt des Beitrages, unter dem Aspekt der Ausbildung, soll die Kennzeichnung historischer Kriterien und deren noch vorhandene Gegenwartsbedeutung sein, zum Beispiel anhand der Alkoholismus-Typologien. Im Kapitel zur Diagnostik wird insbesondere auf die Probleme der Initialdiagnostik und der diagnostischen Situation in der Primärversorgung hingewiesen. Gerade die in den somatischen Fächern anfallende Labordiagnostik wird in ihrer Rolle als Suchdiagnostik bei Alkoholabhängigkeit charakterisiert.

Eines der häufigsten Probleme, warum Alkoholkranke in nichtpsychiatrischen Fachgebieten zur Aufnahme kommen, sind Alkoholentzugssyndrome. Diese werden in ausführlicher Weise mit dem gegenwärtigen Kenntnisstand beschrieben. In diesem Kapitel haben wir uns bemüht, auch klinische Erfahrungen zur medikamentösen Therapie von Entzugssyndromen einfließen zu lassen. Schließlich wird der Beitrag abgerundet mit Ausführungen zur Problematik psychiatrischer Folge- und Begleitstörungen, die nicht nur im psychiatrischen Fachgebiet mit hoher Prävalenzrate anfallen, sondern auch die anderweitige stationäre Versorgungssituation belasten. Auf die Darstellung von Behandlungsaspekten, insbesondere die qualifizierte Entzugstherapie und die Entwöhnungsbehandlung betreffend, wurde aufgrund des Beitrages von Wetterling (2000) in dieser Reihe verzichtet.

2. Epidemiologie des Alkoholismus

2.1 Trinkverhalten der Gesamtbevölkerung

Nach wie vor ist Äthylalkohol in unserer Gesellschaft das am weitesten verbreitete legale Genuß- und Rauschmittel. Unterschiedliche Untersuchungen haben zeigen können, daß sich der Konsum von alkoholischen Getränken seit dem Jahre 1950 nahezu vervierfacht hat; mit der Aufnahme von ca. 10 Liter reinem Alkohol pro Kopf und Jahr gehört die deutsche Bevölkerung zu den Spitzenkonsumenten in der Welt. Seit vielen Jahren ist ebenso bekannt, daß das Trinkverhalten der Bevölkerung in fast korrelativer Beziehung steht zur Prävalenz alkoholbedingter Schäden in einer definierten Bevölkerungsgruppe.

Lelbach (1995) faßt die Untersuchungen zur Konsumhöhe in einer Bevölkerung und dem Anteil von Alkoholikern zusammen. Er zeigt, daß die Verteilung der konsumierten Alkoholmengen innerhalb der Bevölkerung einer linksschrägen unimodalen Verteilungskurve folgt und keine scharfe Trennungslinie zwischen Alkoholikern und der trinkenden Normalbevölkerung besteht. Danach bedingen Änderungen der Größe des Durchschnittskonsums pro Kopf analog Änderungen des Gesamtausmaßes alkoholbedingter Gesundheitsschäden und Sozialprobleme.

Nach Hüllinghorst (1995) leben in der BRD etwa 2,5 bis 3 Mio. Alkoholabhängige und ca. 5 Millionen Gefährdete. Diese Zahlen beinhalten außerdem noch nicht die deutlich höhere Rate von betroffenen Familienangehörigen. Schätzungen gehen davon aus, daß bis zu 20 % der Gesamtbevölkerung von der Problematik betroffen sein könnten.

Von Fichter (1997) wird gezeigt, daß in Deutschland nach Ende des zweiten Weltkrieges bis in die 80er Jahre ein drastischer Anstieg des Pro-Kopf-Verbrauches von Alkohol zu verzeichnen war, dessen Gipfel in den alten Bundesländern um das Jahr 1980 und in den neuen Bundesländern etwa um 1987 erreicht wurde.

Seit 1993/94 läßt sich nun für die neuen und alten Bundesländer eine Abnahme im Verbrauch von alkoholischen Getränken nachweisen. Aus dem Jahrbuch Sucht 1999, herausgegeben von der Deutschen Hauptstelle gegen die Suchtgefahren, können Daten für 1997 und teilweise für 1996 referiert werden, die von Breitenacher (1998) zusammengestellt wurden. Diese Daten wurden auf der Grundlage von Produktions- und Handelsbilanzen sowie anderer Angaben des Statistischen Bundesamtes erhoben. Außerdem flossen Schätzungen und Berechnungen einschlägiger Verbände ein. Letztlich kann festgestellt werden, daß der Verbrauch an alkoholischen Getränken im Jahre 1997 um 0,8 % gering rückläufig war gegenüber 1996. Für das Jahr 1996 bedeutet dies einen Alkoholkonsum von 9,8 Litern reinen Alkohols pro Kopf, abhängig von den Berechnungsverfahren, damit nimmt Deutschland international den siebenten Platz ein. Noch 1992 lag Deutschland mit einem Pro-Kopf-Verbrauch von 12,1 Litern im Jahr an erster Stelle.

Nachzuweisen ist, daß die Spirituosen weitere Absatzrückgänge hinnehmen mußten, während der Verbrauch von Wein stagniert und die Nachfrage bei Sekt leicht zulegt. Auch der Bierkonsum ist rückläufig; 1997 wurden 131,1 Liter pro Kopf der Bevölkerung verbraucht, 1990 waren dies noch 11 Liter mehr.

Breitenacher (1998) nennt hierfür strukturelle Gründe wie die anhaltende Substitution von Bier durch alkoholfreie Getränke oder die Konsumzurückhaltung der jüngeren Bevölkerung.

Erfreulich ist auch der Rückgang beim Spirituosenkonsum, der 1997 noch 6,1 Liter pro Kopf betrug. Dieser Rückgang setzt sich damit annähernd gleichmäßig seit 1991 fort. Unerfreulich ist, daß dennoch der Spirituosenkonsum in den neuen Bundesländern höher liegt als im früheren Bundesgebiet.

Im internationalen Vergleich nimmt Deutschland hinsichtlich des Bierkonsums 1996 den dritten Platz ein, bezüglich des Spirituosenkonsums den 13. Platz. Die anderen erwähnten Getränke moderieren das berichtete Niveau und führen letztendlich zu dem erwähnten siebenten Gesamtplatz im internationalen Vergleich für dieses Jahr.

Vom Institut für Therapieforschung in München wurde auch für 1996 ein Suchtbericht erstellt. Grundlagen hierfür waren die Daten der Jahre 1995 und 1996. In diesem Suchtbericht werden verschiedene Quellen benutzt, die z. B. auch umfangreiche Behandlungsstatistiken, Formularstatistiken und allgemeine Statistiken umfassen. Es wird insbesondere darauf hingewiesen, daß in den neuen Bundesländern in den Jahren 1995/96 im Vergleich zu den alten Bundesländern nur etwa die Hälfte des Pro-Kopf-Verbrauches von Wein und Sekt erfolgt, während im Spirituosenumsatz ein umgekehrter Trend vorherrscht. Allerdings muß wohl unter Beachtung des Verbrauches aller alkoholischen Getränke eine deutliche Annäherung konstatiert werden. Als Fazit dieser Situation bleibt festzustellen, daß Deutschland im internationalen Vergleich noch immer ein Bierland ist und sich deutlich von den mehr weinkonsumgeprägten Ländern wie Spanien, Italien und Frankreich unterscheidet.

Nach dem Suchtbericht Deutschland 1997 (Simon et al., 1997) muß davon ausgegangen werden, daß im Erwachsenenalter nur eine Minderheit von etwa 5 % abstinent und ca. 20 % temperent bezüglich Alkohol lebt.

Schwierig zu bewerten ist aufgrund der Daten des Suchtberichtes die Entwicklung des Alkoholkonsums bei Jugendlichen und jungen Erwachsenen mit einem rückläufigen Verbrauch bei möglicher Bevorzugung von illegalen Drogen.

Ganz entscheidend für die epidemiologische Bewertung sind auch die nach wie vor vorhandenen Geschlechtsunterschiede bezüglich des Alkoholgebrauchs. Simon et al. (1997) fassen die Daten der Altersgruppe von 12–25 Jahren so zusammen, daß Mädchen, weibliche Jugendliche und Frauen viel häufiger Wein oder Sekt als Knaben, männliche Jugendliche und Erwachsene trinken und daß mehr als zwei Drittel dieser Gruppe Bier trinken. Die weiblichen Personen dieses Altersbereiches tun dies viel seltener und trinken auch weniger Spirituosen. Allerdings trinken in den neuen Bundesländern ein Drittel der 12–25jährigen weiblichen Personen Bier.

Wenn in der Altersgruppe von 18 bis 59 Jahren noch Angaben einbezogen werden, die den letzten Monat betreffen, läßt sich zeigen, daß von 80 % der Männer Bier regelmäßig getrunken wird. Bei 14 % der Männer in den alten und 26 % in den neuen Bundesländern lassen sich mehr als 20 Konsumtage im Monat eruieren. Nur 2 % der Frauen trinken ebenso regelmäßig Bier. Sie geben häufiger Wein an, wobei nur 2–5 Konsumtage im Monat beschrieben werden. Damit findet der Weinkonsum der Frauen deutlich seltener statt als der Bierkonsum der Männer. Spirituosenkonsum an mehr als fünf Tagen im letzten Monat wurde nach diesem Suchtbericht von 8 % der Männer und 3 % der Frauen angegeben.

2.2 Risikorelevanz des Trinkverhaltens

So wie viele Alkoholismusprobleme ständig einer Diskussion und Neubewertung unterliegen, so wird das Problem des risikolosen Trinkverhaltens aus epidemiologischer Sicht bzw. aus Risiko- und protektiver Sicht anderer medizinischer Fächer immer wieder neu beurteilt. Teilweise erfolgen diese Diskussionen ohne die notwendige Berücksichtigung der süchtigen Komponenten.

In den internistischen Fachgebieten läßt sich eine umfangreiche Diskussion der Problematik des maßvollen Alkoholkonsums finden. Wiederholt ist versucht worden, die Grenzen des individuellen geschlechtsspezifischen Alkoholverbrauchs zu definieren (Tabelle 1).

Nach Suh et al. (1992) streuen die Angaben über den risikolosen Konsumbereich zwischen 0,1 bis 8,9 g/die reinen Alkohols. Lelbach (1995) spricht von 30 bis 50 g/die.

Neuere Daten sind 1998 vorgestellt worden. So zeigen de Sorgeril et al. (1998), daß Alkohol über eine Erhöhung der Cholesterinkonzentration des Blutes die Inzidenz von koronaren Rezidiven fördert, weshalb in der Sekundärprävention der koronaren Herzkrankheit selbst von einem mäßigen Alkoholkonsum abgeraten werden sollte. Die Untersuchungen beruhten auf der Analyse des Zusammenhangs zwischen dem Alkoholkonsum und dem kardiovaskulären Risikofaktorenstatus. Untersucht wurden 427 Patienten, bei denen bereits eine koronare Herzkrankheit manifest ge-

Tabelle 1. Alkoholgefährdungskriterien

Sog. Gefährdungsgrenze	40 g a. A.[a]/die bei Männern – 20 g a. A./die bei Frauen Schwellenwert für Leberzirrhose: 60 a. A./die bei Männern – 20 g a. A./die bei Frauen
Sog. Harmlosigkeitsgrenze: (britische Empfehlung)	24 g a. A./die bei Männern – 16 g a. A./die bei Frauen (3 bzw. 2 Drinks)
Sog. Unbedenklichkeitsgrenze (Trell, 1986)	7 g a. A./die bei Männern
Kein tägliches Trinken!	

[a] a. A. = absoluter Alkohol

worden war und die in Gruppen mit differenzierten Lebensgewohnheiten eingeteilt wurden. Obwohl die Ernährungsfaktoren die Alkoholfolgen unterschiedlich beeinflußten, änderte sich nichts am oben geschilderten Gesamtresümee.

Auch mit McKenna et al. (1998) fanden bei der Untersuchung der idiopathischen dilatativen Kardiomyopathie von 100 Patienten im Vergleich zu 211 Probanden aus der Allgemeinbevölkerung heraus, daß übermäßiger Alkoholkonsum kausal zur Entwicklung von Herzinsuffizienz beitragen kann. Als Beispiel von Arbeiten zur Mortalität gilt die Studie von Power et al. (1998), die einerseits einen inversen und andererseits einen allgemein vermuteten Zusammenhang zwischen Alkoholmengen und Mortalität ergab. Danach sterben aber sowohl abstinent Lebende wie auch schwere Trinker früher als angepaßte oder soziale Trinker. In der Diskussion wird die anamnestische Situation bei Abstinenten und mögliche gesundheitliche Irritationen vor Entscheid zur Abstinenz fokussiert. Letztendlich können aber die Ursachen dieses Phänomens nicht vollständig von den Autoren geklärt werden.

Eine umfangreiche Metanalyse, fußend auf den Daten der Auswertung von 16 Kohortenstudien und 132 epidemiologischen Studien, legen Holman et al. (1996) vor. In diesen Untersuchungen zur Beurteilung des Einflusses des Alkoholgenusses auf die Gesamtmortalität konnte gezeigt werden, daß bei männlichen Trinkern nach Aufnahme von 1 bis 1,9 Standarddrinks pro Tag im Vergleich zu Abstinenten ein Mortalitätsrisiko von 0,84 besteht. Das Risiko steigt bei 3 bis 3.9 Drinks auf 1,01 und eine weitere Zunahme auf 1.37 erfolgt bei 6 oder mehr Drinks (siehe Tabelle 2). Bei Frauen waren die biologisch effektiven Dosen hinsichtlich der Mortalitätswirkung im Durchschnitt um 2 Drinks geringer. Die Daten beziehen sich auf ein Alter von über 35 Jahren. Damit sind die Daten von Holman et al. (1996) vergleichbar mit den Ergebnissen von Power et al. (1998). Zunächst ergeben sich keine unterschiedlichen Bewertungen. Die Kausalanalyse dieser Datenlage muß jedoch fortgeführt werden.

Aus dem Lundby-Projekt, einer prospektiven psychiatrisch-epidemiologischen Kohortenstudie in Südschweden, wurde zum Mortalitätsrisiko im Bezug zum Alkoholkonsum nach fünf Jahrzehnten berichtet (Öjesjö et al.,

Tabelle 2. Risikovolles – risikoloses Trinken. Metanalyse der Gesamtmortalität (Holman et al., 1996). Design: 16 Vergleichsstudien, 132 epidemiologische Studien; Ziel: Berechnung des relativen Risikos, abhängig von der Trinkmenge; Resultate:

	Drinks per day							
	None	0–0,09	1,0–1,9	2,0–2,9	3,0–3,9	4,0–4,9	5,0–5,9	6,0
Männer								
Relatives Risiko	1,00	0,88	0,84	*0,93*	1,01	1,06	1.20	1,37
Frauen								
Relatives Risiko	1,00	0,88	*0,94*	1,13	1,33	1,47	1,47	1,58

1998). Von 41 Männern, bei denen zwischen 1957 und 1972 die Diagnose eines Alkoholmißbrauches oder einer -abhängigkeit gestellt wurde, starben 18 (44%). Das durchschnittliche Sterbealter betrug 56,6 Jahre. Zusammenfassend war zu konstatieren, daß die hohe Sterblichkeit auf Risikoerhöhung im täglichen Leben zurückging (z.B. starben 5 Patienten durch Unfälle, 3 durch Suizid). Die medizinischen Diagnosen betrafen bei 9 Männern das Herz-Kreislauf-System, während niemand nachweislich an Leberzirrhose verstarb. In anderen Untersuchungen konnten diese Ergebnisse aber so nicht bestätigt werden. So konnten Bauer et al. (1995) in ihrer Langzeit-Katamnesestudie bei knapp einem Viertel der Verstorbenen Lebererkrankungen nachweisen. Bei mehr als $^2/_3$ der Fälle wurde dies durch die Obduktionen bestätigt. In einer weiteren noch nicht veröffentlichten Studie der gleichen Arbeitsgruppe deuten sich analoge Ergebnisse an.

In der Vergangenheit gab es unterschiedliche Sichtweisen hinsichtlich der kritischen Alkoholmengen. Die Entwicklung ist dadurch gekennzeichnet, daß immer geringere Mengen als kritische Grenze bewertet wurden. Edwards (1994) legt bei Männern, nach Empfehlung der britischen Ärzteschaft, die Grenze schon bei 30g Alkohol pro Tag fest. Die Untersuchungen von Simon et al. (1997) beziehen sich auf eine Grenze von 40g bei Männern und 20g bei Frauen. Nach diesen Ergebnissen trinkt jeder sechste Mann im Westen und jeder fünfte im Osten Deutschlands mehr als diese Limits zulassen. Geschlechtsvergleichend trinken Frauen generell weniger, und es gibt mehr abstinente Frauen als Männer in den alten Bundesländern. In den neuen Ländern trinken nach dem Suchtbericht 1997 insbesondere in den jüngeren Altersgruppen fast ebenso viele Frauen wie Männer Alkohol bei deutlichen Unterschieden in den Konsummengen. Mehr als die Hälfte der Frauen sollen lediglich maximal 10g reinen Alkohol pro Tag trinken; sie liegen durchschnittlich dennoch über der sogenannten Unbedenklichkeitsgrenze von 7g reinen Alkohols pro Tag (Trell, 1986), zumal sie sowohl bezüglich somatischer Schäden als auch der Abhängigkeitsentwicklung erheblich empfindlicher reagieren als Männer (Tabelle 1).

2.3 Alkoholismus in epidemiologischen Studien

Epidemiologische Studien erlauben einen tatsächlichen, medizinisch-psychiatrischen Kriterien folgenden Zugangsweg zur Problematik von Alkoholmißbrauch und -abhängigkeit. Im Vergleich zu Konsumdaten, Schätzdaten und anderen Datenquellen kommt ihnen ein hohe Validität zu. Außerdem ermöglichen sie auch wichtige interkulturelle und transkulturelle Vergleiche. Letztlich sind sie die Grundlage von Planungs- und Entwicklungsprozessen zur Entwicklung und Ausgestaltung von Behandlungs- und Betreuungsnetzen, liefern aber vor allem Informationen über die tatsächliche Prävalenz in der Gesamtbevölkerung oder bestimmten Bevölkerungsgruppen. In den siebziger Jahren wurde in Oberbayern in drei Gemeinden eine repräsentative Bevölkerungsstichprobe hinsichtlich der psychiatrischen Gesamtmorbidität untersucht (Dilling und Weyerer, 1984). In den Jahren 1980 bis 1986 wurde eine zweite Untersuchung durchgeführt, die wieder einen repräsentativen Bevölkerungsquerschnitt umfaßte, Nachuntersuchungen des Erstklientels einschloß und in der es teilweise gelang, Verweigerer mit einzubeziehen. Der Anteil von 84,2 % der persönlich Untersuchten der Stichprobe war außergewöhnlich hoch (Fichter et al., 1990, 1996, 1997a, b). Unter weitgehend vergleichbaren Bedingungen war in den USA in den Jahren von 1980 bis 1994 in fünf Regionen eine Studie durchgeführt worden, die ebenfalls der Prüfung der psychiatrischen Morbidität diente (Regier et al., 1990). Zwei der einbezogenen amerikanischen Regionen waren ebenso ländlich strukturiert wie die oberbayerischen Orte. Trotz der Unterschiede im Studiendesign scheinen viele Daten vergleichbar. In Tabelle 3 werden einige ausgewählte Daten, die sich auf 6-Monats-Prävalenzraten beziehen, verglichen (nach Fichter et al., 1996). Die Ergebnisse zeigen, daß Alkoholmißbrauch/-abhängigkeit die diagnostische Kategorie mit der höchsten Prävalenzrate in beiden Studien war.

Weitere wichtige Ergebnisse der Studien sind die wesentlich höheren Prävalenzraten der Männer, der bedeutende Mißbrauchs-Abhängigkeits-Gipfel im jungerwachsenen Alter in den USA, die niedrigeren Raten nach dem 45. Lebensjahr, die Schichtbetonung der bayerischen Daten sowie höhere Raten bei sozial isolierten Gruppen, abgesehen von der höheren Rate bei Verheirateten der deutschen Gruppe.

2.4 Alkoholprobleme in medizinischen Einrichtungen

Zweifelsfrei muß die Alkoholproblematik in nichtpsychiatrischen und psychiatrischen Kliniken mehrschichtig gesehen werden. So zeigen immer wieder Studien den wesentlich höheren Anteil von Alkoholbetroffenen in Allgemeinkrankenhäusern im Vergleich zur Durchschnittsbevölkerung. In psychiatrischen Kliniken ist diese Rate noch weit höher. Außerdem sind psychiatrische und psychosomatische Kliniken in das Suchtbetreuungsnetz eingebunden.

Soyka (1995) zählt einige Studien auf, die sich mit den tatsächlichen Verhältnissen in Kliniken befassen. Auerbach und Melchertsen (1981) stu-

Tabelle 3. 6-Monats-Prävalenzraten (in %) für Alkoholmißbrauch bzw. -abhängigkeit in ländlichen Gegenden Oberbayerns und der USA nach soziodemographischen Merkmalen (Fichter et al., 1996)

		Oberbayerische Studie	Amerikanische ECA-Studie
Gesamtprävalenz		3,1	2,9
Leichter Mißbrauch		2,0	
Geschlecht	männlich	10,4	6,5
	weiblich	0,8	0,3
Alter in Jahren	18–24	1,8	6,3
	25–34	7,6	2,1
	35–44	9,0	5,4
	45–54	6,6	3,1
	55–64	5,1	0,3
	65 und mehr	1,4	1,1
Soziale Klasse	Oberschicht	5,9	2,9
	obere Mittelschicht	0,9	3,2
	untere Mittelschicht	2,6	2,7
	obere Unterschicht	7,5	5,4
	untere Unterschicht	8,3	1,8
Familienstand	alleinstehend	4,1	5,8
	verheiratet	6,2	2,7
	verwitwet	1,1	1,2
	geschieden/getrennt	6,4	7,9

dierten die Prävalenzproblematik in Kliniken der Medizinischen Hochschule Lübeck: Innere Medizin 14 %, Chirurgische Klinik 7 %, Psychiatrische Klinik 19 %. Soyka (1995) weist auf die Arbeit von Möller et al. (1987) hin, die in einer nichttraumatologisch-chirurgischen Abteilung 7 % und einer traumatologischen Abteilung 19 % fanden. Wetterling und Veltrup (1997) folgern aufgrund der Untersuchungen von Arolt et al. (1995) und John et al. (1996), daß 14 bis 17 % der aufgenommenen Patienten internistischer und chirurgischer Bereiche Alkoholmißbrauchs- oder -abhängigkeitsprobleme haben. Nach den Studien von Athen und Schranner (1981), Auerbach und Melchertsen (1981), Möller et al. (1987) und Peßner und v. Keyserlingk (1988) gibt Wienberg (1995) einen Median von 11 % bei einer Streuung von 7,2 % bis 16.4 % hinsichtlich der Prävalenz von Alkoholabhängigkeit in internistischen und chirurgischen Krankenhauspopulationen an. Somit zeigt sich auch, daß jährlich ca. 25 % aller Alkoholiker mindestens einmal in nichtpsychiatrischen Kliniken behandelt werden und in psychiatrischen Einrichtungen etwa 3,4 % der Betroffenen im Jahr zur Aufnahme kommen. Die Untersuchungen von Rumpf et al. (1998) im Allgemeinkrankenhaus zeigen, daß kein geringer Teil erstmals alkoholabhängig diagnostizierter Patienten bereit ist, suchtspezifische Hilfen anzunehmen. In einer eigenen Studie (siehe auch Bombach, 2000) konnten wir

72 % der alkoholabhängigen Patienten einer psychiatrischen Versorgungsklinik und sogar 75 % der Patienten aus nichtpsychiatrischen Fachgebieten durch aufsuchende Projektarbeit in Suchthilfenetze weitervermitteln (Srugies et al., 1999). Auch in der Allgemeinarztpraxis sollen 10 bis 15 % aller Patienten Alkoholprobleme haben (nach John et al., 1996, zit. bei Wetterling und Veltrup, 1997), und nach Wienberg (1992) suchen 70 % der Alkoholiker mindestens einmal jährlich ihren Hausarzt auf. Wienberg (1995) wertete 8 Studien aus der Bundesrepublik und ehemaligen DDR aus, die auf dem Münchner-Alkoholismus-Test (MALT) oder den ICD-Kriterien fußten. Als Median konnten Prävalenzraten von 6 % Alkoholabhängigen in den Praxen niedergelassener Ärzte festgestellt werden.

3. Klassifikationsprobleme

3.1 Grundlagen der Klassifikation

In der ambulanten und klinischen Praxis müssen eine Vielzahl von Patienten mit alkoholassoziierten Problemen sachgerecht klassifiziert werden. Gegenwärtig ist immer noch das Klassifikationssystem nach ICD-9 für die Praxis verbindlich. Die neueren Klassifikationssysteme nach ICD-10 (1993) und DSM-IV (1996) werden aber vielerorts, insbesondere in der psychiatrischen Forschung, ergänzend angewandt. Ab 2000 soll die ICD-10 jedoch auch für die niedergelassenen Ärzte verbindlich sein.

Die ICD-10 repräsentiert das Klassifikationssystem der WHO, während das DSM-IV das Klassifikationssystem der nordamerikanischen Psychiatrie darstellt. Anwendungen zur Darstellung der alkoholismusbedingten Entitäten machen also gegenwärtig unbedingt noch den Einbezug der ICD-9 (1986) bzw. IKK-9 (1979) erforderlich, da diese in der Grundversorgung und weiterführenden Versorgung überwiegend benutzt wird. Die Bedeutung der neuen Klassifikationssysteme besteht insbesondere darin, Kenntnisse aus den letzten Jahren zu integrieren, um zu valideren und zu klinisch brauchbareren Beschreibungen der Störungsbilder zu gelangen. Der Vergleich der einzelnen Systeme macht aber auch auf Schwächen aufmerksam und gibt zwingende Hinweise für unbedingt notwendige zukünftige Entwicklungen.

3.2 Klassifikationsmöglichkeiten nach ICD-9, ICD-10 und DSM IV

3.2.1 Intoxikation, Mißbrauch und Abhängigkeit

Die in den Klassifikationssystemen der ICD-9, ICD-10 und des DSM IV verwendeten klassifikatorischen Bezeichnungen für diesen Problembereich sind in der Tabelle 4 zusammengestellt.

Grundsätzlich fällt auf, daß es in der ICD-9 keine Diagnosennummern für die Alkoholintoxikation gibt. In den Handlungsanweisungen ist festgelegt, daß ein unkomplizierter Rausch nach der Diagnose-Nr. 305.0 zu verschlüsseln ist. Es existiert nur eine Diagnosenummer für den pathologischen Rausch (291.4). Für Arzneimittel- und Rauschgiftintoxikationen ist hingegen die Diagnosenummer 292.2 vorgesehen. Eine Alkoholintoxikation im Rahmen einer bestehenden Abhängigkeit sollte mit der Diagnosenummer 303 verschlüsselt werden.

In der ICD-10 findet sich eine eigene Kategorie zur Verschlüsselung der akuten Intoxikationen, die auch die Alkoholintoxikation einschließt. Im Gegensatz zum DSM-IV ist dieser Problembereich auch weiter ausdifferenziert worden. Insgesamt ermöglicht also die ICD-10 eine differenziertere Klassifikation der akuten Intoxikation mit acht unterschiedlichen Angaben, die von der unkomplizierten Intoxikation bis zum pathologischen Rausch reichen. Weiterhin kann mit den Codierungen nach Y 90.0 bis Y 90.8 der Blutalkoholspiegel näher gekennzeichnet werden, und mit der Codierung Y 91 kann der Schweregrad klinisch belegt werden, wenn der Blutalkoholspiegel nicht bestimmt wurde.

In der ICD-9 kann mit der Diagnosenummer 790.3 ein stark erhöhter Blutalkoholspiegel ebenfalls gekennzeichnet werden. Zusätzlich lassen sich die toxischen Wirkungen von Alkohol mit der Diagnosenummer 980.0 dokumentieren. Letztendlich erlaubt die ICD-10 im Vergleich zur ICD-9 jedoch eine wesentlich größere Differenzierung der Alkoholintoxikationsproblematik und erfaßt sowohl somatische als auch psychische Aspekte der Alkoholintoxikation. Bei der akuten Intoxikation wird aber auch darauf aufmerksam gemacht, daß die Diagnose nur dann gewählt werden sollte, wenn keine längerdauernden Probleme mit psychotropen Substanzen bestehen. Nach DSM-IV wird die Alkoholintoxikation bei den Alkoholinduzierten Störungen und in Abgleich mit der Substanzindikation verschlüsselt. In den Leitlinien der neuen Diagnosesysteme werden Verhaltens- und psychische Veränderungen betont. Zusätzlich wird gerade in der ICD-10 noch eine Reihe von die Intoxikation medizinisch beeinflussenden Faktoren hervorgehoben. Außerdem wird ein sozial enthemmender Effekt, der einer Intoxikation vorausgehen kann, erwähnt. Die Leitlinien des DSM-IV beschreiben auch sechs Symptome zum Teil somatischer Art, die mit der Intoxikation verbunden sein können. So werden u. a. verwaschene Sprache, Koordinationsstörungen, unsicherer Gang und Nystagmus hervorgehoben. In den beiden neueren Diagnosesystemen wird die Differentialdiagnose hinsichtlich anderer medizinischer Krankheitsprobleme berücksichtigt und besonders in der ICD-10 auch die Möglichkeit der Mischintoxikation genannt.

Nach wie vor bestehen außerordentliche Schwierigkeiten zur Differentialdiagnose zwischen Alkoholmißbrauch und Abhängigkeit. In der Tabelle 7 wird gezeigt, daß sowohl die ICD-9 als auch das DSM-IV den Begriff des Alkoholmißbrauches benutzen, während in der ICD-10 der Begriff des schädlichen Gebrauches eingeführt wurde. Hinsichtlich der Alkoholabhängigkeit besteht zwischen ICD-10 und DSM-IV eine bessere Übereinstimmung. In der ICD-9 wird dafür nur der Begriff Alkoholismus verwendet. Die einzelnen Kriterien hinsichtlich der Definition von Mißbrauch und Abhängigkeit werden im Teilkapitel 4 dieses Beitrages besprochen, da sie mit vielfältigen klinischen Herausforderungen verbunden sind.

Tabelle 4. Intoxikation, Mißbrauch, Abhängigkeit

ICD-9		ICD-10		DSM-IV	
305.0	*Mißbrauch von Alkohol (Rausch o.n.A.)*	*F 10.0x*	*akute Alkoholintoxikation*	*303.00*	*Alkoholintoxikation*
		Y 90	Blutalkoholspiegel		
790.3	Stark erhöhter Blutalkoholspiegel	Y 91	Intoxikationsgrad		
		F 10.00	unkompliziert		
		F 10.02	mit sonstigen med. Komplikationen		
980.0	Toxische Wirkung von Alkohol	F 10.05	mit Koma		
		F 10.1	*schädlicher Gebrauch*	*305.00*	*Alkoholmißbrauch*
303	*Alkoholismus*	*F 10.2*	*Abhängigkeitssyndrom*	*303.90*	*Alkoholabhängigkeit*
		F 10.20	gegenwärtig abstinent	*Zusatzcodierungen*	
		F 10.21	gegenwärtig abstinent, beschützende Umgebung	–	mit körperlicher Abhängigkeit
				–	ohne körperliche Abhängigkeit
		F 10.22	Teilnahme Ersatzdrogenprogramm	–	früh vollremittiert
		F 10.23	abstinent, aber aversive oder hemm. Medikamente	–	früh teilremittiert
				–	anhaltend vollremittiert
		F 10.24	gegenwärtiger Substanzgebrauch	–	anhaltend teilremittiert
		F 10.25	ständiger Substanzgebrauch	–	bei agonistischer Therapie
		F 10.26	episodischer Substanzgebrauch (Dipsomanie)	–	in geschützter Umgebung

3.2.2 Delirium tremens und andere Entzugsyndrome

Während zum Beispiel bei den akuten Intoxikationen nur relativ wenig psychiatrisch relevante Literatur vorliegt, da diese Problematik oft mehr nichtpsychiatrische Fächer tangiert, findet sich eine andere Situation hinsichtlich des Delirium tremens und leichtgradiger Entzugssyndrome.

Die Tabelle 5 erfaßt die Alkoholentzugssyndrome in den Klassifikationssystemen.

Nach der ICD-9 wird die Diagnose Delirum tremens mit der Diagnosenummer 291.0 dem Kapitel der Alkoholpsychosen zugeordnet. Eine spezifische Diagnosenummer, die eine Entzugssymptomatik ohne Delir beinhalten würde, läßt sich nicht finden, so daß die Alkoholentzugsyndrome I. und II. Grades (vegetatives AES und Prädelir) unter 291.8 verschlüsselt werden müssen. Die ICD-10 unterscheidet ein Entzugssyndrom mit und ohne Krampfanfälle und ein solches mit Delir, ebenfalls mit bzw. ohne Krampfanfälle. Im DSM-IV gibt es hinsichtlich der begleitenden oder allein ausgestaltenden Delirproblematik Bezüge zu den Entstehungsweisen. Sowohl das äußerst seltene Alkoholintoxikations- wie auch das relativ häufige Alkoholentzugsdelir müssen mit der gleichen Diagnose-Nr. 291.00 verschlüsselt werden. Diese diagnostischen Kriterien sind im DSM-IV einerseits dem Teilkapitel *Substanzinduzierte Delirien* zugeordnet, andererseits sind die Kriterien des Alkoholentzugssyndroms im DSM-IV auch speziell für den Alkoholentzug herausgearbeitet.

In der ICD-10 werden auch Suchtmittel-Folgestörungen übergreifend beschrieben. Die ICD-10 hebt hervor, daß es sich dabei um Indikatoren des Abhängigkeitssyndroms handele. Bei der übergreifenden diagnostischen Sichtweise der ICD-10 müssen demzufolge die beschreibenden Merkmale unschärfer bleiben als im DSM-IV. Das DSM-IV fordert mehrere Kriterien. In der Tabelle 12 sind diese zusammengefaßt. Außerdem fällt auf, daß bestimmte Bedingungen auch erfüllt sein müssen, um die Diagnose stellen zu können.

Tabelle 5. Entzüge und Delirien

ICD-9		ICD-10		DSM-IV	
		F 10.03	akute Intoxikation mit Delir	*291.00*	*Alkoholintoxikationsdelir*
291.8	*Andere Alkoholpsychosen*	*F 10.3*	*Entzugssyndrom*	291.80	Alkoholentzug (ohne Delir)
		F 10.30	ohne Komplikationen		
		F 10.31	mit Krampfanfällen		
291.0	*Delirium tremens*	*F 10.4*	*Entzugssyndrom mit Delir*	*291.00*	*Alkoholentzugsdelir*
		F 10.40	ohne Krampfanfälle		
		F 10.41	mit Krampfanfällen		

3.2.3 Demenzen, Psychosen, pathologische Rausch- und Restzustände

Schließlich werden in der Tabelle 6 Demenzen, Amnesien, Psychosen, pathologische Rausch- und Restzustände zusammengefaßt und bedienen damit die in den Klassifikationssystemen vorhandenen weiteren Etikettierungen alkoholbedingter Störungen. Durchgehend finden sich Beschreibungen der alkoholbedingten Demenz, während der Bereich der mit Alkohol verbundenen psychotischen Störungen zumindestens in der ICD-10 und DSM-IV angenähert wurde. Der pathologische Rausch wird in den europäischen Systemen beschrieben und im DSM-IV nicht gekannt.

4. Definitionen, Typologien und Verlauf

4.1 Kriterien für Alkoholmißbrauch

Zu den schwierigen mitunter umstrittenen Problemen auch in der Klinik gehört die sichere diagnostische Abgrenzung zwischen Alkoholmißbrauch/schädlichem Gebrauch und Alkoholabhängigkeit. In der Tabelle 7 geben wir einen Überblick über die in ICD-10 und DSM-IV verwandten Kriterien zur Kennzeichnung dieses Gebrauchs- bzw. Mißbrauchsmusters.

Schmidt (1995, 1997) hat gezeigt, daß das Konzept des schädlichen Gebrauchs und der Abhängigkeit auf eine biaxiale Konzeption von Edwards und Gross (1976) sowie Edwards et al. (1977) zurückgeht. Dabei werden Mißbrauch und Abhängigkeit unabhängig voneinander gesehen. Aus der Sicht der DSM-Kriterien könnten Mißbrauch, aber auch schädlicher Gebrauch ein Vorläufersyndrom der späteren Abhängigkeit sein, quasi ein Durchgangsstadium. In der Praxis ist dies die Regel. Die Verwendung des Terminus schädlicher Gebrauch könnte etwas mißverständlich sein, er meint jedoch den Gebrauch mit somatischen, psychischen und sozialen Folgen, wobei die psychischen Kriterien als Schädigung der psychischen Gesundheit erwähnt werden.

Die Diagnose des schädlichen Gebrauchs ist an ein bestimmtes Konsummuster psychotroper Substanzen gebunden. Wie bei den klassifikatorischen Kriterien wird der schädliche Gebrauch nicht ausschließlich auf den Alkohol bezogen. Nach den DSM-IV-Kriterien wird für den Mißbrauch ebenfalls ein unangepaßtes Muster von Alkoholgebrauch gefordert. In weiteren Kriterien werden im Vergleich zu den allgemeinen Leitlinien der ICD-10 jedoch konkretere Probleme und Folgen des Trinkens herausgearbeitet. So wird zum Beispiel direkt auf das Versagen bei Schul- und Arbeitsleistung oder Haushaltsführung hingewiesen. In der ICD-10 kommt den negativen Folgen hingegen keine Beweiskraft zu. Der Alkoholgebrauch in Gefährdungssituationen, wie am Steuer oder beim Bedienen von Maschinen, wird herausgearbeitet. Auch auf das fortgesetzte Trinken bei zunehmender sozialer Problemlage wird aufmerksam gemacht. Einzelkriterien des Abhängigkeitssyndroms wie Toleranzentwicklung, Entzugssymptome oder zwanghafter Substanzgebrauch gelten nach DSM-IV als Ausschlußkri-

Tabelle 6. Demenzen, Amnesien, Psychosen, pathologische Rausch- und Restzustände

ICD-9		ICD-10		DSM-IV	
291.1	Alkoholische Korsakow-Psychose	F 10.6	amnestisches Syndrom	291.1	Persistierende alkoholinduzierte amnestische Störung
291.2	*Sonstige Formen der alkoholischen Demenz*	*F 10.73*	*Demenz*	*291.2*	*Persistierende alkoholinduzierte Demenz*
291.3	Sonstige Alkoholhalluzinosen	F 10.5	Psychotische Störung	291.x	Alkoholinduzierte psychotische Störung
		F 10.51	Mit Wahn	291.5	Mit Wahn
291.5	Alkoholischer Eifersuchtswahn	F 10.52	Mit Halluzinationen	291.3	Mit Halluzinationen
291.4	*Pathologischer Rausch*	*F 10.07*	*Pathologischer Rausch*		
291.8	Sonstige	F 10.8	Sonstige psychische und Verhaltensstörungen	291.8	Alkoholinduzierte affektive Störung (x) Alkoholinduzierte Angststörung (x) Alkoholinduzierte Sexuelle Funktionsstörung (x) Alkoholinduzierte Schlafstörung (x) (x) Kennzeichnung des Symptombildes und weiterer Merkmale deskriptiv
291.9	N.n.bez.	F 10.9	N.n.bez. psychische und Verhaltensstörungen	291.9	N.n.bez. Störung im Zusammenhang mit Alkohol

terien für den „Mißbrauch", während in der ICD-10 das Abhängigkeitssyndrom global (neben möglicher psychotischer Störung) als Ausschlußkriterium verwendet wird. Küfner (1997) weist auf die Problematik der Unterscheidung von schädlichem Gebrauch und Abhängigkeit unter therapeutischer Implikation hin. Schädlicher Gebrauch erfordert nicht die globale Zielsetzung der Abstinenz, während bei ausgeprägter Abhängigkeit nach wie vor diese Zielstellung vereinbart werden sollte. Er zeigt auch auf, daß nach den EBIS-Dokumentationen von 1994 in einem ambulanten Setting in Beratungsstellen auf einen Fall mit schädlichem Gebrauch zirka fünf Fälle mit Alkoholabhängigkeit kommen. Diese Zahlen wurden von Simon et al. (1997) vorgelegt. Weiterhin weist er nach, daß in einer amerikanischen Untersuchung von 1993 mit der ICD-10 doppelt so viele Personen mit schädlichem Gebrauch erfaßt wurden als mit dem DSM-III-R. Ein Vergleich mit der DSM-IV soll bisher noch nicht vorliegen. Wie problematisch die Kriterien des schädlichen Gebrauchs sind, zeigt auch der Vergleich mit der älteren Alkoholikertypen-Klassifikation nach Jellinek. In dieser noch weit verbreiteten Typologie wird mit den Alpha- und Beta-Alkoholismustypen Trinkverhalten nicht süchtiger Art beschrieben; sondern chronischer Abusus – möglicherweise auch im Vorfeld – zum abhängigen Trinken. Diese beiden Trinkmuster nach Jellinek, also Konflikt- (besser Wirkungs-) und Gelegenheitstrinker, finden in der ICD-10, abgesehen vom schädlichen Gebrauch, der sogenannte riskante Gebrauch wird nicht ver-

Tabelle 7. ICD-10 und DSM-IV Kriterien für einen schädlichen Gebrauch bzw. Mißbrauch von Alkohol (modifiziert)

ICD-10 (F 10.1) Schädlicher Gebrauch	DSM-IV (305.00) Alkoholmißbrauch
Voraussetzungen: *Konsummuster* psychotroper Substanzen (Alkohol) mit nachfolgender Gesundheitsschädigung	1. *Unangepaßtes* Muster von Alkoholgebrauch führt zu Beeinträchtigungen und Leiden
Kriterien: Tatsächliche Schädigung der psychischen und physischen *Gesundheit*	1. Aufgrund von Nachwirkungen des Trinkens bzw. bestehender Intoxikation Versagen bei *Schul- und Arbeitsleistungen* und Haushaltsführung
Umgebungskritik und negative soziale Folgen (ohne Beweiskraft)	2. Alkoholgebrauch in *Gefährdungssituation* • Alkohol am Steuer • kein Bedienen von Maschinen
Akute Intoxikation (F 10.0) oder ein „Kater" (hangover) nicht beweisend	3. Rechtliche Probleme 4. Fortgesetztes Trinken trotz zunehmender sozialer Probleme
Ausschlußkriterien: Abhängigkeitssyndrom (F 10.2) Psychotische Störung (F 10.5)	Toleranzentwicklung, Entzugssymptome Zwanghafter Substanzgebrauch
Zeitraum:	12 Monate

schlüsselt, keine entsprechende Repräsentation, worauf Athen (1998) hinweist. Dies ist besonders bedauerlich, da diese beiden Trinkstile als mögliche Vorstufen der Alkoholabhängigkeit bekannt sind. Athen (1998) meint, daß es ebenso problematisch sei, daß das diagnostische Instrumentarium aus den Klassifikationssystemen zur Erfassung dieser Gefährdungssituationen fehlt. Er schlägt deswegen aus klinischer Sicht vor, den Begriff der Alkoholgefährdung einzuführen, um die präventive Sichtweise zu stärken. Letztlich kann dieser Ansicht nicht in jedem Umfang gefolgt werden, da natürlich ein Klassifikationssystem keine ausdrückliche diagnostische Handlungsanweisung ist. Andererseits stehen auch gut eingeführte Instrumente zur Früherkennung zur Verfügung, selbst wenn diese keinen unmittelbaren ICD-10-Bezug haben.

4.2 Kriterien für Alkoholabhängigkeit

In der Tabelle 8 werden die Kriterien der Alkoholabhängigkeit in der ICD-10 und dem DSM-IV gegenübergestellt

Die Schwierigkeiten im Vergleich der Klassifikationssysteme sind hier zweifelsfrei geringer als in der Diskussion von Alkoholmißbrauch/schädlichem Gebrauch. Es ist klar ersichtlich, daß die Voraussetzungen in ähnlicher Weise definiert werden, wobei der Begriff des Abstinenzabbruchs in der ICD-10 Einführung findet. Das Abhängigkeitssyndrom der ICD-10 wird mit sechs Items beschrieben und erscheint damit ausreichend charakteri-

Tabelle 8. ICD-10 und DSM-IV Kriterien für eine Alkoholabhängigkeit (modifiziert)

ICD-10 (F 10.2)	DSM-IV (303.90)
Voraussetzungen: • Substanzkonsum (Alkohol) hat Vorrang gegenüber anderen Verhaltensweisen • nach Abstinenzbruch schnelle Wiederholungssymptomatik	Unangepaßtes Muster von Substanzgebrauch führt zu Beeinträchtigungen und Leiden
Kriterien:	
1. Konsumtionszwang	1. *Toleranzentwicklung* • Dosierung; • Wirkungsverlust
2. Kontrollverlust bez. Beginn, Beendigung und Menge des Alkoholkonsums	2. *Entzugssymptomatik* • Substanz spezifisch; • Symptom lindernd
3. *Körperliches Entzugssyndrom* • Substanz spezifisch; • Symptom lindernd	3. Mengenzunahme bzw. Einnahmedauerverlängerung
4. *Toleranzentwicklung, bedingt Dosiserhöhung*	4. Abstinenz- oder Absetzversuche
5. *Interessenreduktion*	5. Beschaffungsrituale
6. *Anhaltender Konsum trotz schädlicher Folgen*	6. *Interessenreduktion*
	7. *Anhaltender Konsum, schädliche Folgen*
Besonderheiten: Trinken ohne Anlaß	mit/ohne körperliche Abhängigkeit
Verlaufszusatzkodierungen	
Zeitrahmen: 12 Monate	12 Monate

siert. In Anlehnung an Athen (1998) läßt sich zeigen, daß die Items 1, 2, aber auch 5 und 6 Ausdruck süchtigen Verlangens und damit der psychischen Abhängigkeit sind. Item 3 sowie bedingt auch Item 4 spiegeln die körperliche Abhängigkeit wider. Weiterhin ist ersichtlich, daß negative soziale Folgen nicht vordergründig beschrieben werden, obwohl diese in den betroffenen Lebensbereichen recht früh auffällig werden können. In dem DSM-IV sind die Kriterien des süchtigen Verlangens ebenfalls mit mehreren Items beschrieben, z. B. mit den Items 5,6, teilweise auch 3 und 7. Die körperlichen Folgen der Abhängigkeit werden mit dem Item 7, teilweise auch 1 dokumentiert. Das Item 3 erfaßt Mengenzunahme bzw. Einnahmedauerverlängerung. Mit Item 2/Entzugssymptomatik wird auch auf die Problematik von möglicherweise fehlender körperlicher Abhängigkeit hingewiesen (zum Beispiel Psychostimulantien und Halluzinogene betreffend). Auch beim Gamma-Alkoholismus nach Jellinek (s. u.) können körperliche Entzugssymptome erst am Ende der kritischen Phase subjektiv merklich werden.

4.3 Typologien

Die Praxis der Alkoholismusforschung hat in den letzten Jahrzehnten zu unendlich vielen Bemühungen geführt, Typologien über diesen Problembereich zu entwickeln. Diese sollten das Ziel haben, durch eine höhergradige klinische Ordnung der vorliegenden Erkenntnisse wichtige Informationen zur Alkoholkrankheit in ihren gesamten Bedeutsamkeiten zu gewinnen.

Trotz der Vielzahl der Forschungsbemühungen gibt es gegenwärtig keine allgemein verbindliche Typologie. Insgesamt ist festzustellen, daß mehrere Typologien nebeneinander konkurrieren. Die wohl älteste geht auf Jellinek (1960) zurück und wurde aufgrund von empirischen Untersuchungsdaten gewonnen. Nach wie vor hat diese Typologie große Bedeutung im klinischen Alltag. In der Tabelle 9 sind in der Modifikation nach Soyka (1997) diese und andere gegenwärtig zur Verfügung stehende Typologien beschrieben. Wie schon bei der Erörterung zum schädlichen Gebrauch dargestellt, findet die Alpha-Betatyp-Klassifikation nach Jellinek in der ICD-10 oder DSM-IV keine Entsprechung, wodurch leider die Trinkmuster des chronischen Mißbrauches auch im Grenzbereich zur Abhängigkeit vernachlässigt werden. Athen (1998) hat versucht, die eigentlichen süchtigen Trinktypen von Jellinek, wie den Gamma- und Deltatyp, hinsichtlich ihrer Widerspiegelung im Abhängigkeitssyndrom nach ICD-10 zu untersuchen. Er meinte, daß sich nur je drei Merkmale des Gamma- und Delta-Alkoholismus im Abhängigkeitssyndrom der ICD-10 finden.

Dies sind die Merkmale 1, 2 und 6 beim Gamma-Alkoholismus, sowie die Merkmale 1, 3 und 6 beim Delta-Alkoholismus. Die klinische Praxis zeigt jedoch, daß auf den Gamma-Alkoholismus alle sechs Items zutreffen; beim Delta-Alkoholismus tritt an die Stelle des Kontrollverlustes der Abstinenzverlust, der indirekt im Merkmal 3 enthalten ist. Letztlich zeigt diese Herangehensweise, daß es Sinn macht, diese plastischen Kriterien von

Tabelle 9. Typologien des Alkoholismus (modifiziert nach Soyka, 1997)

1. Typologie nach Jellinek (1960)				
Alpha-Typ	*Beta-Typ*	*Gamma-Typ*	*Delta-Typ*	*Epsilon-Typ*
Problem-, Erleichterungs-, Konflikttrinker (Wirkungstrinker) Genußtrinker	Gelegenheitstrinker (soziokulturelle Einflüsse)	Süchtiger Trinker (im eigentlichen Sinne) Rauschtrinker	Rauscharmer, kontinuierlicher Alkoholkonsum	Episodischer Trinker
Keine Abhängigkeit, nur psychische Bindung	Weder psychische noch körperliche Abhängigkeit	Zuerst psychische, dann körperliche Abhängigkeit	Physische Abhängigkeit (sekundär psychische Bindung)	Psychische Abhängigkeit
Kein Kontrollverlust, Fähigkeit zur Abstinenz	Kein Kontrollverlust	Kontrollverlust mit Phasen von Karenz kein Kontrollverlust	Keine Abstinenz, Abstinenzverlust keit zur Abstinenz	Kontrollverlust, jedoch Fähig-

2. Typologie nach Cloninger (1981)	
Typ I	*Typ II*
Eher von Umweltfaktoren abhängig Später Beginn (nach dem 25. Lebensjahr) Bei beiden Geschlechtern vorkommend Eher milder Verlauf des Alkoholabusus Hohe „reward dependence" „harm avoidence"	Eher von hereditären Faktoren abhängig Früher Beginn (vor dem 25. Lebensjahr) Auf das männliche Geschlecht begrenzt Eher schwerer Verlauf des Alkoholabusus Niedrige „reward dependence", „harm avoidance"
Niedriges „sensation seeking"	Hohes „sensation seeking"

3. Typologie nach Lesch (1990)			
Typ I (Allergie-,)	*Typ II (Angst-,)*	*Typ III (Depressions-,)*	*Typ IV (Gewohnheitsmodell)*
Erhöhte Vulnerabilität für Alkohol (frühe und schwere Entzugssymptome)	Ontogenetische Faktoren im Vordergrund (geringe Entzugssymptome und Folgen)	Entwicklungsstörungen und erhöhte Vulnerabilität für Alkohol (psychische Komplikationen)	Frühkindliche Vorschädigung und Entwicklungsstörungen (schwere gesundheitliche Folgen)

(Fortsetzung siehe S. 93)

Tabelle 9 (Fortsetzung)

4. Typologie nach Babor (1992)	
Typ A	*Typ B*
Später Beginn (30 bis 40 Jahre)	Früher Beginn (vor 21. Lebensjahr)
Wenig Risikofaktoren in der Kindheit	Vermehrt Risikofaktoren in Familie und Kindheit
Geringer Grad der Abhängigkeit	Starke Ausprägung der Abhängigkeit
Wenige körperliche und soziale Konsequenzen	Vermehrte körperliche und soziale Konsequenzen
Geringe psychiatrische Komorbidität	Hohe psychiatrische Komorbidität
Geringe Umfeldbelastung	Hohe Umfeldbelastung
Gute Prognose	Schlechte Prognose

Jellinek weiter in der klinischen Praxis zur Orientierung zu verwenden, zumal damit auch sichere Abhängigkeitskriterien seitens des Trinkverhaltens herausgearbeitet wurden. In der historischen Reihenfolge fällt dann die Typologie nach Cloninger (1981) auf, die beim Typ II die hohe genetische Belastung (*„male limited" und früher Trinkbeginn*) hervorhebt sowie das ausgeprägte antisoziale Verhalten. In gewissem Maße erinnert diese Klassifikation an die Basisstörungskonzeption von Huber in der Schizophrenieforschung, da versucht wird, genetische/neurochemische Abweichungen mit Verhaltensmerkmalen zu assoziieren. Die Einbeziehung von Verhaltens- und Persönlichkeitsmerkmalen wie *harm avoidance, reward dependence und sensation seeking* könnten in der Prävention betroffener Familienmitglieder und der Früherkennung verhaltenstherapeutisch bearbeitet werden. In der Typologie von Lesch (1990) wird der Vulnerabilitäts- und Therapiegedanke in die typologische Betrachtung eingeführt. Zusätzlich werden insbesondere weitere biologische aber auch Umweltfaktoren berücksichtigt, die zu einer Vier-Typen-Klassifikation führen. In der gegenwärtigen Praxis hat sich diese jedoch leider noch nicht länderübergreifend durchgesetzt.

Erwähnt werden soll noch die Typologie nach Babor et al. (1992), die sich insbesondere dadurch auszeichnet, daß ihr ein möglicherweise prädiktiver Stellenwert zukommt. Es werden ähnlich wie bei Cloninger ein früher und später Beginn unterschieden. Der Typ A mit späterem Beginn zeichnet sich durch weniger schwergradige Abhängigkeit, weniger Risikofaktoren, weniger körperliche und soziale Konsequenzen, wenig Komorbidität, geringe Umfeldbelastung und gute Prognose aus; analog Typ I nach Cloninger. Quasi gegenteilig sind die Dimensionen des Types B ausgeprägt. Ein gewisser Vergleich drängt sich mit den Daten von Schmidt (1997) auf, der *early onset*- und *late onset*-Alkoholiker nach den suchtanamnestischen Daten unterschieden hat und dabei zeigen konnte, daß die *early onset*-Alkoholiker eine längere Trinkgeschichte aufweisen als die Spätbeginner.

4.4 Verlaufsphasen

Die klassischen Vorstellungen zur Entwicklung der Alkoholabhängigkeit gehen auf die Untersuchungen von Jellinek (1952, 1960) zurück.

Dieser hatte eine Phaseneinteilung des Gamma-Types der Alkoholkrankheit geschaffen, die neben der Prodromalphase die kritische und die chronische Phase umfaßt. Weiterhin waren auch Übergangszustände und Mischzustände zwischen den Phasen erlaubt. Die Prodromalphase ist eine zweite symptomatische Phase des Alkoholismus nach der sogenannten voralkoholischen Phase; letztere entwickelt sich im Normalfalle aus mißbräuchlichen Trinkformen.

Soyka (1995) verweist auch auf Autoren wie Park und Whitehead (1973), die die Phaseneinteilung aufgrund der unfixierten Reihenfolge der Abläufe der einzelnen Phasen und der unklaren Übergänge kritisiert hatten. Er verweist auf die Untersuchung von Vaillant (1983) zum Spontanverlauf von Alkoholerkrankungen. Danach können asymptomatisches Trinken und eine Abstinenz in verschiedenen Stadien der Alkoholabhängigkeit erreicht werden. Der Autor beschrieb ein Wellenmodell, demzufolge es ab einem sogenannten „Point of no return“ die Fähigkeit, das Trinkverhalten zu steuern, nicht mehr gebe. Mehrere Untersuchungen von Schmidt (1997) haben es nun möglich gemacht, auch den Verlauf der Alkoholkrankheit in wichtigen Einzelheiten zu verstehen, wie das Auftreten des Abhängigkeitssyndromes in den verschiedenen Lebensaltern. Die Ergebnisse zeigen, daß Frauen signifikant später als Männer Symptome wie erster Rausch, vermehrtes Trinken, Zeitpunkt des ersten Kontrollverlustes, des ersten Auftretens von vegetativen Entzugserscheinungen oder des Toleranzbruches erleben. Hinter den signifikanten Unterschieden verbirgt sich meistens eine Zeitdauer von vier bis fünf Jahren. Mißbrauchsphase und Abhängigkeitsprozeß verlaufen bei Frauen jedoch rascher progredient, so daß sich auch kein signifikanter Unterschied hinsichtlich des mittleren Sterbealters findet (Bauer et al., 1995). Neuere Daten zeigen jedoch auch, daß Frauen häufiger dem Lesch-Typ II zugeordnet werden können, mit hervortretender Angst und Depression. Damit trinken Frauen häufiger aus psychodynamischen Ursachen, nutzen Alkohol als Angstlöser (Oberlaender et al., 1999).

Für Männer waren die Daten für den ersten Rausch mit ungefähr dem 16. Lebensjahr, des vermehrten Trinkens mit 27., des Kontrollverlustes mit dem 30., des Auftretens der ersten Entzugssymptome mit dem fast 35. und des Tolerenzbruches mit dem 37. Lebensjahr beschrieben worden (Schmidt, 1997). In der stationären psychiatrischen Grundversorgung finden sich viele Patienten mit frühzeitigerem ersten Rausch, Kontrollverlusten schon um das 20. Lebensjahr und weiteren Vorverschiebungen der oben beschriebenen Studiendaten. Abhängig von den suchtanamnestischen Daten lassen sich natürlich auch Früh- und Spätbeginner unterscheiden, die, wie schon ausgeführt, in die unterschiedlichen Typologien eingeordnet werden können.

Während die Daten zum Auftreten einiger suchtspezifischer Merkmale möglicherweise gewissen Universalitätscharakter haben und sicher eine Rolle für Präventivmaßnahmen spielen könnten, müssen einzelne diagnostische und therapeutische Maßnahmen in ihrem Einfluß auf diesen Verlauf der Alkoholkrankheit unterschiedlich gewertet werden. Prinzipiell könnte der intervenierende Charakter von diagnostischen und therapeutischen Maßnahmen jedoch zu den wesentlichen verlaufsgestaltenden Elementen gehören.

5. Diagnostik

5.1 Diagnostische Probleme

Im Vergleich zu gewohnten diagnostischen Prozeduren in Psychiatrie und Psychotherapie gestaltet sich die diagnostische Arbeit bei Alkoholabhängigen zum Teil andersartig. Verschiedene Konzepte, wie sie in diesem Band vorgelegt werden (Wetterling, 1999), streben an, über den diagnostischen Prozeß hinaus unmittelbar motivationalen, therapeutischen Einfluß zu gewinnen.

Küfner (1997) entwirft eine Skizze für eine modulare Diagnostik des Alkoholismus, die neben den deskriptiven medizinischen Beschreibungen, Perspektiven hinsichtlich der Störungsbereiche, der Ressourcen sowie der Veränderungs- und Motivationspotentiale einbezieht. Die diagnostischen Perspektiven werden dabei einzelnen Lebens- und Verhaltensbereichen zugeordnet. Entscheidend ist auch der Hinweis, daß nicht alle Aspekte und Informationen gleich wichtig sind und zum gleichen Zeitpunkt eingeholt werden können. Inhaltliche und zeitlich gestaffelte Auswahl und Gewichtung des Grundinformationspools sind unbedingt notwendig. Unabhängig von einer solchen hochdifferenzierten Diagnostik, die jedoch oft unter den Bedingungen des psychiatrischen Krankenhauses nicht konsequent durchgehalten werden kann, können standardisierte und halbstandardisierte Verfahren erste wichtige Hinweise zur Erarbeitung der diagnostischen Perspektiven bieten. Immer sollten dazu auch die substanzkorrelierten Angaben hinsichtlich der aktuellen Konsumgewohnheiten gehören. Aufbauend auf einer solchen Konsumanalyse können Verhaltensveränderungen und -folgen des Alkoholismus wie auch die bisherige Teilnahme an medizinischen und nichtmedizinischen Maßnahmen erfaßt werden (Bombach, 2000). Auf alle Fälle ermöglichen halbstandardisierte Anamnesen eine klarere Orientierung im diagnostischen Prozeß als die üblichen psychiatrischen Verfahren der unstrukturierteren Exploration, abgesehen von einer ausführlichen suchtspezifischen Längsschnittanalyse.

5.2 Initial-, Screening- und operationalisierte Diagnostik

Die diagnostischen Prozeduren in der ambulanten und stationären Betreuung von Alkoholkranken sind primär als Initialdiagnostik aufzufassen. Die jeweilige Diagnostik muß also den tatsächlichen Verhältnissen, die bei dem Betroffenen vorliegen, angepaßt werden. Alkoholkranke können wegen der gesamten Spielbreite an Alkoholproblemen, von psychiatrischer Krisenintervention bis zur schweren Intoxikation, vorgestellt werden. Je nach dem klinischen Zustandsbild muß eine mehr psychiatrische oder somatisch orientierte Diagnostik durchgeführt werden, unter Umständen auch unter Notfallkriterien. Die Diagnostik der eigentlichen Suchtproblematik sollte möglichst früh erfolgen, um nach Stetter (1996) die Krisensituationen für eine motivationsorientierte Diagnostik zu nutzen. Wie schon ausgeführt, sollen frühzeitig auch unterstützende, eher standardisierte anamnestische Verfahren eingesetzt werden. Einige standardisierte screeningdiagnostische Instrumente dienen als Erstinformationsinstrumente zum Herantasten an die Probleme von Alkoholmißbrauch und Abhängigkeit. Diese haben den Vorteil, daß sie von geübtem Hilfspersonal angewandt werden können und dadurch auch in der Allgemeinpraxis einer zeitlichen Erleichterung dienen. Inzwischen liegen ausreichende Erfahrungen zum Nutzen der Screeningverfahren in unterschiedlichen Anwendungssituationen vor (Allen et al., 1998; Breakey et al., 1998). Mit der nachfolgenden Tabelle 10 geben wir einen Überblick über gegenwärtig häufig verwandte diagnosti-

Tabelle 10. Diagnostische Instrumente

1. Screening-Methoden

- CAGE/VÄSE (Mayfield et al., 1974; Ewing, 1984)
- Alcohol Use Discorder Identifications Test (AUDIT) (Babor und Grant, 1989)
- Exclusion-Detection-Klassifikationsregel für die Alkoholismusdiagnostik (EDCR) (Richter et al., 1993)
- Michigan Alcoholism-Screening Test (MAST) (Selzer, 1971; Storgard et al., 1994)
- Lübecker Alkoholismus-Screening Test (LAST) (Rumpf et al., 1997)

2. Diagnostische Verfahren

- Münchner Alkoholismus-Test (MALT) (Feuerlein et al., 1977)
- Trierer Alkoholismusinventar (Funke et al., 1987)

3. Klassifikationssysteme

- ICD-10 Checklisten (1995), DSM IV Checklisten (1977)
- Schedules for Clinical Assessment in Neuropsychiatry (SCAN) (1995)
- Comoposite International Diagnostic Interview (CIDI) (Wittchen, 1990) Substance Abuse Module (SAM) (Cottler und Keating, 1990)

sche Verfahren. Diese sind nach der zeitlichen Reihenfolge ihrer Einführung in die klinischen Praxis geordnet.

In einem weiteren Teil der Tabelle wird auch auf umfangreichere klinisch-diagnostische Verfahren hingewiesen, welche über die Eingangsdiagnostik hinausgehen. Einfach zu handhaben ist der Münchener Alkoholismustest/MALT (Feuerlein et al., 1977). Dieser könnte auch im allgemein-psychiatrischen Bereich bei Alkoholismusproblemen zur Routinediagnostik eingesetzt werden.

Im dritten Teil der Tabelle wird auf die Klassifikationssysteme und die diesbezüglichen Checklisten hingewiesen, die in der ICD-10 oder im DSM-IV Eingangscharakter haben, wenn sie von Erfahrenen angewandt werden, während die Verfahren des SCAN oder CIDI und deren Weiterentwicklungen unter dem Aspekt der Prozeßdiagnostik Verwendung finden können.

5.3 Labordiagnostik

Die sachgerechte Diagnostik alkoholbedingter Störungen macht aus medizinischer Sicht unbedingt die Nutzung von Labordiagnostik erforderlich. Dafür gibt es mehrere Gründe, die durch die Funktion und inhaltliche Rolle der Labordiagnostik beim Alkoholismus bestimmt werden. Labordiagnostische Befunde können als Ergebnisse in Screening-Verfahren auch dann Hinweise auf eine Alkoholproblematik bei Betroffenen geben, wenn die anamnestischen und fremdanamnestischen Daten nur unzureichende Hinweise erbracht haben. Auch in der Notfallsituation kann durch die Labordiagnostik eine Alkoholproblematik demaskiert werden, obwohl zum Beispiel noch keine diesbezüglichen Explorationsdaten vorliegen.

In Richtung einer Alkoholproblematik weisende Labordaten können auch Ausgangspunkt weiterer motivierender diagnostischer Prozesse sein und so zu einer veränderten Sichtweise im Umgang mit anderen somatischen Daten beitragen.

In der folgenden Tabelle 11 geben wir einen Überblick über die gebräuchlichsten Laborparameter. Unter Screening-Gesichtspunkten halten Wetterling und Veltrup (1997) die Anwendung von Laborparametern für sinnvoll

- bei Leugnen des Alkoholkonsums durch den Patienten,
- zur Bestimmung des prae- und postoperativen Komplikationsrisikos,
- zum Zweck der Treffsicherheit in Kombination mit Selbstbeantwortungsskalen und
- zur Verlaufskontrolle bei ambulanten Patienten.

Zusätzlich sei angemerkt, daß sie auch in der Begutachtungssituation eine besondere Rolle spielen.

Wie aus der Tabelle 11 hervorgeht, sind die wichtigsten Laborparameter, die auf einen erhöhten Alkoholkonsum hinweisen, die Gamma-Glutamyl-Transferase (Gamma-GT), das mittlere korpuskuläre Volumen der Erythrozyten (MCV) und das Carbohydrat Deficient Transferrin (CDT).

Wetterling et al. (1996) fanden, daß CDT die höchste Spezifität (92–99 %) unter den Laborparametern hat, daß allerdings die Sensitivität nur 58–63 % beträgt. Voraussetzung für einen erhöhten Wert ist der tägliche Konsum von 50–60 g Alkohol über mindestens drei Wochen. Die genannte Arbeitsgruppe verweist auf weitere Autoren wie Nilssen et al. (1992) und Nystroem et al. (1992), die meinen, daß CDT ein wenig geeigneter Screening-Marker in der Praxis sei, aber aufgrund der hohen Spezifität zur Therapiekontrolle eingesetzt werden kann. Bei Dissimulation hat ein pathologischer CDT-Wert jedoch in der Regel die größte diagnostische Beweiskraft, wenn seltene Ausnahmen beachtet werden. CDT weist also insgesamt auf einen unmittelbar erhöhten Alkoholkonsum hin und gibt damit Hinweise für die Alkoholgewohnheiten im Vorfeld der Untersuchung, während Parameter wie MCV und Gamma-GT schon Zeichen einer Knochenmarks- und Leberschädigung sein können (pathologisch nach ca. 6 bzw. 8 Wochen).

Bei diesen beiden Werten ist aber auch auf die Möglichkeit von falschen positiven Befunden hinzuweisen, die durch nichtalkoholbedingte Leberschädigungen oder auch als Folge von Medikamentengebrauch, insbesondere von Psychopharmaka, wie Carbamazepin vorkommen können.

In guter klinischer Praxis sollten, wenn möglich und es die Untersuchungsumstände erlauben, die Befunde von Laboruntersuchungen mit den Ergebnissen von Explorationen und der Anwendung von standardisierter Screening- oder weiterer Fragenbogendiagnostik kombiniert werden.

Darauf haben auch Nilssen et al. hingewiesen (zitiert nach Wetterling und Veltrup, 1997). Bereits der MALT (nach Feuerlein et al., 1977) enthält

Tabelle 11. Übersicht zur Labordiagnostik

1. *Leberenzyme*	
Gamma-GT	– häufigster Test – Marker für Alkoholabusus, weniger für Akutkonsum – mäßige Geschlechtsspezifität – alkoholbedingte Enzyminduktion
ASAT/ALAT (GOT/GPT) (Aspartataminotransferase/ Alaninaminotransferase)	– mehr als 1,5 indikativ – über 2 sicherer Hinweis
GLDH (Glutamatdehydrogenase)	– umstrittener Parameter, aber bei exzessivem Trinken aussagefähiger als die Transaminasen (Ausdruck von Leberzelluntergängen)
2. *Hämatologische Parameter*	
MCV (mittleres korpuskuläres Erythrozytenvolumen)	– Größenzunahme der roten Blutzellen aufgrund alkoholtoxischer Knochenmarksschädigung – hohe Spezifität
Hb	– Strukturveränderungen (problematisch)
3. *Neue Marker*	
CDT (Carbohydrate Deficient Transferrin)	– Alkoholabususmarker, da bereits bei 50–80 g reinen Alkohols/die über mindestens 3 Wochen erhöht – wenig sensitiv/höchste Spezifität (92–95 %) – differentialdiagnostisch recht stabil
4. *Weitere Marker*	
Methanol-Spiegel (SMK, UMK): bei chronischen Alkoholikern erheblich erhöht, i.d.R. >3 ‰ bis >10 ‰ (unterschiedl. Verhalten nach Trinkversuch bei Gesunden bzw. Alkoholabhängigen)	
5-HTOL/5-HIAA-Quotient (5-Hydroxy-Tryptophol/5-Hydroxy-Indolessigsäure): Erhöhung im Urin infolge reduktiver Metabolisierung des Serotonins durch Alkohol; Rückfallindikator, aber labortechnisch problematisch	

ein derartiges objektives Item, und in einem neueren Fragebogen, dem Scree-T-9 (Richter et al., 1994) sind sogar drei von neun Items Laborparameter.

Die bisher genannten Marker werden von Autoren wie Roine und Salaspuro (1995) als konventionelle biologische Marker bezeichnet, die in Kategorien unterschiedlichen Wertes eingeteilt werden und deren Kombinationsmöglichkeiten zur Erhöhung der Erkennungsrate diskutiert werden. Weitere biologische Marker können als Anfälligkeits- und Zustandsmarker charakterisiert werden. Diese Marker haben aber insgesamt noch keine überzeugenden Beweise für Validität und Rehabilität im anstehenden Problembereich zeigen können. Von nicht zu unterschätzender Bedeutung sind jedoch Ethanol- und Methanol- Bestimmungen in Blut, Urin oder Atemluft.

6. Alkoholentzugssyndrome

6.1 Definition und Symptomatik

Alkoholentzugssyndrome und deren Komplikationen sind mit die Hauptgründe für eine Aufnahme und Versorgung von Alkoholkranken in allgemeinen medizinischen Einrichtungen, insbesondere in chirurgischen und internistischen Fachdisziplinen. In der nachfolgenden Tabelle 12 geben wir einen Überblick über die Kriterien für eine Alkoholentzugssymptomatik nach den Klassifikationssystemen der ICD-10 und des DSM-IV.

In der ICD-9 werden Alkoholentzugssymptome mit der Diagnose-Nr. 291.8 als sonstige Alkoholpsychosen verschlüsselt. Das Delirium tremens wird dort unter der Diagnose-Nr. 291.0 ausgewiesen. Da weitergehende verbale Beschreibungs- und Kriterienlisten nur rudimentär vorliegen, soll hier dieses Diagnosesystem nicht ausführlich besprochen werden.

Das ICD-10-System formuliert ein Entzugssyndrom mit Diagnose-Nr. F 1x.3, eine Kategorie, die für alle Substanzentzüge allgemeine Gültigkeit hat. Im DSM-IV werden neben dieser allgemeinen Substanzentzugssymptomatik spezielle Kriterien für den Alkoholentzug mit der Diagnose-Nr. 291.80 angegeben. In beiden Systemen ist die Beendigung oder Reduktion von Alkohol Voraussetzung zur Anwendung der Kriterien. Die einzelnen Symptome sind im DSM-IV differenzierter ausgeführt als in der allgemeinen Beschreibung der ICD-10. Der Delirsymptomatik wird im DSM-IV ein eigenes Kapitel gewidmet. In diesem wird das Auftreten eines Alkoholdelirs sowohl als Intoxikations- als auch als Entzugsdelir für möglich gehalten. Die ICD-10 folgt wieder der Beschreibung eines Entzugssyndroms mit Delir, unter das das alkoholbedingte Delir subsumiert werden kann (Tabelle 13). Neben diesen in den Tabellen genannten und aktuellen Einteilungen der Alkoholentzugssymptomatik werden in der klinischen Praxis noch andere Einteilungen verwandt. Im deutschsprachigen Raum hatte sich auch die Einteilung in vegetatives Entzugssyndrom, Prädelir und Delirium tremens Jahrzehnte durchgesetzt (nach Böning und Holzbach, 1987). Dabei war insbesondere die Unterscheidung zwischen Prädelir und Delirium tremens schwierig wegen möglicher passagerer paranoid-halluzinatorischer Symptomatik beim Prädelir. Der Begriff Prädelir hat sich in den neuen Klassifikationssystemen aufgrund der unklaren Abgrenzung nicht durchgesetzt. Verschiedene Untersucher haben versucht, die klinisch beobachteten Symptome der Alkoholentzugssymptomatik mittels verschiedener Verfahren nachzuweisen und zu ordnen.

Nach Richter (1997) geht eine der früheren Einteilungen auf Feuerlein (1967) zurück, der vegetative Störungen, neurologische Symptome und psychische Störungen beschrieben hatte.

Andere Autoren wie Gross et al. (1971; zitiert nach Richter, 1997) haben mehrere komplexe Faktoren beschrieben wie den halluzinationserzeugenden Faktor, den affektiven Faktor und einen bewußtseinsstörenden Faktor. Diese und andere Einteilungen, die letztendlich auch einer Schweregradeinteilung folgen, gehen wohl auf Johnson (1961) zurück. Er hatte in seiner

Tabelle 12. ICD-10 und DSM-IV Kriterien für eine Alkoholentzugssymptomatik (modifiziert)

ICD-10 (F 1x.3)	DSM-IV (291.8)
Voraussetzungen:	
Absoluter oder relativer Substanzentzug	Beendigung (oder Reduktion) von übermäßigem und langdauerndem Alkoholkonsum
Kriterien:	
• körperliche Störungen • psychische Störungen (Angst, Depression, Schlafstörungen) • auch Auslösung durch konditionierte Reize oder Substanzzufuhr	mindestens zwei: • vegetative Hyperaktivität • erhöhter Handtremor • Schlaflosigkeit • Übelkeit oder Erbrechen • vorübergehende visuelle, taktile oder akustische Halluzinationen oder Illusionen • Angst • Grand-mal-Anfälle
Besonderheiten:	
Auftreten von Krämpfen	mit Wahrnehmungsstörungen

Publikation Stadien der Alkoholintoxikation und des Entzuges beschrieben. Weitere Autoren, zum Beispiel Kanzow (1986), haben dies dann aufgegriffen und weitere psychopathologische und somatische Symptome diesen Stadien zugeordnet. Insbesondere die psychopathologischen Symptome werden sehr differenziert erfaßt und als Ergebnis einer Schweregradentwicklung mit den Stadien korreliert. Hesse (1990) hat ebenfalls durch eigene Untersuchungen diese Einteilung nachvollziehbar bestätigt. Wie auch andere Autoren modifiziert Ivanec (1983) die genannten Einteilungen. Herausgearbeitet wurden sechs Stufen, deren beinhaltende Symptomatik somatische, neurologische und psychopathologische Symptome enthält und obligatorisch den Nachtrunk einschließt (nach Richter und Ivanec, 1983).

Nach heutiger Auffassung zeigt sich in der Struktur der Alkoholentzugssymptomatik sowohl eine klinische Kontinuität, die auch in den oben erwähnten bisherigen Einteilungen zum Ausdruck kommt, als auch Diskontinuität als Folge der Betroffenheit unterschiedlicher Transmittersysteme des ZNS. Insgesamt ist derzeit festzustellen, daß hinsichtlich der klinischen Struktur der häufigen leichten Entzugssymptome sowie deren Wertung bezüglich des weiteren Verlaufs nur wenige Untersuchungen vorliegen und noch viel Unklarheit besteht. Die schwerste Komplikation des Alkoholentzugssyndroms stellt zweifelsfrei das Delirium tremens dar. In der jüngeren Zeit findet sich häufiger auch ein zweigipfliger Verlauf. Dabei könnte es sich möglicherweise um Oberphänomene beim Gebrauch weiterer psychotroper Substanzen neben dem Alkohol handeln, er könnte aber auch Ausdruck bestimmter metabolischer Vorgänge sein. Und nicht selten handelt es sich um ein Clomethiazol-Absetz-Entzugssyndrom infolge Kreuztoleranz.

Tabelle 13. ICD-10 und DSM-IV Kriterien für ein Alkoholdelir (modifiziert)

ICD-10 (F 1x.4)	DSM-IV (292.81)
Voraussetzungen:	
Absoluter oder relativer Entzug selten bei Trinkepisode	Alkoholintoxikation oder -entzug
Kriterien:	
Prodromi Schlaflosigkeit Zittern Angst Entzugskrämpfe	Bewußtseinsstörung *Schwere kognitive Störungen:* • Gedächtnisstörung • Desorientiertheit • Sprachstörung
Symptome: Bewußtseinstrübung Verwirrtheit Halluzinationen/Illusionen Wahnvorstellungen Unruhe Vegetative Übererregbarkeit Störung des Schlaf-Wach-Rhythmusses	Wahrnehmungsstörungen *Zeitkriterien:* Stunden oder Tage
Besonderheiten:	
mit Krampfanfällen ohne Krampfanfälle	Entwicklung während oder aus einem Entzugssyndrom

6.2 Schweregradproblem

Nach Soyka (1995) liegen bisher nur wenige Skalen vor, die eine Schweregradmessung von Alkoholentzugssymptomen einschließlich des Delirium tremens ermöglichen. In der Vergangenheit ist gerade mit der Entwicklung der neuen Klassifikationssysteme auch die klinische Symptomatik der Entzugssymptome einschließlich des Alkoholdelirs diskutiert worden. Dies war insbesondere wichtig hinsichtlich der differentialdiagnostischen Probleme.

Von Richter (1997) wurde eine umfangreiche Übersicht über die Messung des Schweregrades der Alkoholsymptomatik zusammengestellt und mit praktischen Erfahrungen angereichert.

Einige der gegenwärtig eingesetzten Verfahren gehen auf Shaw et al. (1981) zurück, die das CIWA-A (Clinical Institute Withdrawal Assessment for Alcohol) publizierten.

Im deutschen Sprachraum wurde durch Wetterling et al. (1995) dieses Instrument modifiziert zur Alcohol-Withdrawal-Scale (AWS), die zwei Subskalen beinhaltet. Diese Autoren haben im Gegensatz zu der Ursprungsfassung und den modifizierten Fassungen in der ersten Subskala vegetative Parameter wie Atemfrequenz, Puls und Schwitzen in vier Schweregraden berücksichtigt und bilden in einer weiteren Subskala psychomotorische Unruhe, Kontaktverhalten und Angst ab.

Richter (1997) berichtet über die Verwendung der Mainzer Alkohol-Entzugsskala (MAES) von Banger et al. (1992a). Dabei werden mindestens in diesem Skalenspiegel psychische Faktoren, vegetative angstbezogene Merkmale und auch Einschätzungen durch das Pflegepersonal widergespiegelt. Von Richter wird darauf verwiesen, daß dann eine Behandlung durchgeführt wird, wenn im Gesamtscore mindestens 6 Punkte festgestellt werden. Damit soll eine möglichst kurzzeitige Behandlung des Alkoholentzugsyndroms erreicht werden. Weiterhin macht diese Autorin, fußend auf verschiedenen Studien und Beobachtungen darauf aufmerksam, daß durch den Einbezug des Pflegepersonals über erhebliche kommunikative Verbesserungen die Qualität der Behandlung positiv verändert werden kann.

6.3 Therapie von Entzugssyndromen

Sowohl nach Verwendung der vorgestellten Entzugssyndromskalen (Clomethiazolgabe nach Score-Wert)als auch aufgrund der Orientierung an deskriptiver Beschreibung der Symptomatik der Alkoholentzugssyndrome können Therapieempfehlungen gegeben werden. Wir folgen Richter (1997) und verzichten bei leichter Alkoholentzugssymptomatik auf eine medikamentöse Behandlung. Dies würde nach der Einteilung von Bauer (1985) einem vegetativen Alkoholentzugssyndrom des Stadiums Ia und b entsprechen. Für die Behandlung im Stadium Ic berücksichtigen wir neben der Schwere der vegetativen Symptomatik anamnestische Angaben, soweit diese in Selbst- oder Fremdanamnese erhältlich sind. Wir unterscheiden zwischen in der Vergangenheit aufgetretenen epileptischen Anfällen und schon einmal abgelaufenen Delirien. Soyka (1995) zitierte Autoren wie Hoffmann (1979), Phillip et al. (1976), Victor und Laurenco (1978), die zeigen, daß ein Delir häufig von epileptischen Anfällen begleitet wird. Die Gabe von Clo-

Tabelle 14. Therapieempfehlungen beim vegetativen AES (I c) (Therapiedauer: 3–5 Tage, ausschleichend)

AES I a, b:	i.d.R. keine medikamentöse Therapie notwendig
AES I c:	*Clonidin:* 4 x 0,75–0,15 mg/tgl. p. o. (z. B. Haemiton®-T.) *perioperativ* bei parenteraler Ernährungsnotwendigkeit ggf. *Paracefan® iv.*
AES I m. epilept. Anfällen i.d.VG:	*Carbamazepin:* 4 x 200 mg (bis ca. 1200 mg)/die (200 mg C. = 1 Tabl. Tegretal® o.ä. bzw. *10 ml Tegretal® – Susp./Timonil® – Saft) perioperativ* bei parenteraler Ernährungsnotw. in Saft-Form über Nasensonde
AES I m. Delirium trem. i.d.VG:	*Clomethiazol:* 4stündl. 1–2 Kps. Distraneurin® bzw. 6–12 ml Distraneurin®-Mixtur Alternative insbes. *postnarkotisch/perioperativ: Carbamazepin* (s.o.)

Tabelle 15. Therapieempfehlungen beim AES II/Prädelir (Therapiedauer: ca. 7 Tage, ausschleichend ab 5. Tag)

1. *Clomethiazol:*	4 x 2 Kps. bzw. 12 ml Distraneurin®(-Mixtur) tägl. (beginnend möglichst bei BAK 0 ‰ – wenigstens 0,6 ‰) *postnarkotisch* problematisch (Atemdepression; Bronchorrhoe)
2. *Carbamazepin:*	4 x 300–400 mg/die (in Saft-Form beginnend) unter Serumspiegel-Kontrollen ab 2./3. Tag ggf. reduzieren/umstellen auf Tabl., ab 4./5. Tag ausschleichend absetzen – *perioperativ* bei parenteraler Ernährungsnotwendigkeit in Saft-Form über die Nasensonde – bei passageren Halluzinationen Kombination m. *Haloperidol:* 4 x 4–10 mg tgl. (2 ml p.o. bzw. $^1/_2$–1 Amp. iv./im.)
3. *Parenterale Alternative:*	Kombination von *Diazepam – Haloperidol* u. ggf. *Clonidin* i. W. 4 x tgl. je 1 Amp. iv./im.)

methiazol beim anamnestisch bekannten Delirium tremens soll sowohl einen delirprophylaktischen Effekt haben, als auch unter dem Aspekt einer Sekundärprävention von epileptischen Anfällen gesehen werden. Insbesondere letzteres bewirkt auch Carbamazepin, das eingesetzt wird, wenn in der Vergangenheit Entzugsanfälle auftraten. Bei ausschließlich vegetativer Symptomatik mit ausgeprägter Hypertonie scheint auch Clonidin ein bewährtes Mittel der Wahl zu sein (Tabelle 14); es kann auch beim Alkoholentzugssyndrom II und III als Kombinationspräparat (Clomethiazol-sparend) eingesetzt werden. Beim Alkoholentzugssyndrom des Stadiums II (Prädelir) stehen alternativ sowohl Clomethiazol als auch Carbamazepin und ggf. als Alternative die Kombination von Diazepam/Haloperidol zur Verfügung (Tabelle 15). Zusätzlich kann hier auch auf die Kombination von Carbamazepin und Haloperidol bei flüchtigen Halluzinationen zurückgegriffen werden. Aufgrund der delirprophylaktischen Wirkungskomponente wird im deutschsprachigen Raum überwiegend jedoch Clomethiazol als Mittel der ersten Wahl angesehen. Schließlich entscheiden wir uns beim Delirium tremens fast ausschließlich für Clomethiazol, wobei unbedingt beachtet werden muß, daß bei lebensbedrohlichen Delirien, ggf. verbunden mit schwierigen somatischen Komplikationen, Clomethiazol per infusionem nur unter Intensiv-Behandlungs-Setting mit Intubationsmöglichkeit ordiniert werden darf (Tabelle 16).

Vor- und Nachteile der beschriebenen Therapieoptionen, z. B. Verlaufsordination der Medikation (Clomethiazol) durch das Pflegepersonal, werden diskutiert (Banger et al., 1997). Hinsichtlich des Einsatzes der einzelnen Substanzen lassen sich umfangreiche Literaturdaten anführen. So wird z. B. beim Clomethiazol die Toleranz zum Alkohol und damit auch eine sichere suchtfördernde Komponente (Kreuzabhängigkeit) diskutiert, die dessen Einsatz in der ambulanten Praxis rigide beschränkt. Dies führt andererseits auch zu Versuchen, Alternativen, z. B. in Form der Droperidol- und Diazepam-Behandlung, zu finden (siehe auch Klebel et al., 1982; Knorr et al., 1983; Nickel et al., 1986, 1987; Nickel und Schmickaly, 1990). Als eine dieser weiteren Alternativen in der Behandlung von Alkoholent-

Tabelle 16. Behandlungsmöglichkeiten des Delirium tremens (Therapiedauer insges. ca. 7, max. 10 Tage – ab etwa 4. Tag schrittw. Dosisreduktion)

Clomethiazol:

– beginnend mit 3 Kps. Distraneurin® bzw. *18 ml Distraneurin®-Mixtur*
→ ggf. kurzzeitig (befindensabhängig etwa über 6–20 Stunden) *2stündl. 2 Kps. D. o. 12 ml D.-Mix.*
→ *3stündl.* 2 Kps. oder 12 ml D.
→ *4stündl.* 12 ml → 9 ml → 6 ml → 3 ml (je einen Tag lang)
→ m. *6stündl.* 3 ml D. absetzen (bei Verwendung von Kps. analog reduzieren)

Clomethiazol 0,8%ige Lösung per infusionem (Dosierung befindensabhängig – max. 2000 ml in den ersten 24 Stunden

– nur bei lebensbedrohlichem Delir und *nur unter intensivmedizinischer Behandlung* mit Intubationsmöglichkeit!

zugssyndromen, jedoch nur leichter bis mäßiger Ausprägung ohne auftretende halluzinatorische Begleitsymptomatik, wurde auch Gamma-Hydroxybuttersäure (GHB) beschrieben. Diesbezüglich liegen vor allem Erfahrungen in Intensivbereichen vor. Vorteile der Anwendung bestehen sicher in der Kombination mit Clonidin und/oder Haloperidol (Gallimberti et al., 1989; Lenzenhuber et al., 1999). Bedenklich sollte aber stimmen, daß GHB seit 1998 als Party-Droge „Liquid-Ecstasy" in der Drogenszene Eingang gefunden haben soll (Heinz, 1998). Die Gesamtproblematik der medikamentös gestützten Alkoholentzugssyndrombehandlung zeigt die Übersicht bei Richter (1997). Auf Besonderheiten in der Praxis der Behandlung der Alkoholentzugssyndrome in den somatischen Fächern soll noch aufmerksam gemacht werden. So problematisiert Krumpholz (1996) den Einsatz von Alkohol als Therapeutikum beim alkoholabhängigen Intensivpatienten und lehnt dies konsequenterweise ab. Autoren wie Morris et al. (1997) entwickeln und beschreiben Behandlungsschematas bei Alkoholentzugssyndromen chirurgischer Patienten. Gerade auch die oft notwendige Substitution z. B. von Mineralien oder Vitaminen sowie eine ausreichende Flüssigkeitszufuhr nehmen einen wichtigen Stellenwert ein.

7. Psychiatrische Folge- und Begleitstörungen

7.1 Definition und Abgrenzung

Die in der Vergangenheit stattgefundene Entwicklung der psychiatrischen Klassifikationssysteme hat die Problematik der Definition und Abgrenzung von Folge- und Begleitstörungen bei Alkoholabhängigkeit nicht gerade vereinfacht. Diese komplexe Problematik ist mit verschiedenen Schwierigkeiten verbunden. Unter den klinischen Alltagsbedingungen kann sich die Alkoholabhängigkeit mit einer Vielzahl von psychischen oder somatischen Beschwerden maskieren.

Im diagnostischen Prozeß müssen diese Maskierungsphänomene erst entdeckt und bearbeitet werden. Da Alkoholabhängige in den verschiedensten Stadien der Erkrankung vorstellig werden können, ist es oft sehr schwierig zu entscheiden, ob festgestellte psychiatrische Symptomatik im Sinne eines Epiphänomens begleitend zur Alkoholabhängigkeit besteht, ob diese das Abhängigkeitssyndrom initiiert oder moduliert hat oder ob sich die Alkoholabhängigkeit nachfolgend aufgrund einer vorhergehenden psychiatrischen Erkrankung entwickeln konnte. Damit ergeben sich im Grunde genommen sechs Möglichkeiten des Auftretens von psychiatrischer Symptomatik und einem Alkoholabhängigkeitssyndrom: 1. Vorläuferphänomen, 2. Initial- (Start) Symptomatik, 3. Epi-, Begleitsymptomatik (unmoduliert), 4. Begleitsymptomatik (modulierend) 5. Mehrfachdiagnose (Komorbidität), 6. Nachfolgesyndrom. Das ganze Spektrum der Möglichkeiten muß also geprüft werden, um eine sachgerechte Therapiestrategie zu entwickeln.

Nur für die eben genannte Möglichkeit der Mehrfachdiagnose, das heißt, daß eine psychiatrische Erkrankung scheinbar unabhängig von der Alkoholabhängigkeit auftritt, gilt Komorbidität im klassischen Sinne. Andererseits versteht man aber im weiteren Sinn unter psychiatrischer Komorbidität in Bezug auf Abhängigkeit ganz allgemein die Koinzidenz, d. h. das gemeinsame Auftreten von psychiatrischen Störungen und Suchtmittelabhängigkeit bzw. schädlichem Gebrauch psychotroper Substanzen. Das Komorbiditäts-Prinzip von ICD-10 und DSM-IV beruht auf der deskriptiven Psychopathologie, weshalb eine diesbezügliche Mehrfachdiagnose nicht mit einer Mehrfacherkrankung im nosologischen Sinn gleichzusetzen ist (Zeiler, 1991; auch Krausz und Müller-Thomsen, 1994). Meyer et al. (1997) haben sich ausführlich damit beschäftigt und die Koexistenz von zwei unabhängigen Störungen mit unterschiedlichen krankheitsspezifischen Ätiologien und Pathophysiologien als Voraussetzung für Komorbidität gesehen. Nach ihrer Auffassung sind jedoch mehrere Voraussetzungen zur Anwendung des Komorbiditätsbegriffs in der Psychiatrie, z. B. wegen der meist unbekannten Ätiologie und Pathophysiologie, grundsätzlich nicht gegeben. Sie schlagen deshalb die Verwendung des Begriffes der „dualen Diagnose" vor. Die Autoren kennzeichnen mehrere Problematiken, die auch die Schwierigkeiten der Anwendung des Komorbiditätsbegriffes in der Psychiatrie charakterisieren. Sie nennen zum Beispiel die Möglichkeit, daß eine Störung die Voraussetzung für die Entwicklung einer anderen ist, daß Patienten mit einem Alkoholabhängigkeitssyndrom auch zu weiteren substanzbezogenen Störungen neigen oder daß die angewandten Forschungsmethoden dem Problemfeld nicht ausreichend angemessen sind. So finden sich bei der Nachprüfung von epidemiologischen Daten in der Allgemeinbevölkerung zum gemeinsamen Vorhandensein von bestimmten psychiatrischen Diagnosen und Substanzabhängigkeitsstörungen meistens geringere Assoziationen. Zusammenfassend bleibt festzustellen, daß Alkoholabhängigkeit sich in den möglichen Kontext von komorbiden Störungen einbinden läßt, aber auch von Vorgänger- und Begleitfolgen gesprochen werden kann (Tabelle 6). Im Überblick stellen wir nun eine Auswahl psychiatrische Folge- und Begleitstörungen dar.

7.2 Alkoholtoxische hirnorganische Störungen

Alkoholtoxische hirnorganische Störungen sind üblicherweise Folgephänomene des Abhängigkeitssyndroms oder können als Begleitsymptomatik diagnostiziert werden. Das Spektrum umfaßt dabei leichte psychoorganische Symptome im Sinne von Hirnleistungsminderungen, die sich mit zunehmendem Schweregrad in der Leistungsdiagnostik, besonders in der Lernfähigkeitsdiagnostik, mit unterschiedlichem Material, widerspiegeln (nach Wolfram und Neumann, 1984). Sie können aber auch das Ausmaß einer alkoholbedingten Demenz erreichen. Parsons (1998) favorisiert eine Kontinuitätshypothese. Danach finden sich schon bei Alkoholmißbräuchlern kognitive Defizite, abhängig von den Trinkmengen, die bei abhängigen Alkoholikern zunehmen und bei den Korsakow-Patienten ein großes Ausmaß erreichen. Insgesamt scheinen sich die Defizite langsam über vier bis fünf Jahre zu entwickeln. Hinsichtlich des Ausmaßes der Schädigung wird die individuelle Vulnerabilität des Gehirns gegenüber Alkohol und seinen metabolisch-toxischen Effekten diskutiert.

Natürlich können mit diesen hirnorganischen Syndromen weitere psychiatrische Störungen assoziiert sein, wie es im vorhergehenden Punkt erläutert wurde. Insbesondere depressive Störungen wären zu nennen. Sowohl in der ICD-10 als auch im DSM-IV finden sich bei der Auflistung dieser Formen alkoholbedingter Störungen Beschreibungen des amnestischen Syndroms und der alkoholbedingten Demenz. Die noch in der ICD-9 vermerkte Korsakow-Psychose wird in der ICD-10 unter das amnestische Syndrom und im DSM-IV unter die persistierende alkoholinduzierte amnestische Störung eingeordnet. In der Beschreibung der spezifischen Substanzen wird im DSM-IV insbesondere hervorgehoben, daß ein Korsakow-Syndrom auf eine akute Episode einer Wernicke-Enzepahlopathie folgen kann, die als neurologische Erkrankung mit Verwirrtheit, Ataxie, Störung der Augenbewegungen und anderen neurologischen Zeichen definiert wird. Die schwerste Form hirnorganischer Störungen bei Alkoholikern zeigt sich bei der alkoholbedingten Demenz. Einige Untersuchungen, die z. B. von Soyka (1995) zitiert werden, sprechen dafür, daß alkoholbedingte Demenzen schwerer verlaufen sollen als Demenzen ohne vorangehende Alkoholproblematik. Andere Untersuchungen widersprechen diesen Resultaten. Hinsichtlich dieses Problembereiches bleibt noch festzustellen, daß gesicherte Kriterien für eine alkoholbedingte Demenz noch fehlen. In Anlehnung an die Kriterien der Alzheimer-Demenz bemüht sich z. B. die Arbeitsgruppe um Oslin (1998) um eine Klassifikation alkoholverursachter Demenzen und deren praktische Handhabung (Tabelle 17).

Leichte Formen der hirnorganischen Beeinträchtigung bei Alkoholkranken zeigen sich meistens zuerst in nachlassenden neuropsychologischen Leistungen. Kommen dazu alkoholbedingte Verhaltensstereotypien und Einengungen des sozialen Umfeldes, kann es neben der organischen

Tabelle 17. Kriterien der alkoholbedingten Demenz (modifiziert nach Oslin et al., 1998)

Wahrscheinliche Alkohol-bezogene Demenz

A. Die Kriterien für die klinische Diagnose von wahrscheinlicher Alkohol-bezogener Demenz beinhalten folgende Punkte.
   1. Eine klinische Diagnose von Demenz mindestens 60 Tage nach dem letzten Genuß von Alkohol.
   2. Signifikanter Alkoholgenuß, der definiert wird durch einen Mindestdurchschnittswert von 35 Standarddrinks pro Woche für Männer (28 für Frauen) über einen Zeitraum von mehr als 5 Jahren. Der Zeitraum des signifikanten Alkoholgenusses muß innerhalb von 3 Jahren des Erstausbruches der Demenz auftreten.

B. Die Diagnose der Alkohol-bezogenen Demenz wird unterstützt durch das Vorhandensein einer der folgenden Punkte:
   1. Alkohol-bezogene hepatische, pankreatische, gastrointestinale, cardiovaskuläre oder renale Krankheit, daß heißt andere Organ-Störungen.
   2. Ataxie oder periphere sensorische Polyneuropathie (keinen anderen spezifischen Ursachen zuzuschreiben).
   3. Nach mehr als 60 Tagen Abstinenz stabilisiert oder verbessert sich die kognitive Beeinträchtigung.
   4. Nach 60 Tagen Abstinenz verbessern sich einige Parameter in der Bildgebung (z. B. Ventrikel- oder Sulcusdilatation).
   5. Cerebelläre Atrophie (aufgrund bildgebender Verfahren).

C. Die folgenden klinischen Merkmale lassen an der Diagnose Alkohol-bezogene Demenz zweifeln:
   1. Das Vorhandensein von sprachlichen Beeinträchigungen, insbesonder Dysnomia und Anomia (Wortfindungsstörungen).
   2. Das Vorhandensein von fokalen, neurologischen Zeichen und Symptomen (außer Ataxie oder periphere sensorische Polyneuropathie).
   3. Hinweise für cortikale oder subcortikale Infarzierung, subdurale Hämatome oder andere fokale Hirnpathologie (Bildgebung).
   4. Höhere Werte auf der Hachinski-Ischämie-Skala.

Leistungsbeeinträchtigung auch zu einer Verstärkung im Sinne eines „funktionellen" Psychosyndroms kommen (Grünberger, 1977). Mittels der neuropsychologischen Diagnoseinstrumente kann das Ausmaß der Beeinträchtigung heute sicher festgestellt werden. Zusätzlich lassen sich durch die klinische Untersuchung möglicherweise auch assoziierte neurologische Störungen feststellen. Insgesamt muß bei den meisten neuropsychologischen Defiziten von einer bei Abstinenz möglichen Reversibilität ausgegangen werden, die jedoch in unterschiedlichen Zeitrastern stattfindet. Weitere Formen von hirnorganisch bedingten Auffälligkeiten bei Alkoholikern können auch auf dem Boden einer sekundären hepatischen Enzephalopathie entstehen. Besonders bedeutsam ist die chronische hepatische Enzephalopathie. Soyka (1995) nennt neurologische Symptome wie Tremor, Asterixis (grobschlägiger Tremor), Ataxie, Dysarthrie, choreoathetotische Bewegungen, vor allem in der Gesichtsmuskulatur, Primitivreflexe und andere neurologische Symptome. Psychopathologisch werden die Patienten durch Vorhandensein pseudoneurasthenischer und dementieller Symptome unterschiedlichen Schweregrades mit entsprechend gekoppelten neuropsychologischen Defiziten und Beeinträchtigung von Antrieb, Konzentration und Merkfähigkeit gekennzeichnet.

7.3 Alkoholbedingte Psychosen

Wie aus der Tabelle 6 zu entnehmen ist, werden in den Klassifikationssystemen der ICD-10 und des DSM IV alkoholbedingte psychotische Störungen mit Wahn oder mit Halluzinationen ausgewiesen. In den Kriterien der ICD-9 werden Alkoholhalluzinosen oder der alkoholische Eifersuchtswahn eingeschlossen. In beiden neuen Systemen der ICD-10 und des DSM IV wird auch das Auftreten dieser psychotischen Störung während einer Intoxikation oder mit Beginn während des Entzuges herausgehoben. Das Zeitfenster der ICD-10 nennt eine Zeit von 48 Stunden die mit der Einnahme der Substanz verbunden ist und innerhalb derer es zu Auftreten der halluzinatorischen oder wahnhaften Symptome kommen kann.

Im DSM-IV, das die Suchtmittelinduziertheit der psychotischen Störungen betont, ist letztendlich die eigentliche Zusatzcodierung auf diese beiden Möglichkeiten eingeschränkt, während es die ICD-10 erlaubt, daß psychotische Zustandsbild noch weiter in sieben Unterformen zu unterteilen. Diese richten sich nach dem vorwiegenden Vorhandensein charakteristischer Symptome und umfassen im Spektrum schizophreniforme, wahnhafte, halluzinatorische, polymorphe, depressive, manische und gemischte Ausgestaltungen. Ausdrücklich werden in der ICD-10 Begriffe wie Alkoholhalluzinose, alkoholischer Eifersuchtswahn, alkoholische Paranoia und nicht näher bezeichnete Alkoholhalluzinose unter dem Begriff der psychotischen Störung subsumiert. Damit wird wohl dem vielfältigen psychopathologischen Zustandsbild entsprochen.

Soyka (1995) weist darauf hin, daß neben paranoiden Denkinhalten wie Verfolgungsideen, Angst und die meist lebhaften akustischen Halluzinationen in Form von Stimmenhören das klinische Bild dominieren. Auch optische Halluzinationen werden hervorgehoben.

Im Unterschied zu den Entzugssymptomatiken fehlen meist vegetative Symptome. Wichtig ist auch, darauf hinzuweisen, daß die Alkoholhalluzinose als Zustandsbild über Wochen bis Monate persistieren kann. Die Bewußtseinsklarheit ist wohl das wichtigste differentialdiagnostische Leitsymptom im Unterschied zum Delirium tremens. Auch fehlende Orientierungsstörungen bei der Alkoholhalluzinose werden zur Differentialdiagnose herangezogen.

Soyka (1995) entwickelt auch Kriterienabgrenzungen zur paranoiden Schizophrenie, da die nosologische Abgrenzung des Zustandsbildes von den Schizophrenien nicht durchgehend in der Literatur zu finden ist. Er zeigt insbesondere, daß im Unterschied zu den Schizophrenien alkoholhalluzinatorische Phänomene akuter auftreten, sich hier später (meist nach dem 40. Lebensjahr) manifestieren, weniger chronisch und mit positiver Prognose verlaufen. Auch die familiäre Belastung mit Alkoholismus ist deutlich erhöht.

7.4 Weitere psychiatrische Komorbidität

7.4.1 Affektive Störungen

Affektive Begleiterkrankungen bei Alkoholkranken treten im klinischen Alltag als häufige psychiatrische Komorbidität auf. Unter den üblichen Versorgungsbedingungen und besonders zu Beginn von Entgiftung oder stationären Motivationsbehandlungen können klinisch oft depressive Syndrome nur schwer von depressiv gefärbten Symptomkonstellationen der Abstinenzsyndrome unterschieden werden. Jung (1996) weist zurecht darauf hin, daß sich viele klinische Muster beider Störungsbilder überlappen. Er führt aus, daß vegetative Symptome sowohl bei Alkoholintoxikationen als auch bei Abstinenzsyndromen auftreten. Besonders in Abstinenzkrisen finden sich Schuldgefühle, Suizidalität, dysphorische Verstimmungen, Konzentrationsschwäche und weitere Symptomkonstellationen. Sowohl die tatsächlichen alkoholtoxischen Wirkungen auf das Zentral-Nervensystem wie auch die in Abstinenzzeiten zutage tretenden psychosozialen Behinderungen können depressiven Syndromausgestaltungen förderlich sein (nach Jung, 1996). Letztlich lassen sich endoforme und reaktive depressive Symptomkomponenten kaum voneinander trennen. Zur Beurteilung der affektiven Störung bei Alkoholkranken muß insbesondere in den Abstinenzzeiten der längerfristige Verlauf beachtet werden. Nach Scholz (1982) müssen nach der Unterbrechung der Alkoholabhängigkeit individuell unterschiedlich ausgeprägte psychische, somatische und vegetative Störungen diskutiert werden. Im Akutsyndrom der direkten Entzugsphasen werden insbesondere depressive Verstimmungen hervorgehoben, die nach stufenweiser Zunahme in den ersten Tagen sich innerhalb von 1–2 Wochen zurückbilden. In der weiteren Abstinenzzeit kann es aber protrahiert zu Abstinenzkrisen kommen, die sich vor allem durch einen wellenförmigen Verlaufscharakter auszeichnen. Dabei werden insbesondere psychische Irritabilität und Episoden von depressiv-ängstlicher Verstimmtheit gesehen, zum Teil auch abgelöst von Euphorie und Getriebenheit, Schlafstörungen, Craving und weiteren Symptomen. Hierbei handelt es sich in der Regel um einen monate- bis jahrelangen Prozeß. Ursächlich für diesen Prozeß sind neben den schon diskutierten reaktiven Komponenten auch die tatsächlichen organischen Veränderungen einschließlich des sogenannten Suchtgedächtnisses (Böning, 1994) infolge der früheren alkoholtoxischen Einwirkungen. Jung (1996) hat die Möglichkeiten des Zusammentreffens von depressiven Syndromen der Alkoholabhängigen nach der Arbeit von Schuckit (1986) zusammengefaßt:

A. Alkohol kann depressive Symptome verursachen.
B. Vorübergehende Anzeichen einer schweren Depression können auf lange Trinkepisoden folgen.
C. Der Alkoholkonsum kann aufgrund affektiver Episoden zunehmen (Manie).
D. Depressive Symptome und Alkoholismus können bei anderen psychiatrischen Störungen zusammen auftreten.

E. Ein kleiner Anteil von Patienten weist Alkoholabhängigkeit und affektive Störungen unabhängig von einander auf.

Daten von Regier et al. (1990) zeigen, daß bei Alkoholikern einschließlich Mißbräuchlern affektive Erkrankungen bei 13,4 % gefunden wurden, das heißt etwa eine doppelt bis 3fach höhere Rate wie in der Normalbevölkerung.

Im Vergleich der Formen von Depressionen findet sich alkoholbedingte Komorbidität bei bipolaren Störungen mindestens doppelt so häufig wie bei unipolar depressiven Patienten (nach Regier et al., 1990).

Mayer et al. (1997) weisen insbesondere darauf hin, daß das gleichzeitige Vorkommen von unipolarer Depression und Alkoholismus in klinischen Stichproben auf einen höheren Schweregrad des Alkoholismus hinweist, aber nicht auf eine gemeinsame Ätiologie. Sie stellen fest, daß die sorgfältige Erkennung der gleichzeitig vorhandenen Störungen Grundlage bei der Auswahl der therapeutischen Möglichkeiten und für die Voraussage des weiteren Verlaufes ist. Außerdem haben sie herausgearbeitet, daß bei einem großen Teil der Fälle direkte kausale Beziehungen angenommen werden müssen, da Substanzabhängigkeit oder Mißbrauch eine Komplikation einer anderen psychischen Störung sein kann.

7.4.2 Angsterkrankungen

Angstsymptome treten im Verlauf einer Alkoholabhängigkeit häufig auf. Scholz (1982) hatte diese auch unter die akuten und subakuten Folgen des Ausfallssyndroms bei Unterbrechnung der Alkoholabhängigkeit subsumiert. Auch Jung (1996) folgt dieser Argumentation und nennt in Anlehnung an Schuckit und Hesselbrock (1994) wichtige Faktoren, die die Interpretation von Angstsymptomen bei Alkoholabhängigen erschweren. Insbesondere wird auf die Schwierigkeit der Diagnosestellung hingewiesen, die natürlich nicht nur auf der Dokumentation von Symptomen fußen kann. Es wird gezeigt, daß es bei Alkoholabhängigen zu Angstsymptomen im Kontext akuter und protrahierter Entzugssyndrome kommt. Im Grunde wird hier eine vergleichbare Argumentation wie bei Scholz (1982) geführt. Zusätzlich wird auf die Schwierigkeit verwiesen, die retrospektive Beurteilung des erstmaligen Auftretens der alkoholbedingten bzw. der angstbezogenen Probleme zu differenzieren. Weiterhin wird die Verquickung mit allgemeinen Lebensproblemen, in denen sich Alkoholabhängige befinden und die zur Erhöhung des individuellen Anspannungs- und Angstniveaus führen können, erwähnt. Jung (1996) meint außerdem, daß Alkoholabhängige mit Angstproblemen leichter eine Behandlung aufnehmen als Alkoholiker ohne Begleitangstsymptomatik. Damit könnte sich die Situation ergeben, daß sich die Schätzung der Prävalenz von Angststörungen aufgrund dieser Tatsache künstlich erhöht. Boerner (1997) zitiert Arbeiten von Stravynski et al. (1986), die ermittelten, daß 40 % der alkoholabhängigen Patienten Alkohol zur Abschwächung von unangenehmen Ängsten einsetzen. Boerner (1997) weist insbesondere auf das Problem hin, daß bei einer im Vordergrund stehenden Alkoholabhängigkeit die zugrundeliegende Angsterkrankung klinisch übersehen wird und sich die Therapie ausschließlich auf den Alkoholismus beziehen könnte. Letztendlich können hierfür die ausgeprägten Symptome der Alkoholintoxikation oder der Alkoholentzugssymptomatik, auch bei protrahiertem Verlauf, verantwortlich gemacht werden, die bei den Patienten in der psychiatrischen Primärversorgung zunächst im Vordergrund stehen.

8. Zusammenfassung

In diesem Beitrag wird die aktuelle epidemiologische Situation des Alkoholgebrauchs in Deutschland und im internationalen Vergleich dargestellt. Besondere Berücksichtigung finden die Verhältnisse in den neuen Bundesländern. Die weiteren Kapitel des Beitrages dienen der Aufbereitung neuesten Wissens über die Alkoholismusproblematik. Dabei wird auch versucht, noch vorhandene Aktualität älteren Wissens einzubeziehen. In diesem Sinne sind Kapitel zu Klassifikation, Definition, Typologie, Verlauf, Diagnostik, zu den Alkoholentzugssyndromen und den psychiatrischen Folge- und Begleitstörungen erarbeitet worden. Das Gebiet der Klassifikation umfaßt die neuesten Klassifikationsmöglichkeiten nach ICD-10 und DSM-IV und zeigt die Vielfalt dieses Teilbereichs der Psychiatrie. In den Kapiteln zu Definition, Typologie und Verlauf wurde die gegenwärtig gültige Charakteristik der Alkoholabhängigkeit herausgearbeitet. Insbesondere sind hier neueste Befunde aus der Verlaufsforschung eingeflossen. Im diagnostischen Kapitel wird der Nutzen von Labordiagnostik unter dem Aspekt der Suchdiagnostik dargestellt. Die Alkoholentzugssyndrome werden in ihrer Komplexität beschrieben, die Möglichkeiten der Erfassung werden aufgezeigt, und in der Praxis gut bewährte Therapieleitlinien werden vermittelt. Schließlich sollen die Ausführungen zu den psychiatrischen Folge- und Begleitstörungen auf diesbezügliche besondere Schwierigkeiten der Alkoholismusproblematik hinweisen. Dabei wird aus psychiatrischer Sicht der Begriff der Komorbidität erläutert.

Literatur

Allen J, Litten RZ, Lee A (1998) What you need to know: detecting alcohol problems in general medical practice. Singapore Med J 39: 38–41

Arolt V, Driessen, M, Schürmann A (1995) Häufigkeit und Behandlungsindikation von Alkoholismus bei internistischen und chirurgischen Krankenhauspatienten. Fortschr Neurol Psychiatr 63: 283–288

Athen D (1998) Alkoholabhängigkeit als differentialdiagnostische Herausforderung. Nervenheilkunde 17: 378–384

Athen D, Schranner B (1981) Zur Häufigkeit von Alkoholikern im Krankengut einer Medizinischen Klinik. In: Keup W (Hrsg) Behandlung der Sucht und des Mißbrauchs chemischer Stoffe. Thieme, Stuttgart

Auerbach P, Melchertsen K (1981) Zur Häufigkeit des Alkoholismus stationär behandelter Patienten aus Lübeck. Schl-Holst Ärztebl 5: 223–227

Banger M, v Wilmersdorff M, Baier M (1997) Score-gesteuerte Behandlung des akuten Alkoholentzugssyndroms. Krankenhauspsychiatrie 8: 56–61
Babor TF, Grant M (1989) From clinical research to secondary prevention: international collaboration in the development of the Alcohol Use Disorder Identifications Test (AUDIT). Alcohol Health Res World 13: 371–374
Bauer U (1985) Zur Indikation der Pharmakotherapie des Alkoholentzugssyndroms. Vortrag, 58. Tagung der Thüringer Gesellschaft für Psychiatrie und Neurologie, Bad Blankenburg, 15.–17. 10. 1985
Bauer U, Wolfram H, Strzata A, Neise U, Kühne G-E (1995) Langzeit-Katamnesen Alkoholabhängiger über 10 bis 14 Jahre nach stationärer viermonatiger Entwöhnungsbehandlung – Erfolgsmerkmale und Mortalität. Sucht 41, 6: 384–394
Bayer M, Phillip M, Huth T, Aldenhoff J (1992) Development of a rating scale for quantitative measurement of the alcohol withdrawal. Eur Arch Psychiatry Clin Neurosci 241: 241–246
Boerner RJ (1997) Paroxetin in der Therapie der Agoraphobie und Alkoholabhängigkeit. Nervenheilkunde 16: 412–416
Bombach Th (2000) Zur Arbeit eines Standortes des Bundesmodellprojektes Drogennotfallprophylaxe/Nachgehende Sozialarbeit am Klinikum Erfurt – vorläufige Ergebnisse nach einem Jahr Tätigkeit. In: Peter K (Hrsg) Spektrum psychiatrischer Arbeit. Springer, Wien New York, S 193–205
Böning J (1994) Warum muß es ein „Suchtgedächtnis" geben? Klinische Empirie und neurobiologische Argumente. Sucht 40: 244–252
Böning J, Holzbach E (1987) Klinik und Pathophysiologie des Alkoholismus. In: Kisker KP, Lauter H, Meyer JE, Müller C, Stvögren E (Hrsg) Psychiatrische der Gegenwart, Bd 3, 3. Aufl. Springer, Berlin Heidelberg New York Tokyo, S 143–177
Breaky WR, Calabrese L, Rosenblatt A, Cram RM (1998) Detecting alcohol use disordens in the everely mentally ill. Commun Ment Health J 34: 165–174
Breitenacher M (1998) Alkohol – Zahlen und Fakten zum Konsum. DHS-Jahrbuch Sucht 1999. Neuland, Geesthacht, S 7–19
Cottler L, Keating SK (1990) Operationalisation of alcohol and drug dependence criteria by means of a structured interview. Rec Dev Alcohol 8: 69–83
Diagnostisches und Statistisches Manual Psychischer Störungen (DSM-IV) (1996) Deutsche Bearbeitung und Einleitung von H. Saß, H.-U. Wittchen, M. Zaudig. Hogrefe, Göttingen
Dilling H, Weyerer S (1984) Praevalence of mental disorders in the small town: ruval region of Traunstein (Upper Bavarian). Acta Psychiatr Scand 69: 60–79
Dilling H, Mombour W, Schmidt M (Hrsg) (1993) Internationale Klassifikation psychischer Störungen (ICD-10), Kapitel V (F). Klinisch-diagnostische Leitlinien, 2. korr Aufl. Huber, Bern
Edwards G, Gross MM (1976) Alkohol dependence: provisional description of a clinical syndrome. Br Med J I: 1058–1061
Edwards G, Gross MM, Keller M, Moser J, Room R (1977) Alkohol-related disabilities. WHO offset publication no. 32, Genf
Edwards G, et al (1994) Alkohol policy and the public good. Oxford University Press, New York
Ewing JA (1984) Detecting alcoholism: the CAGE questionnaire. Jama 252: 1905–1907
Feuerlein W (1967) Neuere Ergebnisse der Alkoholdelirforschung. Nervenarzt 38: 492–500
Feuerlein W, Ringer CH, Küfer H, Antons K (1977) Diagnose des Alkoholismus. Der Münchner Alkoholismustest (MALT). Muench Med Wochenschr 119: 1275–1282
Fichter MM (1997) Epidemiologie von Alkoholmißbrauch und -abhängigkeit. In: Soyka M, Möller HJ (Hrsg) Alkoholismus als psychische Störung. Springer, Berlin Heidelberg New York Tokyo, S 1–11
Fichter MM (1997) In: Bayer-ZNS, Kongreß aktuell. Alkoholismus als psychische Störung, 1/1997: 1–2
Fichter MM, Witzke W, Weyerer S, Meller I, Rehm J, Dilling H, Hippius H (1990) Ergebnisse der oberbayerischen Verlaufsuntersuchung. In: Schmidt MH (Hrsg) Fortschritte der Psychiatrischen Epidemiologie. Ergebnisse aus dem gleichnamigen Sonderforschungsbereich DFG, DA. Forschungsgemeinschaft, Weinheim, S 91–116

Fichter MM, Narrow WE, Roper MT, Rehm J, Elten M, Rae DS, Locke BZ, Regier DA (1996) Preavalence of mental illness in Germany and the United States. Comparison of the Upper Bavarian Study and the Epidemiologic Catchment Avea Program. J Nerv Ment Dis 184: 598–606

Funke W, Funke J, Klein M, Scheller R (1987)Trierer Alkoholismustinventar (TAI). Hogrefe, Göttingen

Gallimberti L, Gentile N, Cibin M, Fadda F, Canton G, Ferri M, Ferrara SD, Gessa GL (1989) Gamma-Hydroxybuttersäure in der Behandlung des Alkoholentzugssyndroms. Lancet (Deutsche Ausgabe) 3/12: 726–728

Gross MM, Rosenblatt SM, Malenowski B, Broman M, Levis E (1972) Classification of alcohol withdrawal syndromes. Quant J Stud Hc 33: 400–407

Grünberger J (1977) Psychodiagnostik des Alkoholkranken. Maudrich, Wien

Heinz TW (1995) Drogenschnelltests – Qual der Wahl bei einer Fülle von Produkten. Liquid Ecstasy – die neue Partydroge. Dtsch Ärztebl 95/49: 2416–2417

Hesse B (1990) Zur Psychopathologie des Delirium tremens. Dissertation, Kiel

Holman CD, Englisch DR, Milne E, Winter MG (1996) Meta-analysis of alcohol and all-cause mortality: a validation of NHMR Care-commendations. Med J Aust 164, 3: 141–145

Huffmann G (1979) Alkoholdelirien – Definition, Diagnose und Therapie. Z Allg Med 55: 1152–1159

Hüllinghorst R (1995) Zur Versorgung Suchtkranker in Deutschland. DHS-Jahrbuch Sucht 1995. Neuland, Geesthacht, S 153–162

ICD-10 Checklisten (ICDL für ICD-10) (1995) Von W. Hiller, M. Zaudig, W. Mombour. Hogrefe, Göttingen

Internationale Diagnosen Checklisten (ICDL) für DSM-IV (1997) Von W. Hiller, M. Zaudig, W. Mombour. Hogrefe, Göttingen

Internationale Klassifikation der Krankheiten. Verletzungen und Todesursachen (IKK), 9. Revision (1979) Volk und Gesundheit, Berlin

Internationale Klassifikation der Krankheiten (ICD), 9. Rev (1986) Kohlhammer, Stuttgart

Jellinek EM (1952) Phases of alcohol addiction. Q J Stud Alcohol 13: 673–684

Jellinek EM (1960) The disease concept of alcoholism. Hillhouse, New Haven

John U, Hapke U, Rumpf H-J, Hill A, Dilling H (1996) Prävalenz und Sekundärprävention von Alkoholmißbrauch und -abhängigkeit in der medizinischen Versorgung. Schriftenreihe des Bundesministeriums für Gesundheit, Bd 71. Nomos, Baden-Baden

Johnson RB (1961) The alcohol withdrawal syndromes. Q J Stud Alc [Suppl 1]: 66–76

Jung M (1996) Alkoholabhängigkeit und psychiatrische Komorbidität. In: Mann K, Buchkremer G (Hrsg) Sucht. Fischer, Stuttgart, S 157–167

Mc Kenna CJ, Codel MB, Mc Cann HA, Sugrue D & D (1998) Alcohol consumption and idiopathic dilated cardiomyopathy: a case control study. Am Heart J 135: 833–837

Kanzow WT (1986) The clinical stags of alcoholic delirium and their therapeutic significance. Acta Psychiatr Scand 73 [Suppl 329]: 124–128

Krausz M, Müller-Thomsen T (1994) Komorbidität. Therapie von psychischen Störungen und Sucht. Konzept für Diagnostik, Behandlung und Rehabilitation. Lambertus, Weinheim, S 219–239

Klepel H, Kühne GE, Knorr W (1982) Finlepsin bei der Behandlung des alkoholischen Entzugssyndroms. Medicamentum (Berlin) 23: 133–136

Knorr W, Klepel H, Kühne GE (1983) Differentialtypologie von Carbamazepin (Finlepsin) und Calcium-Valproat (Convulsofin) am Beispiel exogener Psychosesyndrome. Medicamentum (Berlin) 24: 10–11

Krumpholz W (1996) Alkohol als Therapeutikum beim alkoholabhängigen Intensivpatienten: Contra. Anästhesiologische Intensivmedizin, Notfallmedizin, Schmerztherapie 31: 181–182

Küfner H (1997) Diagnostik des Alkoholismus in einem ambulanten Setting. Nervenheilkunde 16: 377–385

Lelbach WK (1995) Epidemiologie des Alkoholismus und alkoholinduzierter Organschäden. In: Leitz HK, Lieber CS, Simanowski UA (Hrsg) Handbuch Alkohol, Alkoholismus, alkoholbedingte Organschäden. Barth, Leipzig Heidelberg, S 21–72

Lenzenhuber E, Müller C, Rommelspacher H, Spies C (1999) Gamma-Hydroxybuttersäure zur Therapie des Alkoholentzugssyndroms bei Intensivpatienten. Anaesthesist 48: 89–96

Lerner WD, Fallon HJ (1985) The alcohol withdrawal syndrome. Editorial. N Engl J Med 313 [S 15]: 951–952

Maier W, Linz M, Freyberger H (1997) Komorbidität von Substanzabhängigkeitsstörungen und anderen psychischen Störungen. In: Soyka M, Möller HJ (Hrsg) Alkoholismus als psychische Störung. Springer, Berlin Heidelberg New York Tokyo, S 75–93

Mayefield D, Mc Leerd G, Hall P (1974) The CAGE questionnaire: validation of a new alcoholism screening instrument. Am J Psychiatry 131: 1121–1123

Möller HJ, Angermund A, Mühlen B (1987) Prävalenzraten von Alkoholismus an einem chirurgischen Allgemeinkrankenhaus; empirische Untersuchungen mit dem Münchner Alkoholismustest. Suchtgef 33: 199–202

Morris PR, Mosby EL, Ferguson BL (1997) Alcohol withdrawal syndrome. J Oral Maxillofac Surg 55, 12: 1452–1455

Nickel B, Schmickaly R (1990) Alkoholbedingte neurologisch-psychiatrische Krankheiten. In: Nickel B, Morosov GR (Hrsg) Alkoholbedingte Krankheiten. Volk und Gesundheit, Berlin, S 237–248

Nickel B, Schmickaly R, Kursawe HK, Krüger H, Reinhold M, Marg E, Karson A, Sachs E (1986) Beitrag zur Therapie des Delirium tremens. Z Klin Med 41: 1643–1646

Nickel B, Schmickaly R, Kursawe HK, Krüger H, Reinhold M, Marg E, Karson A, Sachs E (1987) Die Droperidol-Diazepam-Kombinationstherapie beim Delirium tremens. Medicamentum 28: 173–177

Nilssen O, Huseby NE, Hoyer G, Brenn T, Schirmer H, Forde OH (1992) New alcohol markers how useful are they in population studies: the Svalbard study, 1988–89. Alcohol Clin Exp Res 16: 82–86

Nilssen O, Ries RK, Rivara FP, Gurney JG, Jurkovich GJ (1994) The CAGE questionnaise and the short Michigan Alcohol Screening Test in trauma patients: comparsion of their correlations with biological alcohol markers. J Trauma 36: 784–788

Nystroem M, Peraesalo J, Salaspuro HM (1992) Carbohydrat-deficient transferin (CDT) as a possible indicator of heavy drinking in young university students. Alcohol Clin Exp Res 16: 93–97

Oberlaender FA, Mengering F, Wagner MR, Platz WE (1999) Geschlechtsspezifische Aspekte bei einer Störung durch Alkohol. Psycho 25: 263–268

Öjesjö L, Hagnell O, Otterbeck L (1998) Mortality in alcoholism among men in the Lundly Community Cohort, Sweden: a forty-year follow-up. J Stud Alcohol 59: 140–144

Oslin D, Alkonson RM, Smitz DM, Hendrie H (1998) Alcohol related dementia: proposed clinical criteria. Int J Geriatr Psychiatry 13: 203–212

Park P, Whitehead PC (1973) Developmental seguence and dimensions of alcoholism. Q J Med Alcohol 34: 887

Parsons OA (1998) Neurocognitive deficits in alcoholics and social drinkers: a continuum? Alcohol Clin Exp Res 22, 4: 954–961

Peßner G, v Keyserlingk H (1988) Zur Problematik von Alkoholmißbrauch und -abhängigkeit in einem Kreiskrankenhaus. In: Wilhelm-Pieck-Universität (Hrsg) Alkohol – das chronische Zuviel und seine Komplikationen. Universitätsverlag, Rostock

Philipp M, Seyfeddinipur N, Marneros A (1976) Epileptische Anfälle bei Delirium tremens. Nervenarzt 47: 192–197

Power C, Rodgus B, Hope St (1998) U-shaped relation for alcohol consumption and trealth in early adulthood and implications for nurtrality. Lancet 352: 877

Prochaska JO, Di Clemente C (1992) Toward cemprehensive model of change. In: Miller WR, Heather N (eds) Treating addictive behaviour. Plenum Press, New York, pp 3–27

Regier DA, Farmer ME, Rae DS, Locke BZ, Keith SJ, Judd LL, Goddwin FK (1990) Comorbidity of mental disorders with alcohol and other drug abuse. Results from the Epidemiological Catchment Area (ECA) Study. JAMA 264: 2511–2518

Richter G (1997) Das akute Alkoholentzugssyndrom (AES). Institut für Alkoholerkrankung 1: 5–16

Richter G, Ivanec NN (1983) Einteilung des Alkoholismus. In: Nickel B, Morosov GV (Hrsg) Alkoholbedingte Krankheiten. Verlag Volk und Gesundheit, Berlin, S 36–50

Richter G, Klemm PG, Zahn M (1994) Ein 9-Item-Screening für die Unterscheidung von Alkoholabhängigen; Alkoholmißbrauchern und Normaltrinkern (Normalkonsumenten). Sucht 40: 186–194

Roine R, Salaspuro M (1995) Marker für Alkoholismus und alkoholassoziierte Organschäden. In: Seitz HK, Lieber CS, Simanowski UA (Hrsg) Handbuch Alkohol, Alkoholismus, alkoholbedingte Organschäden. Barth, Leipzig, S 93–120

Rumpf HJ, Hapke U, John U (1995) Previos help seeking and motivation to change drinking behavior in alcohol-dependent general hospital patients. In: van Gulich-Bailer M, Maurer K, Häfner H (eds) Schedules for Clinical Assessment in Neuropsychiatry (SCAN). Deutsche Ausgabe. Hogrefe, Göttingen

Rumpf HJ, Hapke U, John U (1997) LAST. Hogrefe, Göttingen

Schmidt LG (1995) Diagnostische Aufgaben bei Alkoholmißbrauch und -abhängigkeit. Z Klin Psychol 254, 2: 98–106

Schmidt LG (1997) Diagnostik von Alkoholmißbrauch und Alkoholabhängigkeit. In: Soyka M, Möller H-J (Hrsg) Alkoholismus als psychische Störung. Springer, Berlin Heidelberg New York Tokyo, S 61–70

Schuckit MA (1986) Genetic and clinical implications of alcoholism and affective disorder. Am J Psychiatry 143: 140–147

Schuckit MA, Hesselbrock V (1994, 1998) Alcohol debendency and axiety disorders: what is the relationship? Am J Psychiatry 151: 1723–1734 (1994) Gen Hosp Psychiatry 20: 115–119 (1998)

Selzer ML (1971) The Michigan Alcoholism Screening Test; the quest for a new diagnostic instrument. Am J Psychiatry 127: 1653–1658

Shaw JM, Kolesar GS, Sellers EM, Kaplan HL, Sandor P (1981) Development of optimal treatment tactics for alcohol withdrawal. Assessment and effectiveness of support case. J Clin Psychophamacol 1: 382–382

Simon R, Tauscher M, Gessler A (1997) Suchtbericht Deutschland 1997. Schneider Verlag, Hohengehren, S 22–29, 92–103, 178–187, 234–244, 260–261

de Sorgeril M (1998) Paper, read at the 20. Congress of the European Society of Cardiology, Wien, 22.–26. 8. 1998 [zit nach Ehnert W, Selecta 40, 30: 22–22]

Soyka M (1995) Die Alkoholkrankheit – Diagnose und Therapie. Chapman & Hall, London

Soyka M (1997) Alkoholismus – eine Krankheit und ihre Therapie. Wissenschaftliche Verlagsgesellschaft, Stuttgart

Srugies D, Peter K, Hain Ch (1999) Defizite in der Versorgung suchtkranker Patienten in nichtpsychiatrischen Kliniken – Erfahrungen Modellprojekt. Vortrag 74. Jahrestagung, Thür. Gesellschaft für Psychiatrie, Neurologie und Kinder- und Jugendpsychiatrie, Hildburghausen, 16.–17. 4. 1999

Stetter F (1996) Behandlungsbereitschaft bei Abhängigen fördern. Psycho 22: 419–424

Storgard H, Nielsen SD, Gluud C (1994) The validity of the Michigan Alcoholism Screening Test (MAST). Alcohol 29: 493–502

Stravynsski A, Lamontagne Y, Lavallee Y (1986) Clinical phobias and avoident personality disorder among alcoholics admitted to an alcolism rehabilitation setting. Can J Psychiatry 31: 714–719

Trell E (1986) Management of alcohol related problems in the PCH/GP services. Some reflections from the Malmö study. WHO regional office for Europe. Working group on the respective roles of PCH and specialized services in the development and implementation of programmes for problem drinkers. WHO-working paper, Oslo, pp 1–13

Vaillant GE (1983) The natural history of alcoholism. Causes, pattens and paths to recovery. Harvard University Press, Cambridge

Victor M, Laurenco R (1978) Neurologic complications of alcohol abuse: epidemiologic aspects. Adv Neurol 19: 603–617

Wetterling T (2000) Behandlung der Alkoholkrankheit im psychiatrischen Krankenhaus. In: Peter K (Hrsg) Spektrum psychiatrischer Arbeit. Springer, Wien New York, S 119–127

Wetterling T, Konitz RD, Berten B, Spiel G (1995) Skala zur Erfassung des Schweregrades eines Alkoholentzugsyndroms (AWS-SCALE). Erste klinische Erfahrungen. In: Mann K, Buchkremen G (Hrsg) Suchtforschung und Suchttherapie in Deutschland. Sucht, Sonderheft, S 41–43
Wetterling T, Veltrup C unter Mitarbeit von Junghanns K (1997) Diagnostik und Therapie von Alkoholproblemen – ein Leitfaden. Springer, Berlin Heidelberg New York Tokyo
Wienberg G (1995) Das Alkoholproblem in der medizinischen Primärversorgung. Sucht, Sonderband, S 13–171
Wittchen H-U (1990) CIDI-Manual: Einführung und Durchführungsbeschreibung. Beltz Test, Weinheim
Wolfram H, Neumann J (1984) Leistungsdiagnostik in Psychiatrie und Neurologie. Thieme, Leipzig
Zeiler J (1991) Mißbrauch psychotroper Stoffe bei Schizophrenen. Sucht 37: 229–239

Behandlung der Alkoholkrankheit im psychiatrischen Krankenhaus

T. Wetterling

In Deutschland zählt die Alkoholabhängigkeit zu den häufigsten chronischen Erkrankungen. Nach Schätzungen gibt es in der BRD etwa 2,5 Millionen behandlungsbedürftige Alkoholabhängige. Im internationalen Vergleich liegen die Bundesbürger mit einem durchschnittlichen Alkoholkonsum von etwa 10,9 l/Jahr in der Spitzengruppe [2]. Die Versorgungssituation für alkoholkranke Menschen in Deutschland ist bisher wenig untersucht worden ist [37]. Von Interesse ist insbesondere das Inanspruchnahmeverhalten von Personen mit Alkoholproblemen (s. Tabelle 1).

Es ist nach diesen Daten davon auszugehen, daß vor allem Hausärzte von Alkoholkranken konsultiert werden. Daneben werden ambulante niedrigschwellige Therapieangebote wie Beratungsstellen und Selbsthilfegruppen aufgesucht, während Alkoholkranke selten in stationäre psychiatrische Behandlung kommen.

In diesem Zusammenhang stellen sich zwei Fragen:

1. Unterscheiden sich die Alkoholkranken, die in eine psychiatrische Klinik kommen von denen, die andere oder keine Hilfe in Anspruch nehmen?
2. Welche Ziele sollen durch eine stationäre psychiatrische Behandlung erreicht werden?

Unterschiede ambulant/stationär behandelte Alkoholkranke

Der wesentliche Unterschied zwischen den ambulant und den stationär behandelten Alkoholkranken liegt wahrscheinlich in der erheblich höheren Zahl, die eine zusätzliche behandlungsbedürftige Erkrankungen aufweisen, unter den stationären Behandelten. Genaue Daten fehlen, aber einige Untersuchungen deuten in diese Richtung. Die psychiatrische Komorbidität kann aus großen Feldstudien (wie z. B. [20]) nur abgeschätzt werden, da meist nur die life-time-Prävalenz angegeben wird. In verschie-

Tabelle 1. Inanspruchnahme von Hilfen durch Alkoholiker

Hilfe von ... in Anspruch genommen	John et al., 1996 [11]	Wienberg, 1992 [37]
Unspezifische Behandlung		
Niedergelassene Ärzte	75,0 %	70,0 %
Hausarzt	70,7 %	
Nervenarzt	5,0 %	
Krankenhaus	36,4 %	24,8 %
Keine ärztliche Hilfe	22,9 %	
Suchtspezifische Hilfen		
Selbsthilfegruppen	6,4 %	
Suchtberatung	0 %	4,4 % sozialpsych. Dienst 4,7 % Beratungsstellen
Entwöhnungsbehandlung	2,1 %	0,8 % Fachkliniken 3,4 % psychiatrische Kliniken

John et al. [11]: Befragung von neu aufgenommenen Patienten in einem Allgemeinkrankenhaus in Lübeck: Inanspruchnahme im Jahr vor Aufnahme; Wienberg [37]: Schätzungen oder Hochrechnungen für die BRD

denen Studien liegt die Zahl, die eine weitere aktuelle psychiatrische Störung aufweisen, unter den stationär in einer psychiatrischen Klinik aufgenommenen Alkoholkranken sehr viel höher (60–66 % [9, 18, 21]). Es ist also davon auszugehen, daß besonders Alkoholkranke mit zusätzlichen psychiatrischen Störungen stationär in psychiatrischen Kliniken aufgenommen werden, während Alkoholkranke mit schweren Folgeerkrankungen (wie z. B. Pankreatitis, Lebererkrankungen, Tumoren der oberen Atemwege, Unfällen etc) in stationäre internistische oder chirurgische Behandlung kommen. Allerdings besteht auf den internistischen und chirurgischen Stationen in der Regel aber kein suchtspezifisches Angebot, obwohl der Anteil der Alkoholkranken dort 15–20 % [2,11] beträgt.

Therapieziele

Die Therapieziele einer Suchtbehandlung sind nicht unumstritten. Während in den USA auch eine Reduzierung der Trinkmenge vor dem Hintergrund der häufigen und schwerwiegenden Folgeerkrankungen als ein allgemein akzeptiertes Behandlungsziel gilt, wird in Europa und besonders in Deutschland eine Totalabstinenz als oberstes Ziel angesehen. Da dieses Ziel sehr ambitioniert ist und viele Alkoholabhängige – wenn überhaupt – auch erst nach vielen Therapieschritten eine längerdauernde Abstinenz erreichen, haben auch deutsche Suchtforscher (z. B. [24]) eine mehr am therapeutischen Handeln orientierte Hierarchie von prinzipiell gleichwertigen Interventionszielen bei Alkoholkranken vorgeschlagen:

1. Sicherung des Überlebens
2. Verhinderung von schweren körperlichen Folgeschäden
3. Sicherung der sozialen Umgebung gegen Beeinträchtigungen
4. Verhinderung sozialer Desintegration
5. Ermöglichung längerer Abstinenzphasen
6. Einsicht in die Grunderkrankung
7. Akzeptanz des eigenen Behandlungs- bzw. Hilfebedarfs
8. Akzeptanz des Abstinenzzieles
9. Konstruktive Bearbeitung von Rückfällen
10. Individuelle therapeutische Grenzziehung („Selbsthilfe")

Die ersten beiden Therapieziele sind meist bei der Behandlung in chirurgischen und internistischen Kliniken im Vordergrund, während die Ziele 3 und 4 mehr im sozialarbeiterischen Bereich liegen. Die Ziele 5 bis 9 sind die Ziele der klassischen Entwöhnungsbehandlung. Diese wird bisher in der BRD durch von den Rentenversicherungsträgern finanzierten Langzeit-Entwöhnungskliniken durchgeführt. Aufgrund der sich verschärfenden Kostensituation einerseits und zahlreicher Programme zu ambulanten und teilstationären Entwöhnungsbehandlung v.a. in den USA [10], die auch eine deutliche Verminderung der Trinkmenge zeigten, anderseits, hat ein Umdenken begonnen und Kurztherapiemodelle werden vermehrt diskutiert. In diesem Zusammenhang stellt sich die Frage, inwieweit solche Kurztherapie in psychiatrischen Abteilungen von Allgemeinkrankenhäusern durchgeführt werden können. Im Folgenden sollen die wesentlichen Schritte einer Behandlung von Alkoholkranken im Krankenhaus beschrieben werden.

Praktisches Vorgehen

Screening

Zunächst ist bei der Krankenhausaufnahme die Frage zu klären, ob bei einem Patienten eine Alkoholabhängigkeit vorliegt, denn die Angaben zum Alkoholkonsum sind häufig sehr ungenau. Zur Abschätzung, ob eine Abhängigkeit besteht, haben sich zwei kurze Selbstbeurteilungsverfahren bewährt: der CAGE [14], der nur 4 Fragen enthält, und der MAST [25], der 10 Fragen enthält. Eine valide Aussage erhält man, wenn man eine Kombination der wichtigsten Fragen der beiden Bögen dem Patienten vorlegt [22]. So können etwa 85% aller Alkoholiker erkannt werden. Weitverbreitet ist in der BRD ein kombinierter Selbst- und Fremdbeurteilungsbogen, der MALT [7]. Dieser ist aber in seiner Durchführung aufwendiger.

Eine ganze Reihe von laborchemischen Parametern sind auf ihre Eignung hin untersucht worden, inwieweit sie eine Alkoholabhängigkeit nachweisen können. Alle zeigen nur mit einer gewissen Wahrscheinlichkeit eine

Alkoholerkrankung an. Neben den schon lange bekannten Werten wie MCV (Mikro-corpuläres Volumen) der Erythrozyten und der Gamma-GT, die bei einer ganzen Reihe von Erkrankungen, insbesondere der Leber erhöht sein können, sind in neuerer Zeit spezifischere Parameter untersucht worden. Hier ist besonders das CDT (Carbohydrate-deficient transferrin) hervorzuheben. Wie zahlreiche Untersuchungen gezeigt haben, zeigt ein erhöhter CDT-Wert einen erhöhten aktuellen Alkoholkonsum an [32]. Für Screening-Untersuchungen sind aber Laborparameter weniger geeignet als kurze Fragebögen [34].

Risikoabschätzung eines schweren Entzugs

Bei plötzlicher Unterbrechung eines langjährigen Alkoholabusus – etwa anläßlich einer Krankenhausaufnahme – kommt es sehr häufig (~ 40 %) zu Entzugssymptomen. Pro Jahr muß mit etwa 200.000 stationären Entzügen in der BRD gerechnet werden. Bei einem Alkoholentzug können eine Vielzahl körperlicher und psychischer Symptome auftreten. Daher hat sich in der angelsächsischen Literatur die Bezeichnung Entzugssyndrom eingebürgert. Die Entzugssymptome bestehen im einfachen Fall in einer vegetativen Überstimulation mit Schwitzen, Herzrasen, Blutdruckanstieg, Übelkeit und psychischen Symptomen wie Unruhe, Ängstlichkeit und Schlafstörungen. Auch zerebrale Krampfanfälle können auftreten. Im komplizierten Fall kommt es zum Entzugsdelir mit Desorientiertheit, psychomotorischer Unruhe und meist angstvoll erlebten Halluzinationen. In der BRD ist mit etwa 25.000–40.000 Alkoholentzugsdelirien pro Jahr zu rechnen [10]. Die überwiegende Zahl davon wird in internistischen und chirurgischen Kiniken behandelt.

Prädiktoren für ein erhöhtes Risiko eines schweren Entzugssyndroms sind bisher kaum bekannt. Eine Abschätzung des Risikos eines schweren Alkoholentzugssyndroms ist anhand von anderen Laborparametern und amnestischen Daten möglich [29, 30, 33]. Die wichtigsten Kriterien sind in der Lübecker Alkoholentzugs-Risiko-Skala (LARS) zusammengefaßt [35]. Erste Erfahrungen haben gezeigt, daß bei einem Wert von über 5 ein erhöhtes Risiko für ein schweres Entzugssyndrom besteht. Ebenso sind Patienten mit schweren internistischen oder chirurgischen Erkrankungen und Unfallopfer besonders gefährdet, ein schweres Alkoholentzugssyndrom zu erleiden.

Entzugsbehandlung

Bei der Vielzahl der Entzugssymptome und angesichts der Häufigkeit von Entzugssyndromen ergibt sich die Frage, wer und wie behandelt werden sollte. Entscheidend sind hierfür folgende Gesichtspunkte:

- Welche Überwachungsmöglichkeiten sind vorhanden (Monitor)?
- Welche Erfahrungen haben das ärztliche und pflegerische Personal mit unruhigen Entzugspatienten?
- Welche anderen Erkrankung hat der Patient?

Alkoholkranke mit einer schweren körperlichen Erkrankung (Pankreatitis, Leberzirrhose etc.) bzw. Verletzungen sollten, da die Gefahr eines komplizierten schweren Alkoholentzugssyndroms besteht [8], intensivmedizinisch überwacht werden.

Zur Behandlung der Alkoholentzugssymptome ist eine Vielzahl von Medikamenten vorgeschlagen worden [4,13,23]. Meist wird ein traditionell eingeführte Behandlungsstrategie zur Behandlung der Alkoholentzugssymptomatik verwendet ohne daß diese in vielen Fällen rational begründbar ist. Zu den in der BRD am gebräuchlichsten zählen: Clomethiazol (Distraneurin®) und Haloperidol (z.B. Haldol®) [23]. In den USA gelten dagegen Benzodiazepine als Mittel der Wahl bei einem schweren Alkoholentzugssyndrom [17]. Bisher gibt es nur wenige Vergleichsstudien oder Placebo-kontrollierte Studien (s. Übersicht [1]). Voraussetzung für Vergleichsstudien und operationalisierte Therapiekonzepte sind geeignete Instrumente zur Erfassung des Schweregrades der Entzugssymptomatik oder wenn möglich zur Abschätzung des Risikos, wann eine schwere Entzugssymptomatik zu erwarten ist. Hierzu sind eine Reihe von Skalen entwickelt worden. Die international am gebräuchlichsten ist die CIWA-A-Skala [26], die den Nachteil hat, daß eine Reihe von Items nicht ausreichend operationalisiert sind. Von unserer Arbeitsgruppe wurde aus der CIWA-A-Skala mit Hilfe einer statistischen Item-Analyse die „Alkohol-Entzugs-Skala" (AES) entwickelt [30, 33]. Diese Skala enthält zwei kurze Unterskalen (je eine für vegetative und psychische Symptome). Da jedes Item definiert ist, ist es auch möglich, daß medizinisches Hilfspersonal nach einer Einweisung diese Skala, z.B. auf einer Überwachungskurve (je nach Schweregrad ein- bis vierstündlich) ausfüllt.

Anhand der AES-Skala wurde ein standardisiertes Programm zur stationären Behandlung des Alkoholentzugssyndroms entwickelt [30, 33, 35]. Dieses orientiert sich an den Skalenwerten. Bei einem leichten Entzugssyndrom (AES-Gesamtscore < 6) wird nur eine Überwachung durchgeführt. Bei einem mittelschweren Entzug erhalten die Patienten Carbamazepin (bis zu 900 mg/d). Bei einem schweren Entzugssyndrom werden die Patienten mit Clomethiazol behandelt.

Tabelle 2. Score geleitetes operationalisiertes Behandlungsschema für Alkoholentzugssyndrome (Einzelheiten s. [28])

Alkoholentzugs-symptomatik	Keine/leicht (AES ≤5)	Mittel (AES: 6–9)	Schwer (AES ≥10)
Medikamentöse Behandlung mit	keine	Carbamazepin bis 900 mg/d	Clomethiazol bis zu 20 Kps (= 3840 mg/d)
Alternativen		Clonidin bis 3000 µg/d	Diazepam bis 60 mg/d Clonidin bis 3000 µg/d + Haloperidol bis 40 mg/d

Erfahrungen an über 500 Patienten zeigen, daß eine derartige weitgehend standardisierte Therapie des Alkoholentzugssyndroms möglich ist. Insbesondere ist bei frühzeitigem Einsatz der AES-Skala der Verlauf des Entzugssyndroms gut abschätzbar, vor allem anhand des psychischen Subscore der AES. Nur bei einem geringen Anteil der Patienten (< 8 %) war es notwendig, die ursprünglich anhand des AES-Wertes gewählte Medikation zu ändern [33].

Weiterführende Therapie

Nach einer Krankenhausbehandlung, die häufig wegen alkoholbedingter Folge- oder Begleiterkrankungen notwendig wurde, und einem erfolgreichen Entzug stellt sich häufig für die Behandler die Frage, wie die erreichte Abstinenz auf längere Zeit gesichert werden kann. Wenn die Betreffenden eine Entwöhnungstherapie ablehnen, gibt es noch die Möglichkeit einer medikamentösen Unterstützung zur Aufrechterhaltung der Abstinenz mit sogenannten „Anti-Craving"-Medikamenten. Bisher ist in der BRD nur Acamprosat (Campral®) auf dem Markt. Die Wirkung der „Anti-Craving"-Mittel darf jedoch nicht überschätzt werden, denn den begleitenden psychotherapeutischen Maßnahmen kommt eine erhebliche Bedeutung zu [16]. Weiter haben alle bisherigen Studien gezeigt, daß der Anteil der Therapieabbrecher hoch ist. Daher ist die Indikation genau zu stellen [31]. Insbesondere sollte die Bereitschaft zur Tabletteneinnahme vorher abgeklärt werden. Eigene Untersuchungen zeigen, daß besonders Patienten direkt nach dem Entzug und mit vielen erfolglosen anderen Versuchen, abstinent zu werden, bereit sind, Medikamente zur Rückfallprophylaxe einzunehmen. Eine wichtige Rolle spielt auch die Überzeugung, daß die eigene Alkoholabhängigkeit heilbar ist. Die Bereitschaft zur Tabetteneinnahme ist besonders hoch bei Patienten mit einem ausgeprägten Verlangen nach Alkohol [36].

An weiteren im psychiatrischen Krankenhaus durchführbaren Therapiemaßnahmen zur Abstinenzsicherung sind in den letzten Jahren eine Reihe von nachstationären Therapiestrategien untersucht worden. In Deutschland sind an einer Reihe von Kliniken sogenannte Motivationstherapien eingeführt worden. In unserer Arbeitsgruppe wurde hierzu ein dreiwöchiges Programm entwickelt [27]. Insbesondere ist in einem solchen Rahmen zu klären, ob und welche weiteren Maßnahmen, z. B. Langzeit-Entwöhnung, Besuch von Selbsthilfegruppen etc. erfolgen sollen.

Diese Motivationstherapien gehen u. a. auf ein Modell zur Veränderungsbereitschaft [19] und das sogenannte motivational interviewing [15] zurück. Es können drei voneinander relativ unabhängige Dimensionen der Motivierung unterschieden werden, nämlich die Abstinenzmotivation, die Behandlungsmotivation und die Motivation zur Veränderung belasteter und belastender Lebensbereiche. Dabei ist es unerheblich, ob und in welchem Ausmaß die Lebensbeeinträchtigungen durch den Alkoholkonsum verursacht worden sind. Von Bedeutung ist allerdings, daß eine wirkliche stabile Veränderung in aller Regel nur dann möglich ist, wenn auch der

Tabelle 3. Ziele des motivationalen Basisprogramms

	Einsichtsphase	Aktionsphase
Abstinenz	Förderung der Abstinenzbereitschaft	Förderung der Abstinenzkompetenz
Behandlung	Kennenlernen des Unterstützungssystems	Planung der Weiterbehandlung
Veränderung belasteter Lebensbereiche	Erkennen belasteter Lebensbereiche	Planung von Veränderungen

Alkoholkonsum geändert wird. *Behandlungsmotivation* meint die Bereitschaft, ein Unterstützungsangebot in Anspruch zu nehmen, welches sich für Alkoholabhängige bewährt hat. Dabei ist die initiale Behandlungsmotivation relativ unabhängig von der Durchhaltemotivation. Die *Abstinenzmotivation* kennzeichnet die Bereitschaft, den Alkoholkonsum vollständig aufzugeben. Im Rahmen der Motivierungsarbeit werden Einstellungen, Normen und Argumente im Entscheidungsprozeß für und gegen die Abstinenz zu einem zentralen Gegenstand der Beratung. Der Patient soll sich nicht nur formal für Abstinenz entscheiden, sondern auch die Konsequenzen verstehen. Hieraus erst ergibt sich in den meisten Fällen *die Motivation zur Veränderung belasteter und belastender Lebensbereiche.*

Motivationale Beratung

Im einfachsten Fall, insbesondere wenn keine weitere stationäre Motivationstherapie möglich ist, kann ein Patient, der seinen körperlichen Entzug abgeschlossen hat, eine motivationale Beratung von etwa 60 Minuten Dauer erhalten. Dabei werden mit dem Patienten alle vorliegenden alkoholrelevanten Befunde zu den körperlichen, psychischen und sozialen Konsequenzen des überhöhten Alkoholkonsums zusammengetragen. Abschließend kann dann mit dem Patienten ein individuell abgestimmtes Progamm zur Weiterbehandlung erarbeitet werden, das sich an den lokalen Gegebenheiten und seinen Wünschen orientiert. Der Patient erhält alle notwendigen Hinweise, die er benötigt, um das vereinbarte Unterstützungsangebot auch tatsächlich nutzen zu können. Das therapeutische Vorgehen orientiert sich dabei an dem motivational interviewing [15].

In einem umfangreichen Kurztherapieprogramm zur Rezidivprophylaxe sollten v.a. typische Abstinenzgefährdungsbedingungen und -situationen analysiert und Coping-Strategien erarbeitet werden. Außerdem sollten „Rückfälle" sowie Möglichkeiten zu deren konstruktiven Bewältigungbesprochen werden. Ferner ist es wichtig, allgemeine Strategien zur Streßbewältigung zu vermitteln und vorhandende Kompetenzen des Patienten zu stärken.

Bei den in psychiatrischen Klinik häufigen Patienten mit einer psychiatrischen Komorbidität (Angst- oder affektive Störung, Phobien) sollte diese unbedingt mit behandelt werden. Bisher sind hierfür aber kaum spezifische Programme entwickelt worden. Die meisten Rückfälle erfolgen in einer dysphorischen Stimmung. Es ist aber noch nicht hinreichend gesichert, ob eine medikamentöse Behandlung der psychischen Grunderkrankung, z. B. eine Depression mit Antidepressiva, zu einer Änderung des Trinkverhaltens beträgt [3]. Dennoch sollten alle Alkoholkranken mit einer psychiatrischen Störung adäquat medikamentös behandelt werden.

Abschließende Betrachtungen

In den letzten Jahren sind die Möglichkeiten zur Behandlung der Alkoholabhängigkeit im Krankenhaus erweitert worden (z. B. Kurztherapien, Einführung von „Anti-Craving"-Medikamenten). Allerdings sind angesichts des zunehmenden Kostendrucks im Gesundheitswesen und damit der nur sehr geringen Bereitschaft der Krankenkassen, neue Programme zu unterstützen, den neuen Therapieansätzen von Alkoholkranken in einem psychiatrischen Krankenhaus enge Grenzen gesetzt, obwohl diese – wie Berechnungen der AOK Lübeck ergeben haben – für die Krankenkasse langfristig große Vorteile bieten [6]. Besondere Therapiestrategien für die Alkoholkranken mit einer psychiatrischen Komorbidität sollten weiter entwickelt werden.

Literatur

1. Anton RF, Becker HC (1995) Pharmacotherapy and pathophysiology of alcohol withdrawal. In: Kranzler HR (ed) The pharamacology of alcohol abuse. Springer, Berlin Heidelberg New York Tokyo, pp 315–368
2. Arolt V, Driessen M, Schürmann A (1995) Häufigkeit und Behandlungsindikation von Alkoholismus bei internistischen und chirurgischen Krankenhauspatienten. Fortschr Neurol Psychiatr 63: 283–288
3. Bohn MJ, Hersh D (1995) Drugs for the treatment of psychiatric comorbidity in alcoholics: recent developments. In: Kranzler HR (ed) The pharmacology of alcohol abuse. Springer, Berlin Heidelberg New York Tokyo, pp 415–441
4. Breitenacher M (1997) Alkohol-Zahlen und Fakten zum Konsum. In: Jahrbuch Sucht 1998. Neuland, Geesthacht, S 9–18
5. Busch H, Frings A (1988) Pharmacotherapy of alcohol-withdrawal syndrome in hospitalised patients – clinical and methodological aspects. Pharmacopsychiatry 21: 232–237
6. Driessen M, Veltrup C, Junghanns K, Przywara A, Dilling H (1999) Kosten-Nutzenanalyse einer stationären Motivationstherapie für Alkoholiker. Nervenarzt 70: 463–470
7. Feuerlein W, Ringer C, Küfner H, Antons K (1977) Diagnose des Alkoholismus: der Münchner Alkoholismustest. Münch Med Wochenschr 119: 1275–1282
8. Foy A, March S, Drinkwater V (1988) Use of an objective clinical scale in the assessment and management of alcohol withdrawal in a large general hospital. Alcohol Clin Exp Res 12: 360–364
9. Hesselbrock, MN, Meyer RE, Keener JJ (1985) Psychopathology in hospitalized alcoholics. Arch Gen Psychiatry 42: 1050–1055
10. Holder HD, Longabaugh R, Miller WR, Rubonis AV (1991) The cost effectiveness of treatment for alcoholism: a first approximation. J Stud Alcohol 52: 517–540

11. John U, Hapke U, Rumpf H-J, Hill A, Dilling H (1996) Prävalenz und Sekundärprevention von Alkoholmißbrauch und -abhängigkeit in der medizinischen Versorgung. Nomos, Baden-Baden
12. Von Keyserlingk H (1978) Zur Epidemiologie des Delirium tremens im Bezirk Schwerin. Psychiat Neurol Med Psychol 30: 483–490
13. Litten RZ, Allen JP (1991) Pharmacotherapies for alcoholism: promising agents and clinical issues. Alcohol Clin Exp Res 15: 620–633
14. Mayfield DG, Coleman LL (1968) Alcohol use and affective disorder. Dis Nerv Syst 29: 467–474
15. Miller WR, Rollnick S (1991) Motivational interviewing: preparing people to change addictive behavior. Guilford, New York
16. O'Malley SS, Jaffe AJ, Chang G, Schottenfeld RS, Meyer RE, Rounsaville B (1992) Naltrexone and coping skills therapy for alcohol dependence. Arch Gen Psychiatry 49: 881–887
17. Naranjo CA, Sellers EM (1986) Clinical assessment and pharmacotherapy of the alcohol withdrawal syndrome. In: Galanter M (ed) Recent developments in alcoholism, vol 4, pp 265–281
18. Powell BJ (1992) Outcomes of co-morbid alcoholic men: a 1-year follow-up. Alcohol Clin Exp Res 16: 131–138
19. Prochaska JO, DiClemente CC (1983) Stages and processes of self-change of smoking: toward an integrative model of change. J Consult Clin Psychol 51: 390–395
20. Regier DA, Farmer M, Rae DS, Locke BZ, Keith SJ, Judd LL (1990) Comorbidity of mental disorders with alcohol and other drug abuse. Results from the epidemiological catchement area (ECA) study. JAMA 264: 2511–2518
21. Ross HE, Glaser FB, Germanson T (1988) The prevalence of psychiatric disorders in patients with alcohol and other drug problems. Arch Gen Psychiatry 45:1023–1031
22. Rumpf H-J, Hapke U, John U (1997) LAST. Hogrefe, Göttingen
23. Schied HW, Braunschweiger M (1986) Treatment of delirium tremens in German psychiatric hospitals: results of a recent survey. Acta Psychiatr Scand 73 [Suppl 329]: 153–156
24. Schwoon DR (1992) Motivation – ein kritischer Begriff in der Behandlung Suchtkranker. In: Wienberg G (Hrsg) Die vergessene Mehrheit – zur Realität der Versorgung alkohol- und medikamentenabhängiger Menschen. Psychiatrie-Verlag, Bonn, S 170–182
25. Selzer ML (1971) The Michigan Alcoholism Screening Test: the quest for a new diagnostic instrument. Am J Psychiatry 127: 1653–1658
26. Shaw JM, Kolesar GS, Sellers EM, Kaplan HL, Sandor P (1981) Development of optimal treatment tactics for alcohol withdrawal. Assessment and effectivness of supportive care. J Clin Psychopharmacol 1: 382–388
27. Veltrup C, Junghanns K, Weber J, Urbinat C, Driessen M, Wetterling T, John U, Dilling H (1996) Stationäre Motivationstherapie (Entzug II) für alkoholabhängige Patienten. Schleswig-Holst Ärztebl 49: 364–367
28. Wetterling T (1998) Psychiatrische Notfälle. In: Braun J, Preuss R (Hrsg) Klinikleitfaden Intensivmedizin, 4. Aufl. Fischer, Stuttgart
29. Wetterling T, Kanitz R-D, Veltrup C, Driessen M (1994) Clinical predictors of alcohol withdrawal delirium. Alcoholism Clin Exp Res 18: 1100–1102
30. Wetterling T, Kanitz R-D, Besters D, Speil G (1995) Skala zur Erfassung des Schweregrads eines Alkoholentzugssyndroms (AWS-Scale) – erste klinische Erfahrungen. Sucht (Sonderband): 41–43
31. Wetterling T, Junghanns K, Veltrup C (1996) Mögliche Indikationen zur Behandlung mit „Anti-Craving"-Medikamenten. Sucht 42: 323–330
32. Wetterling T, Kanitz R-D (1997) Der neue „Alkoholmarker" Carbohydrat-defizientes Transferrin (CDT). Fortschr Neurol Psychiat 65: 337–346
33. Wetterling T, Kanitz R-D, Besters B, Fischer D, Zerfass B, John U, Spranger H, Driessen M (1997) A new rating scale for the assessment of the Alcohol Withdrawal Syndrome (AWS-Scale) as a basis for a score – controlled inpatient treatment. Alcohol Alcohol 32: 753–760
34. Wetterling T, Kanitz R-D, Rumpf HJ, Hapke U, Fischer D (1998) Comparison of CAGE and MAST with the alcohol markers CDT, γ-GT, ALAT, ASAT and MCV. Alcohol Alcohol 33: 424–430

35. Wetterling T, Veltrup C (1997) Diagnostik und Therapie von Alkoholproblemen. Springer, Berlin Heidelberg New York Tokyo
36. Wetterling T, Veltrup C, Junghanns K (1998) Verlangen nach Alkohol (Craving) bei chronischen Alkoholikern. Sucht 44: 59–64
37. Wienberg G (1992) Struktur und Dynamik der Suchtkrankenversorgung in der Bundesrepublik – ein Versuch, die Realität vollständig wahrzunehmen. In: Wienberg G (Hrsg) Die vergessene Mehrheit. Psychiatrie-Verlag, Bonn, S 12–57

Craving und dessen Modifikation bei Alkoholkranken

K. Junghanns, T. Wetterling, M. Driessen und **C. Veltrup**

In der Verhaltenstherapie werden wichtige Aspekte eines Problemverhaltens im Rahmen einer Mikroanalyse dargestellt, bei der man wiederum vier Verhaltensebenen unterscheidet (vgl. Bartling et al., 1992) (s. Abb. 1):

- kognitive oder gedankliche Ebene,
- emotionale Ebene des Problemverhaltens,
- physiologische Ebene,
- Handlungsebene.

Um nun die Forschungsergebnisse zum Craving begrifflich verständlich zu halten, werde ich im weiteren unter Craving vorrangig die kognitive Ebene des Problemverhaltens „Abstinenzbeendigung" verstehen. Ausdrücklich sei betont, daß dieser eine Aspekt des Problemverhaltens natürlich eingebettet ist in ein komplexes Störungsmuster, was im weiteren auch gezeigt werden soll.

Craving ist damit keine hinreichende Bedingung für die Beendigung einer Abstinenz, d. h. Craving allein reicht für einen Rückfall nicht aus. Craving ist aber auch keine notwendige Bedingung der Abstinenzbeendigung, wie ich noch zeigen werde. Das heißt: es muß kein Craving bestehen, damit es zu einem Rückfall kommt. Dennoch ist es ein bei einigen Alkoholabhängigen wichtiger Problemaspekt im Zusammenhang mit Rückfallgefährdung und Rückfall, der im therapeutischen Vorgehen berücksichtigt werden muß.

So, wie es für den Heroinabhängigen jenen typischen Zustand gibt, in dem er ganz darauf eingeengt ist, in den Besitz seiner Droge zu kommen und seine Handlungen nur auf die Befriedigung dieses in diesem Moment sehr starken Bedürfnisses gerichtet ist, so gibt es auch bei Alkoholabhängigen einen solchen Zustand, der im Deutschen mit Ausdrücken wie „Janker", „Jieper" oder „Saufdruck" belegt wird.

Der Bedeutung des Cravings für das Vorliegen eines Abhängigkeitssyndrom wird auch in der ICD-10 Rechnung getragen, wo für die Diagnose

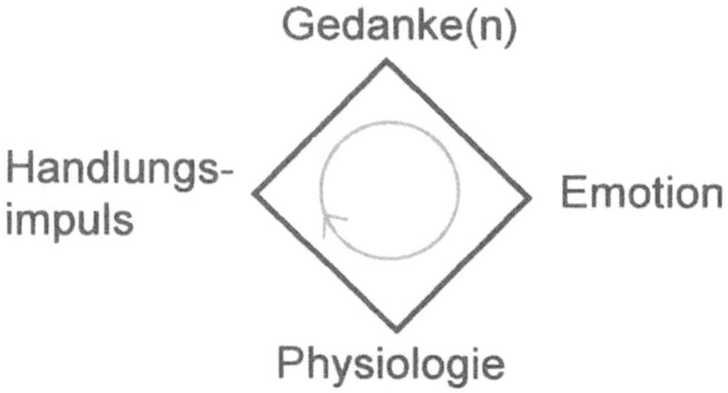

Abb. 1. Ebenen der Mikroanalyse eines Problemverhaltens

Drei oder mehr der folgenden Kriterien

- Ein starker Wunsch oder eine Art Zwang, Substanzen oder Alkohol zu konsumieren
- Verminderte Kontrollfähigkeit
- Gebrauch zur Minderung von Entzugszeichen
- Körperliches Entzugssyndrom
- Toleranzentwicklung
- Eingeengtes Verhaltensmuster
- Anhaltender Konsum trotz schädlicher Folgen

Abb. 2. Kriterien der ICD-10 für eine Abhängigkeit

eines Abhängigkeitssyndromes drei von sieben Kriterien erfüllt sein müssen (Dilling et al., 1994) (s. Abb. 2).

Wenn wir allerdings hier den Begriff „Craving“ suchen, so tun wir dies vergebens. Überhaupt haben wir hier das Dilemma, daß es eine allgemeingültige Definition von Craving nicht gibt. Aber die meisten Autoren verstehen unter Craving weitgehend das, was in dem 1. Kriterium zum Ausdruck kommt.

In der von Wetterling, John und Mitarbeitern in unserer Klinik durchgeführten BMFT-Studie erfüllten 88 % der Alkoholabhängigen das genannte 1. Kriterium der Alkoholabhängigkeit. Daß diese Art des ausgeprägten, geradezu übermächtigen Verlangens nach Alkohol, ein wesentlicher Rückfallfaktor ist, konnte in einer Rückfallstudie von Veltrup gezeigt werden, bei der über 75 % der Alkoholabhängigen angaben, daß ihrem Rückfall ein ausgeprägtes Craving unmittelbar voran ging.

Man kann nach dem Zeitpunkt des Auftretens zwei Formen von Craving unterscheiden:

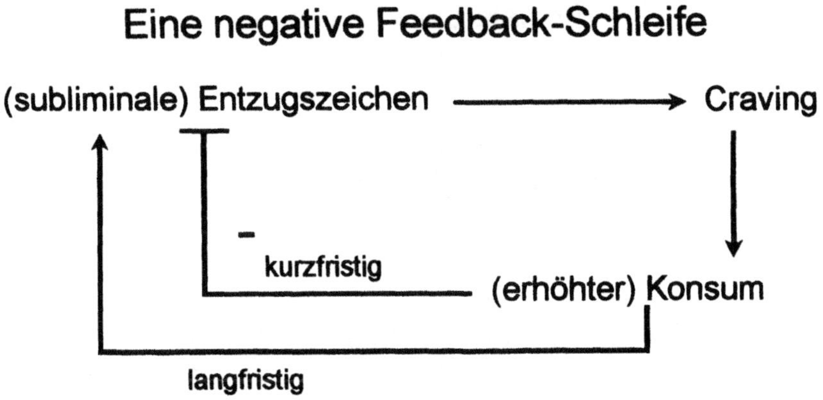

Abb. 3. Lerntheoretische Hypothese zum sekundären Craving

- als primäres oder symbolisches Craving bezeichnet man ein solches Verlangen nach Alkohol, welches nach längerer Abstinenz auftritt,
- dagegen bezeichnet man das Alkoholverlangen im frühen Entzug als sekundäres oder physisches Craving (s. Abb. 3).

Beim sekundären Craving wird davon ausgegangen, daß es sich um eine meist nicht bewußte Reaktion auf Entzugssymptome handelt. Entsprechend ist hier das Vorliegen von mehr oder minder deutlich wahrgenommenen physiologischen Veränderungen wie Schwitzen, Tremor, Unruhe, Schreckhaftigkeit und ähnlichem typisch. Die emotionale Ebene läßt sich hier oft mit Angst oder gedrückter Stimmung beschreiben.

Alkoholabhängige haben die Erfahrung gemacht, daß der Konsum von Alkohol die Entzugssymptome beseitigt. Und so setzt bei beginnenden Entzugserscheinungen ein ausgeprägtes Verlangen nach der Substanz ein. Es liegt also dem Modell zufolge eine Art Konditionierung vor, die durchaus unbewußt sein kann und die u. U. den Vorsatz, am nächsten Morgen einen Entzug zu beginnen, rasch zunichte machen kann. Sie scheint auch eine der Hauptursachen für einen frühen Abbruch der stationären Entzugsbehandlung zu sein.

Die in unserer Klinik von Wetterling, John und Mitarbeitern durchgeführte BMFT-Studie erbrachte, daß Alkoholabhängige, die während ihrer letzten Trinkphase ein ausgeprägtes Craving hatten, mehr, häufiger und intensiver Alkohol konsumierten und in der Folge ausgeprägtere Entzugserscheinungen aufwiesen. Wer in seiner Trinkphase ein ausgeprägteres Craving entwickelt, läuft also Gefahr sich besonders stark mit Alkohol zu schädigen.

Beim primären Craving dagegen kommt es erst nach abgeschlossener Entgiftung und damit unter Abstinenz zum ausgeprägten Alkoholverlangen. Dies ist das Craving, welches für die Abstinenzerhaltung von besonderer Bedeutung ist. Wie also läßt sich dieses erklären? Eine ausgeprägte Entzugssymptomatik liegt zu diesem Zeitpunkt ja nicht mehr vor. Es liegt nahe, hier eine Art Gewohnheitsbildung bzw. ein lerntheoretisches Modell zu diskutieren (s. Abb. 4).

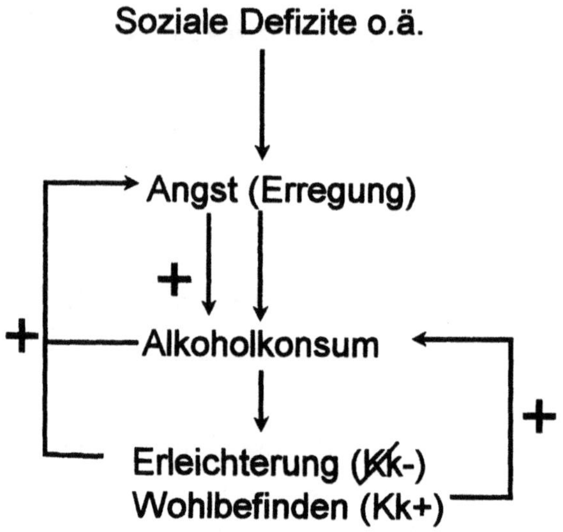

Abb. 4. Lerntheoretisches Modell zum primären Craving

Die Patienten haben die Erfahrung gesammelt, daß Alkohol in bestimmten Momenten wie z.B. in angstbesetzten Situationen, Erleichterung schaffen kann. Der vorübergehende Wegfall des unangenehmen Zustandes stellt damit eine negative Verstärkung des Alkoholkonsums dar. Obendrein kann es auch über das einsetzende Wohlbefinden zu einer positiven Verstärkung kommen. Kommt der abstinente Alkoholabhängige nun wieder in eine Situation, in der er die Erfahrung gemacht hat, daß Alkohol helfen kann, so kommt es über eine Aktivierung des Suchtgedächtnisses, wie es Böning (1994) nennt, bzw. über die entstandene Konditionierung zu einem Verlangen nach neuerlichem Konsum der Substanz. Vielleicht hat diese Art des Auftretens von Craving auch etwas mit einem emotionalen Gedächtnis bzw. einer emotionalen Bahnung zu tun. Hinweise hierfür ergeben sich aus einzelnen Untersuchungen zum Craving (siehe unten).

Wie bedeutsam dieses Craving für die Rückfallgefährdung ist, kann man Studien aus unserer Klinik entnehmen, in denen mittels eines von Veltrup entwickelten Lübecker-Craving-Rückfall-Fragebogens (LCRR) eine Vielzahl von Faktoren erfaßt wurden, die in einem möglichen Zusammenhang zum Rückfall und zum Craving stehen (Veltrup, 1994).

Diesen Studien zufolge gaben gut $^3/_4$ der befragten Patienten mit einem Rückfall an, daß sie zu diesem Zeitpunkt ein ausgeprägtes Alkoholverlangen hatten (Veltrup, 1995). Die Rückfälle erfolgten meist aus einer gedrückten Stimmung heraus und, wenn der Betroffene allein war. Als wesentliche Einflußfaktoren für Craving und einen Rückfall ergeben sich aus den Studien:

- positive Erwartungen an die Wirkung der Substanz i.S. von Sedierung oder Euphorie;

- negative Erwartungen an ein Wiedertrinken, z. B. die negativen sozialen Folgen;
- das momentane Befinden, die Stimmung, die oft eine depressive war – hier sehe ich einen Hinweis für eine mögliche emotionale Bahnung des Craving –, und die
- Umgebungsbedingungen, die typische Auslösesituationen darstellen, in denen der Betroffene früher schon getrunken hatte. Hier kommt u. a. der schon erwähnte Konditionierungsprozeß zum Tragen.

Verstehen Sie Abb. 5 bitte nicht als *die* Erklärung von Rückfällen. Das Problemverhalten „Abstinenzbeendigung" ist wesentlich komplexer. Aus diesem Problemverhalten ist lediglich ein Teil, der relevant ist im Zusammenhang mit Craving, herausgeklaubt. Komplexere Zusammenhänge finden Sie lediglich unter „Umgebungsbedingungen" und „biologische Faktoren" in dem Schema angedeutet.

Aber auch bei dieser Reduktion liegt die Annahme eines Automatismus des Rückfalles fern. Nicht alle Abhängigen, die ein Craving hatten, wurden auch rückfällig. Und umgekehrt hatten auch nicht alle, die rückfällig wurden, ein ausgeprägtes Craving. Ganz entscheidend ist immer wieder, ob der Betroffene in Anbetracht seines Alkoholverlangens alternative Handlungsstrategien zur Verfügung hat, wie zum Beispiel der Besuch von Selbsthilfegruppen oder Krisengespräche, um so den drohenden Rückfall zu verhindern.

Wenn Rückfälle, wie unsere Studien zeigten, besonders bei negativen Stimmungslagen auftreten, liegt es nahe einmal nach Risikofaktoren für den Rückfall in Abhängigkeit von Komorbidität und Craving zu suchen. Driessen und Mitarbeiter untersuchten daher in einer weiteren Studie 100 der bei uns behandelten Patienten auf Komorbiditäten und machten eine

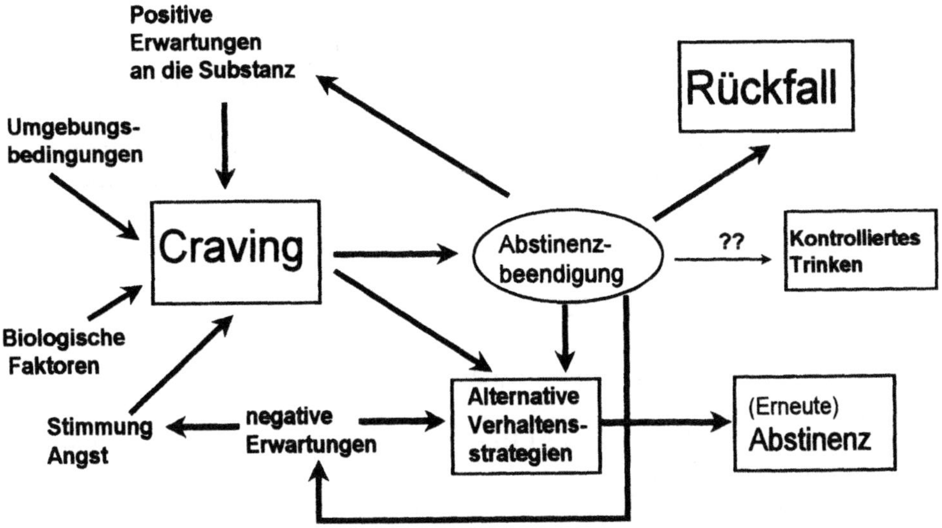

Abb. 5. Mögliche Ursachen und Folgen von Craving (Wetterling et al., 1998)

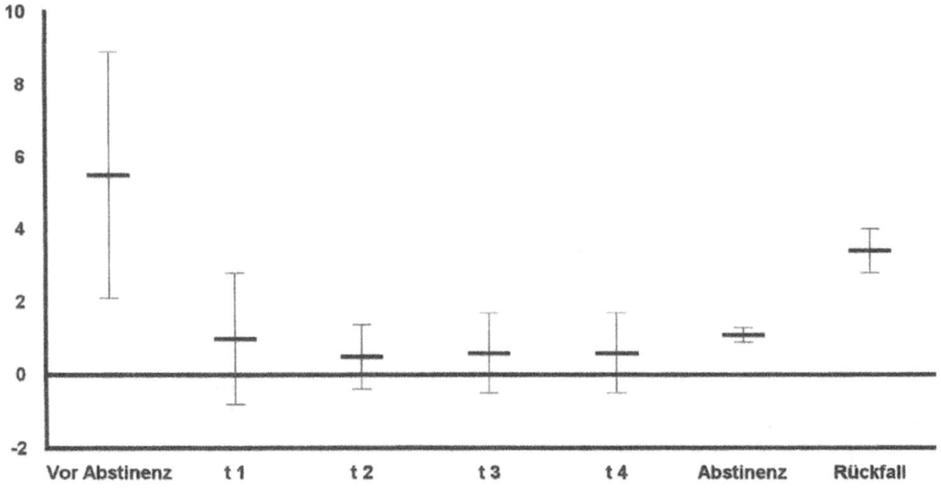

Abb. 6. Alkoholverlangen im Verlauf

Nachuntersuchung 8 Monate nach Entgiftung. Dabei gab es folgende interessante Ergebnisse (Driessen et al., 1999; Junghanns et al., 1998):

- Das Craving nimmt in der frühen Abstinenz rasch ab und liegt während einer stationären Behandlung von ca. 4 Wochen konstant niedrig.
- Bei den Patienten, die bis zu einem Nachuntersuchungszeitpunkt rückfällig wurden, stieg das Alkoholverlangen gegenüber denen, die abstinent blieben, an. Es sieht also so aus, als gäbe es eine Art Triggermechanismus für Craving, bei dem die Einnahme von Alkohol eine verstärkende Wirkung auf das Craving hat, möglicherweise im Sinne der positiven Feedbackschleife, die ich im Zusammenhang mit dem sekundären Craving aufzeigte.
- Und es zeigte sich, daß Patienten mit einer komorbiden Angst- bzw. Depressions-plus-Angst-Störung ein doppelt so hohes Rückfallrisiko hatten wie Patienten ohne weitere Auffälligkeiten, ganz besonders dann, wenn auch noch psychopathologische Auffälligkeiten hinzukamen.

Es ergibt sich damit soweit das folgende Bild in Hinblick auf Craving:

- Man kann ein Craving im Entzug unterscheiden von einem Craving unter Abstinenz.
- Ein ausgeprägtes Craving im Entzug ist ein Risikofaktor für einen Therapieabbruch.
- Craving unter Abstinenz und Rückfälle treten besonders bei negativen Stimmungslagen wie Angst oder Depression auf.
- Craving spielt eine wichtige Rolle beim Rückfall.
- Nach Rückfall kommt es zu einem Wiederanstieg des Alkoholverlangens, das unter Abstinenzbedingungen rasch absinken kann.

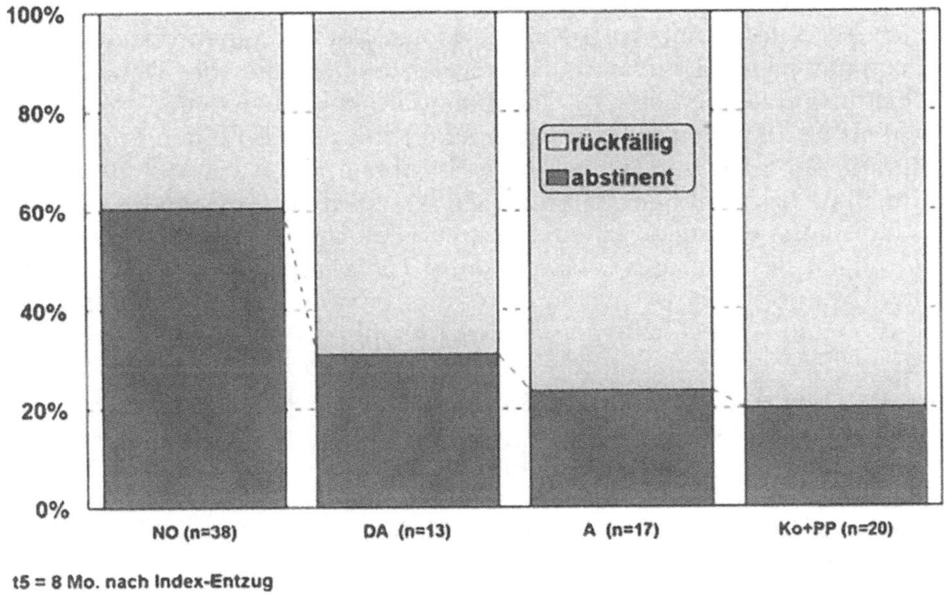

Abb. 7. Rückfallhäufigkeit in t5, Aufteilung nach Komorbiditäts-Subgruppen (Driessen et al., 1999)

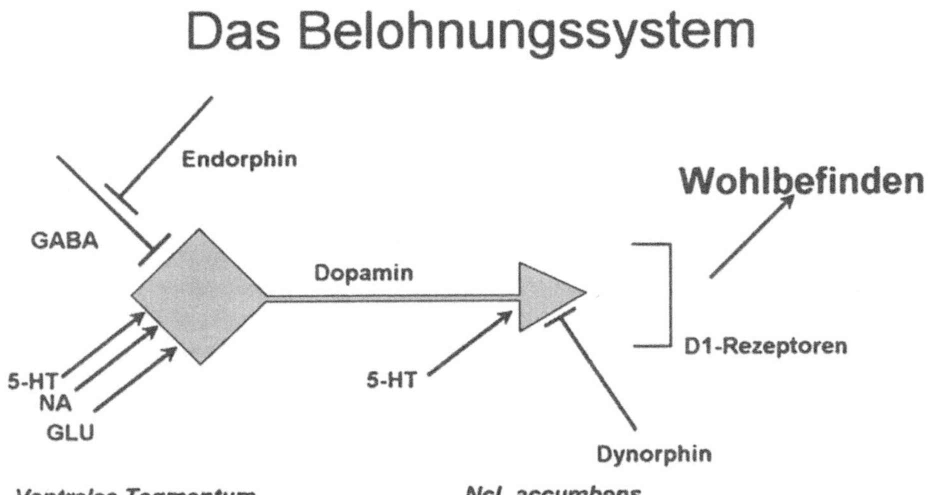

Abb. 8. Schema des Belohnungssystemes nach Wetterling et al. (1998)

Welche zentralnervösen Abläufe können einem Craving zugrunde liegen? Aktuell wird angenommen, daß das Craving im Zusammenhang steht mit einer relativen Unterfunktion des Belohnungssystems (vgl. Wetterling et al., 1996).

Wir wissen heute, daß die erhöhte Ausscheidung von Dopamin im Bereich des Ncl. accumbens Wohlbefinden auslöst und einen verstärkenden Charakter hat in Hinblick auf das Verhalten, welches die Dopaminausscheidung erzeugte (Abb. 8). Alkohol greift an verschiedenen Stellen des Systems an (biochemische Ansatzpunkte), nimmt also einen komplexen Einfluß, der auch unterschiedlich ist in Abhängigkeit von der Dauer der Einnahme bzw. von dem Zeitraum seit Absetzen des Konsums. So kommt es im Alkoholentzug zu einem Noradrenalin-Anstieg, der die vegetativen Störungen des Entzuges erklären kann: Tachykardie oder Tachyarrhythmie, Hypertonus, Hyperpyrexie, Übelkeit/Brechreiz, Tremor, motorische Unruhe und Schreckhaftigkeit. Es kommt möglicherweise zu einer Erniedrigung des Serotonin-Spiegels, der die Schlafstörungen mitverursachen könnte. Eine Erniedrigung der GABA im Entzug ist krampfanfallsgefährdend, ein erhöhter Dopaminspiegel bzw. eine erhöhte Dopamin-Sensitivität erklärt die psychotischen Symptome des Delirs und kognitive Störungen wie Suggestibilität, Desorientiertheit und Bewußtseinstrübung sind über erniedrigte Acetylcholinwerte erklärlich.

Für das Craving in der Abstinenz basieren biochemische Überlegungen auf der Annahme, daß es einen Normalzustand der Erregung gibt und daß ein Abweichen von diesem Normalen sich als Craving bemerkbar machen könnte.

Dabei kann die Erregung bei dem einen Abhängigen nach oben, also in Richtung einer Übererregung, bei dem anderen in Richtung auf eine Untererregung abweichen. Bei einer Untererregung wiederum unterscheidet man eine Defizithypothese, d. h. ein anlagebedingtes Abweichen vom Normalzustand und eine Subsensitivitätshypothese, d. h. eine Untererregbarkeit als Folge des Alkoholkonsums.

Wenn diese Überlegungen auch sehr vage und einfach sind, scheinen sie sich doch als Ausgangshypothesen zu eignen. So gibt es eine Untergruppe an Alkoholikern mit familiärer Häufung, die an einer chronischen Dysphorie leiden und erniedrigte β-Endorphinspiegel aufweisen (u. a. Fac-

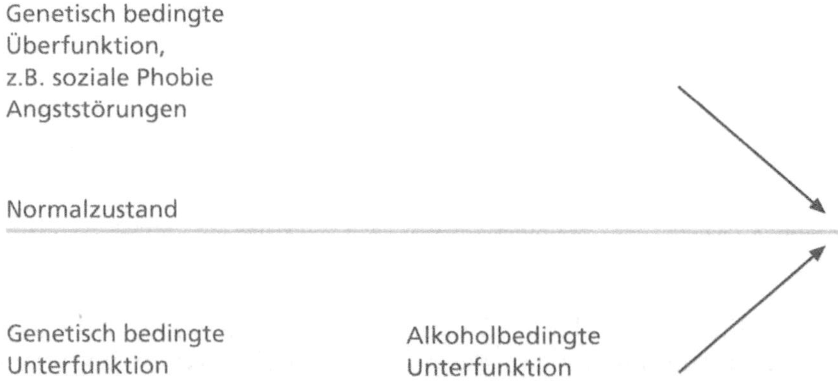

Abb. 9. Biologische Hypothese zur Wirkung von Alkohol auf das Erregungsniveau

chinetti et al., 1995, Gianoulakis et al., 1990). Es ist noch nicht abschließend zu entscheiden, ob dieser Mangel an β-Endorphin anlagebedingt oder Alkoholfolge ist. Möglicherweise handelt es sich hierbei aber um eine Gruppe besonders Gefährdeter, die unter dem Alkoholkonsum eine Normalisierung ihres Stimmungsbildes erleben, was sich als suchtfördernd erweisen könnte.

Bei abstinenten Alkoholikern konnte auch ein Serotoninmangel nachgewiesen werden (Borg et al., 1985). Ein solcher Mangel wird bekanntlich mit depressiven Störungen, die ja unter Alkoholikern weit verbreitet sind, in Verbindung gebracht. Außerdem wird ein Serotoninmangel auch mit Aggressivität und Störungen der Impulskontrolle in Verbindung gebracht, einer Symptomatik, die Cloninger et al. (1981) als typisch für eine bestimmte Untergruppe von Alkoholikern hält, den sog. Typ II Alkoholikern. Störungen der Impulskontrolle könnten wiederum wesentlich die Intensität des Craving beeinflussen.

Bei einer Erniedrigung von MOPEG, dem Hauptmetaboliten von Noradrenalin, im Liquor, tritt ein ausgeprägtes Craving auf (Liljeberg et al., 1987). Eine angeborene oder erworbene Störung im Noradrenalinmetabolismus könnte also ebenfalls Craving-fördernd sein.

Die hypothalamisch-hypophysäre Achse ist bei vielen Alkoholikern in der Abstinenz vermindert empfindlich. Diese Verminderung kann bis zu 9 Monate anhalten (Adinoff et al., 1990; Bardeleben et al., 1989). Auch diese Untererregung könnte sich als Craving bei Alkoholabhängigen bemerkbar machen.

Hinsichtlich der Übererregbarkeit des Nervensystems gibt es die folgenden Ergebnisse:

- die GABA-Rezeptoren werden bei chronischem Alkoholkonsum herunterreguliert, d. h. die Inhibierung durch diesen wichtigen Neurotransmitter wird defizitär, wenn kein Alkohol mehr konsumiert wird, so daß es in der Folge zu einem gegenregulatorischen Prozeß mit vermehrter Erregbarkeit kommt, die sich klinisch im Entzug ja auch deutlich zeigt (Ticku und Bruch, 1980).
- der wichtigste erregende Neurotransmitter im Gehirn ist Glutamat. Auch seine Wirkung wird durch Alkohol in vielfältiger Weise beeinflußt (Tsai et al., 1995). U.a. werden infolge des chronischen Alkoholkonsums vermehrt – wohl leicht veränderte – NMDA-Rezeptoren ausgebildet, die den Ca-Einstrom in die Zelle regulieren (Guyla et al., 1992). Solange Alkohol konsumiert wird, befindet sich das System in einem relativen Gleichgewicht. Wenn nun aber kein Alkohol konsumiert wird, so besteht noch über längere Zeit eine Übererregbarkeit des Systems durch die nun zu hohe Zahl an NMDA-Rezeptoren (Morgan et al., 1992).

Wir sehen also, daß die Wiederaufnahme des Alkoholkonsums abhängig von der Ausgangslage des Systems unterschiedliche Wirkungen auf das Belohnungssystem haben kann. Es kann zu einer Herunterregulierung der in der Abstinenz zu hohen Erregung, aber auch zu einer Heraufregulierung bei Subsensitivität kommen.

Wir haben bis hierher die Gefahren des Cravings in bezug auf den Rückfall besprochen. Was aber machen abstinenzmotivierte Alkoholabhängige selbst gegen eine solche, letztlich aversive Entzugssituation, einmal abgesehen davon, daß sie oft professionelle Hilfe in Anspruch nehmen? Uns fiel in der Klinik auf, daß Patienten, die im Anschluß an eine kurze Entgiftung an unserer 3 wöchigen Motivationstherapie teilnahmen, angaben, sie hätten zwar kein Craving mehr, aber es falle ihnen auf, daß sie nun einzelne andere Substanzen verstärkt konsumierten. Es ergab sich damit für uns die Frage: ist der verstärkte Konsum anderer Substanzen Ausdruck einer Art von Sucht- oder Craving-Verlagerung? Insbesondere für Süßigkeiten und Schokolade ist bekannt – wie auch in der Februar-Ausgabe des Ärzteblattes in einem Artikel von Hüther et al. (1998) zu lesen –, daß diese Substanzen kurzfristig eine Steigerung der Aktivität des serotonergen Systems bewirken und hierüber zu einer Stimmungsaufhellung beitragen können. Auch die anregende Wirkung von Zigaretten und Kaffee ist ja allen bekannt. Auch hier wird eine komplexe zentralnervöse Wirkung angenommen, die u. a. auch das Belohnungssystem i. S. einer Steigerung der Dopamin-Ausschüttung beeinflußt. Von daher würde es also Sinn machen, wenn diese legalen Möglichkeiten der Stimulation des Belohnungssystems von den Patienten genutzt würden, um der Untererregung, die durch die Abstinenz entstanden ist, im Sinne einer Selbstregulation entgegenzuwirken.

Wir befragten hierzu 222 Patienten, die an unserer 3wöchigen Motivationstherapie teilnahmen, am Ende dieser Therapie nach der Veränderung ihres Alkoholverlangens und der Veränderung von Konsumgewohnheiten bezüglich Kaffee, Zigaretten, Schokolade und Süßigkeiten (Junghanns et al., 1999).

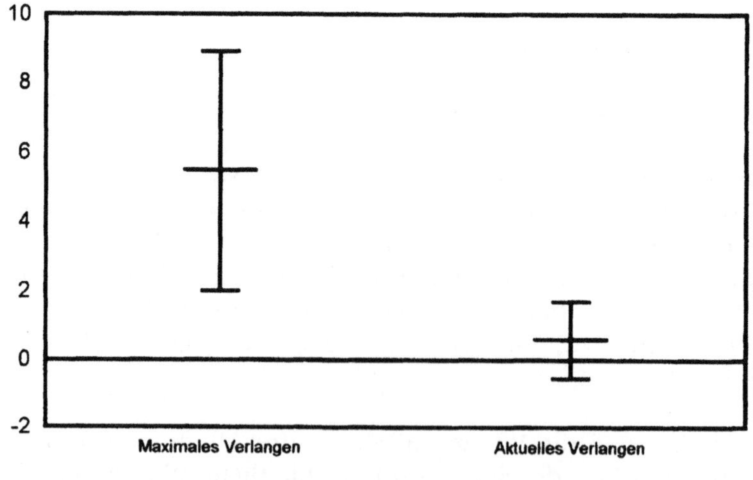

Abb. 10. Maximales Alkoholverlangen vor und unter Abstinenz (n = 222)

	Kaffee	Zigaretten	Schoko	Süßes
Konsumenten (%)	94,2	77,6	51,6	37,2
Konsum aktuell	5,6 ± 3,5	19,9 ± 14,8	55,7 ± 74,1	35,1 ± 71,4
Konsum zuvor	3,8 ± 3,5	20,9 ± 15,2	15,6 ± 34,1	16,3 ± 40,4
Signifikanz	**		**	**

Abb. 11. Veränderung des Konsumverhaltens vor und unter Abstinenzbedingungen

Wie schon in der oben gezeigten Studie, zeigte sich auch hier ein deutlicher Abfall des Alkoholverlangens in den ersten Tagen der Entgiftung, das sich dann in der Abstinenzphase während der Motivationstherapie auf einem sehr niedrigen Niveau stabilisierte.

Hinsichtlich der Umstellung ihres Konsums unter Abstinenz gaben 76 % der Befragten an, daß sie zumindest eine der genannten Substanzen verstärkt konsumierten. 61 % tranken mehr Kaffee, 40 % aßen mehr Schokolade, 33 % rauchten mehr und 25 % aßen mehr Süßigkeiten. 36 % begannen den Konsum einer der Substanzen, die übrigen erhöhten den Vorkonsum lediglich.

Es gab aber auch ein gutes Drittel, daß nach Entgiftung den Konsum einzelner der Substanzen reduzierte. So fiel beispielsweise der Anteil an starken Rauchern, also an solchen, die mehr als 30 Zigaretten pro Tag rauchten, von 37 % auf 29 % ab. Das Verlangen nach Konsum der Substanzen war am höchsten für Zigaretten, wo die Intensität als deutlich bis stark angegeben wurde. Für die übrigen Substanzen war das Verlangen unter den Konsumenten gleich ausgeprägt.

Interessant war auch, daß das maximale jemals erlebte Craving mit dem aktuellen Verlangen nach allen genannten Substanzen korrelierte, besonders aber mit dem Verlangen nach Kaffee und Zigaretten. Diejenigen, die ein starkes Craving aus der Vorgeschichte angaben, hatten also auch ein stärkeres Verlangen nach den untersuchten Stimulantien.

Wenn man nun aber den Konsum anschaut, so zeigt sich, daß dieses mehr mit dem aktuellen, insgesamt ja sehr niedrigen Alkoholverlangen korrelierte: wer zum Zeitpunkt der Abstinenz ein tendentiell größeres Alkoholverlangen beklagte, konsumierte mehr Zigaretten, Kaffee und Süßigkeiten als die anderen.

Unserer Auffassung nach ergeben sich damit aus der Studie vorsichtige Hinweise darauf, daß die Patienten in der Abstinenz eine gewisse Suchtverlagerung betreiben, die möglicherweise eine Art Kompensationsversuch gegen das Alkoholverlangen darstellt. Zum jetzigen Zeitpunkt können wir allerdings nicht entscheiden, ob diese Suchtverlagerung einen erfolgreichen oder einen erfolglosen Kompensationsversuch gegen das Alkoholverlangen darstellte. Eine prospektive Studie zu diesem Thema läuft gerade an.

		Kaffee	Zigaretten	Schoko	Süßes
Maximales Craving	Verlangen nach	0,232**	0,213**	0,193*	0,176*
	Verbrauch von	0,179*	0,112	0,090	0,133
Aktuelles Craving	Verlangen nach	0,158*	0,142*	0,085	0,130
	Verbrauch von	0,172**	0,157*	0,030	0,245**

Abb. 12. Alkoholverlangen und das Verlangen und der Konsum alternativer Genußmittel

Und was können wir therapeutisch hiervon mitnehmen? In den letzten Jahren wurden Mittel entwickelt, die über eine Senkung des Alkoholverlangens zu einer Abstinenzstabilisierung beitragen sollen. Die Wirkung dieser sog. Anti-Craving Medikamente ist über ihren Angriff am Belohnungssystem herleitbar.

Die wohl erfolgreichsten Medikamente auf diesem Gebiet sind bislang Acamprosat, ein Glutamat-Antagonist, und Naltrexon, ein Opiatantagonist. Von diesen wiederum ist lediglich Acamprosat mit dieser Indikation auf dem deutschen Markt eingeführt. Es ist eine Derivat von Homotaurin, einem im ZNS natürlich vorkommenden Neuromodulator. Der Effekt erfolgt offenbar über eine Hemmung der glutamatergen Wirkung. Hier kommt es bei Alkoholabhängigen zu einer Veränderung in Richtung stärkerer Erregbarkeit, die durch Acamprosat wieder etwas zurückgenommen werden kann. Den Studienergebnissen zufolge waren nach einem Jahr unter doppelblinder Einnahme von Acamprosat noch 33 % der Alkoholabhängigen abstinent, während es unter Placebo noch 21 % waren. Allerdings lagen die Abbruchraten bei der Studie bei 50 %, so daß diese Ergebnisse mit Vorsicht bewertet werden müssen (vgl. auch Beutel, 1998).

Naltrexon ist seit 1995 in den USA als Anti-Craving-Mittel zugelassen. Es scheint über eine Hemmung der β-Endorphin-Wirkung eine verstärkte Dopaminausschüttung im Belohnungssystem bewirken zu können. Vom klinischen Befund her scheint die Wirkung allerdings über eine Verminderung des „High"-Gefühles zu gehen. In den Studien zur Wirksamkeit zeigte sich interessanterweise auch, daß neben der Medikation die begleitenden psychotherapeutischen Maßnahmen erheblich zum Therapieerfolg beigetragen haben dürften (Volpicelli et al., 1992, 1995).

Ich meine, daß diese Ergebnisse bei Medikamenten, die das Craving beeinflussen sollen – unterstellt, daß dies ihr Angriffspunkt auch wirklich ist – hinsichtlich der Abstinenzsicherung zwar enttäuschen, daß dies aber eigentlich nicht verwunderlich sein kann, wenn man sich klarmacht, daß Abstinenzbeendigung eben ein sehr komplexes Problemverhalten ist, bei welchem Craving nur den kognitiven Aspekt darstellt.

Umso mehr stellt sich aber auch die Frage: Wer sollte wann und wie lange mit solchen Mitteln behandelt werden? Unseren Untersuchungsergebnissen zufolge sollten es frisch abstinente Alkoholabhängige ohne eine weitere Suchterkrankung und ohne eine relevante psychiatrische Begleiterkrankung sein, die eine deutliche Bereitschaft zeigen, an ihrer Alkoholproblematik zu arbeiten. Sie sollten ein ausgeprägtes Craving kennen und hiervon in der frühen Abstinenzphase betroffen sein. Sie sollten sich ausdrücklich mit einer regelmäßigen Tabletteneinnahme einverstanden erklären, sollten sich zur Teilnahme an einer therapeutischen Gruppe verpflichten, z. B. auch an einer Selbsthilfegruppe und sollten regelmäßig zu Therapiekontrollen einbestellt werden. Bei dieser Gruppe dürften Kosten der Medikation und Behandlungserfolg in einem vernünftigen Verhältnis stehen. Meiner Kenntnis nach stehen absichernde Studien hierzu jedoch aus.

Auch muß abschließend noch kritisch angemerkt werden, daß einer Umfrage von Wetterling et al. (bislang unveröffentlicht) zufolge ein Großteil derjenigen mit einem ausgeprägten Craving und mit bislang nur kurzen Abstinenzzeiten und vielen Entgiftungen bereit ist, solche Medikationen einzunehmen. Aber gerade diejenigen, die eine Selbsthilfegruppe besuchen und damit eine wichtige Bedingung für die Einnahme der Medikamente erfüllen, sind oft nicht bereit, eine solche Medikation einzunehmen. Dies könnte mit den Maximen der Selbsthilfegruppen zusammenhängen, in denen zumindest z. T. eine medikamentöse Behandlung rundweg abgelehnt wird. Vielleicht entsteht mit der Einführung von Anti-Craving-Substanzen ein gewisser Korrekturbedarf in diesen Gruppen.

Literatur

Adinoff B, Martin PR, Bone GH, Eckhardt MJ, Roehrich I, George DT, Moss HB, Eskay R, Linnoila M, Gold PW (1990) Hypothalamic-pituitary-adrenal axis functioning and cerebrospinal fluid corticotropin releasing hormone and corticotropin levels in alcoholics after recent and long-term abstinence. Arch Gen Psychiatry 47: 325–330

Bardeleben U v, Heuser I, Holsboer F (1989) Human CRH stimulation response during acute withdrawal and after medium-term abstention from alcohol abuse. Psychoneuroendocrinology 14: 441–449

Bartling G, Eichelmeyer L, Engberding M, Krause R (1992) Problemanalyse im therapeutischen Prozeß. Kohlhammer, Stuttgart

Beutel M (1998) Wirkt Acamprosat? In: Beutel M (Hrsg) Medizinische Behandlung der Alkoholkrankheit. Neuland, Geesthacht, S 88–99

Böning J (1994) Warum muß es ein „Suchtgedächtnis" geben? Klinische Empirie und neurobiologische Argumente. Sucht 40: 244–252

Borg SA, Kvande H, Liljeberg P, Mossberg D, Valverius P (1985) 5-Hydroyindolacetic acid in cerebrospinal fluid in alcoholic patients under different clinical conditions. Alcohol 2: 415–418

Cloninger CR, Bohman M, Sigvardsson J (1981) Inheritance of alcohol abuse: cross fostering analysis of adopted men. Arch Gen Psychiatry 38: 861–868

Driessen M, Meier S, Hill A, Wetterling T, Junghanns K (1999) The course of anxiety and depression in alcoholics after detoxification (eingereicht)

Dilling H, Mombour W, Schmidt MH, Schulte-Markwort E (1994) WHO, Internationale Klassifikation psychischer Störungen ICD-10, Kapitel V (F). Forschungskriterien. Huber, Bern

Facchinetti F, Petraglia F, Nappi G, Martignoni E, Sinforiani E, Bono E, Genazzani AR (1985) Functional opioid activity variates according to different fashion of alcohol abuse. Subst Alc Actions/Misuse 5: 281–291

Gianoulakis C, Angelogianni P, Meany M, Thavundayil J, Tawar V (1990) Endorphins in individuals with a low risk for development of alcoholism. In: Reil LD (ed) Opioids, bulimia, and alcohol abuse and alcoholism. Springer, Berlin Heidelberg New York Tokyo, pp 229–246

Guyla G, Grant KA, Valverius P, Hoffman PL, Tabakoff B (1992) Brain regional specificity and time course of changes in the NMDA-receptor-ionophore complex during ethanol withdrawal. Brain Res 547: 129–134

Hüther G, Schmidt S, Rüther E (1998) Essen, Serotonin und Psyche. Dtsch Ärztebl 95 (9): 404–406

Junghanns K, Meier S, Driessen M (1998) Verlauf von Psychopathologie und Craving bei Alkoholabhängigen in der frühen Postentzugsphase. Sucht 44/5: 350

Junghanns K, Wetterling T, Veltrup C (1999) Craving-shift in chronic alcoholics. Eur Add Res (im Druck)

Liljeberg P, Mossberg D, Borg S (1987) Clinical conditions and central noradrenergic activity in long term abstinent alcoholic patients. Alcohol Alcohol [Suppl 1]: 615–618

Morgan PF, Nadi NZ, Karamaini J, Linnoila M (1992) Mapping rat brain structures activated during etanol withdrawal: role of glutamate and NMDA receptors. Eur J Pharmacol 225: 217–222

Ticku MK, Bruch T (1980) Alterations in gamma aminobutyric acid receptor sensitivity following acute and chronic ethanol treatments. J Neurochem 34: 417–423

Tsai G, Gastfriend DR, Coyle JT (1995) The glutamatergic basis of human alcoholism. Am J Psychiatry 152: 332–340

Veltrup C (1994) Erfassung des „Craving" bei Alkoholabhängigen mit Hilfe eines neuen Alkoholfragebogens (Lübecker-Craving-Rückfall-Fragebogen). Wien Klin Wochenschr 106: 75–79

Veltrup C (1995) Abstinenzgefährdung und Abstinenzbeendigung bei Alkololabhängigen nach einer umfassenden stationären Entzugsbehandlung. Waxmann, Münster

Volpicelli JR, Alterman AI, Hayashida M, O'Brien CP (1992) Naltrexone in the treatment of alcohol dependence. Arch Gen Psychiatry 49: 876–880

Volpicelli JR, Watson NT, King AC, Sherman CE, O'Brien CP (1995) Effect of naltrexone on alcoholic „High" in alcoholics. Am J Pychiatry 152: 613–615

Wetterling T, Veltrup C, Junghanns K (1996) Craving – ein ausreichend fundiertes Konzept? Fortschr Neurol Psychiat 64: 142–152

Wetterling T, Veltrup C, Junghanns K (1998) Empirische Befunde zu dem umstrittenen Konzept Craving. In: Beutel M (Hrsg) Medizinische Behandlung der Alkoholkrankheit. Neuland, Geesthacht, S 72–87

Psychiatrische Aspekte des Konsums illegaler Drogen*

C. Hain und **K. Peter**

I. Einführung

Seit einiger Zeit mehren sich die Indizien, daß Mißbrauch und Abhängigkeit von illegalen Drogen sich auch in den neuen Bundesländern zu einem ernsten gesundheitlichen und sozialen Problem entwickeln [8, 22, 23]. Mit Ausbruch des Krieges im ehemaligen Jugoslawien im Sommer 1991 wurde der Transport von Opium und Heroin aus den Ländern des Nahen und Mittleren Ostens auf der traditionellen Balkanroute erschwert und eine neue Einfuhrschneise, welche über Rumänien, Ungarn und Slowenien in die neuen Bundesländer reichte, gewann rasch an Bedeutung. Entlang dieser Route wurden bald größere Mengen von Drogen sichergestellt. Entgegen manchen Erwartungen kam es allerdings in den neuen Bundesländern nicht zu einem sofortigen Anstieg der Nachfrage und des Konsums. Mit einer Latenz von einigen Jahren hat sich inzwischen jedoch an vielen Orten eine lebhafte Händler- und Konsumentenszene etabliert, und die Verbreitung illegaler Drogen in Schulen und Freizeiteinrichtungen sowie die wachsende Zahl jugendlicher Erstkonsumenten rufen Besorgnis hervor. In Kliniken und Notfallzentralen werden inzwischen auch Ärzte und das Pflegepersonal häufiger mit drogenabhängigen Patienten konfrontiert. Verglichen mit den alten Bundesländern, wo man in den letzten dreißig Jahren ausgiebige Erfahrungen in diesem Bereich sammeln konnte, sind hier aber viele Angehörige dieser Berufsgruppen mit der neuartigen Problemlage noch wenig vertraut.

Vor diesem Hintergrund soll der folgende Überblick zu einer Vertiefung und Erweiterung des Kenntnisstandes beitragen. Nach einer Darstellung der allgemeinen Klassifikationsprinzipien und einiger aktueller

---

* Erweiterte Fassung eines Vortrages anläßlich einer Tagung unter dem Thema „Illegale Drogen und Alkohol – anästhesiologische und psychiatrische Aspekte" am 10. 1. 1998 im Klinikum Erfurt

epidemiologischer Daten werden die verschiedenen Drogenarten vor allem hinsichtlich ihrer psychotropen Wirkungen und ihres Gefährdungspotentials vorgestellt. In einem abschließenden Kapitel zur Therapie und Rehabilitation von Drogenabhängigen werden speziell die substanzgestützten Therapiemethoden erläutert, welche in den letzten Jahren vermehrt zur Ergänzung der psychosozialen Maßnahmen eingesetzt wurden.

II. Klassifikation der Drogen

Aufgrund des psychotropen Wirkprofils ergibt sich eine Einteilung der zahlreichen Drogenarten in drei große Gruppen:

- Psychotomimetika bzw. Psychodysleptika,
- Stimulantien und
- Narkotika.

Der Name „Psychotomimetika" bzw. „Psychodysleptika" erinnert an das Potential dieser Drogen, bei entsprechend disponierten Individuen eine schizophrenieartige Psychose hervorrufen. Zu dieser Gruppe zählen Cannabis und eine Reihe von Halluzinogenen. Die Gruppe der Stimulantien umfaßt Kokain und die Weckamine, während die Hauptvertreter der Narkotika die verschiedenen Opiate und Opioide sind. Eine Sonderstellung nahmen die vollsynthetisch hergestellten *Designerdrogen* ein, die von sehr unterschiedlichen Grundsubstanzen abstammen und je nach gewünschtem Effekt isolierte oder kombinierte Wirkqualitäten der oben genannten Hauptgruppen aufweisen.

Die Dichotomisierung „legale" versus „illegale" Drogen basiert hingegen auf keinem natürlichen Einteilungsprinzip, sondern resultiert aus Bedingungen des historischen und kulturellen Kontextes. Für nahezu alle wichtigen Drogen lassen sich historische Beispiele von Permissiv- und Abstinenzkulturen anführen.

Ebenso künstlich ist die Unterscheidung zwischen „weichen" (Cannabis) und „harten" (u.a. Heroin, Kokain, Amphetamin, LSD, Ecstasy) Drogen. Sie ist zudem wenig hilfreich, da sie eine – faktisch nicht vorhandene – scharfe Grenze hinsichtlich des Gefährdungspotentials verschiedener Drogen suggeriert.

III. Epidemiologische Daten

Für eine realistische Einschätzung der gegenwärtigen Problemlage und möglicher zukünftiger Entwicklungstendenzen ist es wichtig, sich mit einigen epidemiologischen Daten zum Konsum illegaler Drogen vertraut zu machen. Dabei sollte man sich zunächst das relative Ausmaß der verschiedenen „Drogenprobleme" in unserer Gesellschaft vergegenwärtigen. Wie in Abb. 1 veranschaulicht, gab es in Deutschland 1995 schätzungsweise 100 000–150 000 Personen, die von illegalen Drogen abhängig waren, ge-

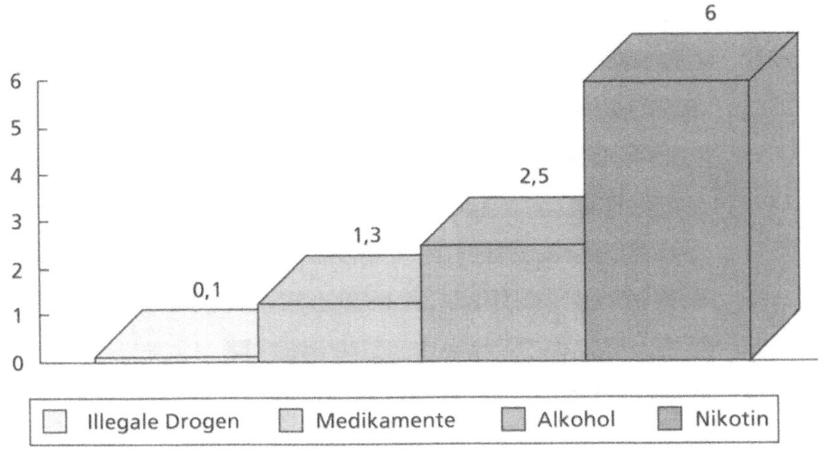

Abb. 1. Anzahl der stoffgebundenen und behandlungsbedürftigen Suchtkranken in der Bundesrepublik Deutschland (Quelle: Deutsche Hauptstelle gegen Suchtgefahren, 1995)

genüber ca. 1,3 Millionen Medikamentenabhängigen, 2,5 Millionen Alkoholabhängigen und 6 Millionen behandlungsbedürftigen Nikotinabhängigen. Betrachtet man auch die Zahl der gefährdeten Personen, kommt man auf eine Gesamtzahl von 250 000 bis 300 000 Personen, die gegenwärtig (Stand 1996) in irgendeiner Form Opiate und/oder hochwirksame Stimulantien konsumieren. Daneben gibt es schätzungsweise ca. 2 Millionen Cannabiskonsumenten, von denen ca. 270 000 einen regelmäßigen Konsum aufweisen. Hingegen schätzt man die Zahl der ernsthaft alkoholgefährdeten Personen auf ca. 5 Millionen Personen und die Zahl der Personen, die täglich mehr als 16 Zigaretten rauchen, auf 19 Millionen. Während es im Jahre 1996 in Deutschland offiziell 1712 Rauschgifttote gab, wird die Zahl der alkoholabdingten Todesfälle im gleichen Zeitraum auf ca. 40 000 und die Zahl der Todesfälle durch Tabakkonsum auf ca. 80 000 geschätzt [13, 19].

Statistische Daten zum Konsum illegaler Drogen stammen hierzulande meistens aus Quellen der polizeilichen Kriminalstatistik (Landeskriminalämter und Bundeskriminalamt) und nur selten aus anderweitigen Repräsentativerhebungen [14, 19, 20, 22, 23]. In Presseberichten zur aktuellen Drogenszene wird häufig zuerst die Zahl der Rauschgifttoten genannt. Hierbei handelt es sich definitionsgemäß nicht nur um jene Todesfälle, die auf eine Überdosierung zurückzuführen sind, sondern auch um Todesfälle infolge lanzeitigen Mißbrauchs oder infolge von Unfällen unter Drogeneinfluß sowie Selbsttötungen aus Verzweiflung über die Lebensumstände oder unter Einwirkung von Entzugserscheinungen. Nach einem Höchststand Anfang der neunziger Jahre mit über 2000 Drogentoten war die Zahl bis 1995 rückläufig, stieg aber 1996 wieder leicht an (s. Abb. 2). Diese Statistik ist wahrscheinlich nur eine konservative Schätzung der wahren Zahl, da es vor allem bei den Unfällen unter Drogeneinfluß eine große Dunkel-

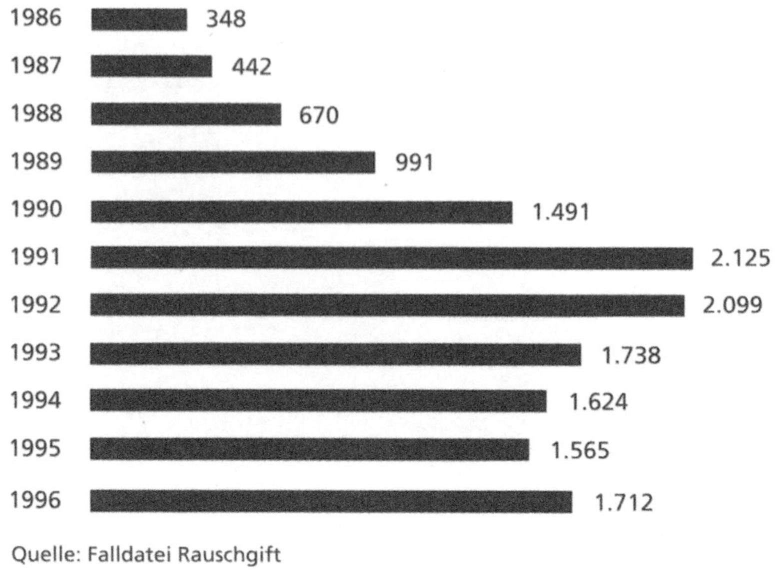

Abb. 2. Rauschgifttote (Entwicklung 1986–1996)

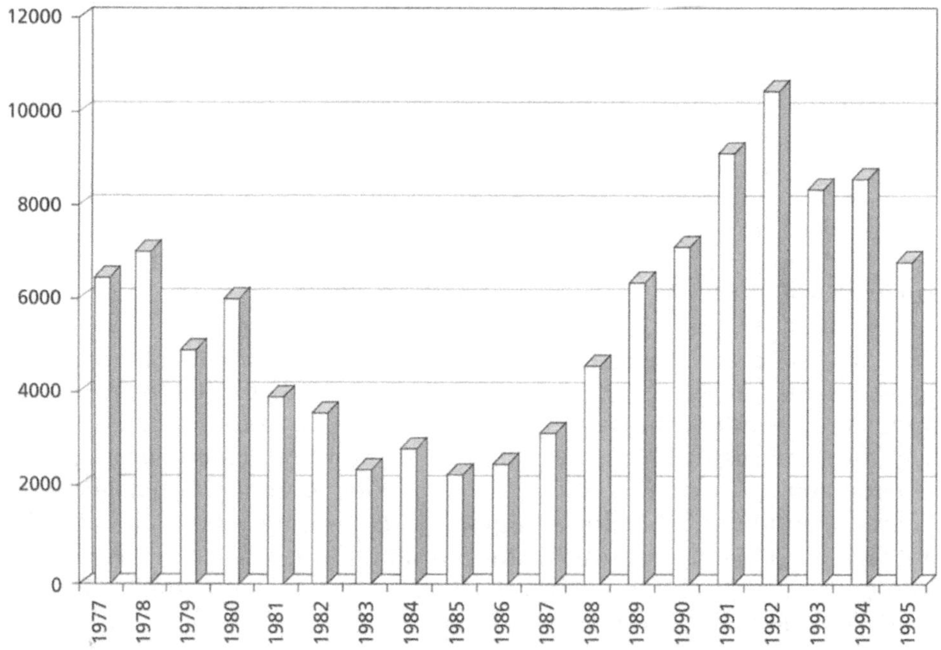

Abb. 3. Erstkonsumenten „harter" Drogen vom Heroin-Typ (1977–1995)

ziffer geben dürfte. Der Rückgang der Drogentoten seit 1992 ist vermutlich auf mehrere, im einzelnen kaum zu gewichtende Faktoren zurückzuführen. Zu erwähnen sind die bessere ärztliche Versorgung von Drogennotfällen, der Ausbau des Methadonprogramms, die Unterbringung offener Drogenszenen und Einrichtung von Fixerräumen sowie ein konstanterer Heroinanteil bei den im Straßenhandel angebotenen Zubereitungen.

Aufschlußreicher in epidemiologischer Hinsicht ist die Zahl der erstauffälligen Konsumenten harter Drogen, die ebenfalls in den Kriminalstatistiken dokumentiert ist. Dieser Index umfaßt jene Personen, die im jeweiligen Berichtszeitraum erstmals der Polizei oder dem Zoll in Verbindung mit dem Mißbrauch harter Drogen bekannt wurden. Es handelt sich dabei nicht in jedem Fall um Drogenabhängige, sondern auch um Probier- und Gelegenheitskonsumenten. Ihre Zahl – welche nur die in das kriminalistische Hellfeld geratene Problemzone repräsentiert – zeigt seit Mitte der achtziger Jahre wieder eine nahezu kontinuierlich steigende Tendenz (s. Abb. 3).

Seit der Wende sind auch in den neuen Bundesländern sehr hohe Steigerungsraten festzustellen (im Vergleich 1996/1995: 156,6%), obgleich die absoluten Zahlen noch nicht das Niveau mancher alten Bundesländer erreicht haben. Diese Tendenz wird auch durch wiederholte Repräsentativ-

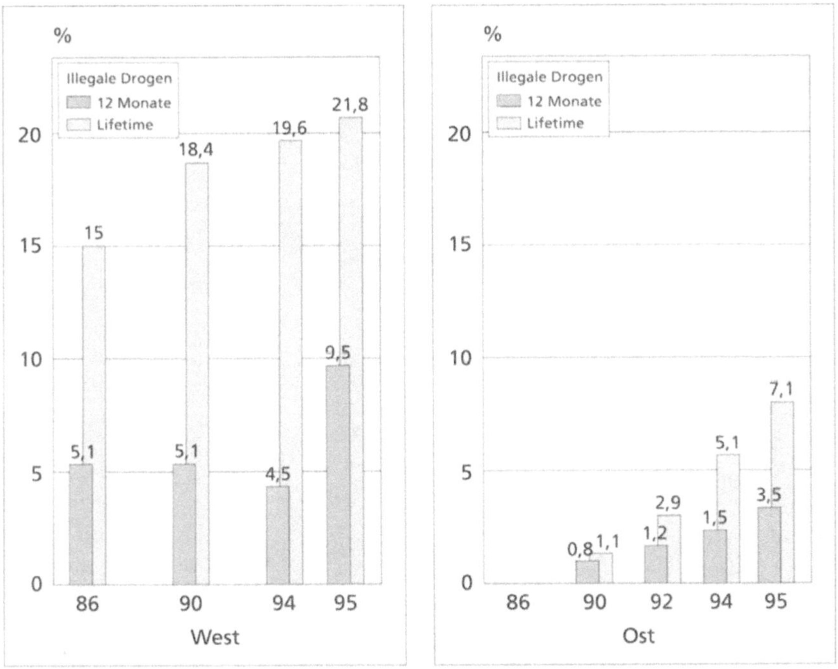

Abb. 4. Lifetime- und 12-Monats-Prävalenz des Konsums irgend einer illegalen Droge: Altersgruppe 18–39, schriftliche Erhebung in Westdeutschland 1986 (18–29), 1990 und 1995, schriftliche Erhebung in Ostdeutschland 1990, 1992 und 1995, Telefonbefragung 1994

erhebungen bestätigt [14], die im Auftrag des Bundesgesundheitsministeriums sowohl in West- als auch in Ostdeutschland seit 1990 durchgeführt wurden und eine wachsende Drogenerfahrung in der ostdeutschen Bevölkerung anzeigen (s. Abb. 4).

Der anhaltende Anstieg der erstauffälligen Konsumenten harter Drogen wird in den letzten Jahren getragen vom Vormarsch der synthetischen Drogen. Die spezifischen Steigerungsraten für diese Drogen liegen weit über denen der anderen Rauschgifte. Die Anzahl der erstauffälligen Kon-

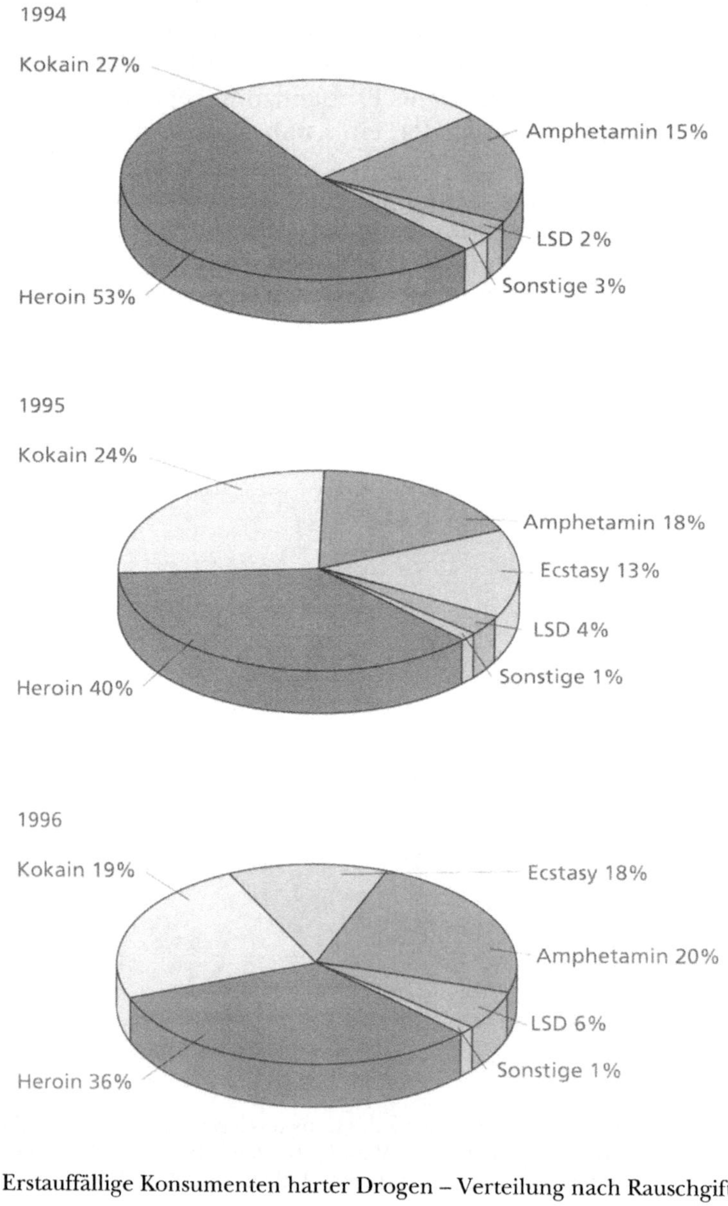

Abb. 5. Erstauffällige Konsumenten harter Drogen – Verteilung nach Rauschgiftarten

sumenten von Amphetamin wuchs 1996 um 29,1 % auf 4026, die von Ecstasy um 52,2 % auf 3609 und diejenigen von LSD um 54,3 % auf 1191.

Wie aus Abb. 5 ersichtlich, spiegelt sich die Entwicklung auch in den prozentualen Anteilen der Drogenarten wider, welche von erstauffälligen Konsumenten eingenommen werden. Während der Anteil von Heroin und Kokain relativ zurückging, nahm der Konsum von Amphetamin, Ecstasy und LSD im gleichen Zeitraum ständig zu. Ebenso stieg die Menge der polizeilich sichergestellten synthetischen Drogen zum Teil sprunghaft an (s. Abb. 6). Unter den amtlich ermittelten Rauschgifttodesfällen gab es 1995 18 Fälle und 1996 20 Fälle, bei denen ein Zusammenhang mit dem Konsum von Ecstasy erkennbar ist.

Der wachsende Anteil der erstauffälligen Konsumenten synthetischer Drogen hat im vergangenen Jahr dazu geführt, daß das durchschnittliche

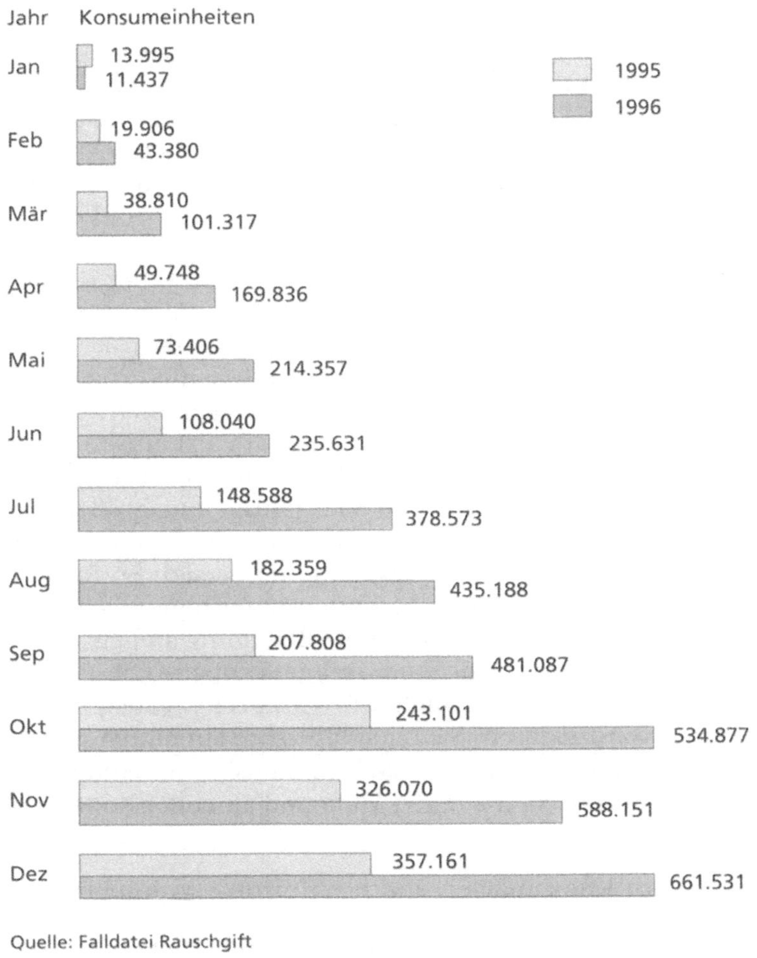

Abb. 6. Ecstasy-Sicherstellungen (Entwicklung 1995–1996)

Alter aller erstauffälligen Konsumenten auf 25 Jahre gesunken ist. Denn bei Amphetamin, Ecstasy und LSD dominieren die jüngeren Altersgruppen. Der Anteil der 18–25jährigen erstauffälligen Konsumenten betrug 1996 bei Amphetamin 62,3 % bei LSD 67,7 % und bei Ecstasy 70,2 %. Im Vergleich dazu waren 60,1 % aller erstauffälligen Kokainkonsumenten älter als 25 Jahre und 51,1 % der erstauffälligen Heroinkonsumenten im Alter zwischen 21 und 30 Jahren. Alarmierend ist die starke Zunahme der erstauffälligen Konsumenten harter Drogen in der Altersgruppe der 14–18jährigen. Ihr Anteil betrug im Jahre 1996 bereits 6,4 %.

IV. Psychodysleptika (Psychotomimetika)

1. Cannabis

a) Historische Entwicklung und gegenwärtige Situation

Alle Cannabisprodukte werden von der Hanfpflanze Cannabis sativa gewonnen, die über weite Teil der Erde in gemäßigten Klimazonen gedeiht. Auf dem Markt werden Cannabis-Kraut („Marihuana", „bhang", „bendsch"), Cannabis-Harz („Haschisch", „khif", „gandscha") und Cannabis-Konzentrat („Kochhaschisch", „charas") angeboten. Ursprünglich wurde diese Pflanze seit 800 v. Chr. in Indien kultiviert und dort sowohl als Faserhanf als auch zur Erzeugung von Rauschzuständen mit Erlebnissen religiöser und sexueller Ekstase verwendet. Seit alters her ist in China auch ihr medizinischer Nutzen (u. a. zur Förderung der Menstruation) bekannt. Als Rauschdroge erlangte sie seit dem 8. Jahrhundert n. Chr. eine weite Verbreitung in islamischen Ländern, während sie in Europa lange Zeit nur als Faserhanf verarbeitet wurde. Zu Rauschzwecken diente sie im 19. Jahrhundert Literaten und Künstlern, die sich in exklusiven Zirkeln trafen (1844 „Club des Haschischins", dem Baudelaire und Dumas angehörten). In den USA fand Cannabis seit den 30er Jahren eine größere Verbreitung in verschiedenen gesellschaftlichen Kreisen, die Gesamtzahl der Konsumenten blieb aber zunächst gering. In den 60er Jahren folgte dann eine starke Ausweitung des Konsums besonders unter Jugendlichen, deren Neugier auf Drogen von der „Flower-Power"-Bewegung aufgegriffen wurde. Im Zuge der 68er-Bewegung, die zum Teil emanzipatorische Motive für den Drogenrausch propagierte („high sein – frei sein"), stieg auch in Europa die Zahl der Konsumenten. Sie blieb bis heute auf einem recht hohen Niveau: unter Berücksichtigung der Gelegenheitskonsumenten bewegen sich die Schätzungen zwischen 2 und 4 Millionen aktueller Konsumenten [10].

b) Konsumarten und psychotrope Wirkungen

Die bevorzugte Konsumart ist gegenwärtig das Rauchen („Kiffen") von cannabisartigen Zigaretten, sogenannten „joints". Der pharmakologisch wirksamste Bestand ist das Δ^9-Tetrahydrocannabinol (THC), welches an körpereigene Rezeptoren mit kürzlich nachgewiesenen endogenen Liganden (Anandamide) bindet.

Einige Minuten nach Beginn der Inhalation setzen die Wirkungen ein. Begleitet von vegetativen Veränderungen (Mydriasis, Tachykardie, Tremor, Mundtrockenheit, u. U. gesteigertes Hunger- und Durstgefühl) setzt nach einer initialen Unruhe eine Phase gehobener Stimmung ein, in der eventuell Halluzinationen auftreten können, gefolgt von einer Phase kontemplativer Gestimmtheit bei größtenteils apathischem Verhalten, seltener einmal mit erhöhter Reizbarkeit und Aggressivität. Während der Konsument meint, besonders präzise und originell denken zu können, kommt es zu einer vielfältigen Störung von Denkabläufen: Gedanken reißen ab und schweifen umher, die Gestalthaftigkeit, der Sinn und der zeitliche Rahmen vorgegebener Zusammenhänge wird nicht mehr wie gewohnt erfaßt, das Denken erscheint insgesamt fragmentiert. Außerdem kommt es zu einer Steigerung des bildhaften Denkens mit rational nicht begründeten unmittelbaren Evidenzerlebnissen. Wahrnehmungsprozesse sind alteriert durch eine abnorme Fokussierung auf nebensächliche Details. Farben werden kräftiger und kontrastreicher wahrgenommen. Es können Pseudohalluzinationen und Synästhesien (z. B. visuelle Vorstellungen beim Hören von Musik) auftreten. Weitere Rauschwirkungen sind eine Verlangsamung des subjektiven Zeiterlebens und Störungen des Körperschehmas (ungewöhnliche Elevations- und/oder Schweresensationen).

Wie bei anderen Drogenarten lassen sich auch nach dem Konsum von Cannabis in beispielhafter Weise recht unterschiedliche Rauschverläufe beobachten, die von drei Faktoren maßgeblich beeinflußt werden:

- der *Dosis*: bei geringen Dosen (5–7 mg Δ^9-THC) tritt zunächst eine stimulierende, anschließend eine sedierende Wirkung ein, bei höheren Dosen (15–20 mg Δ^9-THC) zeigen sich eher psychotomimetische Wirkungen;
- dem *Set*: je nach Befindlichkeit vor dem Drogenkonsum kann sich ein überwiegend euphorischer Rauschzustand mit einem friedlichen Verhalten oder ein atypischer Rauschverlauf mit dysphorischer Gereiztheit einstellen;
- dem *Setting*: erfahrene Konsumenten und die Mitglieder einer Gruppe können das Rauscherleben durch suggestive Wirkungen wesentlich mitprägen.

Abweichend vom gewöhnlichen Rausch kommt es bei manchen Konsumenten zu verzögerten, Tage lang anhaltenden Rauschzuständen („psychedelic after glows") und stark angstgetönten paranoid-halluzinatorischen Episoden („bad trips"). Selten einmal treten „Nachräusche" („flash backs") auf, die möglicherweise durch die relativ langsame Ausscheidung des THC bedingt sind.

c) Risiken des Konsums/Abhängigkeit

Nach regelmäßigem und langandauerndem Konsum hoher Dosen von Cannabis entwickelt sich gelegentlich eine psychische Abhängigkeit mit innerer Unruhe, Leere und einem schwer beherrschbaren Verlangen nach erneuter Drogenzufuhr.

Immer wieder wird beobachtet, daß sich nach Cannabiskonsum erstmals schizophrene Psychosen manifestieren. Bei der überwiegenden Anzahl von longitudinalen Untersuchungen an Cannabiskonsumenten [1, 5, 29] ergab sich ebenfalls ein deutlich höheres Risiko für eine schizophrene Erkrankung.

In den meisten Fällen, besonders bei längerer Dauer, scheint die Psychose bei vorhandener Vulnerabilität durch den Drogenkonsum lediglich „getriggert" worden zu sein. Für eine wesentliche Beteiligung zusätzlicher pathogenetischer Faktoren spricht jedenfalls die Beobachtung eines gehäuften Vorkommens autochthoner schizophrener Erkrankungen in den Familien von Patienten, die an einer prolongierten Drogenpsychose erkrankt waren [35].

Als Folge eines chronischen Cannabiskonsums wird von einigen Autoren [32, 33] ein „amotivationales Syndrom" beschrieben, welches durch Teilnahmslosigkeit, Passivität und sozialen Rückzug gekennzeichnet ist. Da es an aussagekräftigen Kohortenstudien bis heute mangelt, kann nicht entschieden werden, ob es sich um einen spezifischen Cannabiseffekt oder um ein relativ eigenständiges psychopathologisches Syndrom handelt.

Überhaupt herrscht weitgehende Unklarheit hinsichtlich der psychischen und somatischen Langzeittoxizität von Cannabisprodukten. Bereits jetzt kann aber festgestellt werden, daß die chronische Inhalation neben kardiovaskulären Störungen und Leberschäden vor allem zu einer chronischen Schädigung der Atemwege einschl. Neoplasien (infolge des hohen Gehalts an Karzinogenen im Haschisch-Konzentrat) führen kann [37]. Es fehlten jedoch eindeutige Hinweise auf die Ausbildung einer physischen Abhängigkeit.

2. Halluzinogene

a) Historische Entwicklung und gegenwärtige Situation

Zu den Halluzinogenen rechnet man eine Fülle von psychoaktiven Substanzen, die neben einer Beeinflussung der Stimmungslage in besonders prägnanter Weise Veränderungen der Raum- und Zeitwahrnehmung, Halluzinationen und eine psychotische Derealisation bewirken können. Sie sind in verschiedenen einheimischen und exotischen Pflanzen (u. a. Pilzen, Kakteen, Strauch- und Baumrinden) enthalten, werden zum Teil aber auch aus tierischen Sekreten gewonnen (Bufotonin). Als wichtiger Vertreter dieser Substanzgruppe soll hier das Lysergsäureamid LSD-25 näher dargestellt werden.

LSD-25 wird gewöhnlich halbsynthetisch aus den Indol-Alkaloiden des Mutterkorns, eines auf Roggenähren und Wildgräsern in ganz Europa parasitierenden Schlauchpilzes, gewonnen. Seit dem Altertum waren Mutterkornvergiftungen bekannt. Im 10. und 13. Jahrhundert kam es in Europa bei unvorsichtigem Ernten und Backen gelegentlich zu epidemieartigen

Vergiftungen, die durch periphere Gefäßnekrosen mit brandigem Aussehen („St. Antonius-Feuer") und zum Teil choreatiforme Bewegungs- und Sprachstörungen sowie epileptische Anfälle („Veitstanz") charakterisiert waren. Andererseits nutzten bereits im 16. Jahrhundert Hebammen die tonisierenden Eigenschaften von Mutterkornalkaloiden zur Einleitung von Geburtswehen und zur Verringerung von Nachblutungen. Bei der Suche nach halbsynthetischen Varianten des wehenerregenden Mutterkorn-Alkaloids Ergometrin entdeckte 1938 der Chemiker A. Hoffmann bei der Fa. Sandoz in Basel zufällig das LSD, dessen psychotoxische Wirkungen er nach einem Selbstversuch 1943 eindrucksvoll bezeugen konnte. Als Mittel zur Bewußtseinserweiterung wurde es in den 60er Jahren vor allem von der psychedelischen Bewegung in den USA [16] propagiert. Seit den 70er Jahren verbreitete sich der Konsum von LSD auch in der Bundesrepublikt, wo es die bei weitem meistgebrauchte halluzinogene Droge ist. In Deutschland und in der Schweiz gab es außerdem immer wieder Bestrebungen, LSD und andere Psychotomimetika zu therapeutischen Zwecken („Psycholyse" im Rahmen tiefenpsychologischer Therapieverfahren) einzusetzen [17, 18].

b) Konsumarten und psychotropen Wirkungen

LSD wird üblicherweise in Form von „trips" (einzelne Abschnitte eines mit der Substanz getränkten Löschpapiers) oder „microdots" (auf Folie geklebte kleine Tabletten) angeboten. Nach peroraler Aufnahme stellen sich zunächst eine Reihe von vegetativen Veränderungen (Mydriasis, Tachykardie, Tremor, Schwitzen, geringgradige Hyperthermie) sowie gelegentlich Störungen der Motorik und Parästhesien ein. Erst in der Eliminationsphase der Substanz können sich dann die eigentlichen psychotropen Wirkungen entfalten. Insbesondere Wahrnehmungsprozesse sind in mannigfaltiger Weise verändert. Generell ist ähnlich wie unter Cannabis die Filterwirkung der Wahrnehmung hinsichtlich wesentlicher Aspekte der Realität eingeschränkt oder aufgehoben. Im visuellen Bereich kann es zu verlängerten Nachbildern, der Wahrnehmung von Lichtblitzen und Strahlenerscheinungen, einer Steigerung der Brillanzwahrnehmung von Farben und schließlich zu kaleidoskopartigen plastischen Farbvisionen kommen. Gelegentlich wird auch von Aurawahrnehmungen („von Strom durchflossener, strahlender Körper") berichtet. Im taktilen Bereich kann eine Steigerung des Tast- und Berührungsempfindens auftreten, welches bei gleichzeitigem Abbau von Verhaltenshemmungen ein intensiveres sexuelles Erleben bewirkt. Akustische Reize werden vielfach synästhetisch (Klänge als Farbmuster, körperliche Vibrationen bei Hyperakusis) empfunden. Das subjektive Zeiterleben ist gelegentlich wellenförmig alteriert, mit einem wiederholten Sistieren des Zeitflusses und einem Verlust des inneren Zeitkontinuums. In einigen Fällen kommt es auch zu gravierenden Störungen des Körperschemas und Depersonalisationserlebnissen: Intoxikierte Personen berichten, den eigenen Körper verlassen zu haben und durch Raum und Zeit zu reisen. Diese Veränderungen werden teilweise als beglückend, teilweise aber auch als höchst bedrohlich empfunden. Dagegen sind manche Rauschverläufe („horror trips", „bad trips"), bei denen in wirren Bildsequenzen mitunter verdrängte Erlebnisse aktualisiert werden, ausschließlich von überwältigenden Angstgefühlen und starker psychomotorischer Unruhe geprägt. Bei diesen Intoxikationen ist dann meistens eine medikamentöse Notfalltherapie mit Benzodiazepinen und oder Neuroleptika (10 mg Diazepam bzw. 5 mg Haloperidol i. v.) erforderlich.

c) Risiken des Konsums

Ungeachtet der oft tiefgreifenden psychischen Rauschwirkungen ist die akute organische Toxizität als sehr gering einzuschätzen. Anekdotenhaft wurde von Fehlverhalten mit tödlichem Ausgang (Sprung aus dem Fenster) unter LSD berichtet. Mangels aufschlußreicher Daten ist dieses Risiko aber nicht ausreichend beurteilbar. nach wiederholter Einnahme von LSD kann sich eine psychische Abhängigkeit mit ängstlicher Unruhe und Drogenverlangen im Intervall entwickeln, physische Abhängigkeitserscheinungen wurden jedoch nicht beobachtet. Auch nach Konsum von LSD können offenbar schizophrene Psychosen ausgeklinkt werden. Häufiger noch als bei Cannabiskonsumenten kommt es zu „flash backs", die meist mit intensiven Angstgefühlen, Desorientiertheit und einer anschließenden Amnesie einhergehen.

V. Stimulantien

1. Kokain

a) Historische Entwicklung und gegenwärtige Situation

Kokain wird aus den Blättern des Cocastrauches gewonnen, der ursprünglich an den Osthängen der Anden in Peru, Bolivien, Ecuador und Kolumbien beheimatet ist, neuerdings aber auch in Brasilien angebaut wird. In präkolumbianischer Zeit galt er als „Heilige Pflanze", die ursprünglich zu kultischen Zwecken den Priestern und Adligen vorbehalten war. Bei Beginn der spanischen Conquista (1531–1533) hatte sich ihr Gebrauch schon unter allen Volksschichten ausgebreitet. Während die spanischen Eroberer anfangs den Cocaanbau und -genuß offiziell verboten, wurden Minenarbeiter und Sklaven bald sogar mit Cocablättern entlohnt. Bis heute kauen dort vermutlich Millionen von „coqueros" ihre täglichen Coca-Rationen zur Ausschöpfung ihrer Leistungsreserven und Unterdrückung des Hungergefühls.

Von den Spaniern wurden 1750 die ersten Cocapflanzen nach Europa gebracht. 1859 gelang dann dem Chemiker A. Niemann die Reindarstellung von Kokain, welche die Grundlage für pharmazeutische Zubereitungen („Merck's Kokaine") und deren industrielle Fertigung bildete. Zu medizinischen Zwecken wurde Kokain seit 1884 als Anästhetikum verwendet (u. a. von S. Freud, der es außerdem als Heilmittel gegen den „Morphinismus" empfahl). Fast zur selben Zeit erfreute es sich einer kurzen Blüte als stimulierender Getränkezusatz (in „Coca-Cola“, das seit 1903 kein Kokain mehr enthielt). Nachdem sich das Suchtpotential klar herausgestellt hatte, wurde 1906 der nicht medizinisch begründete Kokain-Handel und -Konsum in den USA verboten. In Europa war Kokain zu Anfang des Jahrhunderts vor allem als Dopingmittel (bei Sportlern und Piloten) und als „Champagner- und Künstlerdroge“ beliebt. Mit der Wirtschaftsdepression und dem Aufkommen der Amphetamine ging der Konsum dann wieder stark zurück. Erst seit Mitte der 70er Jahre ist in den USA wieder ein stetiger Anstieg des Kokain-Handels und -Konsums zu verzeichnen. Ende der 80er Jahre war „Crack“ (eine inhalierbare Zubereitungsform) in den USA die meistverbreiteste Droge. Der Konsum hatte sich sowohl bei Angehörigen der Mittelschicht als auch der Unterschicht in städtischen Problemzonen stark ausgeweitet und es gab schätzungsweise zehnmal so viele Crack- wie Heroinkonsumenten. Parallel hierzu waren Handel und Vertrieb von Kokain zeitweise zu einem der mächtigsten Wirtschaftszweige geworden. In der Bundesrepublik wird seit 1982 auf sehr viel niedrigerem Niveau eine deutliche Zunahme der sichergestellten Kokainmenge und der polizeilich erfaßten Erstkonsumenten beobachtet. Neben Amphetamin-Derivaten scheint es sich in den letzten Jahren als „Party- und Discodroge“ zu etablieren.

b) Konsumarten und psychotrope Wirkungen

Während es in Südamerika üblich ist, die Blätter des Cocastrauches zu zerkauen, wird Kokain in Europa und Nordamerika in gereinigter Form als Kokain-HCI oder als basisches Produkt („free base“ oder „crack“) angeboten. Kokain-HCI wird sowohl geschnupft („koksen“, „blowing“, „toothing“) als auch injiziert, die basischen Zubereitungen in Zigaretten oder aus Pfeifen geraucht. Im Vergleich zur pernasalen Aufnahme kommt es nach Injektion und Inhalation der Droge sehr schnell zu einem sehr intensiven Rausch („rush“), der allerdings nach wenigen Minuten ohne weitere Drogenzufuhr ebenso abrupt endet („crash“).

Körperlich beobachtet man nach Einnahme der Droge aufgrund ihrer indirekten sympathomimetischen Effekte ein Anstieg des Blutdrucks, eine Beschleunigung der Herz- und Atemfrequenz, ferner eine Erhöhung des Blutzuckerspiegels und eine Hyperthermie. Psychisch macht sich die Wirkung der Droge bei niedriger bis mittlerer Dosierung in einer euphorischen Grundstimmung bemerkbar, nach erstmaligem Konsum werden gelegentlich aber auch paranoide Angstzustände erlebt. Parallel zur euphorischen Gestimmtheit zeigt sich ein gesteigerter und zum Teil von Omnipotenzphantasien angetriebener Aktivitätsdrang. Soziale Kontakte werden leichter gebahnt und sexuelle, aber auch aggressive Impulse relativ enthemmt. Der Gedankenfluß ist beschleunigt und mündet in einen Rededrang, welcher den Eindruck geistreicher Schlagfertigkeit vermittelt. Gleichzeitig nimmt jedoch die Fähigkeit zu kritischer Distanz ab. Nach dem euphorischen Stadium können angstgetönte Erlebnisinhalte und paranoides Mißtrauen den weiteren Rauschverlauf bestimmen. Außerdem kommt es zu Veränderungen der Wahrnehmung in Form von (Pseudo-)

Halluzinationen optischer Art (Lichtblitze, „snow light"), taktiler Art („Kristalle") und gemischten Charakters („Kokain-Tierchen" bzw. „Wanzen") sowie Synästhesien. Beim Ausklingen des Rausches kippt die Stimmung in ein mißmutiges Unbehagen, welches mit einem Gefühl der Erschöpfung, Lethargie und einem vermehrten Schlafbedürfnis verbunden ist.

c) Risiken des Konsums/Abhängigkeit

Bei Überdosierung oder individueller Unverträglichkeit kann sich ein delirantes Syndrom manifestieren, welches mit intensiven Angstgefühlen, optischen und taktilen Halluzinationen, paranoidem Mißtrauen, starker psychomotorischer Erregung und erhöhter Aggressivität (Gefahr von Gewaltdelikten!) einhergeht. Zu den ernsten somatischen Folgen der Intoxikation gehören Herzrhythmusstörungen, Gefäßrupturen mit intrakraniellen Blutungen, zentrale Paresen und Atemdepression. Eine weitere gefährliche Komplikation ist die Hyperthermie, welche das Auftreten epileptischer Anfälle begünstigt. Wegen der relativ geringen therapeutischen Breite enden viele Überdosierungen (bis zu $^2/_3$ aller Fälle) tödlich, zumal Kokain häufiger gleichzeitig oder alternierend mit anderen atemdepressiv wirkenden Drogen (Opiate, Alkohol, Barbiturate) konsumiert wird [4]. Aus psychiatrischer Sicht ist es besonders wichtig, eine rasche Sedierung der stark intoxikierten Patienten zu erreichen. Dabei erwies sich die Gabe von Benzodiazepinen (Diazepam) als besonders wirksam.

Nach wiederholter Einnahme von Kokain, insbesondere durch „Crack"-Rauchen und bei intravenöser Applikation, kann sich rasch eine vorwiegend psychische Abhängigkeit mit starkem Verlangen nach der Droge entwickeln. Beim Absetzen der Droge zeigt sich aber nur selten ein distinktes Entzugssyndrom mit psychomotorischer Unruhe, Schlaflosigkeit, Tachykardie, Erbrechen und Durchfall. Dagegen können depressive Symptome von einem erheblichen Schweregrad monatelang persistieren und ein ausgeprägtes Craving bedingen [21].

Der chronische Konsum führt zu einer allgemeinen Minderung der psychischen und körperlichen Leistungsfähigkeit. Manche Kokainabhängige werden kachektisch und sind höchst anfällig für Infektionen. Frühzeitig kann sich außerdem ein Parkinsonsyndrom manifestieren. Speziell durch das Sniffen der Droge kann die Nasenscheidewand zerstört werden, so daß sich manchmal eine eingefallene „Koksnase" herausbildet.

Bei Kindern von kokainabhängigen Müttern ist ferner eine „Crack"-Embryopathie mit Untergewicht, Herz- und Gehirnmißbildungen, Fehlbildungen der Genitalien und einer Immunschwäche beobachtet worden.

2. *Weckamine*

a) Historische Entwicklung und gegenwärtige Situation

Als Weckamine wird die Gruppe von vollsynthetisch hergestellten psychomotorischen Stimulantien bezeichnet, die sich vom Amphetamin und verwandten Substanzen ableiten. Die Bezeichnung „Weckamine" entstand nach dem zweiten Weltkrieg in Deutschland aus dem Verb „wecken" und dem pharmazeutischen Begriff „Methylamphetamin".

Ihre Geschichte beginnt mit der erstmaligen Synthese des Amphetamin durch Edelano im Jahre 1887. Als indirektes Sympathomimetikum („Adrenalin-Ersatz" wurde es auf vielfältige Weise eingesetzt zur Therapie von Kreislaufversagen, Asthema bronchiale, Hypersomnie (bei der damals grassierenden Enzephalitis lethargica), Morbus Parkinson und Adipositas. Sehr bald wurde es aber ebenso wie das 1919 erstmals synthetisierte und stärker wirksame Methamphetamin („speed", pharmazeutischer Markenname „Pervitin") als billiges Aufputsch- und Dopingmittel verwendet. Erste Fälle einer Pervitin-Abhängigkeit wurden 1941 in Deutschland beschrieben. In den unmittelbaren Nachkriegsjahren war der Konsum von Weckaminen in Deutschland weit verbreitet und ging dann allmählich zurück. Seit 1982 ist in der Bundesrepublik jedoch wieder eine erhebliche Zunahme des Weckamin-Konsums zu verzeichnen. 1988 gab es schätzungsweise 10000 habituelle Konsumenten und 50000 Gelegenheitskonsumenten mit einem Verbrauch von ca. 10 t „speed" [10]. Daneben etablierte sich zeitweise ein florierender illegaler Markt für Medikamente auf der Basis von Amphetaminderivaten, die zur Behandlung der Narkolepsie und des hyperkinetischen Syndroms eingesetzt wurden. Bekanntester Vertreter dieser Gruppe ist das Fenetyllin (Markenname „Captagon"), welches seit 1986 den Bestimmungen des Betäubungsmittelgesetzes unterstellt ist. In den letzten Jahren haben außerdem eine ganze Reihe von neueren Amphetaminabkömmlingen, die in illegalen Laboratorien hergestellt werden, eine große Bedeutung in der Drogenszene erlangt. Diese sollen im Kapitel „Designerdrogen" (s. u.) näher vorgestellt werden.

b) Konsumarten und psychotrope Wirkungen

Amphetamine werden als Rauschdroge größtenteils in Form von Tabletten (Methamphetamin als „speed", „crank", „crystal", Captagon als „cappies") konsumiert, daneben auch intravenös injiziert oder als hochwirksame Zubereitung („ice", „glass") geraucht. Außer in Reinform werden Amphetamine auch häufig in Kombination mit anderen Drogen angeboten (z. B. „Space base" = Kokain + Methamphetamin).

Die psychotropen Wirkungen nach Aufnahme von Weckaminen ähneln stark den Rauschwirkungen des Kokains. nach geringen Dosen (5–15 mg) kommt es zu einer Steigerung der allgemeinen Leistungsbereitschaft und der körperlichen Leistungsfähigkeit, das Schlafbedürfnis wird unterdrückt, Denk- und Bewegungsabläufe sind beschleunigt, die Stimmung erscheint leicht gehoben, es können aber auch innere Unruhe und Gereiztheit vorherrschen. Bei mittleren Dosen (15–20 mg) erscheinen die Veränderungen der Stimmung und des Antriebs ausgeprägter, die Assoziationsvorgänge sind bei gleichzeitiger Minderung der Kritikfähigkeit bis zur Gedankenflucht gesteigert, impulsive, insbesondere sexuelle Verhaltensweisen werden gehemmt. Bei noch höheren Dosen ($\geq$ 30 mg) kommt es zu einer sehr starken psychomotorischen Aktivierung mit teilweise stundenlang anhaltenden elementaren und komplexen Stereotypien (rhythmisches Kauen, Zähneknirschen, Bewegungen der Zunge, Wiederholen von Worten und Handlungen). Die euphorische Gestimmtheit wird dann von intensiven Angstzuständen abgelöst, und es können paranoid-halluzinatorische Episoden mit optischen, akustischen und taktilen Trugwahrnehmungen auftreten. In diesen Fällen ist eine medikamentöse Therapie mit Haloperidol und/oder Diazepam (5–10 mg i.v.) angezeigt. Die Patienten sind außerdem durch die sympathomimetischen Effekte der Droge stark gefährdet, als Folge des extremen Blutdruckanstiegs drohen vor allem Hirnblutungen. Daher ist gelegentlich eine engmaschige internistische Überwachung erforderlich. Als Antidot kann bei ausgeprägten anticholinergen Wirkungen Physostigmin eingesetzt werden.

c) Risiken des Konsums/Abhängigkeit

Bei chronischer Einnahme von Amphetaminpräparaten erfolgt eine andauernde zentrale Stimulierung, die sich in einer euphorischen Gestimmtheit und einer deutlichen psychomotorischen Aktivierung („run") ausdrückt. Die Nahrungsaufnahme ist reduziert und regenerierende Schlafpausen fehlen weitgehend, bis eine totale Ausschöpfung aller körperlichen und geistigen Kräfte eintritt („crash down"). Die Betroffenen leiden dann oft unter einer anhaltenden Müdigkeit und Lethargie sowie nicht selten unter schweren Depressionen. Diese Folgeerscheinungen führen häufig zu einem erneuten Drogenkonsum mit überschießender Aktivierung. Da die Konsumenten zur Dämpfung einer unruhigen Getriebenheit vielfach Hypnotika und Benzodiazepine („downers") einnehmen, kann sich ein ständig alternierender Mißbrauch entwickeln („uppers" – „downers").

Mögliche körperliche Folgen einer chronischen Amphetaminintoxikation sind Kachexie, ein Lungenödem, Schädigungen der Niere und ein persistierender Tremor. Die Schleimhäute trocknen aus und ebenso wie durch Kokainkonsum können bei pernasaler Aufnahme Nasenscheidewand und Nasenflügel perforieren. An der äußeren Haut kann man ein fahles Kolorit und ein Anschwellen von Gesichtspartien (Kinn, Wange) beobachten, gelegentlich treten auch schwer heilende Wunden („speed scars") auf.

Auch nach Amphetaminkonsum können Psychosen auftreten, die phänomenologisch den Psychosen bei Kokainkonsumenten ähneln [2]. Charakteristisch sind eine starke, zum Teil von repetitiven Bewegungen und Handlungen begleitete Unruhe, panikartige Angstzustände, illusionäre Verkennungen, (Pseudo-) Halluzinationen optischer, akustischer und taktiler Art sowie paranoide Vorstellungen. Die psychotische Symptomatik kann bis zu einem Monat persistieren, Übergänge in eine genuine schizophrene Psychose sind aber selten. Bei erneuter Drogenexposition auch mit geringfügigen Dosen kann die Symptomatik jedoch rasch wieder aufflackern.

Eine besondere Gefahr droht bei Kombination von Amphetaminen mit Alkohol, da ein pathologischer Rauschzustand mit blinder Zerstörungswut resultieren kann. In diesen Fällen ist eine sofortige medikamentöse Sedierung und eventuell Fixierung des Patienten erforderlich.

Vor allem bei intravenöser Applikationsweise und beim Rauchen von „Ice", aber auch bei gewohnheitsmäßiger Einnahme von Appetitzüglern kann sich eine Abhängigkeit mit psychischen und physischen Entzugserscheinungen entwickeln. 2 bis 4 Tage nach dem letzten Konsum können sich Erschöpfungs- und Angstzustände mit innerer Unruhe und Gereiztheit, Schlafstörungen (Insomnie oder Hypersomnie), Alpträume und ein unstillbares Hungergefühl einstellen. Außerdem können profuse Schweißausbrüche, Kopfschmerzen, Muskelkrämpfe und Magenkrämpfe auftreten. Die gravierendste Komplikation sind jedoch schwere Depressionen, die mit einem hohen Suizidrisiko einhergehen und einen hartnäckigen Verlauf nehmen können.

VI. Narkotika

1. Historische Entwicklung und gegenwärtige Situation

Morphin und Heroin, die beiden wichtigsten Substanzen dieser Gruppe, werden halbsynthetisch aus Alkaloiden des Schlafmohns (Papaver somniferum) gewonnen. Die Anbaugebiete dieser Pflanze liegen in einer 7000 km langen Gebirgszone, welche sich am Südrand der asiatischen Landmasse von der Türkei über den Norden des indischen Subkontinents bis in die Berge des nördlichen Thailands erstreckt. Hinzu kommen neuerdings Anbaugebiete in Südamerika. Der eingetrocknete Milchsaft des Schlafmohns bildet die Grundlage für die Herstellung von Rohopium, dessen rauscherzeugende Wirkung bereits im 4. Jahrtausend vor Chr. in Sumerien und Ägypten bekannt war. Im antiken Griechenland galt die Mohnpflanze als Symbol des Schlafgottes Morpheus und des Todesgottes Thanatos. Hippokrates empfahl Opium zur Herbeiführung des Heilschlafes u. a. in Fällen von Hysterie und bei Magenkrämpfen. In der mittelalterlichen europäischen Medizin wurden Opiumtinkturen („Laudanum" bzw. „Arcanum" des Paracelsus) vorwiegend als Schmerzmittel verwendet, vielfach aber auch bei Husten, Durchfall, Fieber und Schlafstörungen eingesetzt. Zur selben Zeit hatte sich der Gebrauch von Opium als Rauschdroge über weite Teile Asiens bis nach China verbreitet. Dort führte das Verbot des Tabakrauchens (1644) und die Förderung des Handels durch die British East Indian Company im 19. Jahrhundert zu einem starken Anwachsen des Opiumkonsums. Obgleich seit 1906 der Mohnanbau eingeschränkt und der englisch Opium-Import eingestellt worden war, gab es 1949 bei der Machtübernahme der chinesischen Kommunisten schätzungsweise noch 20 Millionen Opiatabhängige [10].

In Europa konzentrierte sich während des 19. Jahrhunderts das pharmazeutische Interesse auf die Isolierung des Morphins aus der Mohnpflanze (1804 durch F. W. Sertürner), die Herstellung einer injizierbaren Form (seit 1860 Morphin i. v.) und die Entwicklung von Morphinderivaten

(1874 „Diamorphin“ = Heroin). Als Rauschdroge war Opium zunächst in Künstler- und Literatenkreisen beliebt (E. T. A. Hoffmann, Novalis, E. A. Poe) verbreitete sich aber auch unter Arbeitern in England und Frankreich. Fälle von Morphinabhängigkeit führten zur Suche nach weniger bedenklichen Präparaten für medizinische Zwecke. 1897 brachte die Fa. Bayer Heroin als nichtsuchterzeugendes Hustenmittel und zur Bekämpfung der Morphin-Abhängigkeit auf den Markt. Nachdem man aber bereits 1904 feststellen mußte, daß Heroin im Verglich zu Morphin sogar ein höheres Suchtpotential besitzt, wurde es in vielen Ländern verboten oder nur mit strengen Auflagen abgegeben. In den folgenden Jahrzehnten entwickelte sich dann ein weitverzweigter illegaler Handel mit Heroin. Während des Vietnam-Krieges nahmen viele amerikanische Soldaten Heroin ein, das im „Goldenen Dreieck“ (dem Grenzgebiet zwischen Laos, Birma und Thailand) von vertriebenen chinesischen „Drogenbaronen“ angebaut wurde. Über amerikanische Soldaten gelangte Ende der sechziger Jahre illegales Heroin auch in die Bundesrepublik. Zunächst stammten die Heroinimporte in erster Linie aus Südostasien, später erfolgten die Einfuhren überwiegend aus Ländern des Nahen und Mittleren Osten, insbesondere aus der Türkei. Nach einem raschen Anstieg der Abhängigenzahl Ende der 70er Jahre stabilsierte sich deren Zahl seit 1982/83 auf einem hohen Niveau. Für 1995 beziffert die Deutsche Hauptstelle gegen Suchtgefahren die Zahl der Drogenabhängigen auf etwa 100 000 bis 120 000 [19].

2. *Konsumarten und psychotrope Wirkungen*

Während Opium früher vorwiegend geraucht („Chandoo“), zum Teil auch gekaut und gegessen wurde, kommen heute fast ausschließlich verschiedene Heroinzubereitungen (Heroin Nr. 1, 2, 3 und 4) von pulvriger oder körniger Konsistenz auf den Markt, welches größtenteils gesnifft oder in gelöster Form injiziert, seltener auch geraucht wird. Die handelsüblichen Heroinzubereitungen unterscheiden sich vor allem hinsichtlich ihres Reinheitsgrades und der Art der zugesetzten Streckmittel.

Bei Personen ohne vorausgegangene Drogenerfahrung tritt nach Aufnahme von Heroin oder Morphin häufiger eine dysphorische als eine euphorische Gestimmtheit ein. Bei Abhängigen steht die euphorisierende Wirkung dagegen ganz im Vordergrund. Parallel dazu entwickelt sich eine Gleichgültigkeit gegenüber alltäglichen Problemen und Konflikten, normalerweise angstbesetzte und belastende Umstände und Ereignisse verlieren ihre negative emotionale Tönung. Der Konsum führt nicht zu psychotischen Veränderungen des Bewußtseins und der Wahrnehmung, Sinnesreize werden aber insgesamt gedämpfter wahrgenommen mit dem Gefühl einer qualitativen Reizabschirmung. Bei i. v. Injektion von Morphin oder Heroin tritt die angestrebte eurphorische Wirkung sehr rasch beim ersten Anfluten der Droge ein („flash“, „kick“, „hit“), danach stellt sich ein Plateau („high“) ein, welches bis zum Ausklingen des Rausches (Morphin 6 h, Heroin 1–4 h) andauert.

Die Wirkungen der Opiate werden über spezifische Rezeptoren vermittelt, von denen bisher drei grundlegende Typen (μ-, κ- und δ-Rezeptoren) beschrieben und molekularbiologisch charakterisiert worden sind. Diese Rezeporen finden sich vorwiegend im Rückenmark, Mittelhirn (Area tegmentalis ventralis), Striatum, Thalamus sowie im mesolimbischen System (Nucleus accumbens, Hippocampus), wo sie in enger Verbindung zu dopaminergen Bahnen stehen. 1975 wurden erstmals endogene Liganden entdeckt, die man „Endorphine" bzw. „Enkephaline" nannte. Es handelt sich ebenso wie bei den später beschriebenen Dynorphinen um Peptidmoleküle, die sich allesamt von drei größeren Vorläufermolekülen, dem Proopiomelanocortin, dem Proenkephalin und dem Prodynorphin abstammen. Die Interaktion dieser endogenen Liganden mit dem dopaminergen System spielt wahrscheinlich eine entscheidende Rolle in der Pathogenese von Suchterkrankungen. So konnte für das mesolimbische dopaminerge System eine bidirektionale Modulation durch ein tonisch erregendes β-Endorphin-System in der Area ventralis tegmentalis und ein tonisch hemmendes dynorphinerges System im Nucleus accumbens nachgewiesen werden [28]. Durch die Regulation der basalen Dopamin-Freisetzung beeinflussen beide System den Motivationszustand eines Individuums und das Verlangen nach der Droge.

3. Risiken des Konsums/Abhängigkeit

Zu akzidentellen Überdosierungen mit Opiaten kommt es vor allem aufgrund individueller Überempfindlichkeit, bei Veränderungen des Reinheitsgrades der Heroinzubereitungen, zu hastiger Injektion und nicht zuletzt bei verminderter Toleranz, wie z. B. nach längerer Abstienz im Anschluß an eine Entwöhnungstherapie. Während für ungewohnte Personen Dosen von 5 mg Heroin bzw. 50 mg Morphin bereits tödlich sein können, tolerieren manche hochgradig abhängige Konsummenten bis zu 50 mg Heroin und 100 mg Morphin. Bei raschem Anfluten hoher Dosen tritt eventuell ein sofortiger Atemstillstand mit Kreislaufversagen ein („Spitzenschock"). In weniger dramatischen Fällen imponieren Benommenheit und verwaschene Artikulation. Die somatischen Wirkungen sind durch eine ausgeprägte Miosis, eine Rötung des Gesichts, die mit einem subjektiven Wärmegefühl einhergeht, und eine Hyperhidrosis charakterisiert. Der Muskeltonus ist schlaff und die Atmung flach, gelegentlich auch unregelmäßig in der Art einer Schnappatmung. Falls die Intoxikation ein erhebliches Ausmaß annimmt oder eine vitale Gefährdung besteht, sollte der Opiatantagonist Naloxon (Narcanti®) in einer Dosierung von 0,4–2 mg i. v., i. m. oder s. c. verabreicht werden. Wegen der relativ kurzen Halbwertszeit des Antidots muß die Gabe unter Umständen mehrfach wiederholt werden.

Insbesondere bei Aufnahme der Droge per Injektionen kann sich sehr rasch ein starke Abhängigkeit entwickeln. Diese kann sich bereits nach wenigen Injektionen in dichter zeitlicher Folge (7–10 Injektionen innerhalb von 1–2 Wochen) entwickeln. Durchschnittlich dauert es aber 2 ½–3 Monate bis zur Ausbildung einer physischen und psychischen Abhängigkeit. Auch Konsumenten, die zunächst lediglich „sniffen", sind gegen diese Gefahr nicht gefeit, zumal sie bei regelmäßigem Konsum nicht selten nach einem $^1/_2$ Jahr zum „Fixen" übergehen. Im fortgeschrittenen Stadium einer Abhängigkeit benötigen Fixier dann mehrmals am Tag (u. U. alle 4 h) einen „Schuß", nur um die drohenden Entzugserscheinungen zu vermeiden. Der tägliche Verbrauch von Heroin-Zubereitungen kann auf 1–2 g ansteigen (letale Dosis bei einem nicht an Heroin Gewöhnten etwa 0,1 g). Bei den gegenwärtigen Preisen in der Drogenszene müssen dafür mindestens DM 150 aufgewendet werden.

Bei Beendigung des Drogenkonsums kann sich innerhalb von 6–8 h ein charakteristisches Entzugssyndrom ausbilden, welches in der Regel am zweiten oder dritten Tag ein Maximum erreicht. Zu Beginn bestimmen meistens Gähnen, ein gesteigerter Tränenfluß, eine Rhinorrhoe und eine Hyperhidrosis das Bild. Später fallen dann die psychomotorische Unruhe und Schlaflosigkeit, Tremor und Muskelzucken sowie die Pupillendilatation auf. Die Betroffenen klagen außerdem über ein Frösteln (wegen der Gänsehaut „cold turkey" genannt), starke Knochen- und Muskelschmerzen und Durchfall. Trotz der manchmal eindrucksvollen Symptomatik geht das typische Opiatentzugssyndrom nicht in ein lebensbedrohliches Delir über, und nur selten treten nach Heroinentzug epileptische Anfälle auf.

Opiatentzugssyndrome werden heute meistens medikamentös behandelt, da die pharmakonfreie Behandlung („kalter Entzug") zu einer hohen Abbruchrate (80 % unter ambulanten, 30 % unter stationären Bedingungen) führt. Mittel der ersten Wahl sind bei uns sedierende Antidepressiva wie Doxepin und Trimipramin, eventuell in Kombination mit dem α-2-adrenergen Agonisten Clonidin, während in den USA auch Methadon für diese Indikation eingesetzt wird [3]. Neuerdings wird auch eine als „Ultra rapid detoxifikation" bezeichnete Methode angeboten, bei der Opiatrezeptorantagonisten wie Naloxon oder Naltrexon unter Narkosebedingungen verabreicht werden, so daß die Abhängigen den Gipfel der Entzugssymptome nicht erleben. Über die Vorteile und Risiken dieser Methode liegen jedoch noch zu wenig Erfahrungen vor, außerdem kommt diese aufwendige Methode sicherlich nur für eine Minderheit opiatabhängiger Patienten mit einer monovalenten Abhängigkeit und einem stabilen sozialen Umfeld in Frage.

Opiatabhängigkeit ist mit einer Fülle von gesundheitlichen und sozialen Folgeschäden verbunden. Durch die Fixierung auf den Konsum und die Beschaffung der Droge kommt es zu einer Entdifferenzierung des Verhaltens und der Persönlichkeit, so daß andere Strategien der Lebensbewältigung nicht mehr verfügbar sind. In körperlicher Hinsicht sind die Abhängigen infolge der ungesunden Lebensbedingungen (unsteriles Besteck, Prostitution, Mangelernährung) vor allem durch Infektionen (Hepatitis, AIDS, Endokarditis, Osteomyelitis) gefährdet. Die soziale Desintegration vieler Heroinabhängiger ist an der Häufigkeit delinquenten Verhaltens und den jährlich veröffentlichten Zahlen der Rauschgiftdelikte ablesbar.

Hinsichtlich des Langzeitverlaufs der Heroinabhängigkeit ergibt sich ein ziemlich lückenhaftes und heterogenes Bild. Während einerseits von amerikanischen Quellen eine jährliche Letalitätsrate von 1 % angegeben wird [36], scheint es bei einer Anzahl von Langzeitabhängigen nach vielen Jahren zu einem allmählichen Auswachsen („Maturing out") der Drogenabhängigkeit und zu einer Nachreifung zu kommen, ohne daß die salutogenen Faktoren klar zu erkennen wären.

VII. Designerdrogen

1. Allgemeine Gesichtspunkte

Seit Mitte der 80er Jahre ist durch das Aufkommen und die rasche Verbreitung der songenannten „Designerdrogen" ein neuartiges, in seinen Folgen kaum abzuschätzendes Problem entstanden [25]. Als Designerdrogen werden chemische Verbindungen bezeichnet, die sich von klassischen Rauschdrogen oder alteingeführten, psychotropen Arzneimitteln durch Molekülvariationen ableiten. Meist sind diese, in illegalen Labors hergestellten Drogen, hinsichtlich ihrer psychotropen Effekte um ein Vielfaches potenter als die Muttersubstanz. Mit Ausnahme des Crack zählen alle Designerdrogen zu den vollsynthetischen Suchtstoffen und können in der Regel aus meist billigen, zum Teil harmlosen und fast immer legalen Chemikalien hergestellt werden. Ähnlich wie bei der Arzneistoffprofilierung in der pharmazeutischen Industrie erfolgt die Entwicklung der Designerdrogen aus dem Naturstoff über halbsynthetsiche zu vollsynthetischen Verbindungen, welche einer qualitativ ähnliche (quantitativ oftmals exzessiv gesteigerte) Wirkung wie Halluzinogene, Stimulantien, Narkotika bzw. Analgetika entfalten. Nicht zu unrecht wurde Crack als eine Art „Super-Kokain", Fentanyl als „Hyper-Heroin" bezeichnet.

Durch die Herstellung von immer neuen Designerdrogen ist die Entwicklung in der internationalen Drogenszene nahezu unüberschaubar geworden. Ernüchternd ist festzustellen, daß die traditionellen Methoden der Drogenkontrolle und -bekämpfung bei diesen Substanzen weitgehend versagen. Die Grundsubstanzen bestehen aus beinahe unbegrenzt zur Verfügung stehenden, legal im Handel erwerbbaren und billig zu erzeugenden Chemikalien, deren Verarbeitung zu höchst potenten Rauschdrogen in „Waschküchenlabors" schnell und einfach möglich ist. Die Abhängigkeit von drogenproduzierenden Ländern in der Dritten Welt ist nicht mehr gegeben und das Risiko des Drogenschmuggels verringert sich erheblich durch die Möglichkeit der Produktion im Inland oder europäischen Ausland. Die jeweiligen Betäubungsmittelbstimmungen können sich auf den rasch wechselnden Markt nicht flexibel genug einstellen, da sofort neue Variationen „designed" und in großem Umfang produziert werden, die noch nicht den gesetzlichen Bestimmungen unterliegen. So konnten sich in verschiedenen europäischen Ländern zahlreiche Produktionsstätten und ein großer Absatzmarkt etablieren. Mittlerweile werden Designerdrogen nicht nur in kleineren illegalen Laboratorien zubereitet, sondern auch in großindustriellem Maßstab hergestellt und vertrieben. Dies kam ins Rampenlicht, als im Jahre 1989 die „Imhausen-Connection“ entdeckt wurde, welche getarnt als „Imhausen GmbH“ mehr als 1,3 Millionen Ecstasy-Tabletten für den Amsterdamer Markt produzierte. Drei Jahre später wurde die noch weiter verzweigte „Riga-Connection“ bekannt, als ein Transport von 3,2 Tonnen Ecstasy-Pillen, orginalverpackt als Grippemittel, vom Bundeskriminalamt gestoppt werden konnte. Die Geschäftsführer der Produktionsstätten waren Letten, die Chemiker kamen aus der Slowakei, das Transportunternehmen hatte seinen Sitz in Holland und der Vertrieb wurde in den Beneluxländern, in Skandinavien und England organisiert.

2. *Einzelne Substanzklassen*

Wie in Abb. 7 dargestellt, können die Designerdrogen prinzipiell sowohl aufgrund ihres Wirkprofils als auch ihrer chemischen Verwandtschaftsverhältnisse klassifiziert werden. Da das Wirkprofil der Desgnerdrogen viel heterogener als jenes der klassischen Drogen ist und eine Zuordnung erschwert, gelingt eine erste Orientierung leichter anhand chemischer Strukturmerkmale.

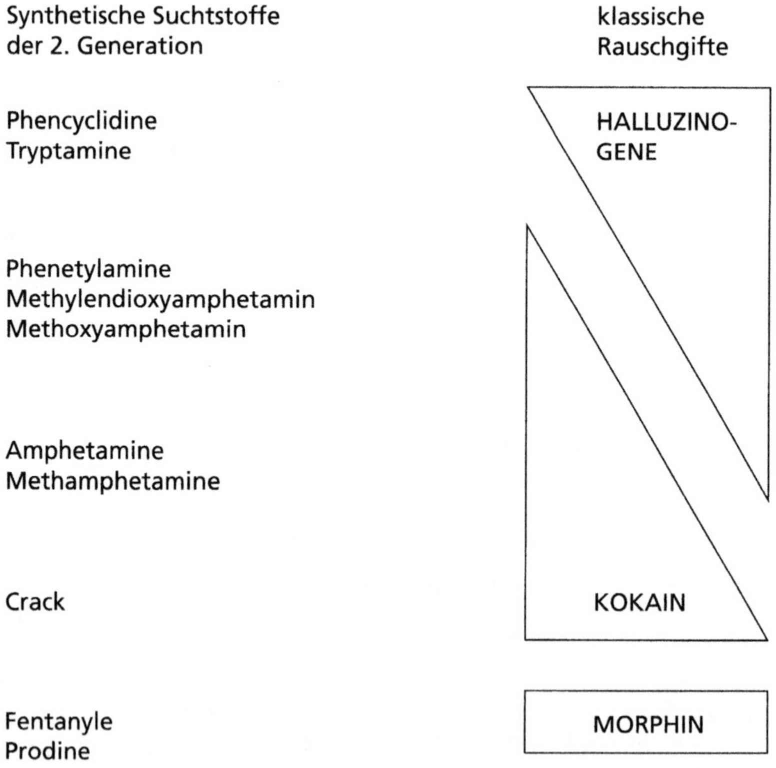

Abb. 7. Vergleich synthetischer Drogen der 2. Generation mit klassischen Rauschgiften

a) Phencyclidin

Phencyclidin (PCP) wurde 1926 erstmals synthetisiert und 1956 von einer amerikanischen Firma als „nichtnarkotisches" Anästhetikum in der Tiermedizin eingeführt. In den 60er Jahren war es kurzzeitig unter dem Handelsnamen Sernyl® zur Behandlung am Menschen zugelassen. 1987 tauchte es unter den Bezeichnungen „Angel-Dust" (Engelsstaub), „Peace Pill", „Startripper", „Hyperdust", „Cool" und „Lovely" in der Hippiszene auf, fand als Straßendroge weite Verbreitung und gilt heute in den USA als die neben Marihuana und Alkohol am leichtesten erhältliche Droge, da ihre Herstellung recht einfach und der Preis sehr niedrig ist. Es wird in Tablettenform (tic-tac), aber auch als Pulver, Lösung oder Spray angeboten und wirkt sehr rasch, intensiv und langanhaltend (bis zu 48 Stunden). Der Wirkungseintritt erfolgt 2–3 Minuten nach dem Rauchen bzw. eine halbe Stunde nach der oralen Einnahme, das Wirkungsmaximum ist beim Rauchen nach ca. 30 Minuten erreicht. Der Rausch klingt in der Regel nach 6–24 Stunden wieder ab, es kann jedoch zu mehrere Monate anhaltenden Nachwirkungen kommen, da sich die Substanz wegen ihrer hohen Fettlöslichkeit auch im ZNS anreichert und nur langsam ausgeschieden wird.

Die psychische Wirkung des PCP ist dosisabhängig. Niedrige Dosen bis etwa 5 mg führen zu Euphorie und einem „body high", ein plötzliches Umschlagen in eine depressive und ängstliche Gestimmtheit ist aber jederzeit möglich. Dosen von 10 mg beeinträchtigen Aufmerksamkeit und Konzentration; gleichzeitig finden sich dann u. U. ein Nystagmus, eine Ataxie und eine Erhöhung des Muskeltonus. Ab 10 mg wächst die Gefahr der Auslösung von psychotischen Episoden mit Desorientiertheit, Angstzuständen, illusionären Verkennungen und Halluzinationen, paranoiden Symptomen, unkalkulierbarer Fremd- und Selbstaggressivität (mit Fällen von grausiger Selbstverstümmelung).

Bei wiederholtem Konsum kann sich eine psychische Abhängigkeit mit heftigem Verlangen nach der Droge und eine rasche Toleranz entwickeln. Ein somatisches Entzugssyndrom wird hingegen nicht beobachtet. Ähnlich wie bei anderen Halluzinogenen können „flash-backs" noch lange nach der letzten Einnahme auftreten.

b) Tryptamine

Tryptamine kommen als biogene Amine natürlicherweise im Körper vor. Modifizierte Substanzen wie das Dimethyltryptamin (DMT) und neuerdings Metoxtryptamine werden als Rauschdrogen mißbraucht. Ihre chemische Grundstruktur entspricht jener des Psilocybin, eines pflanzlichen Halluzinogens, welches aus einem im Süden Mexikos beheimateten Pilz gewonnen wird. Die Wirkungen erinnern an einen LSD-Rausch, es kommt zu abrupten Verstimmungszuständen, intensiven und teilweise sehr lebhaften, szenischen Trugwahrnehmungen, Ich-Störungen und paranoiden Verkennungen.

c) Amphetaminderivate

Ausgehend vom Amphetamin und Metamphetamin wurden in letzter Zeit eine Fülle von Drogen synthetisiert, die im Vergleich zu den ursprünglichen Substanzen erheblich stärkere und zum Teil auch neuartige Wirkungen aufweisen.

Wie Abb. 8 zeigt, können sie aufgrund ihrer chemischen Struktur verschiedenen Untergruppen zugeordnet werden.

Im Vergleich zu den Leitsubstanzen sind bei den meisten der aufgelisteten Stoffe neben der stimulierenden Wirkung die halluzinogenen und psychotomimetischen Eigenschaften stärker ausgeprägt, so daß sich eine größere Ähnlichkeit mit dem Wirkprofil des LSD (Methoxyamphetamine und Phenetylamine) bzw. dem Cannabis (Enactogene) ergibt. Bekanntester Vertreter der Methylendioxyamphetamine ist Ecstasy, das bereits 1914 von der Pharmafirma Merck synthetisiert und als Appetitzügler getestet wurde. Wenig erfolgreich verschwand es bald wieder vom Markt. In den 70er Jahren wurde es als Mittel zur „verbalen Enthemmung“ in psychotherapeutischen Sitzungen verwendet. Seit 1984 wird es auf dem illegalen Markt vertrieben, wo es als „XTC“ oder „love pill“ bald einen nahezu mystischen Ruf als Kraft- und Kreativitätsspender, Spannungslöser oder Potenzmittel erhielt [7, 34]. nach Einnahme der Droge kommt es zu einer stun-

Entactogene	
Benzo-dioxolyl-butamin	BDB
Methyl-benzodioxolyl-butanamin	MBDB
Methoxyamphetamine	
Dimethoxy-amphetamin	DMA
Dimethoxy-methyl-amphetamin	DOM
Dimethoxy-ethyl-amphetamin	DOET
Dimethoxy-brom-amphetamin	DOB
Para-methoxy-amphetamin	PMA
Trimethoxy-amphetamin	TMA
Phenethylamine	
Dimethoxy-phenethyl-amin	DMPEA
Brom-dimethoxy-phenethyl-amin	BDMPEA
Methylendioxyamphetamin	MDA
Methylendioxy-N-ethylamphetamin	MDE
Methylendioxy-N-methylamphetamin	MDMA
Methoxy-methylendioxy-amphetamin	MMDA

Abb. 8. Einteilung der Amphetamin-/Methamphetamin-Abkömmlinge

denlang anhaltenden euphorischen Gestimmtheit, verbunden mit einem schwelgerischen Gefühl des Einklangs mit anderen Personen. Akustische, taktile und visuelle Sinneswahrnehmungen werden verstärkt, das Raum- und Zeiterleben verzerrt. Außerdem können eigenartige audiovisuelle Synästhesien auftreten („Dreidimensionalität" von Musik), echte Halluzinationen werden hingegen nicht regelmäßig angegeben. Die toxischen Wirkungen sind ähnlich wie beim Amphetamin.

d) Fentanyle und Prodine

Seite Mitte der 80er Jahre werden eine Reihe von Morphinabkömmlingen als „neues Heroin" oder als „the worlds finest heroin" auf dem illegalen Markt angeboten, wobei die Herstellung dieser Designerdrogen wesentlich schwieriger ist als die der Amphetaminderivate. Die Stammsubstanzen dieser Gruppe sind das zur Narkoseprämedikation verwendete, kurz wirksame Analgetikum Fentanyl und das ebenfalls stark analgetisch wirkende Pethidin.

Die Pethidin-Abkömmlinge, zur Gruppe der Prodine gehörend, übertreffen in ihrer psychotropen Wirkung die Muttersubstanz um das 10 bis 25fache. Als besonders gefährlich haben sich die bei der Prodinherstellung anfallenden Nebenprodukte Methylphenyltetrahydropyridin (MPTP) und Phenethylphenyltetrahydropyridin (PEPTP) erwiesen, da sie durch neurotoxische Wirkungen auf die Substantia nigra schwere Parkinson-Syndrom hervorrufen können.

Die Fentanyl-Abkömmlinge weisen gegenüber der Stammsubstanz eine wesentlich längere Halbwertzeit auf und übertreffen die Morphin-Wirkung um ein Vielfaches. Wegen der ausgeprägten euphorisierenden Wirkung sind besonders das Alpha-Methyl-Fentanyl und das 2-Methyl-Fentanyl als „China-white" oder als „Persian-white" bekannt geworden. Die ebenfalls beschriebene stimulierende Wirkung wird nicht selten durch eine sehr gefährliche Kombination mit Kokain verstärkt. Einige Fentanylabkömmlinge übertreffen die normale Morphinwirkung um das 100- bis über 7000fache, so daß mit diesem Heroinersatz große Gruppen von Fixern über einen längeren Zeitraum illegal versorgt werden können.

VIII. Substanzgestützte Therapie und Rehabilitation

Angesichts der gravierenden gesundheitlichen und sozialen Folgen der Drogenabhängigkeit bemüht man sich auf den unterschiedlichsten Ebenen um eine Eindämmung des Problems. Neben statlichen repressiven Maßnahmen und zahlreichen Programmen zur Primärprävention hat sich in den letzten Jahrzehnten ein vielgliedriges System der ambulanten und stationären Drogenhilfe entwickelt, welches sowohl die medizinischen als auch die psychosozialen Aspekte der Drogenabhängigkeit berücksichtigt. Während in diesem Bereich lange Zeit ein puristisches Abstinenzparadigma vorherrschte, welches absolute Drogenfreiheit zur conditio sine qua non jeglicher Rehabilitation erklärte, hat sich diese Situation in jüngster Zeit deutlich gewandelt. Nicht zuletzt aufgrund ernüchternder therapeutischer Erfahrungen (Rückfallquoten von 60 % nach einer Entwöhnungstherapie, progredienter Verlauf der Suchterkrankung bei hochgradig Abhängigen mit geringer Abstinenzmotivation) und der Ausbreitung von HIV-Infektionen haben verschiedene Methoden einer substanzgestützten Therapie und Rehabilitation an Bedeutung gewonnen.

Gegenwärtig lassen sich drei Strategien einer substanzgestützten Therapie unterscheiden, die abschließend kurz vorgestellt und diskutiert werden sollten:

- die Rückfallprophylaxe mit Opiatantagonisten wie Naltrexon,
- die Drogensubstitution mit Methadon bzw. Codein und
- die kontrollierte Freigabe von Heroin.

1. Rückfallprophylaxe mit Naltrexon

Naltrexon ist ein kompetitiver Opiatantagonist ohne intrinsische Aktivität, i. e. ohne eigenes Suchtpotential und hat bei Personen, die opiatfrei sind, keine Eigenwirkung. Es kann oral gut aufgenommen werden und ist weitaus länger wirksam als es die Eliminationshalbwertszeit (ca. 4 h) erwarten läßt, da die Dissoziation der Substanz aus der Opiatrezeptorblockade mit deutlicher Verzögerung (HWZ: 3–4 Tage) erfolgt. In verschiedenen Studien konnte gezeigt werden, daß nach der Blockade von Opiatrezeptoren durch Naltrexon Heroin oder andere i.v. applizierbare Opiate keine euphorisierende Wirkung mehr entfalten und ihren positiven Verstärkereffekt verlieren. Patienten unter Naltrexon injizieren in der Folge weniger und seltener Heroin, hatten ein vermindertes Verlangen nach Opiaten und blieben länger in einer abstinenzorientierten Therapie. In Deutschland steht Naltrexon als Nemexin® seit 1990 zur Verfügung. Nach Meinung von Experten [15] kommt Naltrexon in Kombination mit psychosozialen Maßnahmen nur für etwa 5 %–10 % aller Heroinabhängigen in Frage. Eine Indikation kann sich vor allem für stark abstinenzmotivierte und sozial relativ gut integrierte Patienten ergeben, insbesondere wenn eine Abhängigkeit noch nicht länger als 5 Jahre besteht und eine Langzeittherapie angestrebt wird, außerdem bei Patienten, die nach langer Abstinenz einen Rückfall erleiden und bei Medikamentenabhängigen, die Opioide konsumieren (und häufig in medizinischen Bereichen tätig sind). Die Einnahme erfolgt in der Regel dreimal wöchentlich in einer Dosierung von jeweils 100–150 mg. Um ein akutes Entzugssyndrom zu vermeiden, sollten bei allen Patienten vor der ersten Einnahme Urinkontrollen auf Opiatfreiheit durchgeführt werden. Zur Absicherung kann man auch mittels Injektion eines kürzer wirksamen Opiatantagonisten (Naloxon) testen, ob Entzugserscheinungen provoziert werden.

Im übrigen ist Naltrexon gut verträglich. Als Nebenwirkungen wurden gelegentlich gastrointestinale Beschwerden und Transaminasenerhöhungen sowie allergische Reaktionen berichtet. Ein spezifischer Zusammenhang mit dem Auftreten dysphorischer Verstimmungen und einer Anhedonie ist umstritten.

2. Drogensubstitution mit Methadon bzw. Codein

Methadon wurde 1945 als Ersatzmittel für Morphium in den Labors der IG-Pharmaindustrie erstmals synthetisiert. Es ist strukturchemisch vom Morphin ableitbar und besteht aus einem razemischen Gemisch, welches die inaktivere d-Form und die 8 bis 50mal effektiviere l-Form (Levomethadon) enthält. Das Razemat wird nach oraler Gabe rasch resorbiert, maximale Plasmaspiegel werden nach ca. 3h erreicht. Die Plasmaeliminationshalbwertszeit liegt bei 24–48 h, sie kann bei Opiatabhängigen deutlich verlängert sein. Wegen der starken Gewebebindung kann Methadon noch Wochen nach der letzten Einnahme im Gewebe nachweisbar sein. Hierauf können auch die sehr protrahierten Entzugssyndrome nach Absetzen von Methadon zurückgeführt werden. Methadon ist dem Morphin etwa äquianalgetisch, das Levomethadon ist etwa doppelt so potent. Die analgetische Wirkdauer liegt zwischen 4h und 6 h, eine durch Methadon induzierte Atemdepression kann bis zu 75h anhalten. Es weist im übrigen alle opiattypischen vegetativen Nebenwirkungen auf.

Methadon wurde 1948 erstmals von Isbell an 15 freiwilligen, ehemaligen Morphinsüchtigen erprobt, die zwar einen weniger starken euphorisierenden Effekt, jedoch einen längeren und schwierigeren Entzug als nach Morphiumeinnahme beschrieben.

Dole und Nyswander [6] starteten dann 1964 in New York ein Pilotprojekt, indem sie 22 Opiatabhängige zunächst auf niedrige Methadondosen, die mit wachsender Toleranz erhöht wurden, einstellten. Durch Blockade der Morphinrezeptoren sollte der euphorisierende Effekt von zusätzlich eingenommenem Heroin unterdrückt und dadurch der Heroinhunger beseitigt werden. Opiatabhängigkeit wurde in diesem Kontext als eine Stoffwechselerkrankung aufgefaßt, bei der mit Hilfe der Methadon-Substitution, vergleichbar dem Einsatz von Insulin bei Diabetikern, die mangelhaft vorhandene Substanz ersetzt wird. Nachdem der von Dole im Rahmen eines psychosozialen 3-Phasen-Programmes durchgeführte Versuch zu optimistisch stimmenden Ergebnissen geführte hatte, wurde dieses Modell von zahlreichen amerikanischen Behandlungszentren übernommen und in großem Umfang angewendet. 1976 erfaßten die Methadon-Programme in den USA bereits 70 000 Personen, bei denen etwa 60 % über ein Jahr substitutiert wurden. Die rasche Verbreitung der Methadon-Substitution wurde durch die offizielle amerikanische Drogenpolitik, nach der die suchtbedingten sozialen Probleme unter Einsatz großer finanzieller Mittel mit sogenannten „Crash-Programmen“ auf nationaler Ebene gelöst werden sollten, begünstigt.

Allerdings haben sich die Erwartungen hinsichtlich einer langfristig angestrebten [10, 26] Drogenabstinenz bei diesen Methadon-Programmen nicht erfüllt. In vielen Fällen entwickelte sich vielmehr eine Polytoxikomanie, indem Abhängige neben Methadon andere Suchtmittel wie Alkohol,

Tranquilizer und Kokain mit zum Teil sehr gefährlichen Summierungseffekten konsumierten und sich nicht selten zusätzlich Heroin i. v. injiziert, da oral verabreichtes Methadon das süchtige Verlangen nach erneuter Heroin-Zufuhr nicht völlig unterdrücken kann und nur bei hohen Dosen eine Hemmung der euphorisierenden Heroin-Wirkung eintritt. Um den gewünschten „kick" zu erzielen, nahmen einige Abhängige nicht nur das bereitgestellte Methadon in Tablettenform ein, sondern injizierten sich außerdem Methadon, welches auf illegalen Märkten erworben wurde.

Ermutigt von den Berichten über eine gesundheitliche und soziale Stabilisierung von Drogenabhängigen [12] und bedrängt von einer sich verschärfenden Drogenszene wurden in den siebziger jahren zunächst in den Niederlanden und in der Schweiz Methadonprogramme entwickelt, während es in der Bundesrepublik nur einige sehr beschränkte Modellversuche gab. Erst mit dem Aufkommen der AIDS-Epidemie wurden auch hier gesetzliche und kassenrechtliche Grundlagen geschaffen, die unter bestimmten Umständen eine Substitutionsbehandlung ermöglichen.

Nach den 1991 erarbeiteten NUB- (Neue Untersuchungs- und Behandlungsmethoden) Richtlinien kann eine Substitution bei folgenden Indikationen auch ohne Genehmigung einer hierfür zuständigen Beratungskommission bei der Kassenärztlichen Vereinigung durchgeführt werden:

- bei Drogenabhängigen mit lebensbedrohlichem Zustand im Entzug,
- bei schweren konsumierenden Erkrankungen,
- bei opiatpflichtigen Schmerzzuständen,
- bei AIDS-Kranken,
- bei unbedingt notwendiger stationärer Behandlung wegen einer akuten oder schweren Erkrankung, bei der dem Abhängigen nicht gleichzeitig gegen seinen Willen ein Drogenentzug zuzumuten ist,
- in der Schwangerschaft, unter der Geburt und bis zu 6 Wochen nach der Geburt.

Nur mit Genehmigung der zuständigen Beratungskommission kann die Substitution bei Drogenabhängigen „mit vergleichbar schweren Erkrankungen" erfolgen.

Substitutionen bei ausschließlich sozialmedizinischer Indikation (z. B. langjährig Abhängige mit mehreren gescheiterten Abstinenztherapien oder solche, die aufgrund von Persönlichkeitsstörungen keinen Kontakt zum Dorgenhilfssystem finden) können derzeit nicht zu Lasten der Krankenversicherung durchgeführt werden. Nach den NUB-Richtlinien gelten als Kontraindikationen bzw. Ausschlußkriterien für eine Substitutionsbehandlung neben substanzspezifischen Unverträglichkeiten ein Alter unter 23 Jahren, eine Heroinabhängigkeit unter 4 Jahren Dauer, eine intermittierende Heroinabhängigkeit mit längeren drogenfreien Intervallen sowie eine Polytoxikomanie.

In Deutschland stehen zur Substitution Methadon bzw. Levomethadon (Polamidon®) sowie verschiedene Codeinpräparate zur Verfügung. Überwiegend werden heute Methadon bzw. Levomethadon eingesetzt. Bei der Verordnung ist streng darauf zu achten, ob sich die Dosierungsempfehlungen auf Methadon oder das wesentlich potentere Levomethadon (1,9mal so starke analgetische und atemdepressorische, 1,4mal so starke toxische Wirkung) beziehen. Die Bandbreite der verordneten Tagesdosen liegt zwischen 5 und 100 mg Methadon. Da bei zu geringen Methadondosen der Beigebrauch anderer Opiate ansteigt, sollte ausreichend hoch dosiert werden (initial ca. 30–40 mg Methadon bzw. 15–20 mg Levomethadon unabhängig von der bisher eingenommenen Heroindosis, wöchentliche Dosissteigerungen, falls erforderlich, um 5 -10 mg Methadon bzw. 2,5–5 mg Levomethadon). Ziel der Behandlung ist die Unterdrückung von Entzugssymptomen unter Vermeidung einer Euphorisierung. Nach der Betäubungsmittel-Verschreibungsverordnung (Btm VV) dürfen Methadon bzw. Levomethadon nur im Rahmen einer Therapie, die darauf hinzielt, den Drogenabhängigen von seiner Abhängigkeit zu befreien, verschrieben werden. Daher muß der behandelnde Arzt darauf hinwirken, daß der Abhängige kontinuierlich an einer Psycho- und/oder Soziotherapie teilnimmt. Das Absetzen von Methadon beim Übergang zu einer drogenfreien Lebensweise bereitet allerdings wegen der langen Halbwertszeit und protrahiert verlaufender Entzugssyndrome (mit hohen Rückfallquoten) häufig Schwierigkeiten. Zur Erleichterung können vorübergehend Clonidin bzw. Doxepin gegeben werden.

Je nach den zugrundegelegten medizinischen und sozialen Kriterien wird der Erfolg einer Methadonsubstitution unterschiedlich beurteilt. Bei konsequenter psychosozialer Betreuung werden vor allem die soziale Integration der Patienten (Rückgang der Beschaffungskriminalität, höhere Quote von Patienten in Ausbildungs- und Arbeitsverhältnissen) sowie der allgemeine gesundheitliche Zustand (Rückgang von Neuinfektionen mit HIV) verbessert [12, 24].

Neben Methadon bzw. Levomethadon werden in erster Linie von Allgemeinärzten immer noch Codeinpräparate zur Drogensubstitution eingesetzt. Eine kontrollierte Subsitution ist wegen der wesentlich kürzeren Halbwertszeit jedoch nicht möglich, da der Substituierte dazu mehrmals täglich in der Praxis erscheinen müßte. Weil es keine Codeinprogramme oder -modellprojekte gibt, wird die Abgabe auch nicht koordiniert. Ein und derselbe Patient kann sich bei mehreren Ärzten eindecken und schließlich den Schwarzmarkt versorgen, wo sich ein beträchtlicher Teil der Codeinpräparate wiederfindet. Vor einer Substitution mit Codein oder Dihydrocodein wird daher seitens des Bundesamtes für Arzneimittel gewarnt.

3. Kontrollierte Abgabe von Heroin

Durch die laufenden Methadon-Programme können schwerstabhängige Drogenkonsumenten oftmals nicht erfaßt oder nur unzureichend stabilisiert werden. Für dieses Klientel, welche durch ein hohes Maß an Beschaffungskriminalität und ein gehäuftes Auftreten von Sekundärkrankheiten auffällt, wurde in den letzten Jahren vielfach vorgeschlagen, eine Möglichkeit zur kontrollierten Abgabe von Heroin zu schaffen. Nicht zuletzt auch kriminalpolitischen und ökonomischen Überlegungen heraus haben sich 1990 mehrere besonders betroffene europäische Städte wie Amsterdam, Rotterdam, Hamburg, Zürich und Frankfurt/Main für entsprechende Projekte engagiert. Ein erster auf drei jahre angelegter Modellversuch wurde dann 1993 in der Schweiz begonnen. 1146 schwestabhängige und sozial verwahrloste Drogenabhängige, die im Durchschnitt seit 10 Jahren abhängig waren und bei mehreren Therapieversuchen gescheitert waren, erhielten in einer dreiarmigen Studie entweder Heroin, Morphin (i. v. und p. o.) oder Injektionen von Methadon. Von den Teilnehmern, die Heroin erhalten hatten, blieben 89 % mehr als 6 Monate und 69 % mehr als 18 Monate in dem Projekt. Es konnte eine deutliche Verbesserung ihrer gesundheitlichen und sozialen Situation verzeichnet werden. Die Mortalität betrug 1 %, statt der bei Schwerstabhängigen zu erwartenden 10 %. Der Konsum von illegal erworbenem Heroin (und Kokain) ging stark zurück. Die Straftaten nahmen bereits im ersten Halbjahr um 60 % ab, nur noch 10 % statt 69 % verschafften sich Geld durch Drogenhandel oder Diebstahl. Vielen gelang es mit intensiver sozialpädagogischer Unterstützung eine Wohnung zu finden und zumindest zeitweilig in einem Arbeitsprojekt unterzukommen. Von den gut dreißig Prozent der ausgeschiedenen Teilnehmer wechselt jeder zweite in eine andere Therapie (überwiegend Methadon p. o., zu einem geringen Teil auch Abstinenztherapien). Hingegen konnten vor allem Probanden, die sowohl Opiate als auch Psychopharmaka einnahmen (ca. 9 %) nur unzureichend stabilisiert werden. Als besonders problematisch erwies sich auch eine gleichzeitig bestehende Abhängigkeit von Opiaten und Kokain [27, 31].

Stimuliert von den ermutigenden Resultaten des Schweizer Modellversuchs hat die Bundesärztekammer kürzlich vorgeschlagen, auch für die ca. 2000–3000 schwerstabhängigen Drogenkonsumenten in Deutschland ein ähnliches Projekt durchzuführen. Von den Gegnern dieses Vorschlages wurden sofort Befürchtungen laut, daß auf diese Weise der Weg zu einer allgemeinen Legalisierung des Drogenkonsums gebahnt werde. Im Rahmen eines Modellprojektes mit einer kontrollierten Freigabe von Heroin unter strenger Indikation sollte jedoch nur geprüft werden, ob bei einer Klientel von Drogenabhängigen nach weitreichendem Versagen kurativer abstinenzorientierter Therapien durch primär palliative Maßnahmen Verbesserungen des medizinischen und psychosozialen Befindens zu erzielen sind, die sich letztlich auch günstig auf das gesellschaftliche Umfeld auswirken.

Während die bisher aufgeführten substanzgestützten Behandlungsmethoden sich auf die Abhängigkeit von Opiaten beziehen, wächst der Bedarf an pharmakotherapeutischen Strategien für andere Formen der Abhängigkeit, insbesondere im Bereich der Stimulantien und Designerdrogen. Aufgrund von Mitteilungen in der Literatur zeichnet sich bei der Entwöhnung von Kokainabhängigen ein therapeutisches Potential für Lithium, serotonerg wirksame Antidepressiva und eventuell auch partielle Opiatagonisten (Buprenorphin) ab [7]. Lithium soll vor allem bei Abhängigen mit starken affektiven Schwankungen eine günstige Wirkung entfalten.

Es ist wichtig, daß alle Formen einer substanzgestützten Behandlung aus ethischen und pragmatischen Erwägungen heraus in jedem Fall mit psycho- und soziotherapeutischen Maßnahmen verkünpft werden. Gerade bei den verschiedenen Methadonprogrammen hat sich gezeigt, daß bei einer Reduktion der begleitenden psychosozialen Interventionen die Effektivität der gesamten Behandlung deutlich verringert wird. Angesichts einer Fülle von bereits bestehenden psycho- und soziotherapeutischen Angeboten und einer sich erweiternden Palette von substanzgestützten Therapieformen wird sich in Zukunft öfter die Frage stellen, welche Kombination für den einzelnen Patienten oder bestimmte Patientengruppen am ehesten indiziert ist. Zur Klärung dieser Frage sind weitere wissenschaftlich begleitete Therapieprojekte dringend vonnöten.

Literatur

1. Andreasen S, Allebeck P, Engstrom A, Rydberg U (1987) Cannabis and schizophrenia. A longitudinal study oft Swedish conscripts. Lancet ii: 1483–1486
2. Bell DS (1965) Comparison of amphetamine psychosis and schizophrenia. Br J Psychiatry 111: 701–707
3. Benkert O, Hippius H (1996) Psychiatrische Pharmakotherapie. Springer, Berlin Heidelberg New York Tokyo
4. Bettinger J (1980) Cocain intoxikation, massive oral overdose. Ann Emerg Med 10: 429–433
5. Davison K (1987) Organic and toxic concomitants oft schizophrenia: association or chance? In: Helmchen FA, Henn F (eds) Biological perspectives of schizophrenia. Wiley, New York, pp 139–161
6. Dole VP, Nyswander ME, Des Jarlais D (1982) Performance based rating of methadone maintenance programs. N Engl J Med 306: 169–171
7. Freye E (1997) Kokain, Ecstasy und verwandte Designerdrogen. Wirkungsweise, Überdosierung, Therapeutische Maßnahmen. Barth, Leipzig Heidelberg
8. Dressler J, Müller E (1997) Drugs in East Germany. Am J Forensic Med Pathol 18 (3): 303–305
9. Gastpar M, Rösinger C (1993) Substitutionsgestützte Behandlung der Opiatabhängigkeit. Dtsch Ärztebl 23: 1135–1136
10. Geschwinde Th (1996) Rauschdrogen. Marktformen und Wirkungsweisen. Springer, Berlin Heidelberg New York Tokyo
11. Gonzalez JP, Brogden RN (1988) Naltrexone. A review of its pharmacodynamic properties and therapeutic efficacy in the management of opioid dependence. Drugs 35: 192–213
12. Grönbladh L, Gunne L (1989) Methadone-assisted rehabilitation of Swedish heroin addicts. Drug Alc Depend 24: 31–37
13. Hurrelmann K, Bründel H (1997) Drogengebrauch – Drogenmißbrauch. Eine Gratwanderung zwischen Genuß und Abhängigkeit. Wissenschaftliche Buchgesellschaft, Darmstadt
14. Kraus L (1997) Ergebnisse der Repräsentativerhebungen zum Gebrauch psychoaktiver Substanzen 1995. In: Deutsche Hauptstelle gegen die Suchtgefahren (Hrsg) Jahrbuch Sucht '96. Neuland, Geesthacht, S 93–112
15. Ladewig D (1990) Naltrexon – eine wirksame Stütze im psychosozialen Rehabilitationseffekt ehemals Opiatabhängiger. Ther Umschau 47: 247–250
16. Leary T (1964) The religious experience. Psychedelic Rev 3: 30–42
17. Leuner H (1971) Halluzinogene in der Psychotherapie. Pharmakopsychiatrie 4: 333–351
18. Leuner H (1981) Halluzinogene. Huber, Bern

19. Märkl A (1997) Rauschgiftlage 1996. In: Deutsche Hauptstelle gegen die Suchtgefahren (Hrsg) Jahrbuch Sucht '96. Neuland, Geesthacht, S 67–82
20. Poser W, Roscher D, Graubner B (1992) Die Prävalenz der Heroinabhängigkeit: zur Problematik der Indikatorzahlen im Bereich der illegalen Drogen. In: van Eimeren W, Überla K (Hrsg) Gesundheit und Umwelt, Bd 75. Medizinische Informatik, Biometrie und Epidemiologie. Springer, Berlin Heidelberg New York Tokyo, S 184–189
21. Post RM, Kotin J, Goodwin FK (1974) The effects of cocaine on depressed patients. Am J Psychiatry 131: 511–517
22. Rauschgiftbilanz 1997 (1998) hrsg vom Pressereferat im Bundesministerium des Innern, Bonn
23. Rauschgiftjahresbericht 1997 für den Freistaat Thüringen (1998) hrsg vom Landeskriminalamt Thüringen, Erfurt
24. Rössler H, Battista HJ, Oberbauer H, Riemer Y, Hinterhuber H (1992) Erfahrungen mit der Durchführung und Kontrolle eines Methadon-Substitutionsprogrammes. In: Hakkenberg K, Hackenberg B, Hinterhuber H (Hrsg) Sucht und Suchttherapie – eine klinische Standortbestimmung. Dustri-Verlag, München, S 134–142
25. Sahihi A (1989) Designer-Drugs, Psychologie heute. Beltz, Weinheim Basel
26. Schied W, Heimann H (1986) Ersatzbehandlung von Drogenabhängigen mit Methadon? Dtsch Ärztebl 83: 2765–2771
27. Sheldon, T (1997) Dutch and Swiss support heroin on prescription (news). BMJ 4/315 (7112): 835
28. Spanagel R (1997) Suchtkrankheiten. In: Herdegen Th, Tölle ThR, Bähr M (Hrsg) Klinische Neurobiologie. Spektrum Akademischer Verlag, Heidelberg Berlin Oxford, S 281–306
29. Stefanis C, Liakos A, Boulougouris JC (1976) Incidence of mental illness in hashish users and controls. Ann NY Acad Sci 282: 58–63
30. Stosberg K, Lösch H (1987) Haschisch-Spätfolgen. Suchtreport 5: 13–16
31. Swiss heroin success prompts consideration of liberalization (news) (1997). Ann Oncol 8 (10): 925–926
32. Täschner KL (1985) Das Cannabisproblem – Haschisch und seine Wirkungen. Deutscher Ärzte-Verlag, Köln
33. Täschner KL (1992) Haschisch. In: Hackenberg K, Hackenberg B, Hinterhuber H (Hrsg) Sucht und Suchttherapie – eine klinische Standortbestimmung. Dustri-Verlag, München, S 90–100
34. Thomasius R, Schmolke M, Kraus D (1997) MDMA („Ecstasy")-Konsum – ein Überblick zu psychiatrischen und medizinischen Folgen. Fortschr Neurol Psychiatr 65 (2): 49–61
35. Tsuang MT, Simpson JC, Kronfol Z (1982) Subtypes of drug abuse with psychosis: demographic characteristics, clinical features and family history. Arch Gen Psychiatry 39: 141–147
36. Wittchen HU, Saß H, Zaudig M, Koehler K (1989) Diagnostisches und statistisches Manual psychischer Störungen DSM-III-R. Beltz, Weinheim Basel
37. Vogel R, Matthiessen W, Bruckner O, Alexander M (1981) Lungenkomplikationen bei Rauschgiftsucht. Prax Pneumol 35: 988–991

Illegale Drogen und Alkohol – anästhesiologische Aspekte

E. Müller und **H. Liedloff**

Einleitung

Der Drogenkonsum stellt seit geraumer Zeit in allen Industriegesellschaften ein ernst zunehmendes Problem dar. Eine deutliche Zunahme von Drogennotfällen in Deutschland ist zu verzeichnen. Neben dem Mißbrauch von legalen Drogen wie Alkohol, Nikotin und Medikamenten, hat der Konsum illegaler Drogen epidemische Ausmaße angenommen. Aufgrund der hohen Dunkelziffer ist man zur Häufigkeit von Drogenkonsum und Drogenabhängigkeit auf Schätzungen angewiesen.

Derzeit sind in Deutschland nach Ebert (1997) [13] 1,4 Millionen Medikamentenabhängige, 2,5 Millionen Alkoholkranke und 140 000 Konsumenten harter Drogen zu beklagen. In der Rauschgiftszene gibt es eine Konzentration in den Großstädten wie Hamburg, Berlin und Frankfurt am Main.

War vor 30 Jahren Heroin bei den harten Drogen das bevorzugte Rauschmittel der Szene, drängt seit 10 Jahren das Kokain auf den bundesdeutschen Drogenmarkt. Die damit verbundene Expansion des Kokainmarktes in Deutschland wird zu einem deutlichen Preisrückgang der Droge führen, was nach Schweer (1994) [51] dem Gebrauch der Billigdroge Crack, eines Kokainderivates, Vorschub leisten könnte. Erste Anzeichen für eine solche Entwicklung hat die Polizei in Frankfurt am Main bereits feststellen können. Damit hat sich die „Schickeriadroge" in der „Straßenszene" etabliert. Es scheint „out" zu sein sich zu betäuben und „in" zu sein, sich zu stimulieren.

Erfreulicherweise kann bei dieser Entwicklung ein Rückgang der Drogentoten, meist durch eine Überdosierung von Heroin hervorgerufen, verzeichnet werden. Es gibt aber nach wie vor 1700 bis 2000 Drogentote pro Jahr in der Bundesrepublik Deutschland.

Der Rückgang der Heroindelikte ist nicht nur verbunden mit einem Anstieg des Kokainkonsums, sondern auch mit einem rasanten Anstieg des

Verbrauches von Amphetaminen und seinen Derivaten. Der Trend hin zu Aufputschmitteln zeigt sich auch nach Angaben des Bundeskriminalamtes von 1994 [5] in der wachsenden Zahl von Menschen, die zu Ecstasy greifen. Ebenfalls ist ein Anstieg des LSD-Konsums, häufig in Kombination mit Amphetaminen, zu verzeichnen.

Bei den weichen Drogen wurde laut Bundeskriminalamt [4] nur ein geringer Anstieg des Konsums verzeichnet. Die Anzahl liegt derzeit bei vier bis sieben Millionen Cannabiskonsumenten. Der Gebrauch von Cannabisprodukten hat sich nach Angaben des Welt-Drogen-Berichtes 1993 [40] in der Bundesrepublik schon seit geraumer Zeit „quasi-legalisiert".

Während harte Drogen wie Heroin, Kokain und Amphetamine in erster Linie von erwachsenen Konsumenten gebraucht werden, sind Cannabis und Amphetaminderivate auch unter Jugendlichen und Heranwachsenden stark verbreitet. Für die meisten Jugendlichen haben Drogenerlebnisse jedoch nur einen episodenhaften Charakter.

Es ist ratsam, Drogenkonsumenten von Drogenabhängigen zu unterscheiden. Man unterscheidet eine physische und eine psychische Abhängigkeit.

Wie sich die bundesdeutsche Rauschgiftszene in Zukunft entwickeln wird, bleibt abzuwarten. Fest steht, daß Aufputschmittel auf dem deutschen Drogenmarkt immer größere Anteile verbuchen, ob nun als Kokain und Crack oder als Designerdrogen in den verschiedenen Amphetaminvarianten. Diese Drogen verkörpern – anders als Heroin – den Zeitgeist der Neunzigerjahre. Sie putschen auf, wirken euphorisierend und helfen Kontaktbarrieren zu überwinden. Damit sind sie scheinbar ideale Drogen zum Überleben in einer schnellebigen, anonymen und gefühlskalten Leistungsgesellschaft.

Einteilung der illegalen Drogen

Es gibt natürliche, synthetische und halbsynthetische illegale Drogen, die man nach ihrer Wirkung wie folgt einteilen kann:

- zentral dämpfende Substanzen,
- zentral stimulierende Substanzen,
- Halluzinogene.

Zu den zentral dämpfenden illegalen Drogen rechnet man Heroin, Opium, Morphium, Fentanyl und Methadon. Zu den zentral stimulierenden Substanzen gehören Kokain, Crack, Amphetamine und Amphetaminderivate. Halluzinogenen sind Cannabis, LSD, Meskalin und PCP (Phenylcyclidin).

Für den Arzt, der mit Notfallpatienten in Berührung kommt, ist es wichtig die Wirkungen und Nebenwirkungen der einzelnen illegalen Drogen zu kennen, um im Einzelnen den Patienten als Drogenkonsumenten oder Drogenabhängigen zu erkennen und um spezifische Gefahren von ihm abwenden zu können sowie gegebenenfalls geeignete Therapien einzuleiten.

Für Drogenkonsumenten bestehen folgende Gefahren:

- akute Überdosierung oder Intoxikation,
- Exacerbation von Begleiterkrankungen wie Hepatitis, HIV-Infektionen, Tetanus, Endokarditiden, Abszesse, Thrombosen etc.,
- Entzug,
- psychosoziale Dekompensation,
- Unfälle.

Das statistische Bundesamt meldet für 1997 2,5 Prozent mehr Unfälle durch Einwirkung von Drogen. Oft ist bei Autofahrern eine erhöhte Risikobereitschaft mit riskanten Überholmanövern und überhöhter Geschwindigkeit, bei gleichzeitig herabgesetzter Fähigkeit, Verkehrssituationen realistisch einzuschätzen, vorhanden. Hinzu kommt, daß bei den meisten Drogen eine Mydriasis (außer Opiate) mit erhöhter Blendwirkung zu finden ist.

Das klinische Bild erlaubt nur selten exakte Rückschlüsse auf die verursachende Substanz. Das Vorliegen von Konsumutensilien am Unfallort kann dabei sehr hilfreich sein. Dazu gehören: Spritzen, Ampullen, Kanülen, Fläschchen, Papier-, Stanniol- und Zellophanbriefchen und gerollte Geldscheine. Diese sind zu asservieren. Auf Befragungen der Anwesenden sollte nach Schuster (1989) [50] nicht verzichtet werden. Die typische Umgebung bei Mißbrauch von Heroin sind öffentliche Toiletten, Hinterhöfe und leerstehende Gebäude. Kokain und Halluzinogene werden meist im privaten Bereich konsumiert. Weitverbreitet ist die Einnahme von Ecstasy bei Techno-Veranstaltungen oder Raves.

Cannabis (Tetrahydrocannabinol – THC)

Synonym: „shit“, „gras“, „joint“, „Heu“, „Stoff“, „blunt“.

Der indischen Hanf sondert ein harziges Sekret ab, aus dem man Haschisch („shit“) gewinnt. Marihuana („gras“) wird aus getrockneten Blättern und Blüten hergestellt.

Marihuana wird als „joint“ geraucht. Es verbreitet sich ein typischer Geruch nach Heu und verbranntem Gras. Haschisch findet sich als Beimischung zu Gebäck oder Getränken (Kakao oder Tee).

Es zeigt sich zunehmend, daß man gelegentliche Versuche und chronischen Mißbrauch klar voneinander unterscheiden muß. Letzterer, dafür sprechen alle Forschungsergebnisse, ist sowohl für den Körper wie für die Psyche des Konsumenten sehr schädlich. Anders als der chronische Mißbrauch vermag der gelegentliche Cannabiskonsum ausgesprochen angenehme Zustände herbeizuführen, in denen neben sehr subjektiven Projektionen, auch vertiefte Einsichten in das eigene Wesen wie auch in die Umwelt zugänglich werden. Wer diesen Fakt unterschlägt, macht sich gerade bei Jugendlichen unglaubwürdig.

Cannabis gehört zu den ältesten bekannten Rauschmitteln, deren Wirkung bereits 2000 v. Chr. im alten China und Indien bekannt war. In der

Neuzeit haben sich Marihuana und Haschisch u. a. in der deutschen Genußmittelkultur etabliert und werden laut Welt-Drogen-Bericht von 1993 [40] von Hunderttausenden sozial etablierter Gebraucher, die nicht der harten Drogenszene zuzuordnen sind, konsumiert.

Die Wirkung des Tetrahydrocannabinol kann stark variieren und ist von der Persönlichkeit des Konsumenten sowie von seiner Umgebung und momentanen Stimmung abhängig. Manche Konsumenten spüren demgegenüber keine Wirkung. Bei anderen wiederum entsteht ein Gefühl von Entspannung und Heiterkeit, Euphorie und gesteigertem Selbstwertgefühl. Erfahrene „user" erfreuen sich besonders einer Intensivierung von optischen, akustischen und taktilen Sinneswahrnehmungen. Es kommt zu Pseudohalluzinationen, bei denen man im Unterschied zu echten Halluzinationen, den Realitätsbezug nicht verliert. Eddy (1965) [14] und Schmidtbauer (1996) [49] beschreiben häufige Veränderungen des Zeitempfindens.

Der Rausch dauert etwa vier Stunden. In dieser Zeit kommt es nach Heishman (1997) [20] zu einer Abnahme von Konzentration, Leistung und Aufmerksamkeit, was sich besonders delitär beim Führen eines Kraftfahrzeuges bemerkbar machen kann. Verkehrsunfälle unter Cannabiseinfluß sind auch aufgrund einer verminderten Kritikfähigkeit gegenüber des eigenen Handelns und einer Selbstüberschätzung häufig, werden jedoch oft nicht als solche ursächlich erkannt. Aggressionen sind häufiger als bei anderen Drogen.

Bei Erstkonsumenten kann es zu Angstzuständen, „Panikattacken", Verwirrungen oder depressiven Zuständen kommen. Für den Notarzt kommt eine psychische Betreuung („talk-down") oder eine Benzodiazepintherapie in Frage.

Bei Dauergebrauch findet sich eine mäßige psychische Abhängigkeit, sowie ein wachsendes Desinteresse an aktiver Lebensgestaltung.

Akute Intoxikationen sind selten. Nach Adams (1996) [1] bedarf es wegen seiner großen therapeutischen Breite einer hochprozentigen Zufuhr des THC, wie es durch die wenig verbreitete intravenöse Applikation oder durch den Gebrauch des Haschischkonzentrates (Haschischöl) möglich ist. Als Intoxikationserscheinungen treten Atemdepression und Schock auf.

Anästhesie bei Cannabiskonsumenten

Bei einer eventuell notwendigen Allgemeinanästhesie sind bei Langzeitkonsumenten von Marihuana, ähnlich denen eines Rauchers, Reizungen und Infektionen der oberen *Atemwege*, *chronischer Husten* und *Bronchitis* häufig.

Da es durch Opiate zu einer Wirkungsverstärkung des Cannabisrausches kommt, ist auf zentral wirksame Analgetika zu verzichten, bzw. dieses zu berücksichtigen und gegebenenfalls eine Nachbeatmung unter ausreichend tiefer Sedierung in Kauf zu nehmen.

Ketanest sollte bei Patienten keine Anwendung finden, da eine akute Intoxikation einer Ketanestnarkose gleicht.

Es wird empfohlen Succinylcholin und Halothan zu Gunsten von Isofluran, Enfluran und einem nichtdepolarisierenden Muskelrelaxans einzusetzen.

Konegen (1992) [25] beschreibt anästhesiologisch relevante Nebenwirkungen des THC mit Tachykardie, Bradykardie, Hypertension, Mydriasis, Übelkeit, Erbrechen, Ataxie, Tremor und Parästhesien.

Ecstasy (Methylendioxymethamphetamin – MDMA)

Synonym: Adam, XTC, E und diverse Untergruppen.

Amphetamine und deren Derivate sind Stoffe, die chemisch vom Adrenalin bzw. Ephedrin abzuleiten sind. Amphetaminderivate wie Ecstasy sind vor allem Drogen der Techno-Szene, die sich vorwiegend in Großstädten etabliert hat. Meist wird die Droge am Wochenende genommen. Ihre Konsumenten sind in der Regel sozial integriert.

Durch die Einnahme von Ecstasy kommt es nach Battaglia (1988) [2] zu einer erhöhten Serotoninfreisetzung in den synaptischen Spalt und einer blockierten Rückresorption. Dadurch wird das Angebot an Botenstoffen gesteigert. So ist zu erklären, daß optische, akustische, olphaktorische und taktile Reize um ein vielfaches intensiver wahrgenommen werden. Die Kombination der Droge mit Musik, Lichteffekten und Tanz bewirkt einen angeregten tranceähnlichen Zustand.

Ecstasy verbindet zwei gegensätzliche Wirkungen, Anregung und Entspannung. Man fühlt sich so, wie man sich schon immer fühlen wollte – ruhig und offenherzig, nicht oberflächlich, sentimental oder blöd. Saunders (1996) [45] beschreibt ein Gefühl von Verliebtheit. Liester (1992) [30] und Peroutka (1988) [42] schreiben Ecstasy Gefühlsempfindungen zu wie Einfühlung, Offenheit, Friede und Zuneigung. Es wird ein positives interpersönliches Verhalten frei von Zwängen, die wir als Teil unseres Lebens akzeptiert haben, verzeichnet. Ängste werden abgebaut.

Nach Freye (1997) [18] gibt es ein wachsendes Interesse an MDMA in der Schmerztherapie. Ecstasy wird eine analgetische Wirkung zugeschrieben. Es scheint die Wirkung von Morphium zu verstärken und es reduziert Ängste, einschließlich derer vor dem Tod. In den USA wurde von Grob (1991) [19] mit der Schmerztherapie für Krebskranke im Endstadium begonnen.

Aufgrund gestörter Kontrollmechanismen unter Ecstasy kann es zu einer starken Hyperthermie und Dehydratation kommen. Fast alle beschriebenen Todesfälle nach Ecstasy-Konsum hatten einen Hitzschlag als Todesursache. Das Bundesministerium des Innern sprach in seiner Rauschbilanz für das Jahr 1996 [6] von 20 Todesfällen im Zusammenhang mit Ecstasy. Man fand heraus, daß die Opfer in überfüllten Partyräumen und Clubs gewesen waren. Große körperliche Anstrengungen, hohe Raumtemperaturen und ungenügende Flüssigkeitszufuhr heizen nach Henry (1992) [22] den Körper auf, bei einem gleichzeitig gestörten Wärmeregulationsmechanismus. Da bei Raves (Großparty-Veranstaltungen) über viele Stunden, oft ein ganzes Wochenende getanzt wird, kann es neben Hyperthermie und Dehydratation zu ausgeprägten Erschöpfungszuständen kommen.

Nach Dinse (1997) [10] kann es durch eine indirekt sympatikomimetische Wirkung und einer erhöhten Katecholaminfreisetzung zu Hypertonus, Tachykardie, Tachypnoe, Transpiration und Mydriasis kommen. Weitere Nebenwirkungen besonders bei Überdosierung können nach Henry (1992) [21] ein trockener Mund, Appetitverlust, Steigerung des Grundumsatzes, Augenzittern, Muskelzucken motorischer Unruhe, Schwindel und Erbrechen sein. Häufig findet man Symptome wie erhöhte Wachsamkeit, Hyperaktivität und ein vermindertes Schlafbedürfnis („run"). Es kommt zu einem Verlust des Zeitgefühls. Nach Stunden intensiver körperlicher und geistiger Aktivität ist ein „Kater"-gefühl nicht selten.

Personen mit Herz- und Kreislauferkrankungen, mit arteriellem Hypertonus oder einer Epilepsie sind bei der Einnahme von MDMA hinsichtlich der toxikologischen Effekte besonders gefährdet.

Denkbar wären Schädigungen durch Verunreinigungen oder Beimischungen anderer Drogen wie z. B. Heroin. Henry (1992) [22] konnte bei bisherigen Proben diesen Verdacht nicht erhärten. Gründlicher und liberaler geht die niederländische Regierung vor. Sie kaufen Drogen auf der Straße auf, analysieren deren Inhaltsstoffe und eventuelle Verunreinigungen und veröffentlichen die Ergebnisse.

Ecstasy ruft weder eine physische noch eine psychische Abhängigkeit hervor. McCann (1994) [33] und McGuire (1994) [34] berichten über uneinheitliche Aussagen ob Ecstasy eine ursächliche Bedeutung oder Triggerfunktion bei der Entstehung von Depressionen oder Psychosen zugeschrieben werden kann. Wenn dies der Fall ist, so sind dazu hohe Dosen notwendig. Häufig ist jedoch, daß Konsumenten den Alltag langweilig finden und antriebslos sind.

Nach Seiden (1997) [52] ist Ecstasy in hohen Dosierungen neurotoxisch. Die gelegentliche Einnahme ohne Beachtung der genannten Risiken oder der regelmäßige Konsum der illegalen Droge Ecstasy birgt physische und psychische Gefahren.

Anästhesiologische Besonderheiten bei Ecstasy-Konsumenten

Die größten Gefahren stellen die Dehydratation und die Hyperthermie mit Rhabdomyolyse, renale und hepatische Dysfunktion, Elektrolytstörungen und disseminierter intravasaler Gerinnung dar. Wenn in einem frühen Stadium der Hyperthermie eine Kältetherapie keinen raschen Erfolg verspricht, ist u. a. nach Larner (1993) [27] und Denborough (1997) [9] die Gabe von Dantrolen indiziert. Dowsett (1996) [11] lehnt die Gabe des peripher wirkenden Dantrolen bei zentral bedingter Hyperthermie ab und empfiehlt auch aus Kostengründen ein peripher wirkendes Muskelrelaxans. Eine ausreichende Infusionstherapie zur Therapie einer Hypovolämie ist notwendig.

Unter anästhesiologischen Bedingungen gelten Ecstasy-Konsumenten als MH- (Maligne Hyperthermie) gefährdet.

Der sympatikomimetischen Wirkung mit einer erhöhten Katecholaminfreisetzung ist Rechnung zu tragen. Die Messung des zentralen Venendruckes sollte zum Routinemonitoring gehören. Hypertone Kreislaufsituationen können mit Urapidil und Clonidin behandelt werden. Anhaltende hypotone Kreislaufverhältnisse erfordern nach Freye (1997) [18] den Einsatz von Noradrenalin unter intensivmedizinischen Bedingungen. Eine Katecholamintherapie kann aufgrund der eventuell additiven Effekte mit Schwierigkeiten verbunden sein und somit eine strenge Indikationsstellung erfordern.

Als Folgen der Dehydratation und der teilweisen extremen körperlichen Anstrengungen kann es bei manchen Patienten zu einem erhöhten Kalium und Creatininspiegel kommen. Man sollte auf den Einsatz von Succinylcholin, Halothan und Barbituraten verzichten. Die Gabe von Opiaten und nicht depolarisierenden Muskelrelaxantien wird empfohlen.

Mit einer verlängerten Aufwachphase nach einer Allgemeinanästhesie ist zu rechnen.

LSD (Lysergsäurediäthylamid)

Synonym: „trip“, „Fahrkarte“, „acid“.

Lysergsäurediethylamid ist ein halbsynthetisches Derivat der Lysergsäure, eines Bestandteils der Mutterkornalkaloide, die von einem parasitischen Pilz (Claviceps pupurea = Mutterkorn) auf Getreidearten produziert werden. LSD ist bislang das stärkste bekannte Halluzinogen, das bereits in Millionstel-Gramm-Dosierungen Wirkungen hervorruft. Die Wirkungsdauer ist mit 8–12 Stunden länger als bei den anderen genannten illegalen Drogen. Die überwiegende Konsumform ist die Einnahme von kleinen Tabletten, oder kleine mit LSD präparierte Löschpapier- oder Filzstückchen.

LSD-„trips“ rufen aufgrund ihrer chemischen Ähnlichkeit mit dem körpereigenen Neurotransmitter Serotonin optische, akustische und taktile Halluzinationen und Pseudohalluzinationen hervor. Der Konsument wird mit einer Bilderwelt, z. B. farbiges Sehen von Tönen oder geometrischen Figuren, überschwemmt. Ähnlich dem Cannabis ist die psychotrope Wirkung stimmungs- und umgebungsabhängig („setting“) sowie von Persönlichkeit und Intelligenzgrad des Konsumenten („set“) abhängig. Ein konstantes Wirkungsbild scheint es nicht zu geben. Es kommt zu einer räumlichen und zeitlichen Desorientiertheit. Heiterkeit bis Ekstase wird beschrieben. Neben Euphorie und Illusionen die geweckt werden, beschreibt Schmidtbauer (1996) [48] eine erhöhte Kreativität und sexuelle Ansprechbarkeit.

Die bewußtseinserweiternden Effekte des LSD gaben in den 50er und 60er Jahren Anlaß zur psychiatrischen Forschung. Ein LSD-Rausch entspricht einer experimentellen Schizophrenie.

Chronischer Konsum führt zu einer psychischen Abhängigkeit. Körperliche Entzugserscheinungen treten nicht auf.

Eine Gefahr für den Konsumenten stellt die räumliche und zeitliche Desorientierung dar. Es kann durch Fehleinschätzung zu Unfällen, auch Verkehrsunfällen, kommen.

Intoxikationen sind nicht beschrieben. Überdosierungen wurden ohne körperliche Konsequenzen überstanden.

Die Inanspruchnahme eines Notarztes kann bei „bad-trips", oder „flash-backs notwendig werden. Unter „Bad-trips", oder „Horror-trips" versteht man, wenn anstelle der gewünschten Effekte ausgeprägte Angstzustände bis hin zur Todesangst, Trauer oder Grauen, starke motorische Unruhe oder Erregung vorherrschen. In dieser Phase unterliegen die Patienten einer hohen Selbst- und Fremdgefährdung. „Flash-backs" sind Nachhall-Psychosen bei denen es zu ähnlichen Symptomen jedoch Wochen oder Monate nach dem eigentlichen LSD-Rausch kommt. Es muß versucht werden, den Patienten daran zu erinnern, daß die Droge die Ursache der veränderten Wahrnehmung ist, um so eine Beruhigung und eine Wirklichkeitswiederherstellung zu erzielen („talk-down"). Gelingt dies nicht, sollten Benzodiazepine eingesetzt werden.

Weitere sympathikovegetative Nebenwirkungen sind Mydriasis, Tachykardie, Hypertension und Hyperthermie, Tremor, Hyperreflexie, die gegebenenfalls therapiebedürftig sein können. Bei sehr ausgeprägter Hyperthermie ist der Einsatz von Dantrolen gerechtfertigt.

Anästhesiologische Besonderheiten bei LSD-Konsumenten, abgesehen von den beschriebenen Nebenwirkungen, gibt es nicht.

Kokain

Synonym: „Koks", „coke", „Schnee", „snow", „gold-dust", „coca".

Kokain ist Hauptalkaloid des südamerikanischen Cocastrauches.

Bei den Kokainkonsumenten ist festzustellen, daß ein nicht unbeträchtlicher Teil der „Kokain-User" nach wie vor den oberen sozialen Schichten zuzuordnen ist. Aufgrund fehlender körperlicher Entzugs- und Abstinenzsymptome nehmen Kokainkonsumenten seltener als Heroinkonsumenten medizinische Hilfe in Anspruch.

Die überwiegende Konsumform ist „sniffen", ein Einsaugen des weißen Pulvers über die Nase mittels eines Strohhalmes oder gerollten Geldscheines. Kokain wirkt ca. zwei Stunden.

Kokain, früher als Lokalanästhetikum verwendet, hat Ähnlichkeit mit Transmitterstoffen. Nach Simar (1997) [53] blockiert es die Wiederaufnahme von Katecholaminen an adrenergen Nervenendigungen und ruft somit eine Euphorie und allgemeine Stimulierung hervor. Die Patienten haben eine Leistungs- und Konzentrationssteigerung. Denkabläufe werden beschleunigt. Müdigkeit, Hunger und Angst werden unterdrückt. Kritik- und Urteilsfähigkeit des Konsumenten werden gesenkt. Bei höheren Dosierungen treten Halluzinationen und Pseudohalluzinationen mit optischen und akustischen Fehlwahrnehmungen hinzu.

Dem Rauschzustand folgt nicht selten ein Katergefühl, oft auch Müdigkeit, Gleichgültigkeit und Depressionen. Schmidtbauer (1996) [48] bezeichnet diese Patienten als suizidal gefährdet.

Eine lebensbedrohliche, wenn auch seltene, Nebenwirkung ist der „Kokain-Schock". Bei der Therapie dieses anaphylaktischen Schockgeschehens verbietet sich aufgrund eines additiven Effektes der ansonsten obligate Einsatz von Adrenalin.

Durch regelmäßiges „sniffen" von Kokain kommt es zu Veränderungen an der Nasenschleimhaut.

Kokain erzeugt keine oder nur geringe physische Abhängigkeit, aber unter Umständen ein starkes psychisches Verlangen.

Patienten mit Intoxikationserscheinungen durchleben je nach Dosis zwei Phasen. Eine Stimulationsphase wird von einer Depressionsphase abgelöst. Die Patienten fallen durch Mydriasis, Tachypnoe, Hyperreflexie und Tremor auf. Im weiteren Verlauf können nach Lange (1989) [26] und Evans (1996) [16] Tachykardien, arterieller Hypertonus, hypertensive Krisen und intrakranielle Blutungen sowie Koronarspasmen, vermehrte Plättchenaggregation und akute Myokardinfarkte auch bei sonst Gesunden folgen. Eine direkt toxische Myokardschädigung kann zu Kardiomyopathie, Myokarditis, akuter Herzinsuffizienz und plötzlichem Herztod führen. Durchblutungsstörungen, Ischämie und Thrombosen werden von Lange (1989) [26] beschrieben. Bei verringerter Krampfschwelle werden zerebrale Krämpfe beobachtet.

Schwere Intoxikationen führen zu Atem- und Herzkreislaufversagen. Auch durch Kokain kann es durch eine gestörte Temperaturregulation, erhöhte Muskelaktivität und periphere Vasokonstriktion zur Hyperthermie kommen.

Die Benzodiazepintherapie scheint in vielen Fällen indiziert. Eine weitere Therapie richtet sich nach den jeweiligen Krankheitsbildern.

Ein nicht unbeträchtlicher Teil des Kokains wird durch den „Körperschmuggel" eingeschleust. Diese „body-packer" schlucken das in Kondome verpackte Kokain oder führen es in den After ein. Diese Transporttechnik ist sehr riskant, da nach Dunne (1983) [12] im Falle des Platzens eines Kondoms dem Schmuggler der Tod droht. Er beschreibt im Rahmen eines „body-packer"-Syndroms das Auftreten schwerster Intoxikationen oder auch das eines mechanischen Ileus typischerweise auf Flughäfen oder an Grenzübergängen.

Anästhesie bei Kokain-Konsumenten/Abhängigen

Begleiterkrankungen und kokaininduzierte Symptomenkomplexe müssen berücksichtigt werden.

Opiate rufen eine Wirkungsverstärkung hervor, darum sollte man versuchen weitgehend auf zentrale Analgetika zu verzichten. Die Patienten haben einen erhöhten Sauerstoffbedarf. Die Wirkung von Succinylcholin kann verlängert sein.

Bei Intoxikationserscheinungen sind Katecholamine (auch Adrenalin) kontraindiziert. Liegen schwere Intoxikationserscheinungen vor, kann nach Kim (1997) [23] ein Therapieversuch mit Naloxon unternommen werden. Chatterjie (1997) [8] empfiehlt ein Naloxon-Isomer ohne opiatantagonistische Eigenschaften zur Therapie von Kokainüberdosierungen mit erhöhter Muskelaktivität.

Wenn möglich, sollten Lokal- und Regionalanästhesie-Techniken Anwendung finden.

Crack (freie Base des Kokains)

Crack ist eine Kokainderivat, dessen Herstellung äußerst einfach und billig ist. Kokainhydrochlorid wird mit Wasser und Backpulver erhitzt. Nachdem das Wasser verdampft ist bleiben beigefarbene Crackklumpen übrig. Diese werden geraucht. Es kommt zu einer sehr raschen Anflutung des Wirkstoffes im Organismus. Häufig entstehen Dosierungsprobleme.

Crack ist nach Smart (1991) [54] die zur Zeit verbreitetste und gefährlichste Form des Kokainkonsums. Der hervorgerufene Rausch entspricht einer verstärkten Kokainwirkung. Der Konsument erlebt eine kurze Phase der Euphorie und Hyperaktivität, gefolgt von einer tiefen Depression, was zu einem neuen Crackkonsum Anlaß gibt. Schon nach kurzer Zeit kommt es zu einer starken physischen und psychischen Abhängigkeit.

Nebenwirkungen und Intoxikationserscheinungen entsprechen denen des Kokains.

Der soziale Abstieg (Prostitution, Arbeitslosigkeit) und schwere gesundheitliche Schäden wie Paranoia, Gewichtsverlust, Schlaflosigkeit und Schäden an Lungen, Leber, Nieren, Gefäßen und Gehirn sowie Herz-Kreislauferkrankungen, sind die Folge. Zerebrale Krampfanfälle und Atemlähmungen werden häufig beobachtet.

Der Übergang von Crack zum Heroin scheint aufgrund der großen Abhängigkeit, der kurzen Wirkung und der starken Depressionen häufig zu sein.

Heroin (Diacetyl-morphin-Hydrochlorid)

Synonym: „boy“, „brown sugar“, „H“ (engl.), „jack“.

Die vorherrschende Konsumform des Heroins ist die intravenöse Injektion. Aufgrund der damit verbundenen Risiken, wie AIDS, Hepatitis und anderen Infektionen sowie der Gefahr der Überdosierung und dem Image des Junkies gehen Erstkonsumenten dazu über Heroin zu rauchen („Chasing the Dragon“). Durch die veränderte Konsumform ist es der Polizei erheblich erschwert, diesen Personenkreis von Erstkonsumenten zu identifizieren.

Ob bei Opiumessern wie Honoré de Balsac, bei Opiumrauchern im alten China, Morphium- oder Fentanylabhängigen, wie sie eher unter medizinisch tätigem Personal zu finden sind oder bei Heroinabhängigen auf der Straße sind die Wirkungen, die diese Opiate hervorrufen, weitgehend identisch.

Neben einer sehr guten Analgesie wird eine starke euphorisierende Wirkung ausgelöst. Eine Sedierung tritt ein. Die Abhängigen sind an einer ausgeprägten Miosis zu erkennen. Heroin reduziert Probleme und Belastungen des Alltags.

Bei Überdosierung und Intoxikation ist eine klassische Symptomtrias zu finden:

- starke Atemdepression bis zur Apnoe.
- Bewußtseinstrübung bis zum Koma
- Miosis

Weitere Intoxikationserscheinungen können ein Lungenödem und ausgeprägte hypotensive Kreislaufverhältnisse sein. Vorhofflimmern, Krampfanfälle und Hypoglycämie werden beschrieben.

Nach mehrjähriger Heroinabhängigkeit (sog. „Altjunkies") ist meistens ein sehr schlechter Ernährungs- und Allgemeinzustand sowie eine erhöhte Anfälligkeit gegenüber Infektionen zu verzeichnen.

Es droht schon nach kürzester Zeit eine physische und psychische Abhängigkeit, ein sozialer Abstieg und aufgrund der relativ hohen Heroinkosten eine fast zu 100 % bestehende Beschaffungskriminalität.

Die Therapie einer Heroinintoxikation besteht in der Gabe eines spezifischen Antagonisten (Naloxon), der den Agonisten vom Rezeptor verdrängt. Außer dem antitussiven Effekt des Heroins werden alle peripheren und zentralen Wirkungen in ca. zwei Minuten aufgehoben. Es muß damit gerechnet werden, daß die Halbwertszeit des intravenös applizierten Naloxons deutlich unter der Wirkungsdauer des Heroins liegt. Dem muß durch ein ausreichend großes i. m. oder s. c. gesetztes Naloxondepot oder durch eine stationäre Einweisung Rechnung getragen werden. Nach intravenöser Gabe von Naloxon befindet sich der Notarzt einem ansprechbaren voll orientierten Patienten gegenüber. Dieser Patient kann nicht nur sofort ausgeprägte Entzugserscheinungen aufweisen, sondern sich auch einer eventuell vorgesehenen stationären Einweisung widersetzen.

Empfehlenswert wäre eine Sauerstoff-Maskenbeatmung bzw. Unterstützung und eine titrierte Gabe von Naloxon (0,4 mg – 2 mg) bis zum Einsetzen der Atmung, bei noch getrübtem Bewußtsein. Je nach Situation und Erfahrung des Notarztes ist zu entscheiden ob eine stationäre Einweisung erforderlich ist.

Brown (1997) [3] berichtet über 3-Methoxynaltrexone einem neuen selektiven Heroin/Morphin Antagonisten mit einer sehr hohen Rezeptoraffinität.

Einer Hypotension ist mit einer ausreichenden Volumentherapie zu begegnen. Eine Azidose und Hypoglycämie muß ausgeglichen werden.

Je nach täglich applizierter Dosis treten Entzugserscheinungen bei Opiatentzug unterschiedlich rasch und intensiv auf. Bei Heroineinnahme beginnen Entzugserscheinungen bereits nach acht Stunden mit Angst, motorischer Unruhe und vegetativer Dysregulation wie Tränenfluß, Niesen, Schwitzen, Juckreiz und Gähnen. Die Beschwerden verstärken sich nach kurzer Zeit. Des weiteren entstehen Tremor, Gänsehaut, Muskel- und Gelenkschmerzen, Mydriasis, Erbrechen und Diarrhöe. Ohne Therapie kann es zu kardiovaskulären Entgleisungen kommen. Am häufigsten sind Tachykardie und Hypotension. Je höher der Reinheitsgrad des Heroins um so ausgeprägter sind die Beschwerden.

Die Therapie des Opiatentzuges ist überwiegend symptomatisch. Die Gabe von Diazepam oder Haloperidol kann nach Ebert 1997 (13) empfohlen werden. Eine Therapie des Opiatentzuges mit Clonidin scheint sehr sinnvoll um eine noradrenerge Überaktivität zu verhindern. Gelegentlich kann der Einsatz von β-Rezeptorblockern notwendig sein. Zur Therapie eines Entzuges gibt es für eine ärztliche Opiatgabe keine Indikation!

Es ist nicht selten, daß ein Notarzt oder Bereitschaftsarzt zum Zwecke einer Opiatgabe konsultiert wird. Häufig werden Beschwerden einer Nierenkolik, Schmerzsyndrome oder unstillbarer Husten simuliert.

Für Opiatabhängige gibt es nach O'Brien (1995) [39] auf dem Weg zum „clean" drei Etappen. Die erste Etappe umfaßt eine Akutphase von 5–10 Tagen, in der die akuten Entzugssymptome überwunden werden, gefolgt von einer Phase des protrahierten Entzugs von ungefähr einem halben Jahr, in der die Symptome in abgeschwächter Form auftreten und einer dritte Phase, die mit der sozialen Reintegration abschließt.

Soweit möglich, sollte nach Empfehlungen von Savage (1993) [46] der Anästhesist auch später auf eine Opiatgabe bei „Exjunkies" verzichten.

Nach einer umfangreichen Aufklärung kann nach Savage (1993) [46] und Schäfer (1997) [47] bei der Notfallversorgung eines Polytraumatisieten, bei großen chirurgischen Operationen oder einer Schmerztherapie eines Malignompatienten in seltenen Fällen eine Opiattherapie notwendig werden.

Nach Ebert (1997) [13] ist bei somatischen Erkrankungen oder Verletzungen, die durch den Entzug kompliziert werden können, die Behandlung mit Opiaten vorzugsweise Methadon indiziert.

Anästhesiologische Besonderheiten bei Opiatabhängigen

Bei einer Operation sollten Lokal- oder Regionalanästhesie bevorzugt werden. Wenn es zur Anwendung einer Allgemeinanästhesie kommt, muß mit einem erhöhten Anästhetikaverbrauch gerechnet werden. Succinylcholin und Halothan sollten keine Anwendung finden. Die Patienten gelten als MH (Maligne Hyperthermie) gefährdet. Bei Opiatabhängigen sollten keine Entwöhnungsversuche unternommen werden und auf den perioperativen Einsatz der Opiate nicht verzichtet werden. Bei „cleanen" Patienten ist bei einer Anästhesie und zur postoperativen Schmerztherapie weitgehend auf den Einsatz eines Opiates zu verzichten. Sollte es intraoperativ zum Einsatz eines Opiates kommen, muß zur Ausleitung unbedingt auf die Gabe von Naloxon verzichtet werden. Kombinationen von Allgemeinanästhesie und Regiolnalanästhesie sind eine gute Alternative. Es bestehen keine Einschränkungen hinsichtlich des Einsatzes von Neuroleptika.

Zahlreiche Begleiterkrankungen bei Heroinabhängigen wie Thrombosen, bakterielle Endokarditiden und Leberveränderungen, Herzrhythmusstörungen müssen Beachtung finden. Wegen einer möglichen Nebennierenrindendepression sollte eine präoperative Glucokortikoidsubstitution erfolgen. Häufig liegen ein vermindertes Atemminutenvolumen, eine verminderte Vitalkapazität sowie eine erhöhte Compliance vor.

Aufgrund einer Hypalbuminämie und einem daraus resultierendem vermindertem onkotischen Druck muß mit der erhöhten Gefahr eines Hirnödems gerechnet werden. Eine chronische Obstipation kann das Bild eines akuten Abdomens vortäuschen.

HIV-Infektionen, Hepatitiden oder Abszesse kommen gehäuft vor. Ausreichende Schutzmaßnahmen sind obligat. Es ist auf eine vollständige Tetanusimunisierung zu achten. Ohne Einverständnis der Patienten ist eine laborchemische Bestimmungen zum Nachweis einer HIV-Infektion abzulehnen.

Prämedikationen sollten ausreichend hoch dosiert erfolgen. Benzodiazepinen ist der Vorzug zu geben.

Sonstige legale und illegale Rauschdrogen

- Lösungsmittel
- Methadon
- Ketamin
- Halluzinogene: PCP (Phenycyclidin), Meskalin, MDA, MDE, Pilze
  Darüber hinaus gibt es besonders beim Ecstasy eine Reihe von Varianten und Untergruppen, die alle ihren eigenen Namen haben und unterschiedliche Farben und Muster besitzen.
- Opium, Morphium, Fentanyl, Dipidolor etc.
- Alkohol, Nikotin, Medikamente

Kombinationen von einzelnen illegalen Drogen

Sehr häufig werden illegale Drogen aus unterschiedlichsten Gründen miteinander vermischt, um verschiedene Effekte miteinander zu kombinieren (Aufputschen mit Sedierung, oder Anregung mit Halluzinationen). Die wichtigsten und häufigsten Kombinationen sind:

- „space basing“ = Crack + PCP
- „speed ball“ = Kokain + Heroin
- „frisco speed ball“ = Kokain + Heroin + LSD
- „candy flip“ = Ecstasy + LSD

Allgemeine Therapie akuter Drogennotfälle

- Die Notfalltherapie ist symptomorientiert und bezieht sich vor allem auf die Vitalfunktionen Atmung und Kreislauf.

- Antidottherapie, falls möglich.
- „talk down" oder Benzodiazepine.
- Bei Verdacht auf eine orale Intoxikation muß eine Magenspülung durchgeführt werden. Dies sollte schon prähospital erfolgen.
- Nicht selten sind intoxikierte Patienten polytoxikoman.
- Bei unklaren Symptomen ist die stationäre Einweisung zu bevorzugen.
- Zur Hyperthermiebehandlung oder zur Behandlung von Intoxikationserscheinungen, die mit einer gesteigerten Muskelaktivität einher gehen, ist nach Pagala (1997) [41] der frühzeitige Einsatz von Dantrolen indiziert.
- Es empfiehlt sich ein allgemein zurückhaltender Katecholamineinsatz.
- Eine ambulante Therapie ist zu erwägen.
- Bei besonders schwierigen Intoxikationen oder Mischintoxikationen kann man sich telefonische Beratung bei den jeweiligen toxikologischen Beratungszentren der Bundesländer einholen.

Alkohol – die akzeptierte Droge

Alkohol hat gegenüber den illegalen Drogen die weitaus größere Bedeutung. Zahlreiche Notarzteinsätze sind von diesem Patientenklientel geprägt. Der chronische, übermäßige Alkoholkonsum ist fälschlicher Weise gesellschaftlich akzeptierter als der einmalige Konsum einer weichen Droge.

Es soll an dieser Stelle nur kurz auf einige anästhesiologische Aspekte zur akuten Alkoholintoxikation und zum chronischen Alkoholmißbrauch eingegangen werden.

Die akute Alkoholintoxikation

Die Höhe des Blutalkoholspiegels geht nicht konform mit dem klinischen Erscheinungsbild einer akuten Alkoholintoxikation. Hierbei gibt es nach Minion (1989) [35] große individuelle Schwankungen.

Die größte Gefahr für den alkoholintoxikierten Patienten stellt die Atemdepression und die Aspiration dar. Die frühzeitige prähospitale Sicherung der Atemwege durch endotracheale Intubation und Beatmung hat Priorität. Ebenfalls prähospital hat eine ausreichende Flüssigkeitstherapie zur Therapie einer Hypovolämie und zur Steigerung der Diurese, ggf. mit einer gleichzeitigen Diuretikagabe, zu erfolgen. Einer eventuellen Unterkühlung ist zu begegnen. Die quantitative Glucosebestimmung ist obligat.

In der Klinik werden diese Maßnahmen gefolgt von der Bestimmung des Elektrolyt- und Säure-Basenhaushaltes. Bei sehr hohen Alkohol-Blutkonzentrationen und einer schweren klinischen Symptomatik ist eine Hämodialyse in Erwägung zu ziehen. Auf elektive operative Eingriffe während einer Alkoholintoxikation ist zu verzichten.

Für das anästhesiologische Vorgehen bei dringlichen oder vitalen Operationen gilt folgendes:

- eventuell aggressives oder unkooperatives Verhalten einkalkulieren
- eingeschränkte Bewußtseinslage: Rausch bis Koma
- präoperative Gabe von 10 mg Metoclopramid
- Dehydratation, Hypovolämie und Hypoglycämie präoperativ ausgleichen
- bei Narkoseeinleitung: verzögerte Magenentleerung – niedrigen pH des Magensaftes – Aspirationsgefahr beachten – Ileuseinleitung
- reduzierter Anästhetikabedarf wegen des additiven Effektes von Alkohol und Anästhetika gestörte Thrombozytenfunktion möglich – Blutverluste frühzeitig ausgleichen
- gesteigerte Bereitschaft zu kardiovaskulärer Depression
- verlängerte Aufwachphase
- zu empfehlen: Inhalationsanästhesie (Barbiturateinleitung, Isofluran, Sufentanil, Cisatracurium oder Rocuronium)
- Lokal- oder Regionalanästhesie bevorzugen

Da Alkohol zentral anticholinerg wirkt, ist kann nach Nabeshima (1991) [37] der Einsatz von Physostigmin (Anticholium) als Antidot zum Alkohol erfolgreich sein. Bei tiefen, alkoholinduzierten Bewußtseinstrübungen mit Atemdepressionen soll ein Therapieversuch mit Naloxon unternommen werden. Die Ergebnisse hierzu sind nach Nuotto (1984) [38] nicht eindeutig. In den USA wird dies bei allen Patienten mit unklarer Bewußtlosigkeit empfohlen.

Eine Therapie mit Benzodiazepinantagonisten kann nach Lheureux (1991) [28] zu einer Verbesserung der Bewußtseinslage führen.

Motorisch unruhige oder tobende, alkoholisierte Patienten lassen sich nach Marco (1990) [32] gut mit Butyrophenonen (z. B. Haloperidol) behandeln. Nach einer Gabe von 5–10 mg Haloperidol ist nicht mit kardialen oder respiratorischen Depressionen zu rechnen. Die Patienten bleiben neurologisch beurteilbar.

Nach Pories (1992) [43] und Evans (1993) [15] weisen alkoholisierte traumatisierte Patienten neben einer höheren Traumaschwere eine erhöhte Mortalität auf. Dies ist auf verringerte hämodynamische Kompensationsmechanismen, eine erhöhte Aspirationsgefahr, eine eingeschränkte Funktion des Immunsystems und die große Anzahl von Begleiterkrankungen zurückzuführen.

Chronischer Alkoholmißbrauch

Anästhesiologisch ist folgendes relevant:

- eventuelle Alkoholentzugserscheinungen (12–72 h nach Alkoholkarenz) berücksichtigen und frühzeitig therapieren
- besser: Alkoholentzug vor elektiven Eingriffen oder nach Notoperationen in entsprechenden Institutionen
- Begleiterkrankungen beachten: Leberzirrhose mit portaler Hypertension und Ösophagusvarizen, Fettleber, Hepatitis, chronische Pankreatitis, Gerinnungsstörungen, Anämie, Kardiomyopathie (Capasso, 1992

[7]), Arrhythmien (Malpas, 1991 [31]), Wernicke-Enzephalopathie, Korsakow-Psychose, periphere Polyneuropathie, Malnutrition (Thomson, 1983 [55]), Infektanfälligkeit
- erhöhte Krampfneigung
- arterieller Hypertonus (Lian, 1915 [29] und Fisch, 1997 [17])
- Hypokaliämie (Knochel, 1977 [24])
- erhöhter Anästhetikabedarf – Kreuztoleranz zwischen Alkohol und Anästhetika
- verzögerte Narkoseeinleitung
- zur Narkoseaufrechterhaltung volatile Anästhetika geeignet
- Opiate oft unzureichend
- initial erhöhter Relaxansbedarf – längere Wirkungsdauer
- verminderte zerebrale Hypoxietoleranz

Nach Romach (1991) [44], Müller-Spahn (1992) [36] und Ebert (1997) [13] stehen zur Therapie des akuten Alkoholentzugssyndroms eine Reihe von Medikamenten wie z. B. Benzodiazepine, Butyrophenone, Clomethiazol, Carbamazepin, Alpha-Rezeptoragonisten (Clonidin) und Beta-Rezeptorblocker zur Verfügung.

Literatur

1. Adams IB, Martin BR (1996) Cannabis: pharmacology and toxicology in animals and human. Addiction 91: 1585–1614
2. Battaglia G, Yeh SJ, De Souza EB (1988) MDMA-induced neurotoxicity: parameters of degeneration and recovery of brain Serotonin neurons. Pharmacol Biochem Behav 29: 269–274
3. Brown GP, Yang K, King MA, Rossi GC, Leventhal L, Chang A, Pasternak GW (1997) 3-Methoxynaltrexone, a selective heroin/morphine-6beta glucuronide antagonist. FEBS Lett 21: 35–38
4. Bundeskriminalamt (Anm 1) 13
5. Bundeskriminalamt (1996) 1994 Rauschgiftjahresbericht. Wiesbaden
6. Bundesministerium des Innern (1996) Rauschbilanz 1996. Bonn
7. Capasso JM, Li P, Guideri G, Malhotra A, Cortese R, Anversa P (1992) Myocardial mechanical, biochemical and structural alteration induced by chronic ethanol ingestion in rats. Circ Res 71: 346–356
8. Chatterjie N, Alexander GJ, Sechzer JA, Lieberman KW (1996) Prevention of cocaine-induced hyperactivity by a naloxone isomer with no opiate antagonist activity. Neurochem Res 21: 691–693
9. Denborough MA, Hopkinson KC (1997) Dantrolene and „ecstasy" (letter). Med J Aust 3: 165–166
10. Dinse H (1997) Ecstasy (MDMA)-Intoxikation. Anaesthesist 46: 697–703
11. Dowsett RP (1996) Deaths attributed to „ecstasy" overdose (letter). MJA 164: 799
12. Dunne JW (1983) Drug smuggling by internal bodily concealment. Med J Aust 2: 436–439
13. Ebert D, Klein T (1997) Entzugssyndrome psychotroper Substanzen in der Notfallmedizin. Notfallmedizin 23: 398–404
14. Eddy NB (1965) The questions of cannabis. Cannabis bibliography, New York (United Nations Economic and Sozial Concil, 15. 9. 1965)
15. Evans L, Frick MC (1993) Alcohol's effect on fatality risk froma physical insult. J Stud Alkohol 54: 441–449

16. Evans SM, Cone EJ, Henningfeld JE (1996) Arterial and venous cocaine plasma concentrations in humans: relationship to route of administration, cardiovascular effects and subjective effects. J Pharmacol Exp Ther 279: 1345–1356
17. Fisch HU (1997) Diagnose und Behandlung der Alkoholkrankheit. Ther Umsch 54 (7): 390–392
18. Freye E (1997) Abusus von Ecstasy und verwandten Designer-Drogen. Anästhesiol Intensivmed 9–38: 517–530
19. Grob C, Bravo G, McQuade J, Doblin R (1991) Analgesic efficacy of MDMA in modification of pain and distress of end-stage cancer. Proposal submitted to the FDA for clinical approval, August 4, 1991
20. Heishman SJ, Arasteh K, Stitzer ML (1997) Comparative effects of alcohol and marijuana on mood, memory and performance. Pharmacol Biochem Behav 58: 93–101
21. Henry JA (1992) Ecstasy and the dance of death. Br Med J 305: 5–6
22. Henry JA, Jeffreys KJ, Dawling S (1992) Toxicity and deaths from MDMA („Ecstasy"). Lancet 340: 384–387
23. Kim HS, Park WK, Jang CG, Oh KW, Kong JY, Oh S, Rheu HM, Cho DH, Kang SY (1997) Blockade by naloxone of cocaine-induced hyperactivity, reverse tolerance and conditioned place preference in mice. Behav Brain Res 85: 37–46
24. Knochel JP (1977) The pathophysiology and clinical charactereristics of severe hypophosphatemia. Arch Intern Med 137: 203–220
25. Konegen N, Heudtlass JH, Spikofski W (1992) Drogenabhängige in der medizinischen Notfallversorgung – Möglichkeiten prophylaktischer und therapeutischer Interventionen. Wien Z Suchtforsch 15: 3–11
26. Lange RA, Cigarroa RG, Yancy CW, Willard JE, Pompa JJ, Sills MN, McBride W, Kim AS, Hillis LD (1989) Cocaine-induced coronary-artery vasoconstruction. N Engl J Med 321: 1557–1562
27. Larner AJ (1993) Dantrolene and „ecstasy" overdose. Anästhesia 48:179–180
28. Lhereux P, Askenasi R (1991) Efficiacy of flumazenil in acute alcohol intoxikation: double blind placebo-controlled evaluation. Hum Exp Toxicol 10: 235–239
29. Lian C (19915) L'Alcoolisme cause d'hypertension erterielle. Bull Acad Natl Med 74: 525–528
30. Liester MB, Grob CS, Bravo GL, Walsh RN (1992) Phenomenology and sequelae of 3,4 methylenedioxymethamphethamine use. J Nerv Ment Dis 180: 345–352
31. Malpas SC, Whiteside EA, Maling TJ (1991) Heart rate variability and cardiac autonomic function in men with chronic alcohol dependence. Br Heart J 65: 84–88
32. Marco CA, Kelen GD (1990) Acute intoxication. Emerg Med Clin North Am 8: 731–747
33. McCann UD, Ridenour A, Shaham Y, Ricaurte GA (1994) Serotonin neurotoxicity after 3,4 methylenedioxymethamphethamine (MDMA; „Ecstasy"): a controlled study in humans. Neuropsychopharmacol 10: 129–138
34. McGuire PK, Cope H, Fahy TA (1994) Diversity of psychopathology associated with use of 3,4-methylenedioxymethamphetamine („Ecstasy"). Br J Psychiatry 165: 391–395
35. Minion GE, Slovis CM, Boutiette L (1989) Severe alcohol intoxication: a study of 204 consecutive patients. Clin Toxicol 27: 375–384
36. Müller-Spahn F, Buchheim P (1992) Diagnose, Differentialdiagnose und Therapie des Alkoholentzugssyndrom mit Delir. Intensivmed 29 [Suppl 1]: 61–66
37. Nabeshima T, Tohyama K, Ishihara S, Kameyama T (1991) Involvement of the cholinergic neuronal system and benzodiazepine receptors in alcohol-induced amnesia. Eur J Pharmacol 195: 285–289
38. Nuotto E, Palva ES, Seppaelae T (1984) Naloxone-ethanol interaction in experimental and clinical situations. Acta Pharmacol Toxicol 54: 278–284
39. O'Brien CP (1995) Drug addictions and drug abuse. In: Hardman JG, Limbird LE (eds) Goodman & Gilman's the pharmacological basis of therapeutics. McGraw-Hill, New York, pp 557–577
40. Observatoire des drogues, OGD (1993) Der Welt-Drogen-Bericht. Deutscher Taschenbuchverlag, München, S 120
41. Pagala M, Amaladevi B, Bernstein A, Herzlich B, Namba T, Grob D (1997) Dantrolene sodium reduces the enhanced leakage of creatine kinase caused by ethanol, cocaine and

electrical stimulation in isolated fast and slow muscles of rat. Alcohol Clin Exp Res 21: 63–67
42. Peroutka SJ, Newman H, Harris H (1988) Subjektive effects of 3,4-methylenedioxymethamphetamine in recreational users. Neuropsychopharmacol 1: 273–277
43. Pories ES, Gamelli RL, Vacek P, Goodwin G, Shinozaki T, Harris F (1992) Intoxication and injury. J Trauma 32: 60—64
44. Romach MK, Sellers EM (1991) Managment of the alcohol withdrawal syndrome. Ann Rev Med 42: 323–340
45. Saunders N (1996) Ecstasy, 3. Aufl. Verlag Ricco Bilger, Zürich, S 26
46. Savage SR (1993) Addiction in the treatment of pain: significance, recognition, and management. J Pain Symptom Manage 8: 265–278
47. Schäfer M (1997) Opiatgabe bei Drogenabhängigen. Anästhesist 46: 720–721
48. Schmidtbauer W, vom Scheidt J (1996) Handbuch der Rauschdrogen. Fischer, Frankfurt/M, S 213–231
49. Schmidtbauer W, vom Scheidt J (1996) Handbuch der Rauschdrogen. Fischer, Frankfurt/M, S 95–114
50. Schuster S, Weilemann LS, Meyer J (1989) Drogennotfälle. Notarzt 5: 23–28
51. Schweer T, Strasser H (1994) Cocas Fluch. Die gesellschaftliche Karriere des Kokains. Opladen, Wiesbaden, S 159
52. Seiden LS, Sabol KE (1996) Methamphetamine and methylenedioxymethamphetamine neurotoxicity: possible mechanisms of cell destruction. NIDA Res Monogr 163: 251–276
53. Simar MR, Saphier D, Goeders NE (1997) Dexamethasone suppression of the effects of cocaine on adrenocortical secretion in Lewis and Fischer rats. Psychoneuroendocrinol 22: 141–153
54. Smart G (1991) Crack cocain use: a review of prevalence and adverse effects. Am J Drug Alcohol Abuse 17: 13–26
55. Thomson AD, Ryle PR, Shaw GK (1983) Ethanol, thiamine and brain damage. Alkohol 18: 27–43

Zur Arbeit eines Standorts des Bundesmodellprojekts Drogennotfallprophylaxe/ Nachgehende Sozialarbeit am Klinikum Erfurt – vorläufige Ergebnisse nach einem Jahr Tätigkeit

Th. Bombach

1. Einordnung des Projekts

1.1 Einleitung

Verschiedene Untersuchungen über Drogennotfälle und Drogentote in den 80er und 90er Jahren (Feuerlein [4]) weisen eine häufige Gemeinsamkeit nach: Ein Großteil der betroffenen Personen befand sich vor diesem Notfall in stationärer Krankenbehandlung, war jedoch nur zu einem geringen Teil im entsprechenden regionalen Suchthilfesystem bekannt. Diese Problematik verschärft sich noch, wenn von Wienbergs [23] Schätzungen ausgegangen wird, denen zufolge in Deutschland nur ein geringer Teil (etwa 10 %) der Suchtkranken eine ihrer Erkrankung angemessene medizinisch-therapeutische Behandlung erfahren und der weitaus größere Teil hinsichtlich der Primärerkrankung *Substanzabhängigkeit* jedoch unbehandelt bleibt. Die Folge ist, daß durch den oft chronifizierten Krankheitsverlauf auf der einen Seite für die Betroffenen eigentlich vermeidbare Risiken und Belastungen auftreten und für die Leistungsträger auf der anderen Seite ebenso vermeidbare Kosten entstehen, weil diese Klienten zu „Drehtürklienten" mit einer Reihe von Folgeerkrankungen der Sucht werden. Den größten Teil dieser Klientel stellen am Erfurter Projektstandort alkoholabhängige Klienten dar.

Bisher realisierte Ansätze zur Verbesserung der geschilderten Situation von Suchtkranken beziehen zwei Aspekte ein: Zum einen wurde das Angebot der Suchthilfe durch Formen der aufsuchenden und begleitenden Arbeit erweitert, z. B. durch Streetwork mit dem primären Ziel, die physische Gesundheit von Substanzabhängigen zu erhalten. Zum anderen wurden Überlegungen zur qualitativen Verbesserung der Beratungsangebote von abhängigkeitskranken Klienten im Krankenhaus angestellt, die sich auf die Sekundärprävention und Liaisondienste in der medizinischen Basisversorgung beziehen.

Neben einigen theoretischen Überlegungen zu möglichen Veränderungen in der Basisversorgung von Abhängigkeitserkrankten konnte mit der Arbeit an Stationen zur Qualifizierten Entgiftung [21], den Studien der Gruppe um Wienberg [10, 11] und den Ergebnissen der Lübecker Untersuchungen [6, 7, 9] gezeigt werden, wie das Konzept der Motivationsförderung in den vergangenen Jahren auch in Deutschland seinen Platz neben der lange Zeit vorherrschenden Abstinenzorientierung, die nur durch eine stationäre Langzeitentwöhnungstherapie mit entsprechenden Konfrontationsstrategien erreichbar sein soll (Uchtenhagen, zitiert bei [3], prägte dafür den polemisierenden Begriff der „monopolistischen Therapiedikatur"), erobern konnte. Gründe dafür liegen u. a. darin, daß eine Vielzahl von *änderungsmotivierten* Suchtkranken noch nicht *behandlungsmotiviert* genug sein dürfte, um den Schritt zur *abstinenzorientierten* Langzeittherapie zu gehen. Über die Zahl der ungestellten Therapieanträge von änderungsbereiten Süchtigen kann nur spekuliert werden. Fakt ist jedoch, daß sich daraus eine bedeutende Chance zur „harm reduction" i. S. einer Vermeidung von massiven Folgen im privaten, sozialen, beruflichen und letztlich auch gesundheitlichen Bereich ergibt. Die *abwartende Verweigerung* im Rahmen des früher propagierten Systems der Suchthilfe (Schwoon [19, 20]), die am Tiefpunkt der Entwicklung eines Abhängigen mit dem Höchstmaß an Leidensdruck mit Hilfe konfrontativer Techniken einen Abstinenzwillen herbeizuführen versucht, ist nicht nur als unethisch zu bezeichnen, sondern bringt eine unvorstellbar große Menge menschlichen Leids und unübersehbare Kosten für die Gesellschaft hervor. Im Zusammenhang mit Substitutionsprogrammen und wohl auch im Hinblick auf die erforderliche Soforthilfe für HIV-infizierte Suchtkranke wurden in den vergangenen 10 Jahren auch in Deutschland eine Reihe von sekundärpräventiven und motivationsfördernden Maßnahmen erprobt. Als wesentlicher theoretischer Hintergrund ist das „Health-Belief-Model" von Rosenstock (zit. bei [20]) und das Phasenmodell der Motivation nach Prochaska und DiClemente ([17], zit. bei [22]) anzusehen. Im Gegensatz zum konfrontativen Vorgehen versucht beispielsweise das „Motivational Interviewing" [14, 15, 8], welches auch im hier beschriebenen Projekt zur Anwendung kommt, auf konfrontative Elemente im Gespräch völlig zu verzichten. Dies ist vor dem Hintergrund des Rahmenkonzepts nach Leventhal (zit. bei [20]) zu verstehen, wonach generell jeweils *angstreduzierende Anpassungsvorgänge* (Flucht, Abwehrprozesse) parallel zum *Bedürfnis nach effektiver Gefahrenreduktion* (hier: Einstellung des Substanzkonsums) ablaufen. Werden nun im Gespräch Ängste geschürt, indem rücksichtslos konfrontiert wird, ist für den Betroffenen der Weg der *Flucht* zum Zwecke der vorübergehenden Angstreduktion im Gespräch der attraktivere, zumal dieser Weg schon gewohnheitsmäßig beschritten wurde. Die Technik des „Motivational Interviewing" [13, 14, 8] basiert auf der Umsetzung von Prinzipien der humanistischen Psychologie, vor allem der Gesprächspsychotherapie nach C. Rogers. Abwehrprozesse werden hier grundlegend als Ergebnis einer Konfrontation interpretiert und 5 Grundprinzipien verfolgt ([8], i. O. ks):

1. Eine *empathische Grundhaltung* des Beraters, der es dem Klienten ermöglicht, seine Zurückhaltung aufzugeben und sich zu öffnen.
2. Die Förderung der *Wahrnehmung von Diskrepanzen* zwischen Zielen und Wünschen des Klienten und seinem Substanzkonsum.
3. Die *Vermeidung von* konfrontativen, moralisierenden und stigmatisierenden *Argumentationen.*
4. Die Wertung von *Abwehr als einer Störung der Interaktion* zwischen Klient und Berater, die es zu bearbeiten gilt.
5. Die *Erfahrung von Selbstwirksamkeit* wird als ein wichtiges Element erfolgreicher intentionaler Verhaltensänderung angesehen und soll daher gefördert werden.

Zusammen mit den von den Autoren empfohlenen Techniken der Gesprächsführung konnte durch Hapke et al. [7] bei Klienten mit Alkoholproblematik die Inanspruchnahme suchtspezifischer Versorgungsangebote von 28,9 % auf 56,1 % im Setting eines Allgemeinkrankenhauses gesteigert werden.

Nicht unberechtigt ist hier die Anmerkung von Schwoon [20], der fragt, ob denn die Nachsorgeeinrichtungen zur Auf- und Übernahme der auf diese Weise motivierten Klienten in der Lage sind, dies vor allem vor dem Hintergrund der Wienberg-Schätzungen. Was jedoch unserer Erfahrung nach mit Sicherheit erreicht werden kann, ist eine Überlebenssicherung im Sinne der Schwoonschen Zielhierarchien [19] bei gesundheitlich beeinträchtigten und sozial depravierten Abhängigen, die häufig unter den sogenannten „Drehtürklienten“ zu finden sind und dies unserer Erfahrung nach leider auch oft bleiben.

1.2 Zur Arbeit des Projekts

Das Anliegen der Sekundärprävention mittels Frühintervention verfolgt das hier vorgestellte Projekt, welches am Klinikum Erfurt seit Oktober 1996 besteht. Das Klinikum Erfurt stellt mit 21 Kliniken und ca. 1500 Betten den größten Anbieter im Freistaat Thüringen dar. Die Zielgruppe der Arbeit des hier vorgestellten Projekts bilden Krankenhauspatienten, die aufgrund ihrer Suchterkrankung, deren körperlich-psychischer Folgeerscheinungen bzw. wegen alkoholbedingter Unfallfolgen im Krankenhaus behandelt werden oder bei denen sich im Verlauf des Krankenhausaufenthalts das Bestehen einer Suchterkrankung herausstellt, d. h. wo eine „maskierte Abhängigkeit“ vorliegt.

Das Projekt ist an der Klinik für Psychiatrie und Psychotherapie des Klinikums angesiedelt, da ein großer Teil der anfallenden Entgiftungen von der stationär-psychiatrischen Akutversorgung übernommen bzw. konsiliarisch betreut wird und hier entsprechend geschultes Fachpersonal für den

Umgang mit Abhängigkeitserkrankten konzentriert ist. Zudem kann im Rahmen der Institutsambulanz eine nachstationäre Betreuung von Suchtkranken übernommen werden.

Als Projektmitarbeiter sind eine Sozialarbeiterin und ein Psychologe tätig. Das vorläufig bis Ende 1998 mit Bundesmitteln geförderte Projekt befindet sich in doppelter Trägerschaft durch das Klinikum Erfurt selbst und einen regionalen Verband zur Wohlfahrtspflege. Da dieser Verband in der Region mehrere Suchtberatungsstellen, teilweise mit aufsuchender Arbeit, Wohn- und Beschäftigungsprojekten, Nachsorgeeinrichtungen, Notschlafstellen, ambulanten Pflegediensten sowie Begegnungsstätten unterhält, wurde er mit dieser Angebotspalette als kompetent und hilfreich für eine effektive nachstationäre Betreuung von Abhängigkeitserkrankten erachtet. Eine optimale Verzahnung von stationärer Krankenversorgung im Allgemeinkrankenhaus, Psychiatrischer Klinik und nachstationärer Versorgung mit dem regionalen Suchthilfesystem entsprechend der drei Sektoren des „Wienberg-Dreiecks" [23] konnte so erprobt werden.

1.3 Zur Arbeitsweise des Projekts

Zielgruppen des Modellprojekts sind sowohl Betroffene, die ihre Suchterkrankung hinreichend als solche erkannt haben und die Hilfe bei deren Überwindung suchen, als auch solche, die ihre Abhängigkeit bisher noch nicht ausreichend reflektiert haben und die nun deutlich mit der – bisher bagatellisierten – Schwere ihrer Suchterkrankung und deren Folgen konfrontiert sind, weil z. B. Entzugserscheinungen während oder vor einer geplanten chirurgischen Behandlung auftreten.

Angestrebt wird die frühestmögliche Kontaktaufnahme zu den Klienten. Die Frühintervention bei abhängigkeitserkrankten Krankenhauspatienten erweist sich als vielversprechendes Konzept, weil folgende begünstigende Einflüsse bestehen:

- Die vom Klienten zu diesem Zeitpunkt akut erlebten Probleme mit ihren unmittelbaren körperlichen und seelischen Auswirkungen fördern dessen Änderungsmotivation.
- Die Änderungsmotivation, nun etwas gegen die Abhängigkeit zu tun, kann genutzt, aufrechterhalten und möglicherweise zur Behandlungsmotivation ausgebaut werden, wenn noch während der Behandlung im Krankenhaus eine Beratung mit kompetenten Angeboten wie z. B. Weitervermittlungen, Besuchen von Beratungsstellen und Selbsthilfegruppen erfolgt.
- Der substanzfreie Zeitraum kann von Betroffenen als modellhaft positiv erlebt werden, weil nach Durchlaufen der Entgiftungsphase eine schrittweise Verbesserung des subjektiven Befindens eintritt.
- Die oftmals klarer werdenden Denkvorgänge beim Klienten (im Gegensatz zur Zeit des gewohnheitsmäßigen Substanzkonsums) begünstigen dabei häufig neben den anderen genannten Faktoren die Bereitschaft zu Interventionen und eigenen Aktionen.

- Die vom Erkrankten während des Klinikaufenthalts erworbenen Verhaltensstrategien z.B. beim Ablehnen von Trinkangeboten erfahren eine Festigung, die das Fortbestehen dieser Verhaltensweisen nach dem stationären Aufenthalt wahrscheinlicher macht.
- Meist vorhandene Schwellenängste und damit im Zusammenhang stehende Abwehrstrategien werden schon während des Krankenhausaufenthaltes überwunden bzw. können im Gespräch als Strategien mit dem Zweck der Selbstwerterhaltung erkannt werden.
- Da sich der Patient während der Zeit seiner stationären Behandlung dem unmittelbaren Einfluß seinem (oftmals suchtfördernden) sozialen Umfeld entzieht, kann dies seine Änderungsbemühungen erleichtern.
- Außerdem können auf diese Weise Leerlaufzeiten in der stationären Behandlung sinnvoll genutzt werden.
- Bei Klienten mit Bagatellisierungstendenzen können kompetent geführte Gespräche zur kritischen Selbstreflexion beitragen, aus der Vorahnungsphase [17, 22] in die Phase der Änderungsmotivation zu gelangen.
- Angehörige der Klienten, die vielleicht jahrelang durch ihr Verhalten die Abhängigkeit begünstigt und den Suchtkranken „geschützt" haben, werden u.U. erstmals hier zu diesem Thema gesprächsbereit.

Die angestrebte und für die Effektivität der Arbeit des Projekts unabdingbare, frühzeitige Kontaktaufnahme mit den betreffenden Klienten setzt die Mitarbeit der Ärzteschaft und des Pflegepersonals voraus. Um uns deren Akzeptanz und Unterstützung zu sichern, stellten sich die Modellprojektfachkräfte in der Anfangsphase persönlich auf den Stationen vor und verteilten Informationsmaterial. Auf diese Weise konnte ein gewisser Bekanntheitsgrad des Projekts am Gesamtklinikum erreicht werden. Tendenzen, die meist als schwierig wahrgenommenen Suchtpatienten gar nicht oder erst kurz vor ihrer Entlassung anzumelden, konnten nicht zufriedenstellend überwunden werden – jahrzehntealte Strukturen lassen sich eben nur langsam und schrittweise verändern. Vor allem jüngere Ärzte und mittleres medizinisches Personal der Stationen nahmen selbständig und unkompliziert Kontakt zu den Projektmitarbeitern auf und forderten deren Besuche an. Eine 24-Stunden-Rufbereitschaft wurde eingerichtet, damit die betreffenden Klienten so schnell wie möglich aufgesucht werden können. Schon allein aufgrund der dünnen Personaldecke des Projekts ist eine solche Einrichtung praktisch kaum umsetzbar und blieb eigentlich ungenutzt. Nicht ganz unberechtigt die Frage eines Notarztes, was eine Sozialarbeiterin morgens 3.00 Uhr mit einem tobenden Betrunkenen anfangen soll, der umgehend entlassen werden möchte. Auch die Zusage, daß die Klientendaten weitergeleitet werden, um aufsuchende Arbeit zu ermöglichen, erwies sich leider als wenig stabil.

Angeboten werden von den Mitarbeitern des Modellprojekts Einzelberatungen am Krankenbett. Darüber hinaus ist der Besuch einer zweimal wöchentlich stattfindenden Motivationsgruppe für alle abhängigkeitserkrankten Klienten des Klinikums, deren gesundheitlicher Zustand dies bereits gestattet, möglich. Weiterhin wird eine aktive Weitervermittlung ins Suchthilfesystem, in Nachfolgeeinrichtungen bzw. Wohnprojekte usw. sowie der Besuch von Selbsthilfegruppen der Stadt noch während des stationären Aufenthalts angestrebt.

Während des Erstkontakts, der stattfindet, sobald die Ansprechbarkeit des Klienten vorhanden ist, werden gemeinsam die Ursachen für die aktuelle Klinikaufnahme untersucht. In diesem Gespräch wird eine wertfreie und empathische Grundhaltung eingenommen, die den Aufbau einer tragfähigen Beziehung ermöglichen soll. Ebenso wird auf die soziale Situation des Klienten eingegangen, bei Bedarf werden bereits in diesem Stadium Hilfen eingeleitet oder Mitarbeiter von Suchtberatungsstellen hinzugezogen. Im Rahmen der Erhebung einer Suchtanamnese werden auch motivationale Faktoren diagnostiziert und daraus Interventionsmaßnahmen entsprechend des Phasenmodells von Prochaska und DiClemente [17, 22] abgeleitet.

Als Gesprächstechnik kommt vorwiegend das oben bereits erwähnte „Motivational Interviewing" [6, 8, 9, 13, 14, 18] zur Anwendung. Die Fragetechnik beruht auf einer non-konfrontativen Herangehensweise. Damit wird es möglich, den Klienten „dort abzuholen, wo er gerade steht" und eine Konfrontation zu vermeiden, bevor eine Berater/Klient-Beziehung entstehen kann. Nicht unerheblich für die Wirksamkeit dieser Technik ist die Qualifikation des Beraters. Hier offenbaren sich im Projekt drastische Differenzen, die auch durch eine Schulungsmaßnahme nicht behoben werden konnten.

Im Rahmen der motivationsorientierten Gruppengespräche wird mit offenen Gruppen u. a. nach einem verhaltenstherapeutischen Konzept zur Förderung und Aufrechterhaltung von Behandlungsmotivation [15, 16] verfahren. Neben Informationsvermittlung und Diagnostik [12] kommen Aspekte der kognitiven Therapie der Sucht [1], der ressourcenorientiert-systemischen Herangehensweise [2] und der Rückfallprophylaxe [17, 22] zum Tragen. Schwierigkeiten in der beratenden Arbeit treten hier auf, weil ein stetiger Wechsel der Gruppenteilnehmer besteht, Modellprogramme wie das von Petry [16] können hier lediglich bausteinartig vermittelt werden.

Da aufeinander aufbauende Schritte nur in Einzelsitzungen mit entsprechendem personellen Aufwand erzielt werden können, erfolgt so bald wie möglich eine Anbindung der Klienten an die Suchtberatungsstellen der Region, in Einzelfällen bereits mit einer Orientierung auf eine Entwöhnungstherapie. Leider besteht hier die Gefahr, daß das Modellprojekt personalmäßig in Maßnahmen einbezogen wird, die nicht unmittelbar zu den Aufgaben der Sekundärprävention gerechnet werden können, die aber im Zusammenhang mit der „Nachgehenden Sozialarbeit" eine fast endlos strapazierbare Dehnbarkeit erfahren haben, wenn die Mitarbeiter nicht zur Abgrenzung in der Lage sind.

2. Vorläufige Ergebnisse des ersten Jahres der Tätigkeit des Projekts

Die von den Projektmitarbeitern bisher betreute Klientel wurde mittels eines Dokumentationsbogens erfaßt, der vom ISS Frankfurt, welches das Projekt wissenschaftlich begleitet, entwickelt wurde. Die Items dieses Bogens beziehen sich zum Teil auf „harte" Daten und zum anderen auf anamnestische Angaben durch die Klienten selbst. Dabei ist zu beachten, daß die Anzahl der dokumentierten Fälle im Zeitraum 12/96 bis 11/97 (n = 299) infolge von Mehrfachaufnahmen höher ausfällt als die Zahl der damit erfaßten Klienten (n = 255). Bei den unten angeführten Tabellen kann nur auf eine vorläufige Berechnung zurückgegriffen werden, in der die Gesamtzahl von n = 184 Klienten zur Grundlage genommen wird. Eine endgültige und zusammenfassende Darstellung bietet der Abschlußbericht des BMG über das Bundesmodellprojekt Drogennotfallprophylaxe/Nachgehende Sozialarbeit (gegenwärtig im Druck).

Von den 299 dokumentierten Fällen wurden 200 in der Klinik für Psychiatrie und Psychotherapie aufgesucht. Es zeigt sich, daß zwei Drittel der gesamten Fälle zum Zeitpunkt der Aufnahme ins Projekt psychiatrische Fälle gewesen sind. Lediglich 22 Fälle wurden im Gesamtzeitraum von 12 Monaten auf chirurgischen Stationen aufgesucht. Anzumerken ist, daß hier nur die Anlaufphase des Projekts dokumentiert wird.

Die Überrepräsentanz dieser Gruppe könnte darauf zurückgeführt werden, daß nahezu alle Psychiatriepatienten mit einer Suchtproblematik „automatisch" in die Erfassung gelangen, weil das Projekt unmittelbar dieser Klinik angegliedert ist. Dahingegen werden Klienten aus sämtlichen anderen Kliniken durch das dortige Personal freiwillig und unsystematisch gemeldet.

Die Schwierigkeiten der Inanspruchnahme durch Innere und Chirurgische Stationen können wahrscheinlich auf folgende Ursachen zurückgeführt werden: Es ist für die Ärzte und das medizinische Personal besonders im Übergangsbereich Mißbrauch/Abhängigkeit oft problematisch, die entsprechenden Klienten zu erkennen [9, 10]. Zudem ergibt sich bei einer Anforderung der Projektmitarbeiter und durch das darauffolgende Einzelgespräch ein zusätzlicher Aufwand für das Personal (Bereitstellung eines Zimmers für das Gespräch, Stören des Stationsablaufs). Dieser Aufwand wird offenbar gerade dann gescheut, wenn durch das häufige Auftreten von „Drehtürpatienten" Pessimismus bei Mitarbeitern entstanden ist und wenn Ärzte der Ansicht sind – was häufig auf Nachfragen geäußert wird – sie seien *ausschließlich* für die Versorgung der akuten Erkrankung verantwortlich.

Eine Schätzung der Prävalenz von Abhängigkeitserkrankten in der medizinischen Basisversorgung kann unter Berufung auf die Ergebnisse Wienbergs [23] vorgenommen werden. Demzufolge erfahren etwa 24 % der Gesamtpräsenz aller Suchtkranken im Allgemeinkrankenhaus und nur 2,4 % in psychiatrischen Abteilungen eine Behandlung. Daraus ergäbe sich, daß die tatsächliche Zahl der stationären Aufnahmen von Klienten mit einem Suchtproblem in nichtpsychiatrische Abteilungen um ein Viel-

Tabelle 1. Aufnahmemodus von n = 184 Patienten

Rettungsdienst	65 %
Polizei	5 %
Regulär nach Überweisung	17 %
Eigener Aufnahmewunsch	9 %
Sonstiges	4 %

faches höher als hier dokumentiert ausfallen dürfte. In der Einzelfallarbeit zeigte sich, daß tatsächlich ein Teil der dokumentierten Klienten im 4. Quartal 1997 Monate vorher bereits in stationärer Behandlung in einer der betreuten Kliniken gewesen ist. Wie die einbezogenen Klienten in das Krankenhaus aufgenommen wurden, zeigt Tabelle 1.

Die Tabelle zeigt, daß tatsächlich ein Großteil der dokumentierten Klienten als Notfall über entsprechende Dienste in die Klinik eingewiesen wurde.

2.1 Einige ausgewählte Daten zur Suchtanamnese

Die von den Klienten in den letzten 30 Tagen vor ihrer stationären Aufnahme im Durchschnitt eingenommenen Mengen Alkohol werden in Abb. 1 veranschaulicht. Dabei ist zu beachten, daß die Daten auf Klientenangaben beruhen, möglicherweise also fehlerbehaftet sind.

Die Abb. 1 zeigt, daß der überwiegende Teil der Klienten hinsichtlich der täglichen Trinkmenge als abhängig eingestuft werden kann. Bagatellisierungstendenzen bzw. Aggravationsneigungen müssen in die Interpretation der subjektiven Trinkmengen einbezogen werden.

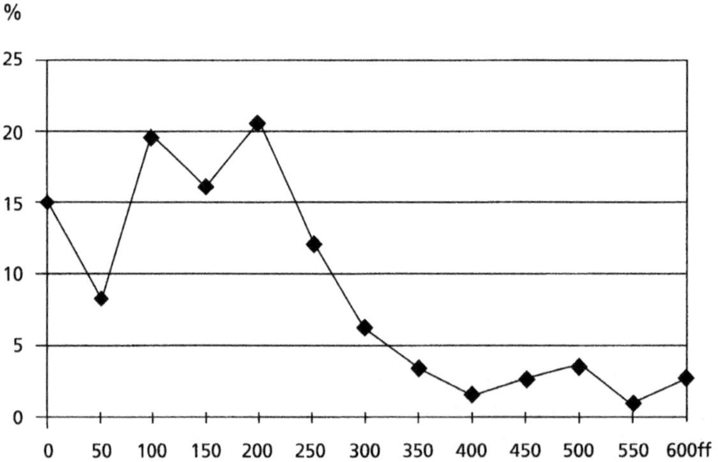

Abb. 1. Von den Klienten angegebene durchschnittlich eingenommene Alkoholmengen für die letzten 30 Tage vor stationärer Aufnahme in ml Reinalkohol pro Tag

Tabelle 2. Angegebene durchschnittliche tägliche Trinkmenge (Liter) und Art des alkoholischen Getränks 30 Tage vor Krankenhausaufnahme (n = 184), Mehrfachnennungen möglich

	Männer	Frauen
Bier	n = 106, $\bar{x}$ = 4,55, s = 1,60	n = 17, $\bar{x}$ = 2,60, s = 0,60
Wein/Sekt	n = 10, $\bar{x}$ = 0,77, s = 0,48	n = 11, $\bar{x}$ = 1,07, s = 0,38
Schnaps/Likör	n = 95, $\bar{x}$ = 0,70, s = 0,59	n = 23, $\bar{x}$ = 0,47, s = 0,27

Den Angaben zu den täglich eingenommenen Getränken ist zu entnehmen, daß die untersuchten Männer im Durchschnitt mehr Bier konsumieren als Frauen. Ähnliches trifft zu bezüglich der hochprozentigen Alkoholika.

Einen Hinweis auf das Auftreten von „Alkoholproblemen in der Herkunftsfamilie" lieferten 80 von 184 befragten Klienten. Über die Hälfte der Befragten, die Alkoholprobleme in der Herkunftsfamilie bejahen, berichteten von einem alkoholtrinkenden Vater.

Die Tabelle 3 gibt einen Überblick über die aktuellen Wohnverhältnisse vor der stationären Aufnahme.

Wie Tabelle 3 zeigt, gibt es einen relativ bedeutsamen Prozentsatz von Abhängigen in stationärer Behandlung, die zum Zeitpunkt der Aufnahme in ungesicherten und provisorischen Wohnverhältnissen leben. Hier kommt der übergreifende Charakter des Projekts zum Tragen, da durch die Einrichtungen des beteiligten Wohlfahrtsverbandes kurzfristig und unproblematisch Wohnraum in Form von Notschlafstellen, Wohnungen in betreuten Wohngemeinschaften und längerfristig die Beschaffung von bezahlbarem Wohnraum für diese Klienten organisiert werden kann. In den Teufelskreis von Sucht und weiterem sozialen Abstieg kann an dieser Stelle möglicherweise für sozial bereits stark beeinträchtigte Suchtkranke eingegriffen werden.

Tabelle 4 verdeutlicht, welche Behandlungsangebote die Klienten bis zum Zeitpunkt der aktuellen Aufnahme in Anspruch genommen haben.

Nach den Angaben der Klienten hat sich im bisherigen Leben etwa die Hälfte von ihnen mindestens einmal einer stationären körperlichen Entgif-

Tabelle 3. Wohnsituation von n = 184 Klienten vor stationärer Aufnahme

Wohnsituation vor Aufnahme	Prozentuale Häufigkeit
Mit Familie/Partner in eigener Wohnung	41,0 %
Allein in eigener Wohnung	35,5 %
Bei Eltern	8,2 %
In Notunterkunft	5,5 %
Bei Bekannten	3,8 %
Ohne festen Wohnsitz	3,3 %
Betreutes Wohnen und Sonstiges	2,7 %

Tabelle 4. Vor der gegenwärtigen stationären Aufnahme bereits genutzte suchtspezifische Behandlungsmöglichkeiten (Mehrfachnennungen möglich)

Art der bisher stattgefundenen suchtspezifischen Behandlung	Prozentuale Häufigkeit
Stationäre Entgiftungsbehandlung	52%
Stationäre Entwöhnungsbehandlung	22%
Suchtberatungsstelle	40%
Selbsthilfegruppe	14%

tung unterzogen. Es ergibt sich darüber hinaus, daß 40% der ins Projekt Aufgenommenen bereits Kontakt zu einer Suchtberatungsstelle hatten oder noch haben und sich somit bereits im Bereich des professionellen Suchthilfesystems befinden. Für die anderen 60% dürften die dort angebotenen Möglichkeiten relativ neu sein, zumal es eine bedeutende Gruppe (mindestens 10%) gibt, die zwar schon einmal körperlich entgiftet wurde, ins Netz der Suchthilfe jedoch aus unterschiedlichsten Gründen nicht hinüberwechseln konnte. Genau diese Zielgruppe ist es, die zwischen sozialem Abstieg und subjektiver Verleugnung des eigenen Alkoholproblems notfallmäßig zur „Regulierung" der körperlichen Begleiterscheinungen der Sucht ins Krankenhaus eingewiesen wird. Es verbleibt ein hoher Prozentsatz derjenigen, die im Krankenhaus erstmals mit ihrem Suchtproblem deutlich konfrontiert werden und bisher noch keinen Schritt zur Überwindung der Abhängigkeit unternommen haben. Es kann offenbar auch bestätigt werden, daß eine (rein somatische) Entgiftung kaum einen Einfluß auf die prognostische Beibehaltung von Abstinenz ausübt. Die angegebene geringe Inanspruchnahme von Selbsthilfegruppen läßt sich nicht eindeutig erklären: Zum einen wäre es möglich, daß Selbsthilfegruppen einen dauerhaften Schutz vor Rückfällen bieten, so daß die betreffenden Personen keiner stationären Aufnahme bedürfen. Eine andere Möglichkeit wäre, daß Selbsthilfegruppen, weil sie eine aktive Auseinandersetzung mit dem Suchtproblem fordern, Ängste auslösen und deshalb für die Betroffenen eine zu hohe Schwelle darstellen.

2.2 Zu Dauer und Abschluß der Behandlung

Unserer Dokumentation konnten wir entnehmen, daß ein großer Teil der Klienten (124 von 299 dokumentierten Fällen) Krankenhausaufenthalte von mehr als 12 Tagen benötigt. Dies steht meist im Zusammenhang mit schwerwiegenden organischen oder psychiatrischen Folgeschäden bei Langzeitabhängigen. In mehreren Fällen bestand eine psychiatrische Komorbidität mit längerem stationären Aufenthalt. Aufgrund des zur Verfügung stehenden Fragebogens können jedoch dahingehend keine zufriedenstellenden Aussagen gemacht werden. Für Langzeitabhängige mit vielfältigen organischen und psychischen Folgen der Sucht kann das Projekt mit einer Reihe von Fallbeispielen belegen, daß diese als „Drehtürpatien-

Tabelle 5. Art der Entlassung aus stationärer Behandlung

Regulär	84%
Verlegung	5%
Auf eigene Verantwortung gegen ärztlichen Rat	11%

ten" nahezu übergangslos zwischen verschiedenen stationären medizinischen Einrichtungen der Region unterwegs sind und im Rahmen der Suchtversorgung fast sämtliche Hilfestellungen in Anspruch genommen haben und sozusagen froh sind über ein neues Angebot. Hier sind Interventionen erforderlich, die meist weit unterhalb des Niveaus der „zufriedenen Abstinenz" (Interventionshierarchie nach Schwoon [20]) ansetzen wie z. B. „nasse" Wohngemeinschaften. Zugleich verweist dies auch darauf, wie notwendig eine frühestmögliche Kontaktaufnahme und Krisenintervention ist.

Tabelle 5 gibt einen Überblick darüber, wie häufig einzelne Arten der Entlassung aus dem Klinikum bei den dokumentierten Klienten erfolgten.

Der Tabelle 5 zufolge werden die meisten der erfaßten Klienten regulär entlassen. Entgegen der Ansicht, daß Abhängige häufig dazu geneigt wären, die erforderliche stationäre Behandlung abzubrechen, zeigt damit der überwiegende Teil der betreuten Klientel eine zufriedenstellende Bereitschaft, die medizinische Maßnahme durchführen zu lassen. Kritisch anzumerken ist natürlich, daß mit Sicherheit ein Großteil der Klienten auf der Notaufnahme, die schon nach wenigen Stunden Akutversorgung auf Entlassung drängten, aus Gründen des zusätzlichen Aufwands für die ohnehin überforderten Notärzte dem Projekt nicht gemeldet wurden.

Nach der hier erfolgten „Auslese" bricht lediglich ein kleiner Teil der Klienten den Klinikaufenthalt gegen ärztlichen Rat ab. Die durchgeführten Verlegungen betreffen zumeist weiterführende stationäre Behandlungen oder Direktverlegungen in stationäre Entwöhnungstherapien, die häufig durch die Initiative der Projektmitarbeiter ermöglicht wurden.

3. Einschätzung und Ausblick

Zusammenfassend läßt sich sagen, daß im ersten Jahr der Arbeit des Modellprojekts eine Reihe von Klienten erreicht werden konnten, denen aufgrund von suchtspezifischer Hilfe und Weitervermittlung ins Suchthilfesystem – wenigstens vorübergehend – ein Ausstieg aus ihrer verhängnisvollen Suchtentwicklung ermöglicht wurde. Andererseits hat sich auch gezeigt, daß vor allem die Resignation im Umgang mit der schwierigen Klientel auf der Notaufnahmestation durch die Anwesenheit des Projekts nicht nachhaltig geändert werden konnte.

Eine vorgesehene Nachbefragung nach einem Jahr wird darüber Auskunft geben können, wie robust die erzielten Effekte sind. Tatsächlich konnte eine Reihe von Klienten ins Suchthilfesystem weitervermittelt werden. Ob sie dort angekommen sind und wie tragfähig die dort erreichten Effekte sind, kann nur sehr vorsichtig abgeschätzt werden. Problematisch dürfte sich dabei die eingangs getroffene Unterscheidung zwischen der im Rahmen des Kontakts mit den Projektmitarbeitern im günstigsten Fall ausgebauten Veränderungs- oder Behandlungsmotivation und der im traditionellen Suchthilfesystem meist vorherrschenden Abstinenzmotivation auswirken. Klienten, die einfach noch nicht so weit sind, könnten überfordert sein und relativ schnell wieder Abstand von abstinenzorientierten Behandlungsangeboten nehmen.

Rückmeldungen einzelner Klienten und Mitarbeiter von Suchtberatungsstellen scheinen aber andererseits auch darauf hinzudeuten, daß eine erhöhte Inanspruchnahme suchtspezifischer Hilfen festgestellt werden kann. Ein hoher Prozentsatz von Klienten kam durch das Projekt erstmalig mit Einrichtungen der professionellen Suchtkrankenhilfe und weiterführenden therapeutisch-beraterischen Angeboten in Kontakt.

Insgesamt kann vermutet werden, daß die hohe Zahl stationärer Krankenhausaufenthalte von Alkoholabhängigen mit einem Ansatz wie dem vorgestellten reduziert werden könnte. Suchtentwicklungen könnten zeitiger unterbrochen werden und demzufolge unnötige Kosten für die Behandlung von Sekundärerkrankungen bei Langzeit-Abhängigkeit eingespart werden [9, 10, 11].

Die Effektivität von motivationsfördernden Maßnahmen im Zusammenhang mit einer Entgiftungsmaßnahme im Vergleich zu einer rein körperlichen Entgiftung konnte im Rahmen verschiedener Studien nachgewiesen werden (u. a. [9, 21]). Motivationstherapeutische Einzel- und Gruppenarbeit und sollte aufgrund von Kosten-Nutzen-Relationen künftig Bestandteil jeder Entgiftung im Allgemeinkrankenhaus werden [6, 7, 11, 15].

Literatur

1. Beck AT et al. (1997) Kognitive Therapie der Sucht. PVU, Weinheim
2. Berg IK, Miller S (1992) Kurzzeittherapie bei Alkoholproblemen. Carl Auer Systeme Verlag, Heidelberg
3. Degkwitz P (1998) Paradigmen des Versorgungssystems. In: Gölz J (Hrsg) Moderne Suchtmedizin. Diagnostik und Therapie der somatischen, psychischen und sozialen Syndrome (Kap B 2.5). Thieme, Stuttgart New York
4. Deutsche Hauptstelle gegen die Suchtgefahren (1997) Jahrbuch Sucht '97. Neuland Verlag, Geesthacht
5. Feuerlein W (1996) Zur Mortalität von Suchtkranken. In: Mann K, Buchkremer G (Hrsg) Sucht – Grundlagen, Diagnostik, Therapie. Fischer, Stuttgart Jena New York, S 212–230
6. Hapke U, Rumpf H-J, John U (1996) Beratung von alkoholabhängigen Patienten im Allgemeinkrankenhaus. In: DHS (Hrsg) Alkohol – Konsum und Mißbrauch, Alkoholismus – Therapie und Hilfe. Lambertus, Freiburg im Breisgau, S 345–354
7. Hapke U, Rumpf H-J, Hill A, John U (1997) Alkoholprobleme in der medizinischen Basisversorgung – Prävalenz und sekundärpräventive Strategien. In: Kranke AP (Hrsg) Innovative Behandlungsstrategien bei Alkoholproblemen. Lambertus, Freiburg im Breisgau, S 49–59

8. Hapke U, Kremer G, Rumpf H-J (1998) Motivational Interviewing. In: Stimmer F (Hrsg) Suchtlexikon. Oldenbourg, München
9. John U et al. (Hrsg: Bundesministerium für Gesundheit) (1996) Prävalenz und Sekundärprävention von Alkoholmißbrauch und -abhängigkeit in der medizinischen Versorgung (Schriftenreihe des Bundesministeriums für Gesundheit, Bd 71). Nomos, Baden-Baden
10. Kremer G, Dormann S, Wienberg G (1996) Zur Umsetzung von Früherkennung und Frühintervention bei Patienten mit Alkoholproblemen in Arztpraxen und Allgemeinkrankenhäusern – Vernetzung mit dem Hilfesystem für Abhängigkeitskranke. In: DHS (Hrsg) Alkohol – Konsum und Mißbrauch, Alkoholismus – Therapie und Hilfe. Lambertus, Freiburg im Breisgau, S 355 ff
11. Kremer G, Dormann S, Pörksen N, Wessel T, Wienberg G (1997) Die Umsetzung sekundärpräventiver Strategien bei Patientinnen und Patienten mit Alkoholproblemen in Arztpraxen und Allgemeinkrankenhäusern. In: Aktion Psychisch Kranke (Hrsg) Innovative Behandlungsstrategien bei Alkoholproblemen. Lambertus, Freiburg im Breisgau, S 49–59
12. Lindenmeyer J (1994) Lieber schlau als blau. Informationen zur Entstehung und Behandlung von Alkohol- und Medikamentenabhängigkeit. Beltz, PVU, Weinheim
13. Miller WR (1983) Motivational interviewing with problem drinkers. Behav Psychother 1: 142–172
14. Miller WR, Rollnick S (1991) Motivational interviewing. Preparing people to change addictive behavior. Guilford Press, New York, pp 203–213
15. Petry J (1993a) Behandlungsmotivation – Grundlagen und Anwendungen in der Suchttherapie. PVU, Weinheim
16. Petry J (1993b) Alkoholismustherapie. PVU, Weinheim
17. Prochaska JO, Di Clemente CC (1986) Toward a comprehensive model of change. In: Miller WR, Heather N (eds) Treating addictive behaviors: process of change. Plenum Press, New York, pp 3–27
18. Rollnick S, Heather N, Bell A (1992) Negotiating behavior change in medical settings: the development of brief motivational interviewing. J Mental Health 1: 25–37
19. Schwoon DR (1990) Motivationsbehandlung bei Alkoholabhängigen. In: Schwoon DR (Hrsg) Suchtkranke: die ungeliebten Kinder der Psychiatrie. Thieme, Stuttgart, S 166 ff
20. Schwoon DR (1998) Motivierende Interventionen bei Suchtkranken. In: Gölz J (Hrsg) Moderne Suchtmedizin. Diagnostik und Therapie der somatischen, psychischen und sozialen Syndrome (Kap B 8.1). Thieme, Stuttgart New York
21. Stetter F, Axmann-Kremar D (1996) Psychotherapeutische Motivationsarbeit bei Alkoholkranken in der Entgiftungsphase. In: Mann K, Buchkremer G (Hrsg) Sucht – Grundlagen, Diagnostik, Therapie. Fischer, Stuttgart Jena New York, S 255–264
22. Wetterling T, Veltrup C (1997) Diagnostik und Therapie von Alkoholproblemen – ein Leitfaden. Springer, Berlin Heidelberg New York Tokyo
23. Wienberg G (1994) Die vergessene Mehrheit – Struktur und Dynamik der Versorgung Abhängigkeitskranker in der Bundesrepublik. In: Jagoda B, Kunze H (Hrsg) Gemeindepsychiatrische Suchtkrankenversorgung – regionale Vernetzung medizinischer und psychosozialer Strukturen (Tagungsberichte, Bd 21). Rheinland-Verlag, Köln, S 18–37
24. Zingerle H (1997) Motivation und Gesprächsführung. In: Fleisch E, Haller R, Heckmann W (Hrsg) Suchtkrankenhilfe. Lehrbuch zur Vorbeugung, Beratung und Therapie. Beltz Edition Sozial, Weinheim Basel, S 237–248

Aktuelle Aspekte der psychopharmakotherapeutischen Depressionsbehandlung

P. Mavrogiorgou und **U. Hegerl**

Seit der Einführung von Imipramin in den späten 50er Jahren (Kuhn, 1957) wurde eine ganze Reihe von Antidepressiva entwickelt, die sich hinsichtlich ihrer Struktur, ihren pharmakokinetischen Eigenschaften und ihren neurochemischen Wirkungen unterscheiden. Heute stehen mehr als acht Klassen von Antidepressiva zur Verfügung und trotz der immens gewachsenen Therapiemöglichkeiten oder vielleicht deshalb scheint die Behandlung depressiver Störungen komplizierter geworden zu sein. Die Durchführung einer differenzierten pharmakotherapeutischen Depressionsbehandlung bedarf mehr denn je einer umfassenden Kenntnis über die Eigenschaften der zur Verfügung stehenden Psychopharmaka, insbesondere der neu zugelassenen antidepressiven Substanzen.

Im folgenden soll nun ein Überblick der neu entwickelten Antidepressiva gegeben werden.

Selektive Serotonin-Wiederaufnahmehemmer (SSRI)

Diese Substanzklasse wurde in den USA 1988 mit der Vermarktung von Fluoxetin, gefolgt von Sertralin (1992) und Paroxetin (1993) eingeführt. Weitere Vertreter dieser Substanzklasse sind das Fluvoxamin und das Citalopram. Das Verbindende dieser Substanzen liegt in ihrer relativ spezifischen blockierenden Wirkung auf die präsynaptische Wiederaufnahme von Serotonin.

Die Frage nach dem genauen therapeutischen Wirkmechanismus der SSRI ist nicht einfach zu beantworten. Die SSRI hemmen einen spezifischen und hochaffinen Membrantransporter, durch den der Großteil des in den synaptischen Spalt und den Extrazellulärraum freigesetzten Serotonins wieder in das präsynaptische Neuron aufgenommen und damit aus dem Wirkbereich entfernt wird. Zunächst ist deshalb zu erwarten, daß es durch Hemmung dieser Serotonin-Wiederaufnahme zu einer Zunahme der Serotonin-Konzentration im synaptischen Spalt und damit zu einer verstärkten serotonergen Neurotransmission kommt. Gegenregulatorische Effekte über die $5\text{-}HT_{1a}$- und $5\text{-}HT_{1b}$-Autorezeptoren wirken dem jedoch entgegen und können sogar zu einer initialen Abnahme der serotonergen Neurotransmission nach Gabe von SSRI führen (Überblick Gardier, 1996). Erst nach längerfristiger Gabe von SSRI kommt es dann jedoch zu einer deutlicheren Zunahme der extrazellulären Serotonin-Konzentration, möglicherweise weil die somatodentritischen ($5\text{-}HT_{1a}$-Rezeptoren) oder terminalen Autorezeptoren ($5\text{-}HT_{1b}$-Rezeptoren) unempfindlich werden und ihre gegenregulatorische Wirksamkeit verlieren. Dies könnte somit auch die Wirklatenz von ca. 14 Tagen erklären.

Hinsichtlich der pharmakokinetischen Eigenschaften bestehen zwischen den einzelnen Substanzen dieser Stoffgruppe erhebliche Unterschiede (Tabelle 1). So besitzt Fluoxetin einen potenten Metaboliten (Norfluoxetin) mit einer langen Halbwertszeit bis zu 15 Tagen, während Paroxetin und Fluvoxamin keine klinisch relevanten aktiven Metaboliten aufweisen.

Wie aus der Tabelle 2 ersichtlich wird, bestehen zwischen den einzelnen SSRI's auch Unterschiede in Bezug auf die Affinität zum 5-HT-Transporter und der serotonergen Selektivität (Goodwin et al., 1996).

Die größte Affinität zum 5-HT-Transporter weist Paroxetin auf (Tabelle 2, je kleiner der Zahlenwert desto größer die Affinität), während Citalopram die höchste serotonerge Selektivität besitzt.

Tabelle 1. Pharmakokinetik verschiedener SSRI

SSRI	Halbwertszeit (h)	Aktive Metaboliten	Halbwertszeit (h) der aktiven Metaboliten
Citalopram	36	Desmethylcitalopram	36
Fluoxetin	24–74	Norfluoxetin	168–360
Fluvoxamin	15	–	–
Paroxetin	24	–	–
Sertralin	25	Desmethylsertralin	66

Tabelle 2. Pharmakodynamik verschiedener SSRI

SSRI	Affinität zum 5-HT-Transporter Ki (nM)	Selektivität (NA/5-HT-Verhältnis)
Citalopram	2,6	1500
Fluoxetin	25,0	20
Fluvoxamin	6,2	15
Paroxetin	1,1	320
Sertralin	7,3	190

In Bezug auf die antidepressive Wirksamkeit scheint es zwischen den einzelnen Substanzen dieser Stoffgruppe keine wesentlichen Unterschiede zu geben (Lane, 1995). Die antidepressive Wirkung der einzelnen SSRI's ist in zahlreichen kontrollierten, doppelblinden Vergleichsstudien zu trizyklischen Antidepressiva nachgewiesen worden. Zur Übersicht wird im folgenden nur auf Metaanalysen, vereinzelt auf Studien mit größeren Patientenzahlen eingegangen.

Die Untersuchungen zu *Fluvoxamin* hinsichtlich seiner Wirksamkeit bei der Depression wurden in einer Übersichtsarbeit von Ware (1997) zusammengefaßt. In fünf von acht placebokontrollierten Studien, erwies sich Fluvoxamin der Referenzsubstanz Imipramin als gleichwertig und besser als Placebo.

Hierbei wurden insgesamt 340 Patienten mit Fluvoxamin, 336 mit Imipramin und 303 mit Placebo für die Dauer von 4 bzw. 6 Wochen behandelt. Die mittlere Dosis von Fluvoxamin lag zwischen 101 und 240 mg/die, die des Imipramins zwischen 127 und 180 mg/die. Unter Fluvoxamin konnte eine Abnahme der Depressivität anhand des HAM-D zwischen 37,4 % und 51,9 % gezeigt werden, ähnlich wie unter Imipramin (41,8 %–53,6 %). Die Placebo-Response lag in den verschiedenen Untersuchungen zwischen 18,7 % und 41,7 %.

Lediglich in der Untersuchung von Feighner et al. (1989) wurde eine Überlegenheit von Fluvoxamin gegenüber Imipramin gezeigt. Während einer 6wöchigen Studie wurden randomiziert 31 Patienten mit Fluvoxamin (85–280 mg/die; mittlere Dosis 145 mg/die), 36 Patienten mit Imipramin (50–280 mg/die; mittlere Dosis 159 mg/die) und 19 Patienten mit Placebo behandelt. Die Diagnose einer Depression bei diesen Patienten erfolgte nach DSM-III, zur Erfassung der Depressivität und zur Beurteilung des Therapieverlaufes wurden die HAM-D, die CGI und die BPRS angewandt. Fluvoxamin erwies sich als signifikant ($p < 0,02$) besser gegenüber Imipramin und Placebo. In Vergleichstudien von Fluvoxamin mit weiteren trizyklischen Antidepressiva wie Clomipramin, Amitriptylin und Desipramin fand sich hinsichtlich der antidepressiven Wirksamkeit kein signifikanter Unterschied zwischen den Substanzen.

Die zahlreichen placebokontrollierten Studien zu *Fluoxetin*, die in einem Übersichtsartikel von Hall (1988) zusammengefaßt wurden, können als Beleg für die Wirksamkeit dieser Substanz bei der Behandlung von Depressionen angesehen werden. In einer 6wöchigen multizentrischen Studie aus dem Jahre 1985 wurden über 700 Patienten, die die DSM-III Kriterien für eine depressive Erkrankung erfüllten, eingeschlossen. Als Referenzsubstanz diente erneut Imipramin (Dosierungsbereich 125–300 mg/die, n = 239 Patienten), in der Fluoxetin-Gruppe (Dosierung von 60–80 mg/die) wurden ebenfalls 239 Patienten randomisiert und 227 Patienten erhielten Placebo. Als Response-Kriterium wurde die Reduktion des HAM-D Scores um 50 % oder mehr definiert. Die Response-Rate betrug in der Fluoxetin-Gruppe 71 %, in der Imipramin-Gruppe 67 % und in der Placebo-Gruppe 38 % (Stark und Hardison, 1985; Cohn und Wilcox, 1985).

Für *Paroxetin* konnte in einer großen Zahl von kontrollierten Untersuchungen mit mehr als 4000 Patienten eine gute antidepressive Wirksamkeit gezeigt werden. Paroxetin erwies sich dabei gegenüber Placebo deutlich überlegen, gegenüber anderen Vergleichsubstanzen wie Imipramin, Amitriptylin, Doxepin und Clomipramin zeigte es eine gleichwertige Wirksamkeit (siehe Review Feighner und Boyer, 1992).

In mehr als 20 doppelblind durchgeführten kontrollierten Studien mit mehr als 12.000 Patienten konnte die Wirksamkeit von *Sertralin* in der Behandlung von depressiven Syndromen bei Dosierungen zwischen 50–200 mg/die klar nachwiesen werden. Erwähnenswert aufgrund der großen Patientenzahl ist die 6wöchige multizentrischen placebokontrollierte Studie von Fabre und Mitarbeitern (1995), im Rahmen derer 369 Patienten mit einer Major-Depression (nach DSM-III) und einem HAM-D Score von ≥ 22 untersucht wurden. Die Patienten wurden in 4 Gruppen aufgeteilt; eine Placebo-Gruppe (n = 91), und 3 Patientengruppen, die mit Sertralindosen von 50 mg/die (n = 95), 100 mg/die (n = 92) und 200 mg/die (n = 91) behandelt wurden. Alle Verum-Patientengruppen zeigten hinsichtlich der depressiven Symptomatik (HAM-D und CGI) eine signifikante Besserung gegenüber Placebo. In einer Reihe von Untersuchungen wurde Sertralin auch mit TZA (Amitriptylin, Clomipramin, Nortriptylin und Imipramin) hinsichtlich der antidepressiven Wirkung verglichen. Dabei war die Wirksamkeit von Sertralin vergleichbar mit der der Standardantidepressiva.

Eine Übersicht der placebokontrollierten Studien zur Wirksamkeit von *Citalopram* wurde von Montgomery und Djärv (1996) erstellt. In allen 9 placebokontrollierten Untersuchungen war Citalopram in den Dosierungen 20–60 mg/die signifikant besser als Placebo. In Vergleichsstudien zeigte Citalopram gegenüber trizyklischen Standardantidepressiva wie Imipramin und Amitriptylin eine gleichwertige antidepressive Wirkung (Bech und Cialdella, 1992).

Obwohl zahlreiche Untersuchungen die Wirksamkeit der einzelnen Serotonin-Wiederaufnahmehemmer eindrucksvoll belegen können, wird immer wieder die Auffassung vertreten, daß sie bei schweren Depressionen weniger wirksam sind als TZA. Anderson und Tomenson (1994) führten eine Metaanalyse von insgesamt 55 Vergleichsstudien durch, bei denen SSRI's gegen verschiedene trizyklische Antidepressiva, untersucht worden waren. Aus den Daten dieser verschiedenen Studien bildeten die Autoren Subgruppen und kamen zu dem Ergebnis, daß für die Subgruppe der Patienten mit einer schweren Depression (initialer HAM-D Score größer 26), die SSRI's tendenziell weniger wirksam waren als die entsprechenden trizyklischen Referenzsubstanzen. Das Ergebnis dieser Metaanalyse steht im Widerspruch zu mehreren Untersuchungen, in denen gezeigt werden konnte, daß SSRI's auch bei schweren, stationär zu behandelnden Depressionen gut wirksam sind (Tignol et al., 1992; Montgomery et al., 1994; Heiligenstein et al., 1994).

Wenig umstritten ist, daß die SSRI besser verträglich sind als die TZA, was mit einer besseren Compliance und deutlich weniger Behandlungsabbrüchen einhergeht. Dies geht aus einer Metaanalyse von Montgomery et al. (1994) hervor, in der anhand der Analyse von 42 Vergleichsstudien zwischen SSRI und TZA (durchgeführt mit über 2000 Patienten) eine aufgrund von Nebenwirkungen signifikant höhere Abbruchrate von 19% unter einer Behandlung mit TZAs vs. einer 15% Behandlungsabbruchrate unter SSRI ($p < 0{,}001$) gefunden wurde. Dieser Faktor dürfte bei der Behandlung ambulanter Patienten noch eine bedeutend größere Rolle spielen.

Insgesamt weisen die einzelnen SSRI's gegenüber der TZA ein günstiges Nebenwirkungsprofil auf. Relativ häufig treten Übelkeit, Erbrechen, Unruhe, Schlaflosigkeit, Kopfschmerzen und sexuelle Funktionsstörungen auf.

Das Auftreten von unerwünschten Wirkungen bei den einzelnen selektiven Serotonin-Wiederaufnahmehemmer ist meist dosisabhängig. Eine Zunahme der Nebenwirkungsrate kann bei gleichzeitiger Gabe anderer serotonerg wirksamer Substanzen wie z.B. Lithium oder Buspiron vorkommen. Darüber hinaus besteht hierbei die Gefahr eines Serotonin-Syndroms, charakterisiert durch Orientierungsstörungen, Agitiertheit, Myoklonien, Hyperreflexie, Schwindel, Hyperthermie, Schwitzen und Diarrhoe (Sternbach, 1991; Hegerl et al., 1998). Aus dem gleichen Grund ist eine Kombination von SSRI's und irreversiblen MAO-Hemmern (Tranylcypromin) kontraindiziert. SSRI beeinflussen in unterschiedlicher Weise die verschiedenen Cytochrom-P450-Isoenzyme. Hierdurch kann es zur Erhöhung der Plasmakonzentrationen anderer Psychopharmaka wie Neuroleptika (z.B. Clozapin, Haloperidol), TZA (z.B. Amitriptylin), Benzodiazepinen (z.B. Diazepam) oder Phasenprophylaktika (z.B. Carbamazepin) kommen. Gegebenenfalls sind Plasmaspiegelkontrollen vor allem der Trizyklika und Dosisreduktionen dieser Medikamente vorzunehmen.

Im Vergleich zu den TZA weisen die SSRI eine geringere Toxizität und eine große Überdosierungssicherheit auf. In Anbetracht des hohen Suizidrisikos depressiver Erkrankungen ist dies ein gewichtiger Vorteil der SSRI (Kasper und Möller, 1995). Bei TZA kann bereits eine gesammelte Wochendosis bei Einmaleinnahme in suizidaler Absicht letal sein. Aufgrund der nahezu fehlenden anticholinergen Nebenwirkungen sind die SSRI's besonders in der Behandlung depressiver Syndrome bei älteren Patienten, bei Patienten mit kardiovaskulären Erkrankungen sowie bei Patienten mit dementiellen Prozessen geeignet. Darüberhinaus empfiehlt sich der Einsatz dieser Stoffgruppe bei depressiven Patienten, die zusätzlich eine Zwangssymptomatik aufweisen oder unter einem Übergewicht leiden. Gerade die Gewichtszunahme unter einer antidepressiven Behandlung mit TZA ist unserer Erfahrung nach eines der häufigsten Gründe für mangelnde Compliance und vorzeitigen Therapieabbruch vor allem bei Patientinnen. Die Medikamenten-Compliance ist aus gesundheitsökonomischen Gesichtspunkten ein nicht zu vernachlässigender Faktor, wenn man bedenkt, daß Incompliance eine häufige Ursache für „Therapieresistenz" ist. Die Kosten, die durch tatsächliche oder scheinbar therapieresistente Krankheitsverläufe entstehen, sind bei weitem höher als die im Vergleich zu TZA höheren Verschreibungskosten der SSRI's.

Tabelle 3. Selektive Serotonin-Wiederaufnahmehemmer

Präparat	Wirksubstanz	Dosierungbereich
Fluctin®	Fluoxetin	20–80 mg/die
Fevarin®	Fluvoxamin	50–300 mg/die
Seroxat®, Tagonis®	Paroxetin	20–60 mg/die
Cipramil®, Sepram®	Citalopram	20–60 mg/die
Zoloft®, Gladem®	Sertralin	50–200 mg/die

In Deutschland sind gegenwärtig zur Behandlung von depressiven Syndromen aus dieser Substanzklasse folgende Pharmaka zugelassen (Tabelle 3).

Zusammengefaßt ergibt sich, daß die selektiven Serotonin-Wiederaufnahmehemmer bei der Behandlung depressiver Syndrome eine gute Alternative zu den TZA darstellen und bei bestimmten Patientengruppen (z. B. ältere, demente Patienten, ambulante Patienten mit nicht auszuschließender Suizidalität) Mittel erster Wahl sind.

Selektive Serotonin und Noradrenalin Reuptake Inhibitoren (SNRI, „double-action")

Die Substanzen dieser Stoffgruppe werden auch als „double-action antidepressants" bezeichnet, weil sie sowohl die noradrenerge als auch die serotonerge Neurotransmission beeinflussen. Zu dieser Stoffgruppe werden das Venlafaxin (Trevilor®) und das Milnacipran (Ixel®) gezählt.

Die antidepressive Wirksamkeit von *Venlafaxin* (Trevilor®) ist in zahlreichen kontrollierten Untersuchungen bei mehr als 2000 Patienten mit einer Major Depression untersucht worden. Dabei konnte für Venlafaxin eine signifikante bessere Wirksamkeit im Vergleich zu Placebo und eine gleichwertige antidepressive Wirkung gegenüber den Referenzsubstanzen wie z. B. Imipramin, Clomipramin und Fluoxetin gezeigt werden (Feighner, 1994).

Die klinische Erfahrung mit Venlafaxin zeigt, daß bei dieser Substanz eine starke Dosis/Wirkungsbeziehung besteht. Erwähnenswert in diesem Zusammenhang sind die Untersuchungen von Kelsey (1996). In einer placebokontrollierten 6-wöchigen Studie wurden 60 Patienten, die die DSM-III-R Kriterien für eine Major-Depression (HAM-D Score >20) erfüllten, in 4 Gruppen aufgeteilt; eine Placebo-Gruppe (n = 16) und 3 Patientengruppen mit einer fixen Venlafaxin-Dosis von jeweils 75 mg, 150–225 mg und 300–375 mg/die. Die Besserung in den Gruppen mit der mittleren und höheren Venlafaxin Dosis war signifikant größer gegenüber Placebo und der Gruppe der niedrigen Venlafaxin-Dosis. Dieses Ergebnis einer Wirkungsverbesserung bei höheren Venlafaxin-Dosen wurde in einer Nachfolgeuntersuchung von Kelsey bei einer größeren Patientenzahl (im ambulanten Behandlungssetting) bestätigt. Interessant war hierbei, daß bei niedriger Dosierung Übelkeit als häufigste Nebenwirkung genannt wurde, während in höheren Dosen Mundtrockenheit, Müdigkeit und Schwitzen am häufigsten vorkamen. Wie aus einer Metaanalyse von Rudolph et al. (1996) hervorgeht, ist Venlafaxin sehr gut verträglich und zeigt gegenüber den TZA eine geringere Nebenwirkungsrate (vorallem hinsichtlich der anticholinergen Nebenwirkungen).

Bei ambulanten Patienten beträgt die empfohlene Initialdosis 75 mg/die auf zwei Einzelgaben verteilt (2 x 37,5 mg). Die Dosis kann nach Bedarf auf 150 mg/die gesteigert werden (2 x 75 mg/die). Bei stationären Patienten kann die empfohlene Anfangsdosis in Abhängigkeit von der Verträglichkeit 150 mg täglich betragen. Diese Tagesdosis sollte dann um 75 mg alle zwei oder drei Tage erhöht werden, bis die gewünschte Wirksamkeit erreicht ist. Die größte empfohlene Tagesdosis beträgt 375 mg/die (5 x 75 mg/die).

Aufgrund der geringen Toxizität, der großen Überdosierungssicherheit sowie der guten Wirksamkeit sowohl bei agitierten als auch gehemmten Depressionen ist Venlafaxin zur antidepressiven Behandlung gut geeignet.

Das *Milnacipran* (Ixel®) erwies sich ebenfalls in placebokontrollierten Untersuchungen als eine gut antidepressiv wirksame Substanz bei schwer depressiven, hospitalisierten Patienten (siehe Überblick Puech et al., 1997). Der wirksame Dosisbereich lag bei 50–100 mg/die. In den wenigen Vergleichsstudien fand sich für Milnacipran eine sowohl den TZA's (Amitriptylin, Imipramin) als auch den SSRI's (Fluoxetin, Fluvoxamin) vergleichbare antidepressive Wirkung (Kasper et al., 1996; Lopez-Ibor et al., 1996). Die unter Milnacipran am häufigsten genannten unerwünschten Wirkungen waren Übelkeit, Schwitzen, Ängstlichkeit, Hitzewallungen und Dysurie. Insgesamt war das Milnacipran in den Vergleichsstudien ähnlich wie die SSRI's verträglicher als die TZA's (Puech et al., 1997).

Noradrenerge Spezifische Serotonerge Antidepressiva (NaSSA)

Als ein **No**r**a**drenerges **S**pezifisches **S**erotonerges **A**ntidepressivum (NaSSA) gilt *Mirtazapin* (Remergil®).

In vitro Studien zeigten, daß Mirtazapin nicht die Noradrenalin-Wiederaufnahme hemmt, sondern bevorzugt die präsynaptischen noradrenergen α_2-Auto-und Heterorezeptoren blockiert, die die Serotonin- und Noradrenalin-Freisetzung beeinflussen. Mirtazapin hat eine 10fach höhere Affinität für diese zentralen α_2-Autorezeptoren als für die peripheren präsynaptischen α_2-Autorezeptoren oder die zentralen postsynaptischen Autorezeptoren. Darüber hinaus hat Mirtazapin eine 30fach höhere Affinität zu den o. g. α_2-Autorezeptoren als zu den zentralen und peripheren α_1-Adrenorezeptoren. Gezeigt werden konnte auch, daß Mirtazapin eine hohe Affinität zu 5-HT_2-Rezeptoren und 5-HT_3-Rezeptoren hat, eine niedrigere Affinität jedoch zu den 5HT_1-Rezeptoren.

Zusammengefaßt ist Mirtazapin ein selektiver α_2-adrenerger Rezeptor-Antagonist, was zu einer Erhöhung der noradrenergen Feuerrate und Erhöhung der Noradrenalin-Freisetzung führt. Dies führt wiederum hinsichtlich des serotonergen Systems zu einer erhöhten serotonergen Feuerrate und schließlich zu einer Förderung der Serotonin-Freisetzung. Mirtazapin hat ein niedrige Affinität zu den Muskarin-, Cholin- und Dopaminrezeptoren, eine hohe Affinität jedoch zu Histamin-Rezeptoren.

Die Wirksamkeit von Mirtazapin bei der Behandlung von Depressionen ist sowohl in placebokontrollierten Studien als auch im Rahmen von Vergleichsstudien (z.B. versus Amitriptylin, Clomipramin, Doxepin) untersucht worden. In einer Metaanalyse von Kasper (1995), für die 5 placebokontrollierte Studien herangezogen wurden, erwies sich Mirtazapin dem Placebo signifikant überlegen ($p < 0{,}001$). Eingeschlossen waren fast 500 depressive Patienten, die anhand des HAM-D ein mittelgradig ausgeprägtes depressives Syndrom (17-item HAM-D: 18–24) oder eine schwere Depression (HAM-D: >25) aufwiesen. Die Studiendauer lag bei 6 Wochen (lediglich bei einer englischen Studie betrug sie 5 Wochen). Die Dosierungen von Mirtazapin bewegten sich in den verschiedenen Untersuchungen zwischen 5–35 mg/die. Neben der signifikanten Stimmungsverbesserung (anhand der HAM-D) konnte bei den mit Mirtazapin behandelten Patienten eine Besserung des Antriebes, des Schlafs sowie der Konzentration beobachtet werden. Zusammengefaßt lag die Response-Rate unter Mirtazapin bei 51 %, die Placebo-Response betrug 33 %.

In den ebenfalls placebokontrollierten Vergleichsstudien in denen Amitriptylin die Referenzsubstanz war, wurden insgesamt 732 Patienten untersucht. Von diesen erhielten 364 Mirtazapin (Dosisrange 5–60 mg) und 368 Amitriptylin (Dosierungsbereich 40–280 mg/die). 55 % der mit Mirtazapin behandelten Patienten und 56 % der Amitriptylin behandelten Patienten wiesen eine schwere depressive Symptomatik (HAM-D>25) auf. Der Rest zeigte eine mittelgradig ausgeprägte Depression. Hinsichtlich der Wirksamkeit fand sich zwischen den beiden aktiven Substanzen kein signifikanter Unterschied. Die Responserate war in der Mirtazapin-Gruppe 61,3 %, in der Amitriptylin-Gruppe 63,9 %. Aufgrund der Subgruppen-Analyse („pooled data“) kommt Kasper zu dem Ergebnis, daß Mirtazapin auch bei der Behandlung schwerer depressiver Syndrome gut geeignet ist.

Mirtazapin wird insgesamt als gut verträglich und nebenwirkungsarm eingeschätzt. Die im Vergleich zu Placebo häufiger aufgetretenen Nebenwirkungen waren Mundtrockenheit, Müdigkeit, Appetitsteigerung und Gewichtszunahme. Im Vergleich zu Amitriptylin traten unter Mirtazapin weniger Mundtrockenheit, Obstipation, Akkomodationsstörungen, Tremor und Schwindel auf (Metaanalyse Montgomery, 1995).

Die Behandlung mit Mirtazapin sollte mit 15 mg/die begonnen werden und kann schrittweise auf 45 mg/die erhöht werden. In Einzelfällen kann die Dosis bis auf 60 mg gesteigert werden. Vorzugsweise sollte die Einnahme als Einmaldosis am Abend vor dem Schlafgehen erfolgen. Die gesamte Tagesdosis kann aber auch in 2 Einzeldosen am Morgen und am Abend eingenommen werden.

Triazolopyridine

Nefazodon (Nefadar®) ist ein neues vor kurzem zugelassenes Antidepressivum, welches aufgrund seines Wirkmechanismus auch als DSA (duales serotonerges Antidepressivum bezeichnet) wird. Die antidepressive Wirkung von Nefazodon beruht vermutlich in erster Linie auf der postsynaptischen Blockade der 5-HT_2-Rezeptoren und damit auf der Verbesserung (Stimulation) der 5-HT_{1A}-vermittelten Neurotransmission sowie auf der präsynaptischen Hemmung der Serotonin-Wiederaufnahme. Cholinerge, histaminerge, α_2-und β-adrenerge, dopaminerge und Benzodiazepin-Rezeptoren bleiben von Nefazodon unbeeinflußt. Nefadar hat eine kurze Halbwertszeit (11–24 Stunden) und wird hauptsächlich renal eliminiert (nur zu 20–30 % hepatisch metabolisiert).

Die klinische Wirksamkeit von Nefazodon wurde in zahlreichen kontrollierten Studien untersucht. Nefazodon erwies dabei gegenüber Placebo signifikant überlegen. Wie aus der Metaanalyse von Marcus et al. (1996) hervorgeht, ist Nefazodon in höheren Dosierungen (ab 600 mg/die) bei schweren Depressionen (HAM-D $\geq$24 und CGI $\geq$5) dem Imipramin ebenbürtig. Die Responserate war unter Nefazodon 58 %, unter Imipramin 60 % (Placebo-Response betrug 41 %). Auch im Vergleich mit SSRI wie Paroxetin (Baldwin et al., 1996) oder Sertralin (Feiger et al., 1996) zeigte Nefazodon eine gleichwertige therapeutische Wirksamkeit. Ebenfalls fand sich kein signifikanter Unterschied zwischen den vergleichenden Substanzen hinsichtlich der Nebenwirkungsraten (Nef: 14 % vs Par: 13 %). Unter Nefazodon traten seltener Unruhezustände, Schlafstörungen, Ängstlichkeit, sexuelle Funktionsstörungen und Diarrhoen als unter SSRI auf.

Im Vergleich zu Imipramin kam es unter Nefazodon seltener zu orthostatischer Dysregulation, Tremor, Schwitzen, und Obstipation (Nef: 12 %, Imi: 22 %). Häufigste Nebenwirkungen von Nefazodon sind laut der Metaanalyse von Robinson et al. (1996) Übelkeit, Sedierung (Müdigkeit), Schwindel und Mundtrockenheit. Die schlaffördernde Wirkung von Nefazodon scheint einmal durch die geringere Serotonin-Wiederaufnahmehemmung im Vergleich zu den SSRI, zum zweiten durch die Beeinflussung der α_2-Rezeptoren bedingt zu sein. Auch sexuelle Funktionsstörungen scheinen bei Nefazodon seltener als TZAs und SSRIs zu sein.

Die Behandlung mit Nefazodon sollte mit 2 × 100 begonnen werden, nach etwa einer Woche kann dann auf 2 × 200 mg/die erhöht werden. Bei schweren Depressionen sind Dosiserhöhungen bis 600 mg/die vertretbar. Klagen die Patienten über Müdigkeit, empfiehlt sich eine Aufteilung der Tagesdosis auf $^1/_3$ morgens und $^2/_3$ abends. Bei älteren Patienten sollte die Behandlung mit einer niedrigeren Dosis (2 × 50 mg/die) beginnen. Die Ziel-Dosis liegt auch hier bei ca. 400 mg/die.

Im Bezug auf Arzneimittel-Interaktionen ist unter Nefazodon eine gleichzeitige Gabe von SSRI und/oder MAO-Hemmer (Serotonin-Syndrom) kontraindiziert. Bei Umstellung von MAO-Hemmern auf Nefazodon sollte ein Sicherheitsabstand von 2 Wochen, bei Umstellung von SSRI auf Nefazodon ein Abstand von einer Woche eingehalten werden. Patienten mit Carbamazepin benötigen evtl. eine höhere Nefazodon-Dosis, da in diesem Fall Nefazodon stärker abgebaut wird. Nefazodon selbst ist ein Inhibitor des P450 (3A4) Systems, so daß bei gleichzeitiger Gabe von Benzodiazepinen wie Alprazolam (Tafil) oder Neuroleptika wie Haloperidol diese niedriger dosiert werden müssen.

Selektive Noradrenalin-Reuptake-Inhibitoren (NARIS)

Erster Vertreter dieser Stoffgruppe ist *Reboxetin* (Edronax®), eine neue chemische Substanz, für die in pharmakologischen und biochemischen Studien eine antidepressive Wirksamkeit gezeigt werden konnte. Reboxetin erwies sich in präklinischen Studien als potenter und hochselektiver Noradrenalin-Wiederaufnahmehemmer. Im Tierexperiment an Ratten wurde zudem eine Noradrenalin-Wiederaufnahmehemmung bereits nach Einmalgabe beobachtet, die der trizyklischen Antidepressiva nach Mehrfachgabe entsprach (Riva et al., 1989).

In mehr als acht klinischen Studien mit über 2000 Patienten konnte die Wirksamkeit von Reboxetin sowohl unter placebokontrollierten Studienbedingungen als auch im Rahmen von Vergleichsstudien (z. B. versus Imipramin, Fluoxetin) belegt werden (siehe Überblick Montgomery, 1997). In einer placebokontrollierten, multizentrischen Doppelblindstudie an 256 Patienten mit einer Major Depression erwies sich Reboxetin (8–10 mg/die) nach einer sechswöchigen Behandlung dem Imipramin (150–200 mg/die) ebenbürtig (Berzewski et al., 1997). Die in dieser Studie am häufigsten unerwünschten Ereignisse, die wenigstens bei 5 % aller Patienten vorkamen, waren in der Reboxetin-Gruppe Mundtrockenheit, Kopfschmerzen, Übelkeit, Schwitzen, Hypotension, Schlaflosigkeit, Harnverhalt, Tremor. Im Vergleich zu Imipramin wurde Reboxetin jedoch insgesamt besser vertragen. Dieses Ergebnis wird durch einen Überblick der Untersuchungen zur Verträglichkeit von Reboxetin bestätigt (Mucci, 1997).

Schlußbemerkung

Bei Patienten mit depressiven Störungen spielt im Rahmen eines integrativen und jeweils individuell festzulegenden Therapiekonzeptes die Pharmakotherapie eine zentrale Rolle. Durch die Entwicklung neuerer Antidepressiva stehen uns Substanzen mit im Vergleich zu den TZA besseren Verträglichkeit, größeren Überdosierungssicherheit und leichteren Handbarkeit zur Verfügung. Die Auswahl der jeweils optimalen Substanz aus der rasch wachsenden Palette an Substanzgruppen hat sich jedoch nicht vereinfacht und ist eine anspruchsvolle ärztliche Aufgabe.

Literatur

Anderson IM, Tomenson BM (1994) The efficacy of selective serotonin re-uptake inhibitors in depression: a meta-analysis of studies against tricyclic antidepressants. J Psychopharmacol 8: 238–249.

Baldwin DS, Hawley CJ, Abed RT, Maragakis BP, Cox J, Buckingham SA, Pover GH, Ascher A (1996) A multicenter double-blind comparison of nefazodone and paroxetine in the treatment of outpatients with moderate-to-severe depression. J Clin Psychiatry 57 [Suppl 2]: 46–52

Bech P, Cialdella P (1992) Citalopram in depression-meta-analysis of intended and unintended effects. Int Clin Psychopharmacol 6 [Suppl 5]: 45–54

Berzewski H, Van Moffaert M, Gagiano CA (1997) Efficaca and tolerability of reboxetine compared with imipramine in a double-blind study in patients suffering from major depressive episodes. Eur Neuropsychopharmacol 7 [Suppl 1]: 37–47

Boyer WF, Feighner JP (1992) An overview of paroxetine. J Clin Psychiatry 53 [Suppl 2]: 3–6

Cohn JB, Wilcox C (1985) A comparison of fluoxetine, imipramine, and placebo in patients with major depressive disorder. J Clin Psychiatry 46: 26–31

Fabre LF, Abuzzahab FS, Amin M, Claghorn JL, Mendels J, Petrie WM, Small JG (1995) Sertraline safety and efficacy in major depression: a double-blind fixed-dose comparison with placebo. Biol Psychiatry 38: 592–602

Feiger A, Kiev A, Shrivastava RK, Wisselink PG, Wilcox CS (1996) Nefazodone versus sertraline in outpatients with major depression: focus on efficacy, tolerability, and effects on sexual function and satisfaction. J Clin Psychiatry 57 [Suppl 2]: 53–62

Feighner JP (1994) The role of venlafaxine in rational antidepressant therapy. J Clin Psychiatry 55: 62–68

Feighner JP, Boyer WF, Meredith CH, Hendrickson G (1989) A placebo-controlled inpatient comparison of fluvoxamine maleate and imipramine in major depression. Int Clin Psychopharmacol 4: 239–244

Gardier AM, Malagié I, Trillat AC, Jacquot C, Artigas F (1996) Role of 5-HT1a autoreceptors in the mechanism of action of serotonergic antidepressant drugs: recent findings from in vivo microdialysis studies. Fundam Clin Pharmacol 10: 16–27

Goodwin GM, Edin FR (1996) How do antidepressants affect serotonin receptors? The role of serotonin receptors in the therapeutic and side effect profile of the SSRIs. J Clin Psychiatry 57 [Suppl 4]: 9–13

Hall J (1988) Fluoxetine: efficacy against placebo and by dose – an overview. Br J Psychiatry 153 [Suppl 3]: 59–63

Hegerl U, Bottlender R, Gallinat J, Kuss HJ, Ackenheil M, Möller HJ (1998) The serotonin syndrome scale: first results on validity. Eur Arch Psychiatry Clin Neurosci 248: 96–103

Heiligenstein JH, Tollefson GD, Faries DE (1994) Response patterns of depressed outpatients with and without melancholia: a double-blind, placebo-controlled trial of fluoxetine versus placebo. J Affect Disord 30: 163–173

Kasper S (1995) Clinical efficacy of mirtazapine: a review of meta-analyses of pooled data. Int Clin Psychopharmacol 10 [Suppl 4]: 25–35

Kasper S, Möller HJ (1995) Antidepressive Psychopharmakotherapie. Dtsch Ärzteblatt 92: 428–434

Kasper S, Pletan Y, Solles A, Tournoux A (1996) Comparative studies with milnacipran and tricyclic antidepressants in the treatment of patients with major depression: a summary of clinical trial results. Int Clin Psychopharmacol 11 [Suppl 4]: 35–39

Kelsey JE (1996) Dose-response relationship with venlafaxine. J Clin Psychopharmacol 16 [Suppl 2]: 21–28

Lane R, Baldwin D, Preskorn S (1995) The SSRIs: advantages, disadvantages and differences. J Psychopharmacol 9: 163–178

Lopez-Ibor J, Guelfi JD, Pletan Y, Tournoux A, Prost JF (1996) Milnacipran and selective reuptake inhibitors in major depression. Int Clin Psychopharmacol 11 [Suppl 4]: 41–46

Marcus RN, Mendels J (1996) Nefazodone in the treatment of severe, melancholic, and recurrent depression. J Clin Psychiaty 57: 19–23

Montgomery SA (1995) Safety of mirtazapine: a review. Int Clin Psychopharmacol 10 [Suppl 4]: 37–45

Montgomery SA (1997) Reboxetine: additional benefits to the depressed patient. J Psychopharmacol 11 [Suppl 4]: 9–15

Montgomery SA, Djärv L (1996) The antidepressant efficacy of citalopram. Int Clin Psychopharmacol 11 [Suppl 1]: 29–33

Montgomery SA, Henry JA, McDonald G, Dinan T, Lader M, Hindmarch I, Clare A, Nutt D, (1994) Selective serotonin reuptake inhibitors-meta-analysis of discontinuation rates. Int Clin Psychopharmacol 9: 47–53

Mucci M (1997) Reboxetine: a review of antidepressant tolerabilty. J Psychopharmacol 11 [Suppl 4]: 33–37

Puech A, Montgomery SA, Prost JF, Solles A, Briley M (1997) Milnacipran, a new serotonin and noradrenaline reuptake inhibitor: an overview of its antidepressant activity and clinical tolerability. Int Clin Psychopharmacol 12: 99–108

Riva M, Brunello N, Rovescalli AC, Galimberti R, Carfagna N, Carminati P, Pozzi O, Ricciardi S, Roncucci R, Rossi A, Racagni G (1989) Effect of reboxetine, a new antidepressant drug, on the central noradrenergic system: behavioural and biochemical studies. J Drug Dev 1: 243–253

Robinson DS, Roberts DL, Smith JM, Stringfellow JC, Kaplita SB, Seminara JA, Marcus RN (1996) The safety profile of nefazodone. J Clin Psychiatry 57 [Suppl 2]: 31–38

Rudolph RL, Derivan AT (1996) The safety and tolerability of venlafaxine hydrochloride: analysis of the clinical trials database. J Clin Psychopharmacol 16 [Suppl 2]: 54–61

Stark P, Hardison CD (1985) A review of multicenter controlled studies of fluoxetine vs. imipramine and placebo in outpatients with major depressive disorder. J Clin Psychiatry 46: 53–58

Sternbach H (1991) The serotonin syndrome. Am J Psychiatry 148: 705–713

Tignol J, Stoker MJ, Dunbar GC (1992) Paroxetine in the treatment of melancholia and severe depression. Int Clin Psychopharmacol 7: 91–94

Ware MR (1997) Fluvoxamine: a review of the controlled trials in depression. J Clin Psychiatry 58 [Suppl 5]: 15–23

Therapieresistente Depressionen – ein therapeutisches Dilemma?

U. Bailer und **S. Kasper**

Einleitung

Antidepressiva haben in der Behandlung endogener Depressionen eine hohe Wirksamkeit. Trotzdem zeigt die Erfahrung, daß nach einem ersten Behandlungsversuch etwa $^1/_3$ der Patienten nicht ausreichend ansprechen. Von Therapieresistenz spricht man allerdings im allgemeinen erst dann, wenn zwei aufeinanderfolgende Monotherapien mit pharmakologisch möglichst differenten Antidepressiva in ausreichender Dosierung und Dauer keine oder nur eine ungenügende Minderung der Depression bewirken. Dies trifft immerhin noch für 15–20% der depressiven Patienten zu (Helmchen, 1990). Es handelt sich dabei um eine klinisch pragmatische Definition von Therapierefraktärität, die darauf abzielt, daß die Behandlung entsprechend üblicher Qualitätsstandards erfolgt (ausreichende Dosierung und Therapiedauer), wobei aber hinsichtlich der „ausreichenden Dosierung" und „ausreichenden Therapiedauer" durchaus unterschiedliche Positionen bezogen werden können. So wird die Dosierung von Trizyklika kontrovers diskutiert; man denke z. B. an die unterschiedlichen Vorstellungen bzgl. der adäquaten Dosierung von Trizyklika in den USA (bis zu 300 mg) und in Europa (150 mg). Gleiches gilt bzgl. der Therapiedauer. Während in den früheren klinischen Phase-III-Prüfungen zur Evaluation von Antidepressiva in der Regel 4 Wochen als ausreichende Therapiedauer angesehen wurden, um die Wirksamkeit des Antidepressivums beurteilen zu können, wird heute die Phase-III-Prüfung der Antidepressiva meistens auf 6 oder gar 8 Wochen Therapie angelegt. Auch die Regel, daß man 2 verschiedene Antidepressiva mit unterschiedlichen Wirkungsschwerpunkten sequentiell anwenden soll, kann als klinischer Qualitätsstandard hinterfragt werden, da bisher nicht ausreichend empirisch bewiesen ist, daß diese Strategie wirklich zu einer Verbesserung des Therapieerfolges führt. Immerhin gibt es aber eine Reihe von empirischen Evidenzen in diese Richtung (Schmauß et al., 1990).

In der Regel gehören Patienten, die auf das erste bzw. zweite Antidepressivum refraktär sind, in die Behandlung eines Nervenarztes, da nichtpsychiatrische Ärzte meist nicht ausreichende Erfahrung haben mit der Fülle der bei diesen Patienten im weiteren Verlauf zu beachtenden diagnostischen und therapeutischen Aspekte. Auch muß bei diesen Patienten mit besonderer Sorgfalt immer wieder die Problematik der Suizidalität beachtet werden, da unter den verschiedenen, im Zuge der Weiterbehandlung erfolgenden medikamentösen Strategien und mit zunehmender Chronifizierung der Depression und dadurch wachsender Hoffnungslosigkeit der Patienten suizidale Tendenzen erheblich schwanken und ggf. in der Intensität zunehmen (Möller, 1991a).

Es ist zu beachten, daß bei vielen als therapieresistent eingestuften Patienten oft nur eine Pseudotherapieresistenz vorliegt, z. B. bei unzureichender Dosis bzw. zu kurzer Dauer der antidepressiven Medikation, nicht entsprechender Diagnose oder diagnostischen Besonderheiten (psychiatrische oder körperliche Begleiterkrankungen, bestimmte Subtypen der Depression, Persönlichkeitssstörungen etc.). Sehr häufig ist eine mangelnde Compliance Ursache der Pseudotherapieresistenz: In Studien mit ambulanten Patienten konnte gezeigt werden, daß nur etwa die Hälfte der Patienten ihre Medikamente in der vom behandelnden Arzt vorgeschriebenen Dosierung auch regelmäßig einnahmen. Aufklärung über Erkrankung und Behandlungsmöglichkeiten und im besonderen eine wohldosierte Information über Wirkungen und Nebenwirkungen der Antidepressiva sollten daher einen hohen Stellenwert im Behandlungsplan haben.

Als Strategie bei therapieresistenter Depression empfiehlt sich eine systematische und umfassende Erhebung der Diagnose (Differenzierung der verschiedenen Subtypen einer Depression, psychiatrische und somatische Komorbidität), der Compliance sowie einer genauen Behandlungsanamnese. An therapeutischen Optionen stehen neben der Optimierung der laufenden antidepressiven Behandlung (Dosierung, Dauer) vor allem ein Wechsel auf ein anderes Antidepressivum sowie Erweiterungsstrategien (Augmentation) neben anderen Möglichkeiten zur Verfügung.

In einem ersten Schritt sollte die Adäquatheit der bisherigen Behandlung geprüft werden.

Diagnose

Subtypen der Depression

Hauptindikation für Antidepressiva sind endogene Depressionen. Der melancholische (endogene) Subtyp der Depression spricht besonders gut auf Antidepressiva an. Hier gibt es nur sehr niedrige Placebo-Response-Raten. Bei wahnhafter Depression empfiehlt sich eine Kombinationsbehandlung von Antidepressiva mit Neuroleptika oder eine Elektrokrampftherapie. Bei atypischen Depressionen (meist mit Schlafverlängerung, Appetitvermehrung und erhaltener Affizierbarkeit) sind MAO-Hemmer den trizyklischen

Antidepressiva überlegen. Bei bipolaren Depressionen sind trizyklische Antidepressiva alleine nicht günstig (können manische Phasen auslösen, können Zyklusfrequenz erhöhen), hier empfiehlt sich die Kombination eines Antidepressivums mit Lithiumsalzen.

Einzelmerkmale

Zahlreiche Studien zur Prognostik des Ansprechens auf Antidepressiva auf der Basis von psychopathologischen und anamnestischen Merkmalen wurden durchgeführt, größtenteils an Stichproben von endogen Depressiven oder an nosologisch gemischten Stichproben mit schwerergradigen Depressionszuständen. Die Ergebnisse sind in vielen Detailaspekten außerordentlich heterogen, mit relativer Konsistenz wurden folgende Merkmale als relevant für ein eher schlechtes Ansprechen auf Antidepressiva beschrieben (Woggon, 1980, 1983; Möller et al., 1987): Fehlen von Vitalstörungen, wahnhafte Symptomatik, schlechte soziale Adaptation, neurotische Züge der Primärpersönlichkeit, viele vorhergehende Episoden, Nichtansprechen auf Antidepressiva in früheren Behandlungen, Chronifizierung der depressiven Symptomatik, schwache Ausprägung der depressiven Symptomatik, unzureichende Besserung in den ersten 10–20 Tagen der Antidepressivabehandlung.

Folgene Merkmale sind mit guter Therapieansprechbarkeit verbunden: Durchschlafstörungen und vorzeitiges Erwachen, Appetitlosigkeit und Gewichtsverlust, Zugehörigkeit zu sozialer Oberschicht.

Psychiatrische und körperliche Begleiterkrankungen

Depressive Störungen können mit einer Reihe von anderen psychiatrischen Erkrankungen einhergehen, die auch einer speziellen Therapie bedürfen. Am häufigsten spielen wohl Alkohol-, Medikamenten- und Drogenmißbrauch eine Rolle (die Behandlung von Abstinenzsyndromen muß der Depressionsbehandlung vorgezogen werden), dysthyme Störungen (früher: neurotische Depression), bei denen eine entsprechende Psychotherapie überlegt werden muß. Zwangserkrankungen sind oft eng mit depressiven Störungen vergesellschaftet, hier sind Serotonin-Reuptake-Hemmer als Mittel erster Wahl neben psychotherapeutischen Verfahren zu empfehlen. Bleiben solche somatischen oder psychiatrischen Begleiterkrankungen unerkannt, so kann dies zu einer Therapieresistenz auf Antidepressiva führen (Nierenberg und Amsterdam, 1990).

Neben den psychiatrischen Begleiterkrankungen sollte man auch auf die körperlichen Erkrankungen achten, die zusammen mit einer Depression auftreten und den Behandlungserfolg beeinflussen können. Annähernd 20 % der organisch kranken Patienten leiden auch an einer depressiven Erkrankung, die oft nicht entdeckt und behandelt wird (Koenig et al., 1988). Die Depression kann dabei in vier ätiologische Kategorien eingeordnet werden:

1. Die Depression kann sich in Form der physischen Symptome der Krankheit manifestieren (larvierte Depression).
2. Die Depression kann sekundär oder reaktiv auf die organische Begleiterkrankung auftreten. Dabei hat sich gezeigt, daß Patienten mit einer sekundären Depression weniger adäquat behandelt werden bezüglich ihrer Depression als primär depressive Patienten; zusätzlich ist eine adäquate Behandlung bei Patienten mit einer primären Depression in der Regel mit einer Remission der depressiven Symptomatik verbunden, während dies bei Patienten mit einer sekundären Depression nicht immer der Fall ist (Black et al., 1987).
3. Es kann sich um eine Koinzidenz von physischer Erkrankung und Depression handeln.
4. Die physischen Symptome einer organischen Erkrankung können eine Depression nachahmen (Hollister, 1983).

Depressionen, die im Zusammenhang mit organischen Erkrankungen auftreten, sind schwer zu diagnostizieren und zu behandeln und erweisen sich oft als therapieresistent. Die Diagnose der Depression ist deshalb kompliziert, weil sich die vegetativen Symptome der Depression (Schlafstörungen, Appetitlosigkeit etc.) mit den körperlichen Prozessen der Begleiterkrankung vermischen (Popkin et al., 1985). Umgekehrt klagen Patienten, mit einer primären Depression oft nicht über ihre depressive Stimmung, sondern konzentrieren sich auf ihre somatischen Beschwerden, wie Schmerz, Müdigkeit etc. und erscheinen deshalb so, als würden sie an einer körperlichen Krankheit leiden (Keller, 1990). Es ist deshalb wichtig, daß der behandelnde Arzt sich darüber im Klaren ist, ob der Depression ein bestimmtes Krankheitssyndrom oder bestimmte Medikamente vorausgingen oder ob die Depression eine Reaktion auf die durch die körperliche Krankheit verursachte Behinderung bzw. Beeinträchtigung darstellt. Es wurde z. B. festgestellt, daß Patienten mit Pankreaskarzinom, einer Chorea Huntington-Erkrankung und Morbus Parkinson als Erstsymptom ihrer Erkrankung eine Depression aufweisen. Andere körperliche Krankheiten, die ähnliche Symptome aufweisen wie Depressionen, sind Hypothyreose, Hypoadrenalismus, Krebserkrankungen und Schlafstörungen. Nelsen und Dunner (1993) nennen weiter Vitaminmangel (B12, B3 usw.), Mineraltoxizität, Urämie, medikamenteninduzierte Depressionen (Antihypertensiva, Steroide, Sedativa und Hypnotika), Stoffwechselerkrankungen (M. Addison, M. Cushing) und virale Infektionen, die allesamt eine Depression nachahmen können.

Ausreichende Dosierung / Plasmaspiegel / Infusionstherapie

Sprechen Patienten auf eine *adäquate Antidepressivadosierung* (entsprechend 150 mg Imipramin täglich) nicht an, so ist eine Steigerung der Dosierung auf Tagesdosen entsprechend 150–300 mg Imipramin gerechtfertigt. Es ist daran zu denken, daß die Resorption und/oder der spezifische Metabolismus einzelner Patienten einen ausreichenden Blutspiegel bzw.

eine ausreichende Konzentration der Wirksubstanz am Rezeptor verhindern können. Eine Reihe von klinischen Studien der letzten Zeit haben Zweifel darüber entstehen lassen, daß die üblichen oralen Tagesdosen von z. B. 150 mg Imipramin stets ausreichend sind. Im Gegensatz zu der eher konservativen Dosierung in Europa werden daher Antidepressiva in den USA häufig viel höher dosiert, z. B. in der Größenordnung von 300 mg Tagesdosis für ein Trizyklikum (Laux, 1990). Einen Überblick über die bei TRD empfohlenen Dosierungen bei einer Auswahl derzeit im Handel befindlicher Antidepressiva zeigt Tabelle 1.

Bei Nichtansprechen auf eine konventionelle Antidepressivabehandlung sollten unbedingt *Plasmaspiegelbestimmungen* durchgeführt werden, da in verschiedenen Studien gezeigt werden konnte, daß die übliche Ansprechrate von trizyklischen Antidepressiva in der Größenordnung von

Tabelle 1. Antidepressiva und ihre Dosierung bei therapieresistenter Depression (TRD)

Genericum	Dosierung bei TRD
Klassische trizyklische Antidepressiva (TCA)	
Clomipramin	mind. 250 mg/die
Amitriptylin	mind. 250 mg/die
Doxepin	mind. 250 mg/die
Dibenzepin	mind. 720 mg/die
Desipramin	mind. 250 mg/die
Imipramin	mind. 250 mg/die
Nortryptiin	mind. 250 mg/die
Tetrazyklische Antidepressiva	
Maprotilin	mind. 200 mg/die
Mianserin	mind. 120 mg/die
Andere Antidepressiva	
Trazodon	mind. 600 mg/die
Reversible Hemmer der MAO-A	
Moclobemid	mind. 600 mg/die
Selektive Hemmer des Serotonintransports	
Fluvoxamin	mind. 400 mg/die
Fluoxetin	mind. 40 mg/die
Citalopram	mind. 60 mg/die
Paroxetin	mind. 60 mg/die
Sertralin	mind. 150 mg/die
Noradrenerge und spezifisch serotonerge Antidepressiva	
Mirtazapin	mind. 60 mg/die
Duales serotonerges Antidepressivum	
Nefazodon	mind. 400 mg/die

60–65 % bei routinemäßiger Plasmaspiegelbestimmung auf 80–85 % gesteigert werden konnte. Für einige Substanzen liegen Spiegel-Wirkungs-Beziehungen im Sinne eines „therapeutischen Fensters“ oder einer „therapeutischen Schwelle“ oder eines „optimalen therapeutischen Bereichs“ vor. So zeigt sich für Imipramin ein rapider Anstieg in der Wirkung in einem Spiegelbereich zwischen 180 und 225 ng/ml, über 250 ng/ml kommt es zu keiner Erhöhung der Ansprechrate mehr, dafür aber zu einer Zunahme der Nebenwirkungen.

Zum Stellenwert einer Infusionstherapie mit antidepressiven Medikamenten ist zu sagen, daß ein therapeutischer Vorteil in den bisherigen kontrollierten Studien nicht gezeigt werden konnte. Pharmakokinetische Untersuchungen bei Clomipramin und Doxepin konnten belegen, daß mittels Infusionstherapie höhere Plasmakonzentrationen erreicht werden. Große praktische Bedeutung hat die Infusionstherapie heute vor allem bei Patienten mit Resorptionsstörungen, bei denen nicht mit der nötigen Sicherheit entsprechende Plasmaspiegel erreicht werden können.

Ausreichende Behandlungsdauer / Bedeutung von Nebenwirkungen

Abhängig von der Geschwindigkeit des Dosisanstiegs muß man 4–6 Wochen Behandlungsdauer abwarten, um die Wirksamkeit einer Therapie ausreichend beurteilen zu können (Baldessarini, 1980; Klein, 1980). Bei Auftreten von unerwünschten Arzneimittelwirkungen müssen allerdings auch nur 2 Wochen zur Beurteilung ausreichen. Nebenwirkungen sind oft auch ein Grund, die Dosis nicht zu erhöhen und damit können oft keine adäquaten Spiegel erreicht werden.

Die klinische Relevanz einer ausreichenden Behandlungsdauer wird dadurch deutlich: Zum einen will ein Arzt eine Behandlung, die bis dahin noch nicht zu Zeichen der Besserung geführt hat, nicht unnötig verlängern, zum anderen kann eine zu kurze Behandlung dem Patienten die Chance nehmen, doch noch auf die Behandlung anzusprechen und führt ihn möglicherweise in Richtung multipler medikamentöser Therapieansätze. Nelsen und Dunner (1993) schlagen deshalb vor, jedes antidepressive Medikament über 6 Wochen hin zu verabreichen, bevor man von Therapiemißerfolg spricht.

Wie bereits erwähnt sind oft auftretende Nebenwirkungen der Grund, warum keine adäquaten Plasmaspiegel erreicht werden. Es hat sich gezeigt, daß ungefähr bei 20 % der Patienten, die durch ihren behandelnden Arzt als therapieresistent eingestuft wurden, das Auftreten von unerwünschten Arzneimittelwirkungen, in Form von Unverträglichkeit gegenüber dem Antidepressivum, zu dieser Diagnose führte (Schatzberg et al., 1983). Bei einem Patient, der eine Behandlung nicht verträgt, werden die Kriterien für eine adäquate Behandlung im Sinne von Behandlungsdauer und Dosierung nur selten erfüllt. Schatzberg et al. (1983) fanden heraus, daß 92 % aller Behandlungen, die mit einer Unverträglichkeit einhergingen, inadäquat waren. Sie gaben deshalb zu bedenken, daß es vorschnell wäre, einen

Patienten, der inadäquat behandelt wurde, als therapieresistent zu bezeichnen, unabhängig davon ob Nebenwirkungen aufgetreten sind oder nicht.

Nebenwirkungen sind allerdings manchmal auch schwer von Depressionssymptomen zu unterscheiden (Unruhe) und manche Nebenwirkungen können durch Dosisreduktion nicht gebessert werden (Halpern und Glassman, 1990). Anticholinerge Nebenwirkungen der trizyklischen Antidepressiva können gelegentlich so ausgeprägt sein, daß die Therapie abgebrochen werden muß bzw. eine Umstellung auf Serotonin-Reuptake-Hemmer erfolgt. Andererseits kann bei Serotonin-Reuptake-Hemmern in seltenen Fällen eine Akathisie auftreten, die ebenfalls zu einem Absetzen führen kann (Lenz, 1993).

Therapiestrategien

Optimierung der laufenden antidepressiven Behandlung

Nach den vorhin genannten Grundsätzen sollte eine adäquate Dosierung mit adäquaten Blutspiegeln erreicht werden. Manchmal sind unkonventionell hohe Dosen notwendig und manchmal kann auch die Ausweitung der Behandlungsdauer von 4–6 Wochen auf 12 Wochen erfolgreich sein (Nierenberg, 1992).

Wechsel auf ein anderes Antidepressivum

Beim Wechsel auf ein anderes Antidepressivum stehen neben den klassischen „Breitband"antidepressiva, die sowohl noradrenerge als auch serotonerge und obendrein anticholinerge Potenzen haben, jetzt „spezifisch noradrenerge" bzw. „spezifisch serotonerge" Antidepressiva zur Verfügung, die meist keine anticholinerge Wirkung aufweisen. Es gibt aber bisher keine ausreichenden Hinweise dafür, daß einer dieser Antidepressivatypen bei gruppenstatistischer Betrachtungsweise in der Wirksamkeit überlegen ist (Möller, 1991b). Auch scheint noch nicht ausreichend belegt, ob das Nichtansprechen auf noradrenerge Antidepressiva mit einer größeren Wahrscheinlichkeit des Ansprechens auf spezifisch serotonerge Antidepressiva einhergeht bzw. vice versa (Möller, 1991b).

Üblicherweise wird die Behandlung entweder mit einem trizyklischen Antidepressivum oder Serotonin-Reuptake-Hemmer oder mit einem reversiblen selektiven Monoaminooxydase-Hemmer begonnen und bei Nichtansprechen auf eine der drei genannten Gruppen übergewechselt. Es ist dabei aber festzuhalten, daß einige empirische Befunde zwar die besondere Wirksamkeit einer sequentiellen Therapie von Antidepressiva mit unterschiedlichem biochemischen Wirkungsschwerpunkt belegen, andere Untersuchungen jedoch keinen besonders günstigen therapeutischen Effekt einer derartigen Behandlungsstrategie nachweisen (Schmauß et al., 1990). Trotz dieser unklaren Beweislage sollte in Fällen von Therapieresistenz von dieser Behandlungsmöglichkeit Gebrauch gemacht werden.

Unter dem Aspekt des Wechsels des Hauptmechanismus sind dabei auch Antidepressiva, die in ihrer Wirkungsweise von den klassischen Antidepressivawirkmechanismen abweichen, von Interesse für die Behandlung bisher therapieresistenter Fälle, z. B. Mianserin (präsynaptische Alpha-2-Rezeptorblockade), Trimipramin (prä- und postsynaptische Blockade dopaminerger Rezeptoren) u. a..

Kombinationsbehandlung mit Antidepressiva mit Lithium

Im Rahmen der Erweiterungsstrategien ist v.a. die Kombination von Antidepressiva mit Lithium zu nennen, da diese Behandlung Ansprechraten zwischen 30 und 65 % aufweist (Nierenberg, 1992), wobei meist innerhalb der ersten zwei Wochen eine Besserung zu verzeichnen ist. Lithium als Monotherapie scheint neben seinem rezidivprophylaktischen Effekt auch eine gewisse Wirksamkeit bei manifesten Depressionen zu haben. Von besonderem Interesse ist deshalb der Effekt von Lithium bei Antidepressivanonrespondern. Bei dieser Form der Augmentation ist mit einem sehr schnellen Wirkungseintritt zu rechnen, der von de Montigny et al. (1981) erstmals beschrieben wurde.

Es existieren nur sehr begrenzte Erfahrungen über die Konsequenzen des Absetzens des Lithium. Trotz Abbruchs der Lithiumzugabe nach Tagen bis Wochen blieb in Untersuchungen von de Montigny et al. (1981) bei der Mehrzahl der untersuchten Patienten die eingetretene Besserung bestehen. Dieser Befund ist ungewöhnlich; offenbar ist Lithium bei einem Teil der Patienten in der Lage, die Krankheitsphase definitiv zu beenden. Besteht eine Indikation zu einer Lithiumprophylaxe, soll Lithium unabhängig vom Erfolg der Lithiumzugabe fortgesetzt werden. Die Indikation zur Lithiumtherapie als Zugabe bei der Depressionsbehandlung und als Prophylaktikum sollen absolut unabhängig voneinander gestellt werden. Nach gegenwärtigem Wissen sagt die Wirksamkeit von Lithium als Zugabe nicht seine Effizienz als Prophylaktikum voraus und umgekehrt.

Kombinationsbehandlung mit Antidepressiva mit Schilddrüsenhormonen

Auch die Kombination eines Antidepressivums mit Schilddrüsenhormon ist bei auf Antidepressiva resistenten Patienten in über 20 – zur Hälfte kontrollierten – Studien in ihrer Wirksamkeit belegt worden (Kissling, 1990). In relativ niedriger Dosierung kann Schilddrüsenhormon als Zusatzmedikation zu trizyklischen Antidepressiva deren Wirkungseintritt beschleunigen bzw. bei ca 65 % der Trizyklikanonresponder noch eine Besserung herbeiführen (Goodwin et al., 1982). Die Dosierung beträgt 25 bis 50 mg T3 täglich (Kissling, 1990). Da der antidepressive Effekt dieser Behandlung in der Regel innerhalb der ersten 2–3 Wochen eintritt, kann sie bei unzureichendem Erfolg nach diesem Zeitraum wieder abgesetzt werden. Auch im Falle einer Remission der depressiven Symptomatik unter Schilddrüsenhormongabe kann nach 4–5 Wochen ein Absetzversuch unternommen werden, ohne daß ein Rezidiv zu erwarten ist. Klinisch relevante Nebenwirkungen sind unter der niederdosierten Schilddrüsenhormonzusatzmedikation nicht beobachtet worden.

Kombinationsbehandlung mit Antidepressiva mit MAO-Hemmern

Ursprünglich galt diese Kombination als kontraindiziert. Mit den reversiblen selektiven MAO-A-Hemmern (Moclobemid) ist allerdings die Verträglichkeit dieser Substanzen stark gestiegen und eine Kombinationsbehandlung kann problemlos durchgeführt werden. Ebenso sicher kann die Behandlung mit trizyklischen oder anderen Antidepressiva ohne therapiefreies Intervall mit Moclobemid fortgesetzt werden und umgekehrt.

Kombinationsbehandlung Antidepressiva mit Neuroleptika

Die Kombination eines Antidepressivums mit einem Neuroleptikum führt zu einer Plasmaspiegelerhöhung des Antidepressivums. Allerdings ist bisher nicht sicher belegt worden, daß dadurch auch der antidepressive Effekt gesteigert wird (Möller et al., 1984). Immerhin gibt es eine Reihe von empirischen Hinweisen, die für einen antidepressiven Effekt von niedrigdosierten trizyklischen Neuroleptika, allein oder in Kombination mit einem Antidepressivum, sprechen, so z. B. für Flupentixol, Thioridazin und Chlorprothixen (Kissling, 1990). Der zusätzliche Einsatz von Neuroleptika bei wahnhaften Depressionen, die bekanntlich auf eine Monotherapie mit Antidepressiva besonders schlecht ansprechen, ist von Vorteil (Spiker et al., 1985). Bei Patienten mit wahnhafter Depression sollte deshalb von vornherein das Antidepressivum mit einem Neuroleptikum kombiniert werden oder aber sehr früh bei ersten Zeichen unzureichender Therapieresponse auf das Antidepressivum ein Neuroleptikum gegeben werden (Möller und Morin, 1989). Es ist bisher nicht ausreichend geklärt, welche Gruppe von Neuroleptika dafür besonders geeignet ist. Für diese Indikation wurden häufig hochpotente Neuroleptika eingesetzt.

Schlafentzugstherapie

Die zumindest vorübergehend stimmungsaufhellende Wirkung des Schlafentzugs – heute meist durchgeführt als partieller Schlafentzug – ist gut belegt. Dabei sprechen insbesondere Patienten mit einer bipolaren Erkrankung auf diese Behandlungsform an, ebenso gehören 80 % der Responder dem melancholischen Subtyp an. Darüberhinaus haben Responder häufiger eine positive Familienanamnese für eine affektive Störung. So hat also die Schlafentzugstherapie neben ihrer Wirksamkeit auch den Vorteil, daß es durch sie möglich ist, eine biologische Subtypisierung von depressiven Zuständen vorzunehmen. Auch bei Therapieresistenz unter Antidepressivabehandlung kann eine Serie von Schlafentzügen eine Aufhellung der Depression bewirken und sollte als besonders gut verträgliches Verfahren unbedingt unter diesem Aspekt eingesetzt werden (Kasper, 1990). Allerdings sind die berichteten Befunde über einen relevanten therapeutischen

Effekt wiederholter Schlafentzüge bei auf Antidepressiva therapieresistenten Patienten bisher unzureichend in Kontrollgruppenstudien geprüft worden.

Elektrokrampftherapie (EKT)

Die EKT ist weiterhin als hochwirksame antidepressive Therapie anzusehen und erreicht oft auch bei Antidepressiva-Nonrespondern noch einigen Erfolg. Es gibt allerdings nur wenige EKT-Studien, die speziell auf therapieresistente Depressionen eingehen.

Psychotherapeutische Ansätze

Da psychologische Faktoren bei der Entstehung und Aufrechterhaltung depressiver Störungen sehr oft eine große Rolle spielen, sollte auch an den Einsatz spezifischer psychotherapeutischer Techniken gedacht werden. Neben tiefenpsychologischen Ansätzen haben verhaltenstherapeutisch orientierte und kognitive Therapien nicht nur bei akut depressiven Patienten große Bedeutung erlangt. Es ist wichtig, daß mit psychotherapeutischen Maßnahmen möglichst früzeitig begonnen wird, wenn entsprechende Problembereiche erkennbar sind und der Patient zur Mitarbeit bereit und fähig ist. Man muß sich allerdings davor hüten, schwer depressive Patienten durch psychotherapeutische Maßnahmen zu überfordern.

Literatur

Baldessarini RJ (1985) Drugs and treatment of psychiatric disorders. In: Goodman Gilman A, Goodman LS, Rall TW, Murad F (eds) Goodman and Gilman's: the pharmacological basis of therapeutics, 7th ed. Macmillan, New York, pp 387–445

Black DW, Winokur G, Nasrallah A (1987) Treatment and outcome in secondary depression: a naturalistic study of 1087 patients. J Clin Psychiatry 48: 438–441

de Montigny C, Grunberg F, Mayer A, Deschenes JP (1981) Lithium induces rapid relief of depression in tricyclic antidepressant drug non-responders. Br J Psychiatry 138: 252–256

Goodwin FK, Prange AJ Jr, Post RM, Muscettola G, Lipton MA (1982) Potentiation of antidepressant effects by L-trijodthyronine in tricyclic nonresponders. Am J Psychiatry 139: 34–39

Halpern JK, Glassman AH (1990) Adequate tricyclic treatment: defining the tricyclic nonresponder. In: Roose SP, Glassman AH (eds) Treatment strategies for refractory depression. American Psychiatric Press, Washington, pp 13–32 (Progress in Psychiatry, chapt 2)

Helmchen H (1990) Gestuftes Vorgehen bei Resistenz gegen Antidepressiva-Therapie. In: Möller HJ (Hrsg) Therapieresistenz unter Antidepressiva-Behandlung. Springer, Berlin Heidelberg New York Tokyo, S 237–250

Hollister LE (1983) Treating depressed patients with medical problems. In: Davis JM, Maas JW (eds) The affective disorders. American Psychiatric Press, Washington DC, pp 393–408

Kasper S (1990) Schlafentzugstherapie – eine Chance bei Antidepressiva-Nonresponse? In: Möller HJ (Hrsg) Therapieresistenz unter Antidepressiva-Behandlung. Springer, Berlin Heidelberg New York Tokyo, S 149–165

Keller MB (1990) Diagnostic and course-of-illness variables pertinent to refractory depression. In: Tasman A, Goldfinger SM, Kaufman CA (eds) Review of psychiatry. American Psychiatric Press, Washington DC, pp 10–32

Kissling W (1990) Antidepressiv wirksame Zusatzmedikation In: Möller HJ (Hrsg) Therapieresistenz unter Antidepressiva-Behandlung. Springer, Berlin Heidelberg New York Tokyo, S 139–145

Klein DF (1980) Diagnosis and drug treatment of psychiatric disorders: adults and children, 2nd ed. Williams & Wilkins, Baltimore

Koenig HG, Meador KG, Cohen HJ et al. (1988) Depression in elderly hospitalized patients with medical illness. Arch Intern Med 148: 1929–1936

Lenz G (1993) Therapierefraktäre Depressionen. forum Dr med special 1: 17–20

Laux G (1990) Dosiserhöhung, Titration eines optimalen Wirkungsspiegels und Infusionstherapie als effiziente Möglichkeiten der Behandlung therapieresistenter Depressionen mit Antidepressiva. In: Möller HJ (Hrsg) Therapieresistenz unter Antidepressiva-Behandlung. Springer, Berlin Heidelberg New York Tokyo, S 99–112

Möller HJ (1991a) Medikamentöse Strategien bei unter Antidepressiva therapierefraktären Depressionen. Klin Wochenschr 69: 413–415

Möller HJ (1991b) Therapieresistenz auf Antidepressiva: Risikofaktoren und Behandlungsmöglichkeiten. Nervenarzt 62: 658–669

Möller HJ, Morin C (1989) Behandlung schizodepressiver Syndrome mit Antidepressiva. In: Marneros A (Hrsg) Schizoaffektive Psychosen. Diagnose, Therapie und Prophylaxe. Springer, Berlin Heidelberg New York Tokyo, S 159–178

Möller HJ, Kissling W, Kuß HJ (1984) Kann die zusätzliche Gabe von Haloperidol die Wirksamkeit von Antidepressiva verbessern? Erste Ergebnisse einer Doppelblind-Studie über Chlorimipramin. In: Hopf A, Beckmann H (Hrsg) Forschungen zur biologischen Psychiatrie. Springer, Berlin Heidelberg New York Tokyo, S 295–298

Möller HJ, Fischer G, von Zerssen D (1987) Prediction of therapeutic response in acute treatment with antidepressants. Results of an empirical study involving 159 endogenous depressive inpatients. Eur Arch Psychiatry Neurol Sci 236: 349–357

Nelsen MR, Dunner DL (1993) Treatment resistance in unipolar depression and other disorders. Diagnostic concerns and treatment possibilities. Psychiatr Clin North Am 16: 541–566

Nierenberg AA (1992) A systematic approach to treatment-resistant depression. J Clin Psychiatry Monogr 10: 5–10

Nierenberg AA, Amsterdam JD (1990) Treatment-resistant depression: definition and treatment. J Clin Psychiatry 51: 39–47

Popkin MK, Callies AL, Mackenzie TB (1985) The outcome of antidepressant use in the medically ill. Arch Gen Psychiatry 42: 1160–1163

Schatzberg AF, Cole JO, Cohen BM, Altesman RI, Sniffin CM (1983) Survey of depressed patients who have failed to respond to treatment. In: Davis JM, Maas JW (eds) The affective disorders. American Psychiatric Press, Washington DC, pp 73–85

Schmauß M, Erfurth A, Schölderle M (1990) Einsatz von Antidepressiva und MAO-Hemmern in sequentieller Folge oder in Kombination miteinander als effiziente Strategie bei therapieresistenten Depressionen. In: Möller HJ (Hrsg) Therapieresistenz unter Antidepressiva-Behandlung. Springer, Berlin Heidelberg New York Tokyo, S 127–36

Spiker DG, Weiss JC, Dealy RS et al. (1985) The pharmacological treatment of delusional depression. Am J Psychiatry 142: 430–436

Woggon B (1980) Veränderungen der psychopathologischen Symptomatik während 20tägiger antidepressiver oder neuroleptischer Behandlung. Psychiatr Clin 13: 150–164

Woggon B (1983) Prognose der Pharmakotherapie. Enke, Stuttgart

Kognitiv-verhaltenstherapeutische Ansätze in der Behandlung schizophrener Menschen

M. Pfammatter und **H. D. Brenner**

1. Einleitung

Wir sind heute von einem umfassenden Verständnis schizophrener Erkrankungen noch weit entfernt. Um so höher erscheint der heuristische Wert des Vulnerabilitäts-Streß-Bewältigungs-Modells für eine konzeptionelle Einbettung der verschiedenen therapeutischen Behandlungsstrategien [1]. Betrachtet man dieses Modell mit Blick auf die Folgerungen, die sich daraus für die Therapie schizophren Erkrankter ergeben, so müssen effektive Behandlungsansätze mindestens einen der drei Faktoren therapeutisch beeinflussen, von denen angenommen wird, daß sie den Krankheitsverlauf wesentlich mitbestimmen: Die neurobiologisch verankerte Vulnerabilität kognitiver Funktionen, psychosoziale Stressoren und/oder die Bewältigungskompetenz der Patienten [2]. Es stellt sich sodann die Frage, inwieweit dies auf psychologische Therapieansätze zutrifft.

In den letzten 20 Jahren hat eine große Zahl von Wirksamkeitsstudien gezeigt, daß psychologische Interventionen im Verbund mit einer medikamentösen Behandlung alle drei Faktoren günstig beeinflussen können: Sie können über eine Verbesserung der Medikamenten-Compliance indirekt und durch psychologische Kompensationsstrategien direkt der neurobiologisch bedingten Vulnerabilität kognitiver Funktionen entgegenwirken. Sie können auf der einen Seite durch eine Verbesserung der sozialen Kompetenz und der Problemlösefertigkeiten schizophren Erkrankter deren Anfälligkeit gegenüber psychosozialen Stressoren vermindern und andererseits die Belastungen im sozialen Umfeld der Patienten reduzieren [3]. Vier kognitiv-verhaltenstherapeutische Stoßrichtungen erscheinen mit Blick auf den aktuellen Wirksamkeitsnachweis zur Erreichung dieser Behandlungsziele besonders geeignet [4]:

1. Trainingsprogramme zur Vermittlung von sozialen Fertigkeiten und von Problemlösefertigkeiten

2. Trainingsverfahren zur Remediation kognitiver Dysfunktionen
3. Kognitiv-verhaltenstherapeutische Interventionen zur Bewältigung persistierender Positivsymptome
4. Psychoedukativ-verhaltenstherapeutische Verfahren zur Verbesserung der Krankheitsbewältigung von Patienten und Angehörigen

Die aktuelle Ergebnislage des Wirksamkeitsnachweises für diese vier Behandlungsansätze, die damit verbundenen offenen Fragen und ungelösten Problemstellungen sowie die möglichen Entwicklungstendenzen sind Gegenstand dieses Beitrags.

2. Training sozialer Fertigkeiten

Schizophren Erkrankte weisen unabhängig von der Ausprägung der Krankheitssymptomatik Defizite in ihrer Sozialkompetenz auf. Diese werden einerseits mit Vulnerabilitätsmerkmalen wie den kognitiven Dysfunktionen in Zusammenhang gebracht, die den adäquaten Erwerb sozialer Fertigkeiten während der Sozialisation behindern. Andererseits werden sie als Folge eines chronischen Krankheitsverlaufs gesehen, der zunehmend zum Verlust bestehender sozialer Fertigkeiten führt. Defizite im Sozialverhalten aber können den Verlauf schizophrener Erkrankungen erheblich verschlechtern, weil sie das Risiko gespannter, streßreicher Interaktionen sowie sozialer Isolation erhöhen. Demgegenüber hilft soziale Kompetenz bei der Erschließung sozialer Ressourcen und kann somit den Krankheitsverlauf günstig beeinflussen [5].

Die Einsicht in diese Zusammenhänge rückte das Training von sozialen und instrumentellen Fertigkeiten ins Zentrum der psychologischen Therapiebemühungen um schizophrene Patienten. Die ersten Trainingsverfahren zielten mit Hilfe von Instruktionen, Modellernen, Rollenspielen, positiver Verstärkung und Hausaufgaben auf eine Verbesserung der situationsangemessenen „Sendefertigkeiten" schizophren Erkrankter (z.B. Augenkontakt, Nachfragen, Zuhören, Kontrolle der Mimik und Gestik) ab. Aktuellere Versionen solcher Trainingsprogramme erweitern den ursprünglichen sogenannten „motor-skills"-Ansatz, indem sie versuchen, auch die Problemlösekompetenz schizophren Erkrankter zu verbessern. Ein Beispiel hierfür ist das „Modul-Trainingsprogramm" für bestimmte „Social und Independend Living Skills" (SILS-Module) von Liberman und Mitarbeitern [6], das sich aus strukturellen und funktionalen Trainingseinheiten für interpersonale und instrumentelle Fertigkeiten in klinisch relevanten Problembereichen (z.B. im Umgang mit Medikamenten, Symptomen oder der Freizeit usw.), sogenannten Modulen, zusammensetzt (Abb. 1).

Die Wirksamkeit solcher Trainingsprogramme ist in einer Reihe kontrollierter Untersuchungen mit verschiedenen Vergleichsbedingungen und in mehreren Metaanalysen überprüft worden [7–15]. Diese liefern insgesamt ein ziemlich konsistentes Ergebnismuster. Dabei zeigt sich, daß schizophren Erkrankte mit Hilfe solcher Trainingsverfahren verschiedene soziale und instrumentelle Fertigkeiten langfristig erwerben und diese zum

Teil auf Alltagssituationen übertragen. Fokussierende Ansätze, die auf Verbesserungen von Fertigkeiten in eng definierten Problembereichen wie den Umgang mit Medikamenten abzielen, ziehen einen größeren Übertragungseffekt nach sich als breit angelegte Trainingsverfahren zur Verbesserung allgemeiner sozialer Kompetenzen. Der Transfer der gelernten Fertigkeiten auf alltägliche Situationen kann außerdem mit Hilfe sozialer Verstärkung durch Angehörige und Freunde gefördert werden. Das Training sozialer Fertigkeiten reduziert im weiteren die sozialen Ängste schizophren Erkrankter, erhöht ihre Selbstsicherheit, ihre sozialen Aktivitäten und Kontakte sowie ihre subjektiv wahrgenommene Lebensqualität. Es

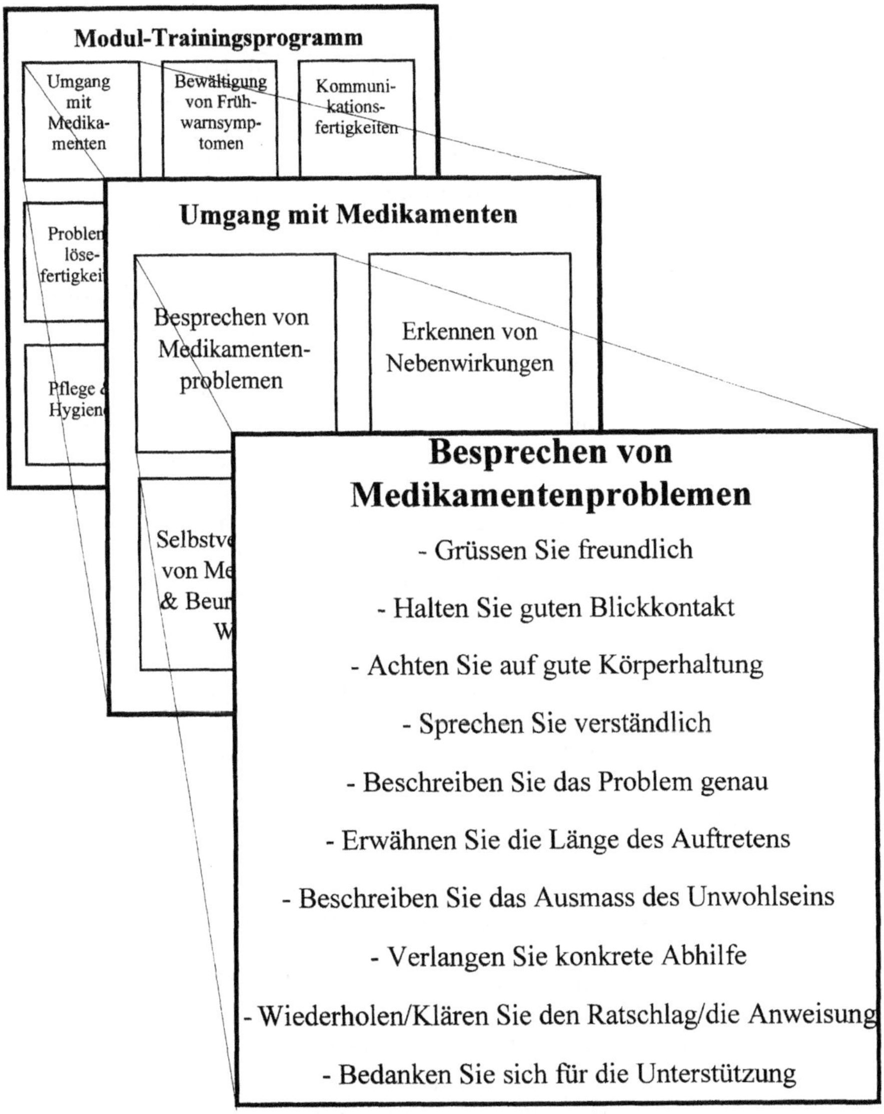

Abb. 1. Schematische Darstellung des „Modul-Trainingsprogramms" von Liberman et al. [6]

führt zudem zu signifikant kürzeren Klinikaufenthalten. In Untersuchungen konnten zudem, wenn auch nicht durchgehend, Verbesserungen der psychotischen Symptomatik sowie eine Reduktion der Rückfallraten festgestellt werden.

Demgegenüber ließ sich zumeist nur eine leichte und zeitlich begrenzte Verbesserung der allgemeinen sozialen Anpassungsleistung schizophren Erkrankter aufzeigen. Die Wirksamkeit im Bezug auf eine Verbesserung der Krankheitssymptomatik, der Rezidivprophylaxe oder des allgemeinen sozialen Funktionsniveaus ist ebenfalls noch nicht überzeugend nachgewiesen worden. Unklar bleibt insbesondere auch die Wirkung auf die Negativsymptomatik: Eine Studie von Kopelowicz et al. [16] führt zur Vermutung, daß Patienten mit einer primären, überdauernden Negativsymptomatik kaum auf Trainingsverfahren zur Verbesserung sozialer Fertigkeiten ansprechen. Inwieweit die Krankheitssymptomatik oder die kognitiven Dysfunktionen den Erwerb sozialer Fertigkeiten behindern und welche Konsequenzen daraus für die Konzipierung und Gestaltung des Trainings sozialer Fertigkeiten gezogen werden können, muß ein wichtiger Gegenstand künftiger Forschungsbemühungen sein. Von Interesse sind in diesem Kontext auch die potentiellen interaktiven Effekte sozialer Trainingsprogramme mit weiteren Therapieverfahren. Dies legen auch Befunde nahe, wonach sich der Zustand von Patienten aus Familien mit enger emotionaler Verstrickung und häufigen feindseligen Interaktionen, also aus Familien mit einem sogenannten „high-expressed emotion"-Niveau, nach Absolvierung eines Trainings sozialer Fertigkeiten verschlechterte, oder Befunde, wonach die Kombination des Trainings mit einer psychoedukativen Familienintervention eine besonders starke Rückfallsenkung erzielte. Weiter ist zu überprüfen, bei welcher Behandlungsdauer mit welcher Behandlungsintensität welche spezifischen Interventionen bei welchen Untergruppen schizophren Erkrankter am wirkungsvollsten sind. Es scheint, daß längerfristig angesetzte, d. h. mindestens ein halbes bis ein Jahr dauernde Trainings sich stärker auf klinisch besonders relevante Parameter wie die Symptomatik oder die Rückfallrate auswirken. Es müssen zudem dringend Verfahren entwickelt werden, die den Transfer der gelernten Fertigkeiten auf die allgemeine soziale Anpassung schizophren Erkrankter erhöhen. Gerade dies wäre für den unter den heutigen ökonomischen Rahmenbedingungen notwendigen Nachweis der Kosteneffizienz solcher Trainingsverfahren von zentraler Bedeutung.

3. Remediation kognitiver Dysfunktionen

Schizophren Erkrankte weisen gegenüber gesunden Vergleichsgruppen in nahezu allen Informationsverarbeitungsbereichen Leistungsschwächen auf [17]. Diese prozessualen kognitiven Defizite variieren einerseits mit psychotischen Episoden, können teils aber auch als episodenüberdauernde stabile Vulnerabilitätsindikatoren betrachtet werden. Sie sind interaktiv mit der Krankheitssymptomatik verknüpft. So ist zum Beispiel hohe Ablenkbarkeit ein robustes Korrelat positiver Symptome. Störungen früher visueller Informationsverarbeitungsprozesse dagegen werden mit der Negativsymptomatik in Zusammenhang gebracht [18]. Die genauen Interaktionen zwischen Informationsverarbeitungsdefiziten und Krankheitssymptomatik sind noch unklar. Auch ließ sich bisher kein einheitliches schizophrenietypisches kognitives Leistungsprofil spezifizieren. Einige dieser kognitiven Defizite konnten aber eindeutig als funktionsbeeinträchtigende Faktoren, sogenannte „rate-limiting“ Faktoren, identifiziert werden. Das bei schizophren Erkrankten oftmals beeinträchtigte verbale Langzeitgedächtnis oder ihre verminderte Vigilanz erwiesen sich in mehreren Studien als gute Prädiktoren für ihr herabgesetztes soziales Problemlösevermögen oder ihre eingeschränkte Fähigkeit zum Erwerb sozialer Fertigkeiten [19]. Informationsverarbeitungsstörungen führen im weiteren zu einer erhöhten Streßanfälligkeit und können so die Rückfallneigung erhöhen. Die Behandlung von defizitären Informationsverarbeitungsprozessen erscheint daher von besonderer klinischer Bedeutung.

In Abgrenzung gegenüber der kognitiven Therapie von Wahnvorstellungen und Halluzinationen wird die Behandlung von kognitiven Verarbeitungsdefizienzen unter dem Begriff der kognitiven Remediation zusammengefaßt. Die Verfahren zur kognitiven Remediation wurzeln in der neuropsychologischen Rehabilitation von Hirnverletzten. Sie lassen sich schematisch drei therapeutischen Ansätzen zuteilen: Beim Ansatz der „generellen Stimulation“ üben die Patienten repetitiv kognitive Funktionen. Oft dienen dabei neuropsychologische Tests zur Messung der kognitiven Defizite gleichzeitig als Trainingsverfahren. Beispiele hierfür sind der „Wisconsin Card Sorting Test“ [20], der die Fähigkeit zur Kategorienbildung erfaßt, der „Span of Apprehension Test“ [21] als Maß für die frühe visuelle Verarbeitung oder der „Continuous Performance Test“ [22], mit dem das Konstrukt der Vigilanz operationalisiert wird. Beim „Substitutions-Transfer“-Ansatz werden zum Ausgleich beeinträchtigter kognitiver Funktionen Kompensationsstrategien wie z. B. die Verwendung externaler Gedächtnisstützen eingeübt. Der Ansatz der „Verhaltensmodifikation“ schließlich versucht mit Hilfe von Instruktionen, Modellernen und kontingenter Verstärkung eine Verbesserung der motivational bedingten kognitiven Leistungsschwächen zu erzielen.

In einer Reihe von Wirksamkeitsuntersuchungen konnte im wesentlichen gezeigt werden, daß sich mit Hilfe solcher Trainingsprogramme Leistungsschwächen schizophren Erkrankter in bestimmten neuropsychologischen Tests deutlich reduzieren lassen. Diese Leistungsverbesserungen wiederum scheinen sich auf einzelne, eher elementare kognitive Verarbeitungsprozesse zu übertragen [23–25]. Dabei haben sich zur Verbesserung verschiedener neuropsychologischer Leistungen jeweils unterschiedliche Trainingsverfahren als besonders geeignet erwiesen: So führten ausführliche Instruktionen beim „Wisconsin Card Sorting Test“ zu einer deutlichen Leistungssteigerung. Kontingente Verstärkung jedoch erbrachte unabhängig von ihrem Ausmaß und unabhängig davon, ob sie allein oder in Kombination mit Instruktionen gegeben wurde, keine Leistungsverbesserung.

Beim „Span of Apprehension Test" dagegen führten sowohl Instruktionen als auch Verstärkung allein sowie in besonderem Maße die Kombination beider Techniken zu signifikanten Leistungssteigerungen.

Die Mehrheit dieser Studien basiert allerdings auf unkontrollierten Untersuchungen mit sehr kleinen Stichproben und kurzer Beobachtungsdauer. Es kann daher nicht ausgeschlossen werden, daß an den Verbesserungen der kognitiven Funktionen spontane Fluktuationen während des Krankheitsverlaufs oder unspezifische Therapieeffekte wesentlichen Anteil haben. Wie lange diese Verbesserungen anhalten, ob sich die unter laborähnlichen Bedingungen erzielten Verbesserungen einzelner kognitiver Leistungen auf alltagsrelevante komplexere kognitive Funktionen übertragen, sich auf soziale Fertigkeiten und letztlich auf die soziale Anpassung auswirken oder die Krankheitssymptomatik günstig beeinflussen, ist gegenwärtig nicht zu beantworten.

Ausgehend von der Annahme einer schädlichen Wechselwirkung zwischen Dysfunktionen auf der kognitiven Ebene und Defiziten auf der Ebene sozialer Fertigkeiten wird in dem von Brenner und Mitarbeitern [26] entwickelten „Integrierten Psychologischen Therapieprogramm" (IPT) die Behandlung kognitiver Dysfunktionen mit dem Training sozialer Fertigkeiten kombiniert. Das IPT enthält fünf Unterprogramme, die sich jeweils auf spezifische kognitive oder soziale Funktionen richten und ihrem Komplexitätsgrad entsprechend hierarchisch angeordnet sind. Diese werden sequentiell durchgearbeitet, wobei sich der therapeutische Schwerpunkt im Verlaufe der Behandlung von den kognitiven Prozessen in Richtung soziale Fertigkeiten verlagert (Abb. 2).

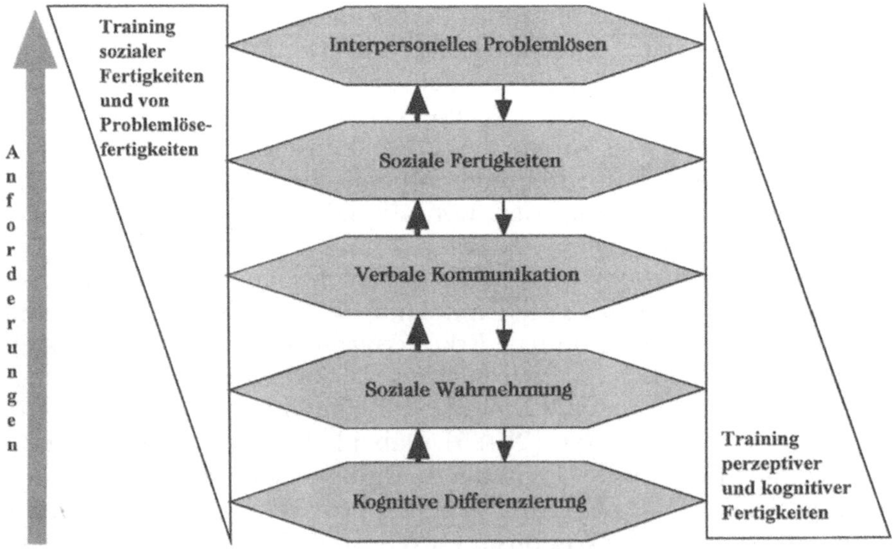

Abb. 2. Schematische Darstellung des „Integrierten Psychologischen Therapieprogramms" (IPT) von Brenner et al. [26]

Zum IPT liegt mittlerweile eine größere Zahl kontrollierter Wirksamkeitsstudien vor [27–29]. Empirisch gut bestätigt ist seine positive Wirkung auf einzelne kognitive Dysfunktionen. Im weiteren zeigten sich meist im Bezug auf eine Reduktion der Psychopathologie deutliche Vorteile gegenüber verschiedenen Kontroll- und Vergleichsbedingungen. Mehrfach wurden auch Verbesserungen verschiedener sozialer Fertigkeiten erzielt. In einer der Untersuchungen, in der nach 18 Monaten eine Follow-up-Messung durchgeführt wurde, konnte außerdem eine im Vergleich zu den Kontrollgruppen niedrigere Rehospitalisierungsrate festgestellt werden [27].

Die Effekte auf die Krankheitssymptomatik, die Rückfallraten und die sozialen Fertigkeiten können allerdings aufgrund der widersprüchlichen Ergebnislage noch nicht eindeutig beurteilt werden. Unklar ist auch, wielange die Therapieeffekte anhalten. Ein gewichtiges Problem stellt die mangelhafte Übertragung der erzielten Verbesserungen auf die soziale Anpassungsleistung schizophren Erkrankter dar. Diese widerspricht der dem IPT zugrundegelegten Hypothese einer pervasiven Wirkung verbesserter kognitiver Funktionen auf komplexere Stufen der Verhaltensorganisation. Die Ergebnisse der Evaluation einzelner Unterprogramme führen zur Vermutung, daß diese Transferproblematik mit einer im Rahmen des Gesamtprogramms zu geringen Gewichtung der auf die sozialen und instrumentellen Fertigkeiten gerichteten Unterprogramme zusammenhängen könnte. In der Folge dieser Vermutung sowie aufgrund der Annahme, daß bei der Verhaltenskontrolle kognitive und emotionale Prozesse interagieren, wurde das IPT in den letzten Jahren in zwei Richtungen weiterentwickelt. Es sind zum einen differentielle Therapieprogramme entwickelt worden, die sich auf die Vermittlung spezifischer Problemlösefertigkeiten für die drei zentralen Rehabilitationsbereiche Wohnen, Arbeit und Freizeit richten [30, 31]. Zum andern wurde ein Therapieprogramm konzipiert, das die Veränderung einer fehlangepaßten Emotionsverarbeitung bei schizophren Erkrankten zum Ziel hat [32–34].

Insgesamt betrachtet sind aber die Erkenntnislücken noch zu groß, um ein empirisch fundiertes Therapiekonzept für die Remediation kognitiver Dysfunktionen abzuleiten. So ist nicht klar, welche spezifischen Informationsverarbeitungsdefizite („rate-limiting factors") den Erwerb sozialer Fertigkeiten behindern und so die Sozialkompetenz und die soziale Rollenerfüllung schizophren Erkrankter beeinträchtigen. Damit stellt sich die Frage, welche defizitären kognitiven Funktionen überhaupt gezielt trainiert werden sollten. Deren Kenntnis würde auch die Möglichkeit erschließen, gezielt diejenigen kognitiven Dysfunktionen zu verbessern, die den Erfolg von Lernprozessen und damit von psychologischen Behandlungsprogrammen begrenzen. Künftig gilt es daher, die spezifischen Interaktionen zwischen Informationsverarbeitungsstörungen und sozialen Fertigkeiten, der Sozialkompetenz und der sozialen Rollenerfüllung einerseits sowie zwischen kognitiven Verarbeitungsdefiziten und der Krankheitssymptomatik andererseits weiter aufzuklären. Eine schlüssige Beurteilung der Effektivität von Trainingsprogrammen zur kognitiven Remediation ist daher derzeit ebensowenig möglich, wie Aussagen über ihre spezifischen Wirkprozesse oder über ihre interaktiven Wirkungen mit anderen Behandlungsansätzen.

4. Symptombezogene bewältigungsorientierte Therapieansätze

Trotz medikamentöser Behandlung leidet eine erhebliche Anzahl schizophren Erkrankter unter anhaltenden psychotischen Positivsymptomen. Diese werden oft von Streß, Ängsten und Depressionen begleitet und führen zu weitreichenden Einschränkungen der Sozial- und Arbeitskompetenz schizophren Erkrankter sowie zu einer Verminderung ihrer allgemeinen Lebensqualität.

Zur Bewältigung persistierender positiver Symptome wurden bereits früh mit einigem, zeitlich aber begrenztem Erfolg einzelne verhaltenstherapeutische Interventionen (z. B. systematische Desensibilisierung) eingesetzt. In jüngerer Zeit werden zunehmend umfassendere kognitiv-verhaltenstherapeutische Therapieverfahren angewendet.

Diese beinhalten meist eine Psychoedukation, während der den Patienten krankheitsbezogene Erklärungen für die Positivsymptomatik vermittelt werden. Dadurch sollen die Patienten lernen, daß ihr psychotisches Erleben mit ihrer Erkrankung und nicht mit der Eigenart ihrer Person zusammenhängt. Ein zentraler Bestandteil solcher Behandlungsansätze bilden Trainingsverfahren zum Erwerb von Symptombewältigungsstrategien, wobei auf den bereits vorhandenen Bewältigungsressourcen der Patienten aufgebaut wird. Kognitive Therapietechniken wie z. B. eine experimentelle Realitätsüberprüfung oder eine Ursachenreattribution stellen ein weiteres, wichtiges Therapieelement dar. Mit ihrer Hilfe sollen die irrationalen Überzeugungen und Fehlattributionen, die Wahnideen und Halluzinationen begleiten, modifiziert und damit die Wahnvorstellungen und Halluzinationen selbst abgeschwächt werden [35–37].

Die kognitiv-verhaltenstherapeutischen Ansätze zur Bewältigung persistierender Positivsymptomatik sind bislang überwiegend in kontrollierten Einzelfallstudien und erst in ein paar wenigen Gruppenstudien evaluiert worden [38–43]. Diese zeigen insgesamt, daß solche Therapieverfahren, den Überzeugungsgrad mit dem schizophren Erkrankte an ihren Wahnideen festhalten, das Ausmaß, mit dem sie sich mit ihnen beschäftigen und durch diese belastet werden, deutlich verringern. Sie führen weiter zu einer signifikanten Reduktion der Stimmenaktivität, zu einer deutlichen Abnahme der Anzahl positiver Symptome insgesamt und der allgemeinen Psychopathologie. Erste Follow-up-Untersuchungen deuten darauf hin, daß diese Effekte über einen Zeitraum von mindestens 9 Monaten nach Therapieende stabil bleiben. Gegenüber Patienten von Warteliste-Kontrollgruppen zeigen die Patienten der kognitiv-verhaltenstherapeutischen Behandlungsbedingungen auch deutlich weniger starke Ängste und Depressionen. In zwei Gruppenvergleichen mit einer psychiatrischen Standardbehandlung findet sich bei den zusätzlich kognitiv-verhaltenstherapeutisch behandelten Patienten zudem eine Reduktion der Anzahl von Rehospitalisierungstagen. Der verringerte stationäre Behandlungsbedarf scheint mit einer deutlichen Senkung der monatlichen Behandlungskosten gekoppelt zu sein, was als Indiz für eine mögliche Kostenwirksamkeit dieser Therapieverfahren gewertet werden kann. Im Bezug auf das allgemeine soziale Funktionsniveau dagegen lassen sich in den bisherigen Gruppenstudien keine Unterschiede zwischen den Patienten der Experimental- und Kontrollgruppen feststellen.

Mit Hilfe kognitiv-verhaltenstherapeutischer Interventionen können damit insgesamt gesehen die Beeinträchtigungen durch positive Symptome signifikant verringert werden. Sie könnten daher in Zukunft insbesondere bei Patienten mit neuroleptikaresistenter Positivsymptomatik eine gewichtige Rolle spielen. Es liegen allerdings erst wenige kontrollierte Gruppenstudien mit umfangreichen Stichproben und längerer Beobachtungsdauer vor. Dementsprechend lang ist die Liste offener Fragen: Es stellt sich beispielsweise die wichtige Frage nach den Interaktionen dieses Therapieansatzes mit weiteren Behandlungsmethoden. So findet sich in der Untersuchung von Kuipers et al. [43] ein Hinweis darauf, daß die Kombination von kognitiv-verhaltenstherapeutischen Behandlungsstrategien mit atypischen Neuroleptika eine besonders wirksame Therapiemethode gegen persistierende Positivsymptome darstellen könnte. Als Fazit bleibt gegenwärtig aber allein die Feststellung, daß mit Blick auf die kognitiv-verhaltenstherapeutischen Therapieansätze zur Bewältigung und/oder Kontrolle persistierender positiver Symptome noch ein großer Forschungsbedarf besteht.

5. Krankheits- und belastungsbezogene bewältigungsorientierte Therapieansätze

Besondere Bedeutung haben in den letzten 20 Jahren aus psychologischer Sicht Behandlungsansätze erlangt, deren Ziel eine Verbesserung der Möglichkeiten zur Krankheitsbewältigung von schizophren Erkrankten und ihren Angehörigen ist.

Solche Therapieverfahren werden entweder allein mit Patienten in Einzel- [44] oder Gruppensitzungen [45, 46], bifokal, d. h. mit Patienten und Angehörigen in getrennten, parallel stattfindenden Gruppensitzungen [47, 48], mit einzelnen Familien unter Einbezug des erkrankten Familienmitglieds [49–51] oder in Angehörigengruppen mit [52, 53] und ohne Einbezug der Patienten [54] durchgeführt. Sie beinhalten meist eine Psychoedukation, während der den Patienten und Angehörigen auf der Grundlage des Vulnerabilitäts-Streß-Bewältigungs-Modells Informationen über die Erkrankung und deren Behandlung vermittelt werden. Besonderen Stellenwert erhält dabei die Vermittlung von Wissen über die Wirkung von Medikamenten, was eine Erhöhung der Compliance mit der medikamentösen Behandlung intendiert. Die zweite wichtige Therapiekomponente dieser Ansätze bilden Trainings im Umgang mit Frühwarnsignalen, Symptomen und Alltagsbelastungen, die auf eine Verbesserung der Selbsthilfe- und Bewältigungsmöglichkeiten der Patienten und ihrer Angehörigen abzielen.

Kein anderer psychologischer Therapieansatz in der Behandlung schizophrener Erkrankungen ist in den letzten 2 Jahrzehnten intensiver untersucht worden als langfristige, d. h. ein bis zwei Jahre dauernde psychoedukative, bewältigungsorientierte Therapieverfahren für Familien oder Angehörigengruppen. Seit Ende der 70er Jahre ist eine große Zahl kontrollierter Wirksamkeitsstudien durchgeführt worden [55–61]. Die Ergebnisse dieser Untersuchungen zeigen, daß es sich dabei um einen besonders wirksamen psychologischen Therapieansatz bei schizophrenen Erkrankungen handelt: Die Familieninterventionen führten zu erheblich kürzeren Klinikaufenthalten, zu einer Erhöhung der Medikamenten-Compliance, zu deutlichen Verbesserungen im Sozialverhalten der Patienten, zu entspannteren Familieninteraktionen und zu einer bedeutenden Reduktion der familiären Belastung. Die Patienten der Familientherapiebedingungen erlitten in den zwei Jahren nach Behandlungsbeginn außerdem signifikant weniger Rückfälle als die Patienten der Kontrollgruppen. In einer Untersuchung fand sich noch 8 Jahre nach Therapieende ein signifikant geringeres Rückfallrisiko für die Patienten einer familientherapeutischen Experimentalbedingung [62]. Einer Metaanalyse von Pitschel-Walz und Engel [63] zufolge wurde die jährliche Rezidivrate durch die familientherapeutischen Ansätze um durchschnittlich 20 Prozent reduziert.

Einzig in einer Studie konnte die rezidivprophylaktische Wirkung einer bewältigungsorientierten Familienintervention nicht bestätigt werden [64]. In dieser Studie zeigte allerdings nur ein kleiner Anteil der Angehörigen ein übermäßiges emotionales Engagement oder äußerte zahlreiche kritische und feindselige Kommentare. Dieses Ergebnis verweist auf die Notwendigkeit, für die Planung familientherapeutischer Behandlungsmaßnahmen selektive Indikationskriterien heranzuziehen.

Die starke rezidivprophylaktische Wirkung von Familieninterventionen ist jüngst jedoch allgemein etwas relativiert worden. So wurde z. B. darauf hingewiesen, daß Familieninterventionen im allgemeinen nur gegenüber Standardbehandlungsbedingungen mit hohen Rezidivraten von um die 50 % eine deutliche Reduktion der Rückfallraten erzielen und die Rückfallquoten unter den Familientherapiebedingungen im allgemeinen nicht günstiger ausfallen als bei kontrollierter, kontinuierlicher und flexibel dosierter Medikation [65]. Diese Kritik macht einen Bedarf an Studien deutlich, welche die Wirkungen von Familieninterventionen im Vergleich zu Kontrollbedingungen mit gut kontrollierter, kontinuierlicher und in Abhängigkeit der Krankheitsentwicklung flexibel dosierter Medikation untersuchen. In diesem Kontext stellt sich auch die Frage, ob Familieninterventionen ihre Wirkungen nicht lediglich über eine verbesserte Medikamenten-Compliance erzielen. Allerdings liegen empirisch begründete Hinweise vor, wonach auch bei eindeutiger Medikamenten-Compliance deutliche Wirksamkeitsunterschiede zwischen den familientherapeutischen Experimental- und den Kontrollgruppen bestehen bleiben [66]. So wurde in einer Studie von Hogarty et al. [57] durch einen Vergleich der Rückfallraten von complianten Patienten der Experimental- und Kontrollbedingung genau diese Frage untersucht und ein signifikanter Unterschied zugunsten der Experimentalbedingung gefunden. Welche spezifischen Wirkprozesse psychoedukativ-verhaltenstherapeutische Familienansätze genau entfalten, ist bis heute jedoch nicht geklärt. Langzeitige Familieninterventionen sind, wie gesehen, mit einzelnen Familien unter Einbezug des Patienten oder im Rahmen von Angehörigengruppen mit und ohne Patienten durchgeführt worden. In Therapievergleichsstudien ließen sich insgesamt gesehen keine Unterschiede in der Wirksamkeit verschiedener Behandlungssettings aufzeigen. Es zeigte sich aber, daß kurzzeitige, rein psychoedukativ ausgerichtete Interventionen allein mit Angehörigen zwar ihr Krankheitswissen verbessern und ihre Einstellungen gegenüber der Medikation verändern, auf die Rezidivprophylaxe aber ohne Wirkung bleiben [67, 68]. Psychoedukation stellt damit zwar ein grundlegender Bestandteil dieser Therapieansätze dar, klinisch bedeutsame Therapieeffekte scheinen aber erst aus zusätzlichen bewältigungsorientierten Interventionen zu erwachsen. Die fehlende Kenntnis der genauen Wirkfaktoren und -prozesse verhindert bislang jedoch eine zielgerichtete, auf die jeweiligen Eingangsbedingungen, Probleme und Ressourcen der einzelnen Familie zugeschnittene Therapiegestaltung.

Psychoedukative, bewältigungsorientierte Familieninterventionen haben sich auch, aufgrund eines durch sie reduzierten stationären Behandlungsbedarfs, als ein eindeutig kosteneffektives Therapieangebot erwiesen [69–71]. Dennoch: Die Durchführung von langzeitigen Familieninterventionen ist mit großem zeitlichem Aufwand verbunden; außerdem leben bei weitem nicht alle Patienten in Familienverhältnissen, die einen solchen Einbezug von Angehörigen in die Behandlung erlauben. In jüngster Zeit sind deshalb v.a. im deutschen Sprachraum kurzzeitige entweder rein patientenzentrierte oder bifokal, also parallel auf Patienten und Angehörige bezogene bewältigungsorientierte Therapieansätze in den Vordergrund gerückt.

Die wenigen bisher vorliegenden Wirksamkeitsuntersuchungen zu diesen Ansätzen zeigen, daß solche kurzzeitigen psychoedukativen, bewältigungsorientierten Therapieprogramme bei den Patienten und Angehörigen regelmäßig zu einer Wissenszunahme über die Erkrankung und ihre Behandlung, zu Einstellungsänderungen gegenüber der Medikation, zu einer realistischeren Einschätzung des Risikos, ohne neuroleptische Rezidivprophylaxe einen Rückfall zu erleiden und zu entsprechenden Verbesserungen der Compliance führen. In einzelnen Untersuchungen lassen sich bei den Patienten, die an bewältigungsorientierten Therapiegruppen teilgenommen haben, zudem ein vermindertes Rehospitalisierungsrisiko und deutliche Verbesserungen im Sozialverhalten feststellen [72–75].

Auch hinsichtlich dieser Ansätze bestehen noch erhebliche Forschungslücken: Gerade ihre Wirkung in Bezug auf eine Senkung der Rückfallhäufigkeit oder eine Verbesserung der sozialen Anpassungsleistung ist noch keineswegs so eindeutig belegt wie jene der familientherapeutischen Langzeitinterventionen. Es ist nicht bekannt, ob das Wissen der Patienten und ihrer Angehörigen über psychotische Erkrankungen und deren medikamentöse Behandlung tatsächlich eine Voraussetzung für den Therapieerfolg bildet, welche genaue Bedeutung diesbezüglich dem Bewältigungsaspekt zukommt oder inwieweit allein die Verbesserung der Medikamenten-Compliance für die Therapieeffekte verantwortlich ist. Letzteres verdient, da die Rezidivraten stark von der Medikamenten-Compliance abhängen, im Zusammenhang mit der Klärung der spezifischen Wirkfaktoren psychoedukativer, bewältigungsorientierter Therapieverfahren künftig besondere Aufmerksamkeit. Denn sollten sie ihre Effekte weitgehend über eine Erhöhung der Medikamenten-Compliance erzielen, müßte mit entsprechenden Implikationen für das therapeutische Vorgehen präziser von „compliance therapy" gesprochen werden [76].

6. Schlußbemerkungen

Die letzten 20 Jahre haben mit Blick auf psychologische Therapieansätze in der Behandlung schizophrener Erkrankungen beachtliche Fortschritte gebracht. Dabei haben kognitiv-verhaltenstherapeutische Behandlungsansätze eine besondere Rolle gespielt. Diesen haftet allerdings oft das negative Bild eines technizistischen, gefühllosen, manipulativen und rein symptomorientierten Vorgehens an. Gerade aber die Prinzipien der Problem-, Ziel- und Handlungsorientierung, der Transparenz oder der Hilfe zur Selbsthilfe, an denen sich die moderne kognitive Verhaltenstherapie orientiert (Tabelle 1), beinhalten vieles von dem, was heute unter dem Begriff

Tabelle 1. Grundprinzipien der kognitiven Verhaltenstherapie nach Margraf [77]

Kognitive Verhaltenstherapie

- *ist problemorientiert.*
  Das verhaltenstherapeutische Vorgehen setzt an der aktuell gegebenen Problematik an.
- *ist zielorientiert.*
  Therapieziel ist eine konkrete Problemlösung und eine Erhöhung der allgemeinen Problemlösefähigkeit der Patienten.
- *ist handlungsorientiert.*
  Einsicht in die Problemzusammenhänge ist keine hinreichende therapeutische Veränderungsbedingung. Solche resultieren erst aufgrund neuer Erlebens-, Verhaltensweisen und Problemlösestrategien.
- *ist transparent.*
  Es wird ein Erklärungsmodell für die Problematik angeboten, anhand dessen das therapeutische Vorgehen verständlich gemacht und so die Bereitschaft an der Behandlung teilzunehmen sowie die Problemlösefähigkeit erhöht werden sollen.
- *ist Hilfe zur Selbsthilfe.*
  Durch die Erhöhung der Problemlösekompetenz und das transparente Vorgehen versucht die kognitive Verhaltenstherapie das Selbsthilfepotential zu vergrößern.

„Empowerment“ von Patienten und ihren Angehörigen verstanden wird, d.h. eine Abkehr vom reinen Defizitmodell hin zu einer stärkeren Beachtung und Förderung der Ressourcen schizophrener Patienten und ihrer Familien [77].

Gegenwärtig sind aber noch viele Frage- und Problemstellungen zu klären. Während kognitiv-verhaltenstherapeutische Ansätze in der Schizophreniebehandlung eine zur medikamentösen Behandlung additive rezidivprophylaktische Wirkung entfalten und zu deutlichen Verbesserungen des Sozialverhaltens schizophren Erkrankter führen, sind ihre Auswirkungen auf die allgemeine Krankheitssymptomatik und speziell die Negativsymptomatik noch ziemlich begrenzt. Außerdem ist dringend abzuklären, ob diese Therapieverfahren in der psychiatrischen Alltagspraxis ebensolche Wirkungen erzielen wie unter experimentellen Bedingungen und ob bzw. wie und für wen sie kosteneffektiv ins Versorgungssystem integriert werden könnten. Gerade Kosteneffektivität ist im Gesundheitswesen zu einem wichtigen Thema geworden. Unter den heutigen ökonomischen Rahmenbedingungen ist zu befürchten, daß vor allem die ressourcenintensiven psychologischen Behandlungsansätze unter zunehmenden Rechtfertigungsdruck geraten werden. Davies und Drummond [78] haben kürzlich in einer Analyse der Behandlungskosten schizophrener Erkrankungen in Großbritannien aufgezeigt, daß ca. 40 % dieser direkten Kosten eingespart werden könnten, wenn es durch verbesserte Behandlungsmöglichkeiten gelingen würde, die Hälfte der heute noch längerfristig in der Klinik behandelten schizophren Erkrankten, die meiste Zeit hindurch gemeindeintegriert zu betreuen. Es sind vor allem psychologische Therapieansätze, die im Falle chronischer schizophrener Krankheitsverläufe die Vorbedingungen für eine Wiedereingliederung der Erkrankten in ihr soziales Umfeld schaffen und ihnen zu einer weitgehend selbstständigen Lebensführung in der Gemeinde verhelfen können. Es wird deshalb in Zukunft unerläßlich sein, den Nachweis für diesen möglichen Kostennutzen von psychologischen Therapieansätzen zu erbringen, damit sie schizophren Erkrankten und ihren Angehörigen auch in Zeiten knapper ökonomischer Ressourcen zur Verfügung gestellt werden können.

Literatur

1. Brenner HD, Böker W (1997) Neuere ätiopathogenetische Befunde zur Schizophrenie und Hauptansatzpunkte therapeutischer Interventionen. In: Böker W, Brenner HD (Hrsg) Behandlung schizophrener Psychosen. Enke, Stuttgart, S 45–54
2. Bellack AE, Mueser KT (1993) Psychosocial treatment for schizophrenia. Schizophr Bull 18: 43–50
3. Liberman RP, Kopelowicz A, Young AS (1994) Biobehavioral treatment and rehabilitation of schizophrenia. Behav Ther 25: 89–107
4. Penn DL, Mueser KT (1996) Research update on the psychosocial treatment of schizophrenia. Am J Psychiatry 153: 607–617
5. Smith TE, Bellack AS, Liberman RP (1996) Social skills training for schizophrenia: review and future directions. Clin Psychol Rev 16: 599–617

6. Liberman RP, Wallace CJ, Blackwell G, Mc Kain S, Eckman TA (1993) Training social and independent living skills: applications and impact in chronic schizophrenia. In: Cottraux J, Legeron P, Mollard E (eds) Annual series of European research in behavior therapy: which psychotherapies in year 2000? Swets & Zeitlinger, Amsterdam
7. Bellack AS, Turner SM, Hersen M, Luber RF (1984) An examination of the efficacy of social skills training for chronic schizophrenic patients. Hosp Commun Psychiatry 35: 1023–1028
8. Wallace CJ, Liberman RP (1985) Social skills training for patients with schizophrenia: a controlled clinical trial. Psychiatry Res 15: 239–247
9. Hogarty GE, Anderson CM, Reiss DJ, Kornblith SJ, Greenwald DP, Ulrich RF, Carter M, The EPICS Research Group (1991) Family psychoeducation, social skills training, and maintenance chemotherapy in the aftercare treatment of schizophrenia. II. Two-year effects of a controlled study on relapse and adjustment. Arch Gen Psychiatry 48: 340–347
10. Dobson DJG, McDougall G, Busheikin J, Aldous J (1995) Effects of social skills training and social milieu treatment on symptoms of schizophrenia. Hosp Commun Psychiatry 46: 376–380
11. Hayes RL, Halford WK, Varghese FT (1995) Social skills training with chronic schizophrenic patients: effects on negative symptoms and community functioning. Behav Ther 26: 433–449
12. Marder SR, Wirshing WC, Mintz J, McKenzie J, Johnston K, Eckman TA, Lebell M, Zimmerman K, Liberman RP (1996) Two-year outcome of social skills training and group psychotherapy for outpatients with schizophrenia. Am J Psychiatry 153: 1585–1592
13. Benton MK, Schroeder HE (1990) Social skills training with schizophrenics: a meta-analytic evaluation. J Consult Clin Psychol 58: 741–747
14. Halford WK, Hayes R (1991) Psychological rehabilitation of chronic schizophrenic patients: recent findings on social skills training and family psychoeducation. Clin Psychol Rev 11: 23–44
15. Scott JE, Dixon LB (1995) Psychosocial interventions for schizophrenia. Schizophr Bull 21: 621–630
16. Kopelowicz A, Liberman RP, Mintz J, Zarate R (1997) Comparison of efficacy of socials skills training for deficit and nondeficit negative symptoms in schizophrenia. Am J Psychiatry 154: 424–425
17. Green MF (1993) Cognitive remediation in schizophrenia: is it time yet? Am J Psychiatry 150: 178–187
18. Strauss ME (1993) Relations of symptoms to cognitive deficits in schizophrenia. Schizophr Bull 19: 215–231
19. Green MF (1996) What are the functional consequences of neurocognitive deficits in schizophrenia? Am J Psychiatry 153: 321–330
20. Heaton RK (1981) Wisconsin Card Sorting Test Manual. Psychological Assessment Resources, Odessa
21. Asarnow RF, Granholm E, Sherman, T (1991) Span of apprehension in schizophrenia. In: Steinhauer SR, Gruzelier JH, Zubin J (eds) Handbook of schizophrenia, vol 5. Neuropsychology, psychophysiology and information processing. Elsevier, Amsterdam, pp 335–370
22. Rosvold HE, Mirsky AF, Sarason I, Bransome ED, Beck LH (1956) A continuous performance test of brain damage. J Consult Psychol 20: 343–350
23. Spring B, Ravdin L (1992) Cognitive remediation in schizophrenia: should we attempt it? Schizophr Bull 18: 15–20
24. Liberman RP, Green MF (1992) Whither cognitive behavioral therapy for schizophrenia? Schizophr Bull 18: 27–35
25. Spaulding W, Sullivan M, Weiler M, Reed D, Richardson C, Storzbach D (1994) Changing cognitive functioning in rehabilitation of schizophrenia. Acta Psychiatr Scand 89 [Suppl 382]: 116–124
26. Brenner HD, Roder R, Hodel B, Kienzle N (1994) Integrated Psychological Therapy for schizophrenic patients (IPT). Hogrefe & Huber, Seattle
27. Brenner HD, Hodel B, Kube B, Roder V (1987) Kognitive Therapie bei Schizophrenen: Problemanalyse und empirische Ergebnisse. Nervenarzt 58: 72

28. Brenner HD, Hodel B, Roder V, Corrigan P (1992) Treatment of cognitive dysfunctions and behavioral deficits in schizophrenia. Schizophr Bull 18: 21–25
29. Theilemann S, Peter K (1994) Zur Evaluation kognitiver Therapie bei schizophren Erkrankten. Überblicksarbeit. Z Klin Psychol 23: 20–33
30. Roder V, Jenull B, Brenner HD, Zorn P (1996) (Re-)Integration schizophren Erkrankter in die Gesellschaft durch verhaltenstherapeutische Interventionen. In: Böker W, Brenner HD (Hrsg) Integrative Therapie der Schizophrenie. Internationale Schizophrenie-Symposien Bern. Huber, Bern, S 225–246
31. Roder V, Jenull, B, Brenner HD (1998) Teaching schizophrenic patients recreational, residential and vocational skills. Int Rev Psychiatry 10: 35–41
32. Hodel B, Brenner HD (1997) Kognitive Therapieverfahren bei schizophren Erkrankten. In: Böker W, Brenner HD (Hrsg) Behandlung schizophrener Psychosen. Enke, Stuttgart, S 90–110
33. Hodel B, Brenner HD (1996) Ein Trainingsprogramm zur Bewältigung von maladaptiven Emotionen bei schizophren Erkrankten: erste Ergebnisse und Erfahrungen. Nervenarzt 67: 564–571
34. Hodel B, Brenner HD, Merlo MCG, Teuber JF (1998) Emotional management therapy in early psychosis. Br J Psychiatry 172 [Suppl 33]: 128–133
35. Tarrier N, Harwood S, Yusupoff L, Beckett R, Baker A (1990) Coping Strategy Enhancement (CSE): a method of treating residual schizophrenic symptoms. Behav Psychother 18: 283–293
36. Chadwick PDJ, Lowe CF (1994) A cognitive approach to measuring and modifying delusions. Behav Res Ther 32: 355–367
37. Fowler D, Garety P, Kuipers E (1995) Cognitive behaviour therapy for psychosis. Theory and practice. Wiley, Chichester
38. Tarrier N, Beckett R, Harwood S, Baker A, Yusupoff L, Ugarteburu I (1993) A trial of two cognitive-behavioural methods of treating drug-resistant residual psychotic symptoms in schizophrenia patients. I. Outcome. Br J Psychiatry 162: 524–532
39. Chadwick PDJ, Birchwood M (1994) The omnipotence of voices. A cognitive approach to auditory hallucinations. Br J Psychiatry 164: 190–201
40. Garety PA, Kuipers E, Fowler D, Chamberlain F, Dunn G (1994) Cognitive behavioural therapy for drug-resistant psychosis. Br J Med Psychol 67: 259–271
41. Bentall RP, Haddock G, Slade PD (1994) Cognitive therapy for persistent auditory hallucinations: from theory to therapy. Behav Ther 25: 51–66
42. Kingdon DG, Turkington D, John C, Rowlands P, Hopegill M (1996) Eine Kontrollgruppenstudie zur Evaluation kognitiv-behavioraler Therapie bei Schizophrenie. In: Böker W, Brenner HD (Hrsg) Integrative Therapie der Schizophrenie. Huber, Bern, S 136–147
43. Kuipers E, Fowler D, Garety P, Chisholm D, Freeman D, Dunn G, Bebbington P, Hadley C (1998) London-East Anglia randomised controlled trial of cognitive-behavioural therapy for psychosis. III. Follow-up and economic evluation at 18 months. Br J Psychiatry 173: 61–68
44. Hogarty GE, Kornblith SJ, Greenwald D, DiBarry A, Cooley S, Flesher S, Reiss D, Carter M, Ulrich R (1995) Personal therapy: a disorder-relevant psychotherapy for schizophrenia. Schizophr Bull 21: 379–393
45. Kieserg A, Hornung WP (1996) Psychoedukatives Training für schizophrene Patienten (PTS); ein verhaltenstherapeutisches Behandlungsprogramm zur Rezidivprophylaxe, 2. Aufl. Dgvt-Verlag, Bern
46. Wienberg G, Schünemann-Wurmthaler S, Sibum B (1996) Schizophrenie zum Thema machen: psychoedukative Gruppenarbeit mit schizophren und schizoaffektiv erkrankten Menschen/PEGASUS, Manual und Materialien, 2. Aufl. Psychiatrie-Verlag, Bonn
47. Hornung WP, Buchkremer G (1995) Psychoedukativ-psychotherapeutische Behandlung von schizophrenen Patienten und ihren Bezugspersonen – Ergebnisse einer 1-Jahres-Katamnese. Nervenarzt 66: 828–834
48. Schaub A, Andres K, Brenner HD, Donzel G (1997) Developing a group format coping-orientated treatment programme for schizophrenic patients. In: Böker W, Brenner HD, Genner R (eds) Towards a comprehensive therapy for schizophrenia. Hogrefe & Huber, Seattle, pp 228–251

49. Falloon IRH, Boyd JL, Mc Gill CW, Williamson M, Razani J, Moss HB, Gilderman AM, Simpson GM (1985) Family management in the prevention of morbidity of schizophrenia. Clinical outcome of a two-year longitudinal study. Arch Gen Psychiatry 42: 887–896
50. Tarrier N, Barrowclough C, Vaughn C, Bamrah JS, Porceddu K, Watts S, Freeman H (1988) The community management of schizophrenia. A controlled trial of a behavioural intervention with families to reduce relapse. Br J Psychiatry 153: 532–542
51. Hahlweg K, Dürr H, Müller U (1995) Familienbetreuung schizophrener Patienten. Ein verhaltenstherapeutischer Ansatz zur Rückfallprophylaxe; Konzepte, Behandlungsanleitung und Materialien. Beltz, Psychologie-Verlags-Union, Weinheim
52. McFarlane WR, Lukens E, Link B, Dushay R, Deakins SA, Newmark M, Dunne EJ, Horen B, Toran J (1995) Multiple-family groups and psychoeducation in the treatment of schizophrenia. Arch Gen Psychiatry 52: 679–687
53. Schooler NR, Keith SJ, Severe JB, Mathews SM, Bellack AS, Glick ID, Hargreaves WA, Kane JM, Ninan PT, Frances A, Jacobs M, Lieberman JA, Mance R, Simpson GM, Woerner MG (1997) Relapse and rehospitalization during maintenance treatment of schizophrenia: the effects of dose reduction and family treatment. Arch Gen Psychiatry 54: 453–463
54. Leff J, Berkowitz R, Shavit N, Strachan A, Glass I, Vaughn C (1989) A trial of family therapy v. a relatives group for schizophrenia. Br J Psychiatry 154: 58–66
55. Goldstein M, Rodnick E, Evans J, May P, Steinberg M (1978) Drug and family therapy in the aftercare of acute schizophrenics. Arch Gen Psychiatry 35: 1169–1177
56. Leff J, Kuipers L, Berkowitz R, Sturgeon D (1985) A controlled trial of social intervention in the families of schizophrenic patients: two-year follow-up. Br J Psychiatry 146: 594–600
57. Hogarty GE, Anderson CM, Reiss DJ, Kornblith SJ, Greenwald DP, Javna CD, Madonia MJ, The EPICS Research Group (1986) Family psychoeducation, social skills training, and maintenance chemotherapy in the aftercare treatment of schizophrenia. I. One-year effects of a controlled study on relapse and expressed emotion. Arch Gen Psychiatry 43: 633–642
58. Tarrier N, Barrowclough C, Vaughn C, Bamrah JS, Porceddu K, Watts S, Freeman H (1989) Community management of schizophrenia. A two-year follow-up of a behavioural intervention with families. Br J Psychiatry 154: 625–628
59. Randolph ET, Eth S, Glynn S, Paz G, Leong GB, Shaner AL, Strachan A, van Wort W, Excobar JI, Liberman RP (1994) Behavioral family management in schizophrenia: outcome of a clinic-based intervention. Br J Psychiatry 164: 501–506
60. Xiong W, Phillips MR, Hu X, Ruiwen W, Dai Q, Kleinman J, Kleinman A (1994) Family-based intervention for schizophrenic patients in China: a randomised trial. Br J Psychiatry 165: 239–247
61. Zhang M, Wang M, Li J, Phillips MR (1994) Randomised-control trial of family intervention for 78 first-episode male schizophrenic patients: an 18-month study in Suzhou, Jiangsu. Br J Psychiatry 165: 96–102
62. Tarrier N, Barrowclough C, Porceddu K, Fitzpatrick E (1994) The Salford family intervention project: relapse rates of schizophrenia at five or eight years. Br J Psychiatry 167: 829
63. Pitschl-Walz G, Engel RR (1997) Ergebnisse einer Metaanalyse: Psychoedukation in der Schizophreniebehandlung. Psycho 23: 22–36
64. Telles C, Karro M, Mintz J, Paz G, Arias M, Tucker D, Lopez S (1995) Immigrant families coping with schizophrenia: behavioral family intervention vs. case management with a low-income Spanish-speaking population. Br J Psychiatry 167: 473–479
65. Müller P (1998) Aktueller Stand der Psychotherapieforschung bei schizophrenen Patienten. Fortschr Neurol Psychiatr 66: 101–108
66. Mari JJ, Schreiner D (1998) Family intervention for schizophrenia (Cochrane Review). The Cochrane Library, Issue 2, Oxford
67. Lewandowski L, Buchkremer G (1988) Therapeutische Gruppenarbeit mit Angehörigen schizophrener Patienten – Ergebnisse zweijähriger Verlaufsuntersuchungen. Klin Psychol 17: 210–222
68. Birchwood M, Smith J, Cochrane R (1992) Specific and non-specific effects of educational intervention for families living with schizophrenia. A comparison of three methods. Br J Psychiatry 160: 804–814

69. Cardin VA, Mc Gill CW, Falloon IRH (1985) An economic analysis: costs, benefits and effectiveness. In: Falloon IHR (ed) Family management of schizophrenia. Johns Hopkins University Press, Baltimore
70. Tarrier N, Lowson K, Barrowclough C (1991) Some aspects of family interventions in schizophrenia. II. Financial considerations. Br J Psychiatry 159: 481–484
71. Rund BR, Moe LC, Sollien T, Fjell A, Borchgrevink T, Hallert M, Naess PO (1994) The Psychosis Project. An efficiency study of a psychoeducational treatment programme for schizophrenic adolescents. Acta Psychiatr Scand 89: 211–218
72. Bäuml J, Kissling W, Pitschel-Walz G (1996) Psychoedukative Gruppen für schizophrene Patienten: Einfluß auf Wissensstand und Compliance. Nervenheilkunde 15: 45–50
73. Buchkremer G, Klingberg S, Holle R, Schulze Mönking H, Hornung WP (1997) Psychoeducational psychotherapy for schizophrenic patients and their key relatives or caregivers: results of a 2-year follow-up. Acta Psychiatr Scand 96: 483–491
74. Hornung WP, Schulze Mönking H, Buchkremer G, Feldmann R (1997) Langzeiteffekte psychoedukativ-psychotherapeutischer Interventionen auf den Krankheitsverlauf Schizophrener. In: Marneros A, Brieger P (Hrsg) Psychiatrie als Therapiefach. Roderer, Regensburg, S 79–84
75. Andres K, Schindler F, Brenner HD, Garst F, Donzel G, Schaub A (1998) Bewältigungsorientierte Gruppentherapie für Patienten mit schizophrenen oder schizoaffektiven Störungen: eine explorative Studie. Fortschr Neurol Psychiatr 66: 225–232
76. Kemp R, David A (1996) Psychological predictors of insight and compliance in psychotic patients. Br J Psychiatry 169: 444–450
77. Margraf J (1996) Grundprinzipien und historische Entwicklung. In: Margraf J (Hrsg) Lehrbuch der Verhaltenstherapie, Bd 1. Grundlagen, Diagnostik, Verfahren, Rahmenbedingungen. Springer, Berlin Heidelberg New York Tokyo, S 1–30
78. Davies LM, Drummond MF (1994) Economics and schizophrenia: the real cost. Br J Psychiatry 165 [Suppl 25]: 18–21

Möglichkeiten und Grenzen computergestützten kognitiven Trainings bei schizophrenen Patienten

M. Geibel-Jakobs

1. Einleitung

In dem folgenden Beitrag werden Möglichkeiten und Begrenzungen des Computereinsatzes im Bereich des kognitiven Trainings schizophrener Patienten aus einer praxisorientierten Sicht dargestellt. Sie basieren auf den bisherigen Erfahrungen im Einsatz des Computers auf einer psychiatrischen Station. Dabei werden die Ausführungen von Mussgay [25] zum bisherigen Stand der Entwicklung kognitiver Therapieverfahren aufgegriffen und um eigene Ansätze und Lösungen ergänzt.

Ansatzpunkt aller bisherigen Trainingsmethoden für schizophrene Patienten sind deren kognitiven Defizite, die trotz der erfolgreichen Behandlung der Positivsymptomatik mit Psychopharmaka persistieren. Sie behindern die soziale Integration der Patienten in besonderem Maße: Neben einem allgemeinen Antriebsmangel verhindern verlangsamte Informationsverarbeitungsgeschwindigkeit, Konzentrations- und Gedächtnisstörungen und geringe Ausdauer den Wiedereinstieg in das Arbeitsleben oder den erfolgreichen Abschluß einer Ausbildung. Auch im zwischenmenschlichen Bereich führt die verminderte Reagibilität und geringe Leistungsfähigkeit immer wieder zu Konflikten.

Den Hauptanstoß für das Training kognitiver Defizite bei schizophrenen Patienten gaben Brenner und Mitarbeiter Ende der 70er Jahre mit dem Integrierten Psychologischen Therapieprogramm (IPT; [4]), das inzwischen zu den verbreitetsten Methoden zählt, und das bereits von verschiedenen Arbeitsgruppen mit unterschiedlichen Ergebnissen evaluiert wurde. Eine Zusammenfassung dieser Ergebnisse von Mussgay und Olbrich [26] wurde inzwischen von Theilemann und Peter [35] unter Einbeziehung von computergestützten Verfahren aktualisiert.

In der Folgezeit entstanden auch außerhalb des IPT eine Reihe von kontrollierten Interventionsstudien zu kognitivem Training mittels Papier-

und Bleistiftaufgaben (vgl. auch [29]), die eine Verbesserung in relevanten Leistungsmaßen nachweisen konnten. Die Entwicklung und Evaluation computergestützter Trainingsprogramme erfolgte erst mit zeitlicher Verzögerung, wodurch die bisher geringe Anzahl an Untersuchungen erklärt werden kann. Inzwischen konnte in mehreren Studien bestätigt werden, daß der Einsatz des Computers in der Rehabilitation kognitiver Defizite zu einer Verbesserung in relevanten Leistungsmaßen führt [2, 6, 9, 14, 16, 22, 32]. Es gibt jedoch auch Untersuchungen, in denen der Nachweis von Trainingserfolgen nicht gelang [3, 34].

Die Beurteilung dieser Studien wird dadurch erschwert, daß sowohl die verwendeten Trainingsmethoden als auch die eingesetzten Evaluationsmaße sehr heterogen sind, was als Ausdruck der bisherigen Unklarheit über die Ursachen und Wirkungen bzw. Wechselwirkungen der Beeinträchtigungen schizophrener Patienten interpretiert werden kann. Zudem fällt auf, daß sich die erreichten Trainingseffekte auf komplexe Leistungsmaße beziehen, während die Verwendung von elementaren Leistungsmaßen, wie z. B. dem Wisconsin-Card-Sorting-Test, den Nachweis von Leistungsverbesserungen nicht ermöglichte. Für eine Übersicht des Problems, die Defizite Schizophrener auf einer theoretischen und experimentellen Ebene zu erklären, sei auf Mussgay [25] verwiesen. In dem Fehlen ausreichender Modelle für die Erklärung der kognitiven Defizite besteht eine generelle Begrenzung in allen Bereichen der Rehabilitation schizophrener Patienten. Da in diesem Beitrag die Praxisorientierung aufgrund der unmittelbaren Notwendigkeit, Behandlungsmethoden anzubieten, im Vordergrund steht wird die Erörterung dieses grundsätzlichen Problems zurückgestellt.

Im weiteren Verlauf der Darstellung werden zunächst die, aus der Sicht des Anwenders, begrenzenden Elemente dargestellt, an die sich potentielle und aktuelle Möglichkeiten in der Verwendung von Computern in der Rehabilitation schizophrener Patienten anschließen. Hierzu wird über eigene Entwicklungen und Studien zur Optimierung der Verwendung des Computers berichtet.

2. Grenzen in der Anwendung des Computers

Die Heterogenität des Übungsmaterials

Ein Überblick über die auf dem Markt befindlichen Trainingsprogramme [21] macht deutlich, daß die Mehrzahl der Verfahren zur Rehabilitation von hirnorganisch beeinträchtigten Patienten entwickelt wurden. Auch die Programme, die speziell für das Training schizophrener Patienten entworfen wurden (z. B. Cogpack [24]), unterscheiden sich bezüglich des Aufgabenmaterials nicht wesentlich von den Programmen für Hirngeschädigte. Während die kognitiven Defizite bei Hirnschädigungen jedoch enger umrissen sind, können bei Schizophrenen oft eine Vielzahl von Beeinträchtigungen aber keine direkten Leistungsausfälle beobachtet werden. Diese

Beeinträchtigungen hängen zudem vom Grad der Chronizität der Erkrankung und dem Stadium der aktuellen Episode ab.

Für die Auswahl der Trainingsaufgaben bedeutet das, daß sie dem jeweiligen Leistungsstand der Patienten angepaßt werden muß. Dies setzt allerdings voraus, daß der Anwender ein Konzept dafür entwickelt hat, auf welcher Leistungsstufe sich ein Patient befindet und welche kognitiven Funktionsbereiche durch die verschiedenen, innerhalb eines Trainingsprogrammes enthaltenen Aufgaben angesprochen werden.

Gegenüber einer mehr oder weniger willkürlich erscheinenden Aufgabenauswahl durch den Therapeuten im Verlauf des Trainings, bewirkt ein bereits vor dem Training festgelegter Plan bei den Patienten das Gefühl, an einem systematisch aufgebauten Programm teilzunehmen. Sie können ihre Leistungen auch daran messen, ob sie das Tagespensum bewältigen konnten. Die darin potentiell enthaltene Frustration bei Nicht-Erreichen des Pensums verdeutlicht wiederum die Notwendigkeit, die Leistungsfähigkeit der Patienten bei der Aufgabenzusammenstellung zu berücksichtigen und somit eine Überforderung zu vermeiden.

Dieses Problem könnte prinzipiell durch eine systematische Eingangstestung des Patienten gelöst werden, allerdings benötigte man hierzu Verfahren, deren Aussage mit entsprechenden Trainingsaufgaben beantwortet werden können. Zum einen existieren solche Verfahren bisher aber nicht, zum anderen ist eine ausführliche Eingangstestung aus Mangel an Zeit oder Personal oft nicht möglich. Ein Versuch, diesem Problem Abhilfe zu leisten, wird im späteren Verlauf beschrieben.

Die Festlegung der Trainingsdauer

Die in den Programmpaketen mitgelieferten Aufgaben unterscheiden sich nicht nur inhaltlich, sondern auch in der jeweiligen Dauer. Die Dauer richtet sich dabei nach der ursprünglichen Verwendungsvorstellung des Programmherstellers, die jedoch in einigen Fällen von den Vorstellungen des Trainingsleiters oder von den Kapazitäten der Patienten abweichen kann.

Sobald eine Auswahl an Trainingsaufgaben erfolgt ist muß daher gewährleistet sein, daß die Dauer einer einzelnen Aufgabe die Kapazität der Patienten, bzw. den für das Training festgesetzten Zeitraum nicht überschreitet. Dauern Aufgaben zu lange, besteht die Gefahr der Monotonie oder der Überlastung, sind sie jedoch zu kurz, ist die Trainingswirkung in Frage gestellt. Müssen Aufgaben vorzeitig abgebrochen werden, kann dies zu Frustration auf Seiten der Patienten führen.

Eine zu häufige Veränderung der Aufgabendauer birgt aber auch das Problem, daß die Leistungen der Patienten untereinander nicht mehr vergleichbar sind. Eine mögliche Abhilfe besteht darin, eine mittlere Bearbeitungsdauer für jede Aufgabe festzulegen, wobei die Anpassung an den Leistungsstand durch die unterschiedlichen Schwierigkeitsgrade einer Aufgabe erfolgen kann. Auch zu diesem Vorgehen soll der weitere Beitrag Anregungen geben (siehe Kap. 3).

Kriterien zur Leistungsbeurteilung

Unabhängig von der Aufgabenvorgabe besteht das Problem, die entsprechende Leistung zu beurteilen. Meistens wird die Leistungsgüte von den Programmen anhand der Bearbeitungszeit oder der Anzahl bzw. des Prozentsatzes an richtigen Lösungen angegeben. Es entsteht jedoch die Frage, wie die Ergebnisse bewertet werden müssen. In der Regel werden in den Programmen keine bzw. nur unzureichende Normen mitgeliefert. Die Frage, ob eine Leistung nur dann als gut zu bewerten ist, wenn alle Aufgaben einer Übung richtig gelöst wurden, ist zudem nicht unabhängig von der Komplexität der Aufgabe. Gerade das Ziel, alles richtig machen zu müssen, setzt Patienten oft so unter Erfolgsdruck, daß sie relative Leistungsverbesserungen nicht erkennen können und schnell frustriert sind.

Die Verwendung von spezifischen Normwerten könnte dem entgegenwirken (siehe Kap. 3).

Die Frage der Effizienz

Computerprogramme sind nur ein Teil der bisher zur Rehabilitation schizophrener Defizite eingesetzten Methoden. Ihnen allen ist gemeinsam, daß die experimentellen Studien zu ihrer Wirksamkeit heterogene Ergebnisse erbrachten (vgl. [35]). Es erscheint unrealistisch, zu erwarten, daß der Einsatz des Computers dieses Bild gravierend ändern wird. Die Frage ist vielmehr: „Sind Computerprogramme zur Beeinflussung von kognitiven Defiziten schizophrener Patienten anderen Methoden überlegen?" Zum Vergleich könnten dabei die Unterprogramme der kognitiven Differenzierung des IPT (Brenner) und die herkömmlichen Papier-Bleistift Verfahren herangezogen werden (siehe Kap. 5).

Als Vergleichsmerkmale sollte bei der Planung entsprechender Studien wenn möglich nicht nur der Erfolg in unmittelbarem Anschluß an das Training überprüft werden, sondern auch eine langfristige Überprüfung der Trainingswirkung vorgenommen werden. Hierbei muß jedoch beachtet werden, daß kognitive Trainingsverfahren zu den übenden Verfahren zählen und somit nicht anzunehmen ist, daß die Leistungsfähigkeit unmittelbar nach dem Training auch noch nach einer Zeitspanne ohne entsprechende geistige Anforderungen besteht.

Auch die Frage eines Transfereffektes auf andere Problembereiche wurde bisher nicht untersucht. Dies ist neben dem unmittelbaren Wirknachweis als gleichberechtigtes Ziel anzustreben.

3. Eigene Entwicklungsarbeiten zur Optimierung der Aufgabenvorgabe

Als Vorschlag, wie den oben aufgeführten Begrenzungen begegnet werden kann, wird die bisherige Entwicklungsarbeit in der Abteilung Evaluative

Psychiatrie am Zentralinstitut für Seelische Gesundheit in Mannheim (Leiter: Prof. DDr. R. Olbrich) bezüglich des Programms Cogpack [24], früher Cognition-I, dargestellt.

Die Beschäftigung mit computergestützten Trainingsmethoden begann dort ca. 1990 mit einer Überprüfung verschiedener Programme hinsichtlich ihrer Eignung für das Training der Defizite schizophrener Patienten (vgl. [11]). Die Wahl fiel auf das Programm Cognition-I von Marker, das speziell für das Training von schizophrenen Patienten entwickelt wurde aber auch bei anderen Diagnosen angewendet werden kann.

Die seither durchgeführte Entwicklungsarbeit betraf sowohl die Auswahl geeigneter Aufgaben, als auch deren Einteilung in entsprechend zugehörige Funktionsbereiche und Schwierigkeitsgrade, die anhand von Expertenratings erfolgte. Da die meisten Aufgaben des Programms Cogpack mehrere kognitive Funktionen beanspruchen, erfolgte die Zuordnung der Aufgaben nach dem jeweils dominanten Funktionsbereich. Die in das Training aufgenommenen Aufgaben betrafen die Funktionsbereiche: visumotorische Fähigkeiten, Aufmerksamkeit, Vigilanz, Rechnen, Logisches Denken, Konzeptbildung, Problemlösen und Gedächtnis.

Daraus wurde zunächst eine Trainingsserie mit sechs Sitzungen entwickelt, in denen je maximal 6 Aufgaben unterschiedlichen Schwierigkeitsgrades vorgegeben wurden. Das Training erfolgte in Gruppenform, wobei in einer Sitzung alle Patienten die gleichen Serien bearbeiteten (siehe [11]). Da durch die Mischung von Aufgaben unterschiedlicher Schwierigkeit eine kontinuierliche Beanspruchung der Patienten nicht gewährleistet war, wurde diese Konzeption abgelöst durch eine Version mit drei im Schwierigkeitsgrad ansteigenden Serien. Jede Serie dieser Version bestand wiederum aus 6 Trainingssitzungen, zu denen je maximal 5 Aufgaben nach definierten Funktionsbereichen zugeordnet wurden (vgl. [28]). In beiden Trainingsversionen wurden die einzelnen Aufgaben nur einmal wiederholt; in der zweiten Version erfolgte nach der Wiederholung der Aufgaben einer Serie der Übergang zu der nächst schwierigen Serie.

Diese zweite Version hat den Vorteil, daß durch die Erstellung von drei Serien à sechs Sitzungen eine Vielzahl von Aufgaben in das Training aufgenommen werden kann, wobei die Anpassung an den Leistungsstand der Patienten durch die Schwierigkeitsabstufung bei Aufgaben von gleichem Typus vorgenommen werden kann.

Die weitere Entwicklung betraf zunächst die Optimierung der formalen Kriterien wie die Trainingsdauer und die Aufgabenlänge. Als, unter Berücksichtigung der Leistungsfähigkeit unserer Patientengruppen, optimale Trainingsdauer wurden 45–50 Minuten angesehen. Nach einer Erprobungszeit von sechs Monaten, wurde die Trainingsdauer der Patienten überprüft und alle Serien, deren Bearbeitungszeit im Mittel über oder wesentlich unter 45 Minuten lag überarbeitet. Die Vorgabezeiten der jeweils enthaltenen Aufgaben wurden je nach Bedarf verlängert oder gekürzt, was bei computergestützten Trainingsversionen in der Regel ohne großen Aufwand möglich ist (vgl. [13, 27]).

Nach der Optimierung des Trainingsprogrammes war es möglich, sich anderen Fragestellungen zuzuwenden, nämlich der des Wirkmechanismus des eingesetzten Verfahrens (siehe Kap. 5).

Als letzter Punkt bleibt die Darstellung der bisherigen Überlegungen zur Frage der individuellen Aufgabenvorgabe und Anpassung der Trainingsintensität.

Eine globale Aufgabenvorgabe mit einmaliger Aufgabenwiederholung wird den Ausgangsleistungen und der Lernfähigkeit der Patienten nicht immer gerecht.

Um dieses Problem zu lösen, wurden zunächst anhand der bisherigen Trainingsdaten erste Normen für die verbesserte Einschätzung der Leistungen entwickelt, indem die Leistungen für die erste Bearbeitung einer jeden Aufgabe in eine Rangreihe gebracht und für jeden Wert die entsprechenden Prozentränge ermittelt wurden. Da der Prozentsatz an richtigen Lösungen bereits gewisse Aussagekraft besitzt, handelte es sich dabei nur um die jeweiligen Bearbeitungs- und Reaktionszeiten. Diese Normtabellen wurden dann dazu genutzt, um nach jeder Aufgabe für einen Patienten festzulegen, ob noch weiterer Übungsbedarf besteht. Dieses Vorgehen wurde bereits an anderer Stelle ausführlich dargestellt [9], so daß hier nur die wesentlichen Punkte des Ablaufs erwähnt werden:

Nach der Bearbeitung einer Aufgabe wird anhand der oben genannten Normtabellen beurteilt, ob die Notwendigkeit weiterer Übung besteht, was dann der Fall ist, wenn die Bearbeitungszeit unterhalb des dreißigsten Perzentils liegt, oder sich der Prozentsatz an richtigen Lösungen unterhalb der 90-Prozent-Grenze befindet. Für die weitere Bearbeitung wird eine Leistungsverbesserung von 10 Prozenträngen bzw. 10 Prozent richtigen Lösungen erwartet, nach deren Erreichung die Aufgabe abgeschlossen wird.

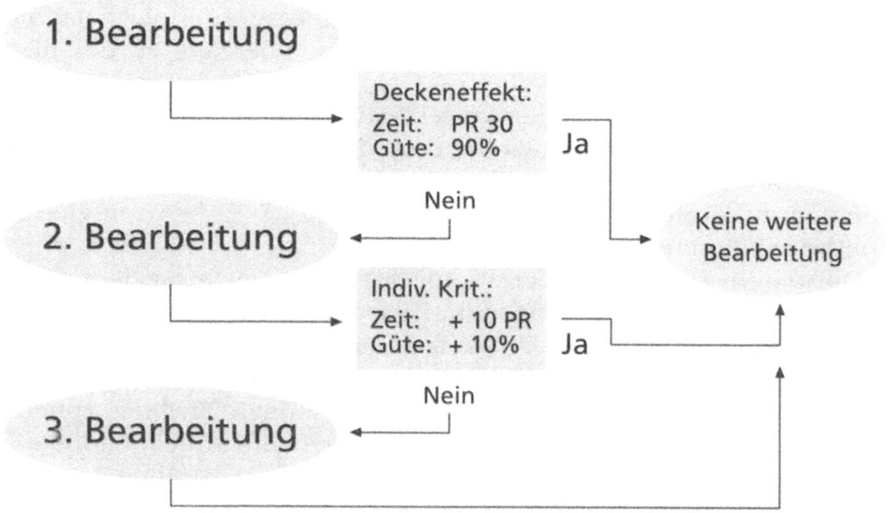

Abb. 1. Schema für einen individuell gestalteten Trainingsablauf

Da sich zu viele Wiederholungen negativ auf die Leistungsmotivation der Patienten auswirken wurde ein Maximum von zwei Wiederholungen festgelegt. Die Festlegung der Höhe der Leistungsverbesserung und der Anzahl an Wiederholungen ist dabei variabel, so daß mit dieser Methode Patienten mit unterschiedlichen Defiziten trainiert werden können. Eine Veranschaulichung der Vorgehensweise gibt Abb. 1.

Dieses Vorgehen hat den Vorteil, daß auch ohne eine intensive Eingangstestung nur solche Aufgaben trainiert werden, in denen ein Leistungsdefizit besteht. Auf diese Weise können je nach Leistungsstand des Patienten Aufgaben aus jeder Schwierigkeitsstufe vorgegeben werden, wobei auch die Möglichkeit von isolierten Defiziten berücksichtigt wird, da alle im Training befindlichen Aufgaben mindestens einmal bearbeitet werden.

4. Vorteile des Computers gegenüber Papier-Bleistift-Verfahren

Während zu Zeiten der Einführung von Computern in der Rehabilitation schizophrener Patienten überwiegend skeptische Meinungen geäußert wurden (vgl. [36]), findet der Computer heute weite Verbreitung sowohl in Rehabilitationseinrichtungen als auch in der psychiatrischen Behandlung. Die positiven Eigenschaften, die dem Computer zu seiner Akzeptanz verhalfen sollen im folgenden skizziert werden.

Flexibilität

Der Vorteil des Computers wird darin gesehen, daß er im Einsatz flexibler ist als die herkömmlichen Papier-Bleistift Verfahren. Diese Flexibilität betrifft nicht nur die große Auswahl an Trainingsaufgaben, sondern auch deren Modifikation, wie sie oben bereits angesprochen wurde. Nicht nur auf zeitliche Vorgaben, sondern auch auf die Aufgabenschwierigkeit kann flexibel eingewirkt werden, indem man das Aufgabenmaterial verändert oder neue für eigene Zwecke optimierte Aufgaben entwirft.

Zudem ist es durch den Einsatz von Computern möglich, mehrere Patienten gleichzeitig zu trainieren, ohne eine Einbuße in der Trainings- und Betreuungsintensität hinnehmen zu müssen.

Aufforderungscharakter

Die Überlegenheit des Computers im Vergleich zu den Papier-Bleistift Verfahren wird gerade in der Behandlung schizophrener Patienten in dem hohen Aufforderungscharakter der Aufgabendarbietung gesehen. Durch die akustische Ankündigung der Aufgaben, die zum Teil festgesetzten Darbietungszeiten und die Möglichkeit, bewegte Szenen vorzugeben, wird die Aufmerksamkeit der Patienten gebunden und die Aufgabenbearbeitung erleichtert.

Direkte Leistungsrückmeldung und Hilfestellung

Durch die kontinuierliche Leistungsrückmeldung während des Trainings, die in der Regel bei Papier-Bleistift Verfahren nur jeweils am Ende einer Aufgabenserie vorgenommen wird, bekommen die Patienten die Möglichkeit, ihre Aufmerksamkeitsleistung zu kontrollieren, wodurch die Leistungsmotivation in der Regel gefördert wird. Die Leistungsrückmeldung durch ein neutrales Medium wird von den Patienten eher unterstützend erlebt, während persönliche Rückmeldungen verletzend oder peinlich erlebt werden können.

Um Hilfestellungen zu bekommen, reicht zudem ein Tastendruck aus, wobei keine sozialen Komponenten beteiligt sind, und der Patient sich in seiner Arbeitsweise und dem Arbeitstempo nicht bewertet fühlt. Dies ersetzt jedoch nicht die Anwesenheit eines erfahrenen Trainingsleiters, dessen Aufgabe es ist, Krisen zu überbrücken und die Hilfestellung zu optimieren.

Nähe zur Berufswelt

Hinzu kommt, daß Patienten im Umgang mit dem Computer eine größere Nähe zur Berufswelt sehen. Die Erfahrung, überhaupt mit einem Computer umgehen zu können, wird als Erfolgserlebnis verbucht und fördert die Bereitschaft, sich auf neue Bereiche einzulassen.

Spaß bei der Bearbeitung der Aufgaben

Die oben genannten Erfolgserlebnisse, aber auch der Vergleich der Aufgaben mit Computerspielen führt dazu, daß die Patienten gerne an dem Training teilnehmen und über Spaß bei der Bearbeitung der Aufgaben berichten.

5. Die experimentelle Überprüfung der oben genannten Vorteile

Die oben skizzierten Vorteile des Computers gegenüber den Papier-Bleistift-Verfahren, die bisher nur auf der Basis von Beobachtungen und mehr oder weniger systematischer Befragung zusammengetragen wurden, sollten anhand einer experimentellen Studie überprüft werden. Das Thema der Studie lautete: „Der Einfluß computerspezifischer Elemente auf Übungsfortschritte schizophrener Patienten während eines computergestützten kognitiven Trainings und in bezug auf externe Leistungsmaße."*

Da die Studie möglichst breit angelegt wurde, kann an dieser Stelle nur auf einen Teil der Daten eingegangen werden. Den Schwerpunkt der vorliegenden Darstellung bilden daher die Angaben der Patienten bezüglich ihrer Stimmungslage während des Trainings und bezüglich des von ihnen

---

* Die Studie wurde durch die finanzielle Förderung der Wilhelm-Stiftung für Rehabilitationsforschung, Mitglied des Stifterverbandes für die deutsche Wissenschaft, ermöglicht

subjektiv empfundenen Beanspruchungsniveaus. Als externes Vergleichsmaß diente die Einschätzung der Psychopathologie durch die Behandler.

Das Studiendesign

Die vorliegende Untersuchung wurde in Form eines Prä-Post-Test-Designs aufgebaut:

Die Prä- und Post-Testphase bestand in einer umfangreichen Leistungstestung durch bewährte Leistungs- und Intelligenztests, der Erfassung der Psychopathologie, der Höhe des sozialen Funktionsniveaus und der subjektiven Kontrollüberzeugung zu Krankheit und Gesundheit.

Da sowohl die kontinuierliche Rückmeldung, als auch das „Prestige" des Computers in der Bewertung durch die Patienten als Einflußgrößen angesehen wurden, wurden die Patienten nach der ersten Testphase in der Reihenfolge ihrer Rekrutierung den folgenden drei Behandlungsbedingungen zugeteilt:

1. Training am Computer mit kontinuierlicher und abschließender Leistungsrückmeldung,
2. Training am Computer ohne kontinuierliche jedoch mit abschließender Leistungsrückmeldung,
3. Training mit Papier und Bleistift, mit abschließender, ausführlicher Rückmeldung.

Eine schematische Darstellung des Studiendesigns stellt Abb. 2 dar.

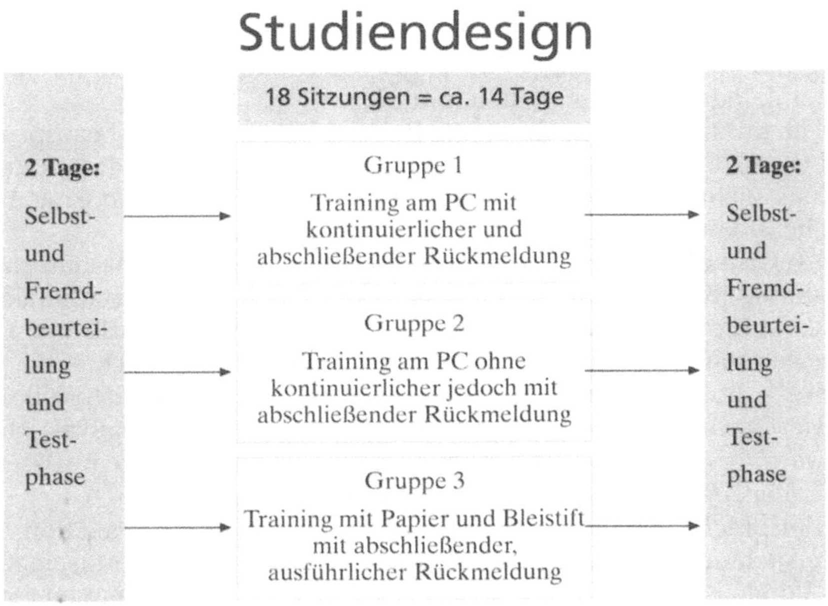

Abb. 2. Das Studiendesign

Die Behandlungsphase bestand aus 18 Sitzungen, die in der Regel innerhalb von zwei Wochen absolviert wurden. Parallel dazu wurde in Form von Fragebogen die Stimmung der Patienten und die Einstellung gegenüber dem Training erfaßt.

Das Training selbst erfolgte in Gruppenform, wobei maximal vier Studienpatienten gleichzeitig trainiert wurden.

Die jeweils behandelnden Ärzte und Bezugspfleger wurden gebeten, vor und nach der Trainingsphase, die Psychopathologie bzw. das soziale Funktionsniveau ihrer Patienten einzuschätzen. Durch die Wahl der direkten Ansprechpartner der Patienten sollte gewährleistet sein, daß die Beurteiler umfassende Kenntnis von dem Verhalten der Patienten haben.

Die Untersuchungsinstrumente

Die *Fremdbeurteilung* der Psychopathologie und des sozialen Funktionsniveaus vor und nach dem Training wurde mittels der Brief Psychiatric Rating Scale (BPRS, [31]) und der deutschen Fassung der Nurses' Observation Scale for Inpatient Evaluation (NOSIE, [17]) vorgenommen.

Die *Selbstbeurteilung* bezüglich der subjektiven Kontrollüberzeugung wurde mit Hilfe einer für die Untersuchung von psychisch Kranken modifizierten Form des Fragebogens zur Kontrollüberzeugung zu Krankheit und Gesundheit (KKG, [23]) vorgenommen (vgl. [20]). Dieser Fragebogen wurde den Patienten vor und nach dem Training vorgelegt.

Während des Trainings hatten die Patienten die Aufgabe, am Morgen eines jeden Trainingstages ihre Stimmung einzuschätzen. Dem lag die Hypothese zugrunde, daß die Stimmung vor jeder Trainingssitzung von den Erfahrungen aus den vorherigen Trainingstagen abhängt und somit einen Indikator für unspezifische Trainingseffekte darstellt. Durch die Beschränkung auf den Vormittag sollte zudem der Einfluß von tageszeitlichen Schwankungen konstant gehalten werden.

Um die Trainingszeit durch das Rating nicht zu lange zu beanspruchen und die Compliance der Patienten durch die häufige Wiederholung der Ratings nicht zu sehr zu belasten, sollten die verwendeten Fragebogen möglichst kurz und einfach verständlich sein.

Als Grundlage wurden daher die Adjektiv-Skalen zur Einschätzung der Stimmung (SES) herangezogen [15], in der jeweils nur die Hauptfaktoren der Langform vorgegeben wurde. Daraus resultierten die Skalen: Gehobene Stimmung, Gedrückte Stimmung, Mißstimmung („ich fühle mich gereizt"), Ausgeglichene Stimmung, Trägheit, Müdigkeit („ich fühle mich aktiviert"). Die Antwort erfolgte mittels einer visuellen Analogskala, die zur Auswertung in 10 Stufen eingeteilt wurde. Hohe Skalenwerte repräsentierten dabei eine positiv zu bewertende Stimmungslage.

Entsprechend früherer Darstellungen [13, 28] unterlag auch in dieser Untersuchung die Auswahl und Zusammenstellung des Trainingsmaterials den Vorgaben, eine Überforderung der Patienten, durch langsame Steigerung der Aufgabenschwierigkeit und eine mittlere Bearbeitungsdauer, zu vermeiden. Diese Vorgabe sollte durch die trainingsbegleitende Einschätzung der Patienten überprüft werden. Hierzu wurde der bereits von Gansert [10] verwendete Fragebogen zur Trainingsrückmeldung (TRB), herangezogen, der, nach einer formalen Überarbeitung, den Patienten nach jeder Sitzung, also 18mal, vorgelegt wurde.

Er besteht aus 5 Items mit Statementcharakter, zu den Bereichen: Anstrengung, Konzentration, Profit („das Training hat mich weitergebracht"), Spaß, Streß.

Die Beantwortung erfolgte ebenfalls auf visuellen Analogskalen, die zur Auswertung in sieben Stufen eingeteilt wurden. Hohe Skalenwerte repräsentieren dabei eine hohe Ausprägung des jeweiligen Items. Um Antworttendenzen zu vermeiden, wurde die Antwortrichtung in beiden Fragebogen variiert.

Vor und nach dem Training wurde die *Leistungsfähigkeit* der Patienten in jeweils zwei einstündigen Sitzungen mit den folgenden als bekannt vorausgesetzten Testverfahren überprüft. Diese waren in der Reihenfolge der Vorgabe:

1. Aufmerksamkeits-Belastungs-Test (d2, [5])
2. Tempoleistung und Merkfähigkeit Erwachsener (TME, auditive Merkfähigkeit, [33])
3. Zahlen-Verbindungs-Test (ZVT, [30])
4. Leistungsprüfsystem (LPS, Untertest 3, [18])
5. Intelligenz-Struktur-Test (IST): Untertests Textaufgaben, Wörter lernen [1]
6. Konzentrations-Leistungs-Test (KLT, [8])
7. Intelligenz-Struktur-Test (IST): Untertests gemeinsame Oberbegriffe, Reihenfolgen [1]
8. Mannheimer Intelligenz-Test (MIT): Untertests Sprichwörter, Mosaike [7]

Das Training

Die in der vorliegenden Studie verwendeten Trainingsaufgaben entsprechen im wesentlichen, denjenigen Aufgaben, die bereits zu einem früheren Zeitpunkt zur Optimierung des Angebots ausgewählt wurden (siehe [28]). Eine Einschränkung entstand allerdings durch die Notwendigkeit, aus demselben Aufgabenmaterial eine Papier-Bleistift-Version zu erstellen, wodurch Reaktionsaufgaben oder Aufgaben mit bewegten Szenen nicht verwendet werden konnten.

Die trainierten Funktionen betrafen die Bereiche: Konzentration, Gedächtnis, Logik, mathematische- und sprachliche Operationen. Die insgesamt 36 Aufgaben wurden auf neun Blöcke zu je vier Aufgaben mit aufsteigendem Schwierigkeitsgrad aufgeteilt. Die Wiederholung der Aufgaben erfolgte jeweils in der folgenden Sitzung, so daß die Trainingsdauer 18 Sitzungen, etwa 14 Tage, umfaßte.

Die Messung der Bearbeitungszeit erfolgte in den Computergruppen automatisiert, in der Papier-Bleistift-Gruppe per Stoppuhr. Als Leistungsindikator wurde für jede Übung die mittlere Bearbeitungszeit gewertet.

Der Prozentsatz an richtigen Aufgaben stellte das Leistungsmaß für diejenigen Aufgaben dar, in denen die Anzahl an richtigen Lösungen relevant war. In der Papier-Bleistift-Gruppe wurden zur Rückmeldung der Leistungsgüte Lösungsbogen erstellt, anhand derer die Patienten die eigenen Lösungen korrigieren konnten. Dadurch wurde es in dieser Gruppe möglich, Schwierigkeiten im Nachhinein mit dem Trainingsleiter zu besprechen. Den Patienten wurde anhand von Protokollbögen, auf denen die Leistungen eingetragen wurde, zusätzlich zurückgemeldet, wie sie im Vergleich zu der ersten Bearbeitung der Aufgabe abgeschnitten hatten, wodurch eine Gleichbehandlung im Verhältnis zu den Computergruppen gewährleistet war.

Ergebnisse

Stichprobenbeschreibung

Aus den psychiatrischen Stationen des Zentralinstituts für Seelische Gesundheit in Mannheim, wurden 48 schizophrene Patienten rekrutiert, die den drei Behandlungsbedingungen Computertraining mit Rückmeldung, Computertraining ohne Rückmeldung und Papier-Bleistift Training so zugeteilt wurden, daß eine Parallelisierung bezüglich des Alters, des Geschlechts, der Krankheitsdauer, der Schulbildung und dem Ausmaß der Psychopathologie in größtmöglichem Ausmaß erreicht wurde (siehe Tabelle 1).

Aus Tabelle 1 erweist sich, daß die Gruppen überwiegend gleiche Ausgangsvoraussetzungen hatten. Eine Ausnahme besteht in der Variable Schulbildung durch das Überwiegen von Gymnasialabschlüssen in der Papier-Bleistift-Gruppe. Bezüglich der mittleren Höhe der Medikation, gemessen in Chlorpromazinäquivalenten (vgl. [19]) traten keine Gruppenunterschiede auf.

Tabelle 1. Ergebnisse der Varianzanalyse zur Überprüfung von Gruppenunterschieden

		Comp. mit Rückm. n = 16	Comp. ohne Rückm. n = 16	Papier-Bleistift n = 16	p
Alter	MW	31,63	29,81	31,31	ns
	sd	(9,16)	(11,21)	(7,66)	
Schulbildung in Jahren	MW	9,38	10,06	10,88	.02
	sd	(1,63)	(1,24)	(1,63)	
BPRS Gesamtwert	MW	52,25	52,25	50,56	ns
	sd	(13,54)	(13,70)	(12,70)	
Krankheitsdauer in Monaten	MW	87,19	69,38	73,31	ns
	sd	(92,95)	(113,09)	(72,54)	
Geschlecht M : F		10 : 6	10 : 6	10 : 6	ns

Leistungsverbesserung innerhalb des Trainings und in den externen Leistungsmaßen

Da die detaillierte Beschreibung der Leistungsfortschritte nicht Mittelpunkt der vorliegenden Arbeit ist, seien hier nur die wichtigsten Ergebnisse erwähnt.

Innerhalb der Trainingsaufgaben selbst konnten mit Ausnahme von nur wenigen Aufgaben hochsignifikante Leistungsverbesserungen von der ersten zur zweiten Bearbeitung festgestellt werden. In fast allen Aufgaben waren auch signifikante Gruppenunterschiede zu verzeichnen, die in der Regel durch die bessere Leistung in der Papier-Bleistift-Gruppe entstanden. Interaktionseffekte durch den unterschiedlichen Bearbeitungsmodus konnten jedoch kaum festgestellt werden. Man kann daher davon ausgehen, daß alle Gruppen gleichermaßen ihre Leistung in den Trainingsaufgaben verbessern konnten, wobei die Zugehörigkeit zu einer Trainingsgruppe keine Auswirkungen hatte.

Nachdem als gesichert angenommen werden konnte, daß Leistungssteigerungen bereits innerhalb des Trainings erfolgten, konnte in einem weiteren Schritt überprüft werden, ob diese Leistungsverbesserung sich auch in den externen Leistungsmaßen abbilden.

Ähnlich wie in den Trainingsaufgaben konnten alle Patienten in der Abschlußtestung ihre Leistungen in einem hochsignifikanten Ausmaß verbessern. Entgegen der Erwartung gab es aber keine Interaktionseffekte, so daß zunächst davon ausgegangen werden muß, daß die Zuordnung zu den Behandlungsbedingungen keine Auswirkung auf den Leistungszuwachs hatte. Die Gruppen unterschieden sich auch nicht in der absoluten Leistungshöhe innerhalb der Testaufgaben.

Die Beurteilung des Trainings durch die Patienten

Im Gegensatz zu den erreichten Trainingseffekten bezüglich der intellektuellen Leistungsfähigkeit gab es deutliche Unterschiede in der Beurteilung des Trainings innerhalb der verschiedenen Gruppen.

Die jeweiligen Gruppenmittelwerte über die gesamte Trainingszeit (Tabelle 2) verdeutlichen, daß die Gruppen sich nur hinsichtlich ihrer Angaben zur Konzentrationsleistung und der wahrgenommenen Anstrengung unterscheiden. Hierbei gibt die Papier-Bleistift-Gruppe in signifikant höherem Maße als die beiden Computergruppen an, sich konzentrieren zu müssen; bezüglich der empfundenen Anstrengung bestehen nur im Trend Unterschiede. Varianzanalytisch konnten jedoch weder Zeit- noch Interaktionseffekte nachgewiesen werden.

Der Untersuchung lag jedoch die Annahme zugrunde, daß aus der Zunahme der Aufgabenschwierigkeit in den späteren Trainingsserien auch eine Veränderung der Einschätzung der Trainingsbelastung resultiert.

Da keine Interaktionseffekte innerhalb der Varianzanalyse für Meßwiederholungen auftraten, kann die folgende Darstellung einer linearen Regressionsanalyse, zur Überprüfung der Zeitverläufe auf systematische

Tabelle 2. Trainings-Rückmelde-Bogen (TRB). Gruppenmittelwerte der Angaben zur Trainingsbelastung über 18 Erhebungszeitpunkte auf einer Skala von 1–7 und Angabe der signifikanten Ergebnisse der Varianzanalyse mit Meßwiederholung

Skala	Comp. mit Rückm. MW (sd)	Comp. ohne Rückm. MW (sd)	Papier-Bleistift MW (sd)	$F_{(Gruppe)}$	p
Anstrengung	4,3 (0,5)	4,0 (0,9)	4,6 (0,7)	2,4	.10
Konzentration	4,6 (0,5)	4,6 (0,9)	5,3 (0,7)	5,2	.01
Profit	4,1 (0,5)	4,3 (0,8)	4,5 (1,2)	0,5	ns
Spaß	4,1 (1,1)	3,6 (1,4)	3,6 (1,6)	1,3	ns
Streß	4,5 (1,1)	5,1 (1,4)	4,8 (1,6)	1,0	ns

Tabelle 3. TRB Die Regressionskoeffizienten der Gruppenmittelwerte über 18 Beobachtungszeitpunkte und entsprechende Signifikanzwerte

Skala	Comp. mit Rückm.		Comp. ohne Rückm.		Papier-Bleistift	
	Koeffizient	p	Koeffizient	p	Koeffizient	p
Anstrengung	0,01	ns	–0,0001	ns	0,04	.02
Konzentration	–0,02	.049	–0,019	ns	0,01	ns
Profit	–0,0006	ns	0,011	ns	0,013	ns
Spaß	0,006	ns	0,008	ns	0,05	.002
Streß	–0,04	.001	0,013	ns	0,02	ns

Zusammenhänge, nur als deskriptive Methode gewertet werden. In die Analyse gingen zu den 18 Beobachtungszeitpunkten die Mittelwerte der drei Behandlungsgruppen ein (Tabelle 3).

Signifikante Regressionskoeffizienten traten nur in vier Fällen auf. In der Papier-Bleistift-Gruppe konnte ein signifikanter Anstieg der empfundenen Anstrengung über die Trainingssitzungen festgestellt werden. Dieser ging zudem mit einem signifikanten Anstieg des Spaßempfindens einher. Vor dem Hintergrund der bereits dargestellten höheren Schulbildung in dieser Gruppe und der signifikant besseren Leistung in den Trainingsaufgaben, könnte dieses Ergebnis darauf hinweisen, daß erst in den späteren Trainingsserien ein Schwierigkeitsgrad erreicht wurde, der dem Leistungsniveau dieser Gruppe entsprach.

Die zwei weiteren signifikanten Verläufe betrafen die Computergruppe mit Rückmeldung. Diese Gruppe zeigte einen signifikanten Abfall der subjektiv empfundenen Konzentrationsleistung und des wahrgenommenen Streßniveaus. Dies ist vor dem Hintergrund der geringeren Bildungshöhe und der Zunahme der Aufgabenschwierigkeit ein etwas überraschendes Ergebnis, könnte aber darauf hinweisen, daß der Computereinsatz gerade bei schwierigen Aufgaben durch seinen Aufforderungscharakter das Herangehen an die Aufgaben erleichtert und eine relativ streßfreie Bearbeitung ermöglicht.

Die Veränderung der Stimmungslage über den Trainingszeitraum

Auch hinsichtlich der morgendlichen Angaben der Patienten über ihr Stimmungsniveau wurden zunächst die mittleren Angaben der Patienten über den gesamten Trainingszeitraum untersucht (siehe Tabelle 4). Signifikante Gruppeneffekte der Varianzanalyse traten hierbei nur in den Skalen „Gereiztheit" und „Trägheit" auf. Da in den Skalen mit negativer Valenz (kursiv) hohe Werte auf eine positiv zu bewertende Ausprägung hinweisen bedeuten diese Unterschiede, daß die Computergruppe mit Rückmeldung sich als gereizter und träger einschätzte als die beiden übrigen Gruppen. Die etwas negativere Stimmungslage in der Gruppe mit Rückmeldung führte im Trend zu einem Gruppenunterschied in der Gesamtskala.

Untersucht man auch hier die Hypothese einer systematischen Stimmungsveränderung über die Trainingstage fällt auf, daß signifikante Veränderungen hauptsächlich in der Computergruppe ohne Rückmeldung auftraten, während in der Papier-Bleistift-Gruppe keine signifikanten Regressionskoeffizienten auftraten (siehe Tabelle 5). In der Computergruppe mit Rückmeldung dagegen zeigen sich systematische Veränderungen hauptsächlich in den Skalen mit positiver Valenz, wobei die statistische Überprüfung in zwei von drei Fällen lediglich im Trend Unterschiede erbrachte. Die Ausrichtung aller Regressionskoeffizienten ist allerdings positiv, was auf eine Stimmungsverbesserung hinweist.

Dieses Ergebnis läßt darauf schließen, daß im Laufe des Trainings eine systematische Stimmungsverbesserung nur in den Computergruppen stattgefunden hat, wobei die Gruppe ohne Rückmeldung die stärkste Stimmungsverbesserung aufwies. Dies kann darauf zurückgeführt werden, daß vor allem bei schweren Aufgaben Frustrationen erspart blieben.

Tabelle 4. Skala zur Einschätzung der Stimmung (SES) – Kurzform. Gruppenmittelwerte der Angaben zum Stimmungsniveau über 10 Erhebungszeitpunkte auf einer Skala von 1–10 und Angabe der signifikanten Ergebnisse der Varianzanalyse mit Meßwiederholung

Skala	Comp. mit Rückm. MW (sd)	Comp. ohne Rückm. MW (sd)	Papier-Bleistift MW (sd)	$F_{(Gruppe)}$	p
Aktiviert	4,7 (1,1)	5,5 (1,5)	5,5 (1,5)	1.45	ns
Ausgeglichen	5,4 (1,5)	5,8 (1,6)	6,0 (1,7)	0.79	ns
Gehoben	5,1 (1,3)	5,5 (1,9)	5,8 (1,8)	0,64	ns
Nicht gedrückt	*5,3 (0,9)*	*6,3 (1,5)*	*5,8 (1,6)*	2,10	ns
Nicht gereizt	*5,7 (1,3)*	*7,0 (1,1)*	*7,0 (1,4)*	5,59	.007
Nicht träge	*4,8 (0,9)*	*6,2 (1,4)*	*5,5 (1,8)*	3,67	.033
Gesamtwert	31,1 (5,0)	36,5 (7,5)	35,8 (8,5)	2,66	.081

Tabelle 5. SES. Die Regressionskoeffizienten der Gruppenmittelwerte über 10 Beobachtungszeitpunkte und die entsprechenden Signifikanzwerte

Skala	Comp. mit Rückm.		Comp. ohne Rückm.		Papier-Bleistift	
	Koeffizient	p	Koeffizient	p	Koeffizient	p
Aktiviert	0,08	*.083*	0,207	.001	0,028	ns
Ausgeglichen	0,128	.032	0,106	.100	0,014	ns
Gehoben	0,096	*.081*	0,163	.015	0,05	ns
Nicht gedrückt	0,040	ns	0,163	.007	–0,056	ns
Nicht gereizt	0,033	ns	0,153	.025	0,007	ns
Nicht träge	–0,003	ns	0,156	.018	–0,035	ns
Gesamtwert	0,368	.082	0,966	.002	–0,01	ns

Die Einschätzung der Psychopathologie durch die Behandler

Die subjektiv erlebte Stimmungsverbesserung der Patienten fand ihren Niederschlag auch in der Einschätzung der Behandler. In der Einschätzung des Pflegepersonals (NOSIE, [17]) zeigen sich in der Gesamtanalyse zwischen den Erhebungszeitpunkten vor dem Training (T1) und nach dem Training (T2) signifikante Verbesserungen in der Höhe des sozialen Funktionsniveaus (Gesamtskala: $F(1{,}45) = 5{,}19$; $p < .028$), die jedoch unabhängig von der jeweiligen Behandlungsgruppe auftraten. Abbildung 3 enthält zu den Angaben der Gruppenmittelwerte die mittels Scheffé-Test bestätigten Gruppenunterschiede.

Betrachtet man die jeweiligen Gruppenmittelwerte, fällt das deutlich höhere Funktionsniveau der Patienten der Papier-Bleistift-Gruppe bereits zu Beginn des Trainings auf. Nach Abschluß des Trainings zeigte sich ein Anstieg des Funktionsniveaus in Gruppe 2.

Da die Papier-Bleistift-Gruppe schon zu Beginn ein sehr hohes soziales Funktionsniveau aufwies, war eine weitere Verbesserung kaum zu erwarten. Interpretierbar sind daher nur die Veränderungen in den Computergruppen, von denen es den Anschein hat, daß die Computergruppe ohne Rückmeldung, entsprechend ihrer Selbsteinschätzung im SES (vgl. Tabelle 5), etwas stärker profitieren konnte. Diese Veränderungen führten jedoch nicht zu einem Interaktionseffekt.

Abschließend soll noch kurz auf die Einschätzung durch die behandelnden Ärzte eingegangen werden. Entsprechend der Stichprobenparallelisierung gab es zu Beginn des Trainings zwischen den Trainingsgruppen keine Unterschiede in dem Ausmaß an psychopathologischer Beeinträchtigung (BPRS). Auch am Ende der Trainingszeit gab es keine signifikanten Unterschiede zwischen den Gruppen, jedoch eine im Vergleich zum Trainingsbeginn hochsignifikante Verbesserung innerhalb der Unterskalen und des BPRS-Gesamtwertes (Tabelle 6).

Die signifikante Verbesserung der Skala „Anergie" in der Computergruppe ohne Rückmeldung entspricht dabei den Ergebnissen der SES. Mit Ausnahme der Skala „Denkstörungen" zeigen die Veränderungen in den übrigen Skalen keinen differentiellen Effekt der Behandlungsmethode auf die Verbesserung der Psychopathologie.

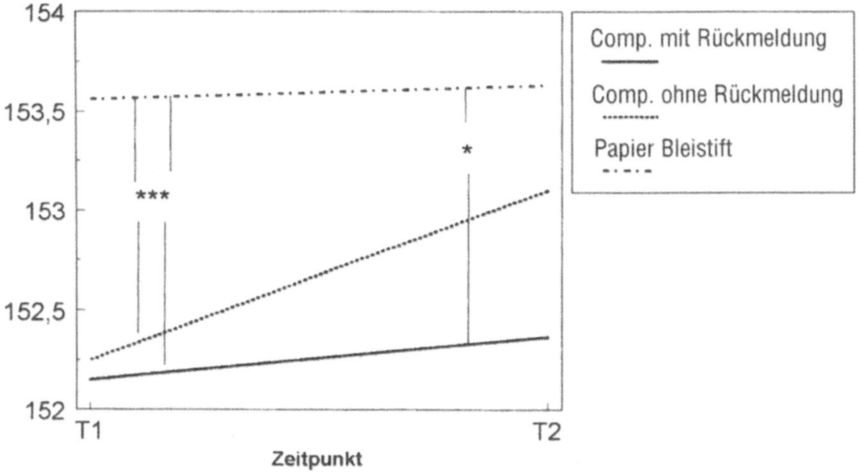

Abb. 3. Veränderung des NOSIE Gesamtwertes von T1 zu T2 in den drei Behandlungsgruppen und Angabe der signifikanten Gruppenunterschiede (Scheffé) zu T1 und T2 (* $p<.05$, *** $p<.001$)

Tabelle 6. BPRS Mittelwerte (M) und Standardabweichungen (sd) für die Gruppen 1–3 zu den beiden Erhebungszeitpunkten T1 und T2 und die Angabe signifikanter Ergebnisse der Varianzanalyse

	Comp. mit Rückm.			Comp. ohne Rückm.			Papier-Bleistift			F-Wert
	T 1 M (sd)	T 2 M (sd)	t-Wert	T1 M (sd)	T2 M (sd)	t-Wert	T1 M (sd)	T2 M (sd)	t-Wert	„Zeit"
Aktiviertheit	2,94 (1,0)	2,76 (1,3)	0,6	2,74 (1,3)	2,24 (1,1)	1,9 T	2,66 (0,9)	2,27 (1,02)	2,0 T	6,3[a]
Anergie	3,26 (0,7)	3,02 (0,7)	1,1	3,30 (1,3)	2,84 (1,1)	2,3[a]	2,84 (0,8)	2,56 (1,2)	1,4	7,7[b]
Angst	3,19 (0,8)	2,91 (1,0)	1,3	3,30 (1,0)	2,59 (1,0)	1,7 T	3,27 (1,1)	3,22 (1,1)	0,2	4,2[a]
Denkstörung	2,50 (1,0)	2,09 (0,9)	1,9 T	2,28 (0,8)	1,92 (0,7)	1,3	2,52 (0,9)	1,8 (0,7)	3,1[b]	12,5[c]
Feindseligkeit	2,96 (2,1)	2,1 (1,0)	1,8 T	2,87 (1,7)	1,98 (1,0)	2,1 T	2,71 (1,0)	2,25 (1,0)	1,6	9,9[b]
Gesamt	52,25 (13,5)	46,69 (15,1)	1,8 T	52,25 (13,7)	42,13 (14,2)	2,3[a]	50,56 (12,7)	43,94 (15,0)	2,3[a]	13,0[c]

T $p<.10$, [a] $p<.05$, [b] $p<.01$, [c] $p<.001$

Inwieweit diese Verbesserung auf den Trainingsinhalt zurückzuführen ist, oder durch andere Variablen verursacht wurde ist nicht eindeutig klärbar. Da die Erhebungszeitpunkte lediglich 14 Tage auseinander lagen, kann die Vermutung geäußert werden, daß ein Großteil der Verbesserung der Psychopathologie durch spezifische und unspezifische Effekte des intensiven Trainings verursacht wurde.

Zusammenfassung der Studienergebnisse

Aus diesen Ergebnissen lassen sich die folgenden Aussagen ableiten:

1. Der Einsatz des Computers erleichtert den Patienten die Konzentrationsleistung und führt zu einer deutlichen Stimmungsstabilisierung. Dies bestätigt die oben formulierten Vorteile des Computers hinsichtlich des Aufforderungscharakters der Aufgabenvorgabe.
2. Eine Erhöhung der Aufgabenschwierigkeit im Computertraining führt nicht zu einer Verringerung des empfundenen Spaßes. Je nach Gruppenzugehörigkeit verringerte sich das wahrgenommene Ausmaß an Streß. Auch dieses Ergebnis unterstützt die bisher auf Beobachtungsbasis formulierte Hypothese, daß die Aufgabenbearbeitung durch den Computer den Patienten dauerhaft Spaß vermittelt.
3. Der Einsatz des Computers bringt eine gleich gute Leistungsverbesserung auch in externen Leistungsmaßen wie ein aufwendig gestaltetes Papier-Bleistift Training. Dies spricht auf den ersten Blick gegen die Hypothese, daß die kontinuierliche Leistungsrückmeldung des Computers die Trainingswirkung verstärkt. Da in der vorgestellten Studie jedoch versucht wurde, auch in der Papier-Bleistift-Gruppe eine ähnlich intensive Rückmeldung zu erteilen wie in der Computergruppe mit Rückmeldung, ist eine abschließende Beurteilung der Frage, ob der Computer den Papier-Bleistift-Verfahren überlegen ist, erst nach dem Vergleich mit einem weniger elaborierten Papier-Bleistift-Training möglich.
4. Auch bezüglich der Psychopathologie und des sozialen Funktionsniveaus können bereits nach einer 14tägigen Trainingsdauer signifikante Verbesserungen erreicht werden.
5. Die Ausarbeitung der Aufgaben als Papier-Bleistift-Verfahren erwies sich als sehr langwierig und die Materialaufbewahrung als sehr platzaufwendig. Auch die statistische Überprüfung der Ergebnisse erforderte eine aufwendige Dateneingabe. Es zeigte sich auch, daß bei gleicher Trainingsintensität in der Papier-Bleistift-Gruppe deutlich weniger Patienten gleichzeitig trainiert werden konnten. Gerade im Hinblick auf die Notwendigkeit der Evaluation von Trainingsverfahren sprechen diese Punkte für den Computer und gegen den Einsatz von Papier-Bleistift-Verfahren, die weniger flexibel gehandhabt werden können.

Zu beachten ist bei der Interpretation der Ergebnisse, daß innerhalb dieser Studie nicht alle Möglichkeiten der computergestützten Aufgabenvorgabe genutzt werden konnten, da im Vordergrund stand, die Wirkung des Mediums „Computer" zu erfassen. Eine realistischere Einschätzung der Trainingswirkung kann nur unter der Nutzung aller durch den Computer bereitgestellten Aufgaben erfolgen, da ein wesentlicher Vorteil des Computers in der größeren Vielfalt an Aufgaben zu unterschiedlichen intellektuellen Funktionsbereichen liegt.

6. Schlußfolgerungen

Anhand der dargestellten Studie konnte gezeigt werden, daß die Effektivität des Computereinsatzes zum Training kognitiver Defizite schizophrener Patienten mindestens so hoch ist, wie die von Papier-Bleistift Verfahren. Es wurde gezeigt, daß die Effekte sich zudem nicht nur auf die kognitive Leistungsfähigkeit, sondern auch auf die Psychopathologie der Patienten auswirkte, was die Ergebnisse früherer Studien bestätigt (vgl. [25]).

Da, wie oben erwähnt, der Aufwand für ein intensives Papier-Bleistift-Training sehr hoch ist, ist die Verwendung des Computers auch im Hinblick auf die Notwendigkeit der Evaluation der Trainingsansätze zu bevorzugen!

Im weiteren wurde anhand der Darstellung der Entwicklungsarbeiten gezeigt, daß eine Optimierung des Trainingseinsatzes auf verschiedenen Ebenen stattfinden muß. Die in diesem Artikel dargestellten Lösungsansätze können nicht als universell einsetzbar gelten, weil die unterschiedliche Problemlage der Patienten berücksichtigt werden muß. Da die Verwendung des Materials den Gegebenheiten der jeweiligen Behandlungseinrichtung angepaßt werden muß, können für die Lösung der Eingangs erwähnten Begrenzungen nicht allein die Programmhersteller gefordert werden, sondern die Aufgabe, praxisorientierte Lösungen zu entwickeln, betrifft die Anwender, die durch weitere Studien dazu beitragen können, das Wissen über die kognitiven Defizite schizophrener Patienten zu erweitern.

Literatur

1. Amthauer R (1973) Intelligenz-Struktur-Test (I-S-T 70). Hogrefe, Göttingen
2. Benedict RHB, Harris AE (1989) Remediation of attention deficits in chronic schizophrenic patients: a preliminary study. Br J Clin Psychol 28: 187–188
3. Benedict RHB, Harris AE, Markow T, McCormick JA, Nuechterlein KH, Asarnow R (1994) Effekts of attention training on information processing in schizophrenia. Schizophr Bull 20: 537–546
4. Brenner HD, Stramke WG, Mewes WG, Liese J, Seeger G (1980) Erfahrungen mit einem spezifischen Therapieprogramm zum Training kognitiver und kommunikativer Fähigkeiten in der Rehabilitation chronisch schizophrener Patienten. Nervenarzt 51: 106–112
5. Brickenkamp R (1994) Test d2. Aufmerksamkeits-Belastungs-Test. Hogrefe, Göttingen
6. Brunnauer AM, Zihl J (1998) Computer based attention training in schizophrenics: evidence for „upward" generalization. Acta Psychiatr Scand (submitted)
7. Conrad W, Büscher P, Hornke L, Jäger R, Schweizer H, von Stünzer W, Wienecke W (1971) Mannheimer Intelligenztest (M-I-T). Beltz, Weinheim

8. Düker H, Lienert GA (1965) Der Konzentrations-Leistungs-Test (KLT). Hogrefe, Göttingen
9. Ethier M, Braun CM, Baribeau JM (1989) Computer dispensed cognitive-perceptual training of closed head injury patients after spontaneous recovery. Study 1. Speeded tasks. Can J Rehabil 2: 223–233
10. Gansert UA (1993) Zur Evaluation eines computergestützten Trainingsprogrammes zur Beeinflussung kognitiver Defizite Schizophrener. Dissertation, Universität Heidelberg
11. Gansert UA, Olbrich R (1992) Die Einführung eines computergestützten kognitiven Trainings für schizophrene Kranke in Gruppenform: ein Erfahrungsbericht. Schizophrenie 7: 26–31
12. Geibel-Jakobs M, Olbrich R (1998) Computergestütztes kognitives Training bei schizophrenen Erkrankungen: die Nutzung von Evaluationsergebnissen für die Entwicklung eines individualisierten Trainingsverfahrens. Psychiatr Prax 25: 111–116
13. Geibel-Jakobs M, Olbrich R (1994) Der Einsatz des Computers in der psychiatrischen Klinik: Erfahrungen bei der Therapie krankheitsbedingter Leistungsdefizite. Tagungsband zum Kongreß Arzt & Computer. Focus-Med, München
14. Gerstberger A (1993) Computerunterstütztes kognitives Training in der Rehabilitation Schizophrener: Ein Erfahrungsbericht. In: Tretter F, Goldhorn F (Hrsg) Computer in der Psychiatrie: Diagnostik – Therapie – Rehabilitation. Asanger, Heidelberg, S 215–224
15. Hampel R (1977) Adjektiv-Skalen zur Einschätzung der Stimmung (SES). Diagnostica 23: 43–60
16. Hermanutz M, Gestrich J (1991) Computer-assisted attention training in schizophrenics: a comparative study. Eur Arch Psychiatr Clin Neurosci 240: 282–287
17. Honigfeld G, Gillis RD, Klett CJ (1976) Nurses' observation scale for inpatient evaluation (NOSIE). In: Guy W (ed) ECDEU assessment manual for psychopharmacology. Rockville, Maryland, pp 265–273
18. Horn W (1983) Das Leistungsprüfsystem (L-P-S). Hogrefe, Göttingen
19. Jahn T, Mussgay L (1989) Die statistische Kontrolle möglicher Medikamenteneinflüsse in experimentalpsychologischen Schizophreniestudien: ein Vorschlag zur Berechnung von Chlorpromazinäquivalenten. Z Klin Psychol 18: 257–267
20. Klingbert S (1993) Die prognostische Bedeutung von Bewältigungsressourcen für die Wiedererkrankung schizophrener Patienten. Verlag Peter Lang, Frankfurt/M
21. Kuratorium ZNS (1994) Computer Helfen Heilen. Softwarekatalog, Bonn
22. Lamberti G, Wineke KH, Franke N (1988) Der Computer als Hilfe beim Aufmerksamkeitstraining. Eine klinisch-experimentelle Studie. Rehabilitation 27: 190–198
23. Lohaus A, Schmitt GM (1989) Kontrollüberzeugungen zu Krankheit und Gesundheit (KKG): Bericht über die Entwicklung eines Testverfahrens. Diagnostica 35: 59–72
24. Marker K (1996) Handbuch zum Programmpaket Cogpack, Version 4. marker software, Ladenburg
25. Mussgay L (1993) Der Computer als Hilfsmittel bei der Reduktion kognitiver Defizite Schizophrener: Voraussetzungen und Grenzen. In: Tretter F, Goldhorn F (Hrsg) Computer in der Psychiatrie: Diagnostik – Therapie – Rehabilitation. Asanger, Heidelberg, S 191–213
26. Mussgay L, Olbrich R (1988) Trainingsprogramme in der Behandlung kognitiver Defizite Schizophrener. Eine kritische Würdigung. Z Klin Psychol 17: 341–353
27. Olbrich R (1996) Computer based psychiatric rehabilitation: current activities in Germany. Eur Psychiatry 11: 60–65
28. Olbrich R, Geibel-Jakobs M (1995) Computergestützte kognitive Rehabilitation: ein Trainingsprogramm in Gruppenform. Spektrum der Psychiatrie, Psychotherapie und Nervenheilkunde, Heft 6. Deutscher Ärzte Verlag, Köln
29. Olbrich R, Mussgay L (1990) Reduction of schizophrenic deficits by cognitive training: an evaluative study. Eur Arch Neurol Sci 239: 366–369
30. Oswald WD, Roth E (1987) Der Zahlen-Verbindungs-Test (ZVT). Hogrefe, Göttingen
31. Overall JE, Gorham DR (1976) BPRS. Brief psychiatric rating scale. In: Guy W (ed) ECDEU assessment manual for psychopharmacology, rev ed. Rockville, Maryland, pp 157–169

32. Pfleger U (1996) Computergestütztes kognitives Therapieprogramm mit schizophrenen Patienten. Internationale Hochschulschriften, 204. Waxmann, Münster
33. Roether D (1984) Tempoleistung und Merkfähigkeit Erwachsener (TME). Psychologisches Zentrum, Sektion Psychologie, Humboldt Universität Berlin
34. Suslow T, Arolt V (1998) Effektivität eines computergestützten Aufmerksamkeitstrainings bei schizophrenen Patienten. Psychiatr Prax 25: 105–110
35. Theilemann S, Peter K (1994) Zur Evaluation kognitiver Therapie bei schizophren Erkrankten. Überblicksarbeit. Z Klin Psychol 23: 20–33
36. Tretter F (1993) Grundfragen zur Computernutzung aus psychiatrischer Sicht. In: Tretter F, Goldhorn F (Hrsg) Computer in der Psychiatrie: Diagnostik – Therapie – Rehabilitation. Asanger, Heidelberg, S 15–36

Training sozialer Kompetenz

H.-J. Meisel

Bei näherer Betrachtung der gegenwärtigen Situation unserer geschlossenen Psychiatriestation mit Akutkranken fallen die gleichen Probleme auf, die Yalom [4] in seinem grundlegenden Lehrbuch zur „Theorie und Praxis der Gruppenpsychotherapie" herausarbeitete. Zum einen beobachten wir einen raschen Wechsel der Patienten durch die immer kürzere Aufenthaltsdauer. Auf der anderen Seite zeigt sich eine große Heterogenität psychischer Erkrankungen.

In unserer Klinik werden vor allem Patienten mit akuten schizophrenen Erkrankungen, schweren affektiven Störungen, dekompensierten Persönlichkeitsstörungen und Suchtmittelabhängigkeiten behandelt. Weniger häufig gelangen Patienten mit posttraumatischen Belastungsstörungen, Angststörungen, Eßstörungen, dissoziativen oder somatoformen Störungen und nach Extremreaktionen auf soziale Konflikte zur Aufnahme.

Beides bewirkt eine große Instabilität der Therapiegruppe bei unterschiedlichen Einstellungen und Fähigkeiten zur Psychotherapie, was eine radikale Veränderung der therapeutischen Strategie im Vergleich zur ambulanten Gruppenarbeit erfordert, um auch unter den gegebenen institutionellen Bedingungen effektiv behandeln zu können. Das beginnt schon mit der Zielstellung.

In Anlehnung an Yalom [4] halten wir sechs Ziele gruppentherapeutischer Aktivitäten unter Beachtung der Besonderheiten einer geschlossenen Station für Erwachsene mit einem breiten Spektrum psychiatrischer Erkrankungen für erreichbar:

1. Einbindung des Patienten in den therapeutischen Prozeß
2. Hilfreiche Gespräche (Kohäsion und Universalität des Leidens)
3. Einkreisen von Problemen
4. Vermindern der Isolation
5. Hilfe der Mitglieder untereinander
6. Linderung der Angst, die mit der Klinik zusammenhängt

Darüber hinausgehend vertreten wir die Auffassung, daß es möglich ist, auch bei hoher Patientenfluktuation durch ein Gruppentraining die sozialen Fertigkeiten fördern zu können.

Im Februar 1994 initiierte der Funktionsbereich Klinische Psychologie kurz nach dem Umzug in neue Räume erstmalig gruppentherapeutische Aktivitäten für Patienten der Station Psychiatrie Erwachsene. Zunächst fanden themenzentrierte Gruppensitzungen zu verschiedenen Aspekten der Krankheitsbewältigung statt, die von einem Arzt und einem Diplom-Psychologen geleitetet wurden, um alle Fragen, insbesondere zur medikamentösen Behandlung, beantworten zu können. Die Auswahl der Patienten erfolgte durch die ärztlichen Kollegen und war bestimmt durch das Kriterium der Gruppenfähigkeit, d. h. die Patienten mußten in der Lage sein, mindestens 1 Stunde am therapeutischen Prozeß ohne Unterbrechung teilzunehmen. Besonders in den Anfangszeiten mußten erst Erfahrungen gesammelt werden, welche Belastungen einem Patienten in welcher Krankheitsphase zumutbar sind. Häufiger verließen Patienten plötzlich den Raum bzw. baten in kurzen Zeitabständen darum, auf Toilette gehen zu dürfen. Inzwischen haben die ärztlichen Kollegen eine solche Sicherheit bei der Patientenauswahl erreicht, daß sie ganz bewußt mit Grenzfällen experimentieren.

Die Gruppentherapie fand zweimal in der Woche jeweils Dienstag und Donnerstag in der Zeit von 9.00 bis 10.00 Uhr statt. Nach ungefähr 6 Monaten bemerkten wir bei den Teilnehmern eine zunehmend passive Erwartungshaltung. Die Therapeuten wurden ausgefragt und sahen sich veranlaßt, längere Erklärungen abzugeben, was die Patienten mehr oder weniger interessiert aufnahmen. Um dieser Tendenz entgegenzuwirken, wurden die Teilnehmer von den Therapeuten angeregt, eigene Erfahrungen bei der Krankheitsbewältigung in die Gruppe einzubringen, was die Gruppenaktivität nachhaltig belebte. Zusätzlich führten wir ein Anfangs- und Abschlußblitzlicht ein, so daß jedes Gruppenmitglied mindestens zweimal in der Therapiestunde einen aktiven Beitrag leisten mußte. Häuften sich die aktiven Patienten in der Gruppe, gestaltete sich der Gruppenprozeß sehr dynamisch, wobei einzelne Teilnehmer sich zurückziehen konnten. Bei einer Konzentration passiver Patienten führte die unstrukturierte Vorgehensweise zur Verunsicherung teilweise sogar zur Verängstigung, weil die Therapeuten versuchten, auch durch konfrontative Techniken die Eigenaktivität der Gruppe zu steigern.

Durch die Hinweise externer Beobachter, insbesondere Praktikanten, wurde uns diese Erscheinungen deutlich vor Augen geführt. Wir überlegten, welche alternativen therapeutischen Strategien zur Aktivierung der Patienten geeignet sind und die Teilnehmer nicht mehr als nötig verunsichern und/oder verängstigen. Dabei kristallisierten sich Trainingsgruppen sozialer Kompetenzen als eine optimale Möglichkeit heraus. Sie gehören zu den bestuntersuchten Konzepten der Verhaltenstherapie. Ihre Wirksamkeit kann nach Grawe, Donati und Bernauer [3] als weitgehend erfüllt und empirisch gesichert eingeschätzt werden. Es zeigte sich in verschiedenen Therapiestudien, daß standardisierte und teilstandardisierte Trainingskonzepte hinsichtlich der therapeutischen Effektivität gleichwertig sind.

Damit kann der Therapeut das Training nach einer theoretischen Einführung auf die individuellen Defizite der Gruppenteilnehmer in spezifischen Situationen konzentrieren.

Trainingsprogramme zur Einübung sozialer Fähigkeiten haben sich in psychotherapeutisch orientierten Kliniken zum festen Bestandteil des Behandlungsprogramms entwickelt. Der Indikationsbereich erweiterte sich ständig. Auch bei schweren psychiatrischen Störungen, wie Schizophrenie und Depression, fanden Grawe et al. [3] stabile Verbesserungen im Sozialverhalten. Diese Veränderungen treten ein, ohne dem Verhalten zugrunde liegende „psychodynamische Konflikte“ oder „unbewußte Motivlagen“ zu bearbeiten. Das letzte Ergebnis verwundert schon deshalb nicht, weil Yalom [4] Untersuchungen von psychoanalytischen Kollegen zur Unterscheidung von erfolgreichen und erfolglosen Gruppentherapiepatienten referiert, aus denen eindeutig hervorgeht, daß eine kognitive Komponente im Vordergrund steht. Die erfolgreichen Patienten stellten für sich fest, entweder Informationen oder persönliche Einsichten gewonnen zu haben. Ein solches Resultat in Gruppen, deren Leiter keinen großen Wert auf den intellektuellen Aspekt legen, ist für Yalom [4] ein wichtiger Hinweis dafür, daß die kognitive Komponente zum Kern und nicht zur Fassade des Veränderungsprozesses gehört. Damit vertritt er eine grundlegende Position der kognitiven Verhaltenstherapie.

Zusammenfassend gelangt Fiedler ([2] S.143) zu der Erkenntnis: „Die inzwischen vorliegenden Befunde belegen schlüssig, daß mit dem Training sozialer Kompetenzen weitreichende und stabile Veränderungen erreichbar sind – und zwar nicht nur im zwischenmenschlichen Verhalten und Erleben, sondern auch im klinischen Zustandsbild schwer gestörter psychiatrischer Patienten.“

Um den Besonderheiten unserer institutionellen Bedingungen gerecht zu werden, realisieren wir das Training sozialer Kompetenz auf der Grundlage des „Eine-Sitzung-Konzepts“. Dahinter steht die Möglichkeit, mit jeder Gruppensitzung einen „Neuanfang“ zu machen. Anders gesagt, enthält jede Therapiestunde eine eigenständige Lerneinheit, so daß auch Patienten, die nur an einer Gruppensitzung teilnehmen, einen abgrenzbaren Lerngewinn erreichen können. Um die Teilnehmer möglichst früh zu aktivieren, wurden sie in die Herausarbeitung theoretischer Bestandteile sozialer Kompetenz einbezogen. So fragten die Therapeuten z. B. die Gruppenmitglieder, was sie unter selbstsicherem Verhalten verstehen und ließen sie die einzelnen Aspekte zusammengetragen, wobei wesentliche Beiträge gezielt bekräftigt und bei vorsichtigen Äußerungen zur Weiterführung und Vertiefung ermuntert wurde. Erst im letzten Drittel der Stunde erfolgte eine möglichst einfache Zusammenfassung der wichtigsten theoretischen Aspekte anhand einer Folie. (Beispiele: „Was gehört zum selbstsicheren Verhalten?“ oder „Wie läßt sich selbstunsicheres, selbstsicheres und aggressives Verhalten unterscheiden?“)

Erhebliche Schwierigkeiten bereitete uns die Gestaltung von Rollenspielen, denen beim Training sozialer Kompetenz eine zentrale Bedeutung zukommt. Mindestens ein Drittel der Gruppenteilnehmer reagierte mit starken Ängsten, was uns veranlaßte, die Freiwilligkeit des Mitagierens zu betonen und die zurückhaltenden Patienten zu Einschätzungen der Rollenspiele hinsichtlich der Umsetzung selbstsicheren Verhaltens anzuregen.

Bei den Rollenspielen orientierten wir uns am Stundenablauf des Lehrmaterials zum „Selbstsicherheitstraining" von Ettrich et al. [1]. Im wesentlichen sind dort die einzelnen Schritte zur Vorbereitung, Durchführung und Auswertung eines Rollenspiels aufgeführt.

Außerdem enthält es wichtige Aspekte des Therapeutenverhaltens in den verschiedenen Phasen. So soll der Therapeut vor dem Rollenspiel bei den Teilnehmern klare Zielformulierungen und Verhaltensstrategien anregen, in der Situation Hilfestellungen geben und beim Feedback gelungene Verhaltenselemente kurz bekräftigen.

Nach fast einjähriger Erfahrung mit dem Training sozialer Kompetenz setzten wir das Rollenspiel nur dann ein, wenn sich die meisten Gruppenmitglieder auch außerhalb der Gruppenstunden zu gemeinsamen Aktivitäten zusammenfinden und sich ein Vertrauensverhältnis abzeichnet. Es muß also eine minimale kohäsive Gruppenstruktur vorhanden sein.

Wir prüfen die Gruppenkohäsion durch Spiele zur sozialen Wahrnehmung, vor allem über die Nähe-Distanz-Schätzung. (Niedere Stufe: Jeder Patient verteilt die anderen Gruppenmitglieder analog der von ihm empfundenen Nähe bzw. Distanz; höhere Stufe: Der Patient steht mit dem Gesicht zur Wand, die anderen Patienten stellen sich hinter ihm entsprechend der empfundenen Nähe bzw. Distanz auf und der Patient muß diesen Abstand einschätzen.) Es gelang uns damit ein Abbau der Ängste vor der Gruppentherapie, allerdings war der gehäufte Verzicht auf ein wesentliches Element des Selbstsicherheitstrainings auch mit Effektivitätsverlust verbunden. Deshalb analysierten wir genauer die von den Patienten vorgeschlagenen Gruppenthemen. Im Ergebnis ließen sich zwei Hauptthemen identifizieren. Erstens wollten die Teilnehmer mehr über das Verhalten wissen, was zur Klinikaufnahme führte. Zweitens deuteten die Gruppenmitglieder Schwierigkeiten an, neue Ziele für ihr weiteres Leben zu finden.

Nach Durchsicht der Literatur zur verhaltenstherapeutischen Gruppentheorie entschieden wir uns, das Modell der zieloffenen Verhaltenstherapiegruppe nach Fiedler [2] schrittweise einzuführen, was das Training sozialer Kompetenzen als einen therapeutischen Baustein enthält, aber noch weitere Verhaltenstherapiemethoden, wie kognitive Verfahren (Selbstbeobachtung, Selbstevaluation, Selbstkontrolle, Selbstrepräsentation) und die Einübung von Problemlösefertigkeiten als Selbstmanagementstrategie einschließt.

In der zieloffenen Verhaltenstherapiegruppe wird die Erarbeitung der Probleme und Ziele zu einem wesentlichen Bestandteil des therapeutischen Prozesses. Die in der Gruppe spontan entstehenden Interaktionen bilden eine wichtige Basis für die Analyse und Bearbeitung psychischer Probleme einzelner Teilnehmer. Die anderen Gruppenmitglieder werden daran aktiv beteiligt. Das geschieht vor allem durch konstruktives Feedback. Als kognitiven Bezugsrahmen bieten die Therapeuten ein verhaltensanalytisch-kognitives Erklärungsmodell an, das in einen sinnvollen Zusammenhang mit alltäglichen Verhaltensmustern des Patienten gestellt wird (Mikroanalyse).

Eine solche individualisierte und geschützte Reflexion und Analyse kann für den betroffenen Gruppenteilnehmer Grundlage sein

a) für eine bewußtere persönliche Kontrolle über das problematische Beziehungsverhalten und
b) für Veränderungsüberlegungen oder für sich anschließende selbstinitiierte Veränderungsmaßnahmen.

Die ersten Versuche mit dieser therapeutischen Strategie sind sehr ermutigend. Es ist erstaunlich, welche Rückmeldungen der betroffene Patient von den anderen Gruppenmitgliedern erhält, die viel wirksamer sind als die Anmerkungen der „gesunden" Therapeuten. Mit Überraschung registrieren wir analytische Denkweisen bei sonst eher passiven Patienten. Wenn die Gruppenmitglieder aus verschiedensten Gründen keine Themen anbieten, induzieren die Therapeuten eine Diskussion zum Konstrukt „Selbstsicherheit", was die Gruppenaktivität schnell ansteigen läßt.

Zur Absicherung des Eine-Sitzungs-Konzepts legten wir fest, daß jede Gruppensitzung 75 Minuten dauert und zeitlich wie folgt strukturiert wird:

a) Orientierung und Vorbereitung (3 bis 5 Minuten)
b) Anfangsblitzlicht zur Einschätzung der momentanen Befindlichkeit, Äußerung von Erwartungen, Vorschlagen von Themen und Formulierung von Anliegen durch die Gruppenmitglieder (10 bis 15 Minuten)
c) Bearbeiten der Themen und Anliegen unter Einbeziehung verhaltenstherapeutischer Methoden (20 bis 35 Minuten)
d) Rückblick und Zusammenfassung (15 bis 20 Minuten)

Die bisherige Einordnung der beiden Gruppenstunden am Dienstag und Donnerstag in der Zeit von 8.45 bis 10.00 Uhr hat sich gut bewährt und sollte nach unserer Auffassung beibehalten werden.

Diese Art prozeßorientierter Gruppentherapie erfordert seitens der Therapeuten besondere Voraussetzungen. Sie sollten im Umgang mit gruppendynamischen Entwicklungen theoretisch ausgebildet sein und über längere Gruppenerfahrung in der Beobachterposition verfügen, bevor sie als Therapeuten bzw. Ko-Therapeuten zum Einsatz kommen. Insbesondere benötigen sie ein breites Methodenrepertoire, um Beziehungskrisen in der Gruppe rechtzeitig erkennen und diese in Richtung des Erhalts eines kooperativen Arbeitsklimas konstruktiv beeinflussen zu können.

In den ersten Jahren unserer gruppentherapeutischen Aktivitäten ermöglichten wir auch den Mitarbeitern aus anderen Behandlungsbereichen, wie des Pflegedienstes, der Ergotherapie oder der Physiotherapie und deren Praktikanten die Teilnahme an den Gruppensitzungen, was nicht selten dazu führte, daß die Zahl der Patienten geringer war als die Zahl der Mitarbeiter.

Nach unserem Erkenntnisstand empfehlen wir, jeweils einen Arzt und/ oder einen Psychologen als Therapeuten und eine Schwester bzw. einen

Pfleger als Ko-Therapeuten einzusetzen. Es sollten also maximal drei Therapeuten in der Gruppe sitzen. Für Mitarbeiter, die sich in der Gruppentherapie ausbilden lassen wollen, wäre es möglich, außerhalb des Innenkreises zu sitzen und von dort den Gruppenprozeß zu beobachten. Die Zahl der Beobachter müßte auf zwei begrenzt werden.

Literatur

1. Ettrich KU, Gudermuth S, Mehl J, Reschke K, Schier RC (1984) Selbstsicherheitstraining – Lehrmaterial zur praktischen Ausbildung in Verhaltenstherapie. Probl Ergeb Psychol Forsch (Leipzig) 5: 5
2. Fiedler P (1996) Verhaltenstherapie in und mit Gruppen. Psychologie-Verlags-Union, Weinheim
3. Grawe K, Donati R, Bernauer F (1994) Psychotherapie im Wandel. Von der Konfession zur Profession. Hogrefe, Göttingen
4. Yalom ID (1992) Theorie und Praxis der Gruppenpsychotherapie: ein Lehrbuch. Pfeiffer, München
5. Zielke M (1994) Förderung und Entwicklung interaktionellen Problemlöseverhaltens in Gruppen. In: Zielke M, Sturm J (Hrsg) Handbuch der stationären Verhaltenstherapie. Psychologie-Verlags-Union, Weinheim

Die Institutsambulanz im psychiatrischen Versorgungskonzept

A. Faour

Das psychiatrische Versorgungskonzept

Psychische Störungen haben in der Allgemeinbevölkerung eine hohe Prävalenz. Mehr als ein Drittel der Bevölkerung leidet irgendwann einmal im Leben an einer psychischen Erkrankung. Rund 25 % der Bevölkerung erweisen sich im Laufe eines Jahres als behandlungsbedürftig wegen seelischer Störung und Erkrankung [4].

Der Arbeitskreis „Gemeindepsychiatrie/Psychosoziale Arbeitsgemeinschaft" der Stadt Erfurt hat dazu folgende empirische Größen ermittelt. Bei ca. 210 500 Einwohnern 1995 in Erfurt ergeben sich ca. 13 000 zu versorgende psychisch kranke Erwachsene (einschließlich Suchtkranker) und es scheint, daß diese Zahl noch niedrig angesetzt ist [12].

Wie allgemein in der medizinischen Versorgung spielt auch in der psychiatrisch-psychotherapeutischen Versorgung ein mehrstufig gegliedertes und zunehmend spezialisiertes Versorgungssystem eine Rolle, das sogenannte Filtermodell [4]. Hierin sind nichtprofessionelle und professionelle Hilfen enthalten. Wie im Positionspapier zur Behandlung psychischer Erkrankungen in Deutschland der Deutschen Gesellschaft für Psychiatrie, Psychotherapie und Nervenheilkunde (DGPPN) 1997 dargelegt wurde, kann man die professionellen Hilfen in nichtspezialisierte Vorfeldeinrichtungen, wie z. B. Hausärzte, Gemeindepflegedienste, Sozialbehörden und in spezialisierte Kernfeldeinrichtungen untergliedern. Zu letzteren gehören: niedergelassene Nervenärzte, sozialpsychiatrische Dienste, Tageskliniken, Institutsambulanzen und Polikliniken, psychiatrische Krankenhäuser, Universitätskliniken, Abteilungen an Allgemeinkrankenhäusern, Wohnheime, Wohngruppen, Werkstätten und Tagesstätten [4].

Unter Einbeziehung dieser Grundsätze soll in der Stadt Erfurt ein Netzwerk von ambulanten, stationären und komplementären Hilfsangeboten geschaffen werden, in dem psychisch kranken und seelisch behinderten

Menschen ein sinnerfülltes Leben im gewohnten sozialen Umfeld „gemeindenah" ermöglicht wird [12].

Die ambulante Versorgung

Eine Nahtstelle zwischen stationärer und ambulanter Versorgung nimmt die Tagesklinik ein, ein Bereich von großer Bedeutung für die Vollversorgung. Die durchschnittlich in der Bundesrepublik mit 0,05 Plätzen je tausend Einwohner vorgehaltene Zahl ist im internationalen Vergleich als niedrig einzuschätzen. Hier besteht eine große Variabilität zwischen den einzelnen Bundesländern. An der Spitze liegt Hamburg mit 0,18 Plätzen je tausend Einwohner, am Ende der Skala bewegt sich Thüringen mit 0,004 Plätzen je tausend Einwohner [4].

Bisher konnte der Versorgungsbaustein Tagesklinik in Erfurt noch nicht realisiert werden. Laut Psychiatrieplan der Stadt sind für den Erwachsenenbereich 25 Plätze und für die Kinder- und Jugendpsychiatrie 10 Plätze vorgesehen [12].

Die spezialisierte ambulante Versorgung ist ein differenziertes und z. T. auch zersplittertes System. Neben den niedergelassenen Nervenärzten werden vorallem die Institutsambulanzen und Sozialpsychiatrischen Dienste zu dieser gerechnet.

Am 25. Juni 1996 wurde die Institutsambulanz der Klinik für Psychiatrie und Psychotherapie der Klinikum Erfurt GmbH zugelassen, zunächst befristet für ein Jahr. Nach erneuter Verhandlung besteht nun eine Ermächtigung bis zum Jahr 2002.

Die Psychiatrische Institutsambulanz

Die Institutsambulanz und auch die Sozialpsychiatrischen Dienste können sich auf historische Vorbilder wie die „offene Irrenfürsorge", welche mit dem Namen Kolb verbunden ist, berufen. Im Rahmen des sogenannten Erlanger Modells leisteten um die Jahrhundertwende die Psychiatrischen Krankenhäuser Außenfürsorge [15].

Ende der 60er Jahre kam es zu wiederholten Diskussionen über die zukünftige Struktur der psychiatrischen Versorgung. Dabei flossen auch die Alltagserfahrungen von in der Psychiatrie Tätigen mit ein, nach denen es eine Gruppe von schwer gestörten psychisch Kranken gibt, die nach ihrer Entlassung aus stationärer Behandlung den Weg zu einem niedergelassenen Nervenarzt nicht finden. Man nannte das die „Schwundquote", also die nach der Entlassung aus dem Krankenhaus „verlorengegangenen" Patienten. Daraus leitete man die Forderung nach neu zu schaffenden ambulanten Diensten ab [2].

Die Konzepte, welche zur Entwicklung von Psychiatrischen Institutsambulanzen führten, wurden in der Psychiatrie-Enquete 1975 formuliert [13]. Nach Novellierung der Reichsversicherungsordnung 1976 konnten diese Ansprüche in die Praxis umgesetzt werden. Ähnliches drückt auch der § 118 des Sozialgesetzbuches V (SGB V) aus [8].

Nach Absatz 1 SGB V sind Psychiatrische Krankenhäuser von dem Zulassungsausschuß zur ambulanten psychiatrischen und psychotherapeutischen Behandlung der Versicherten zu ermächtigen. Allgemeinkrankenhäuser mit selbstständigen, gebietsärztlich geleiteten psychiatrischen Abteilungen können nach Bedarfsprüfung ermächtigt werden.

Im Absatz 2 SGB V ist verankert, daß die Behandlung durch die Institutsambulanz auf diejenigen Versicherten auszurichten ist, die wegen der Art, Schwere und Dauer ihrer Erkrankung oder wegen zu großer Entfernung zu geeigneten Ärzten auf die Behandlung durch diese Institutsambulanz angewiesen sind.

Diese Vorgabe bedeutet, daß die Behandlung auf die sogenannten Problempatienten oder Schwerkranken unseres Fachgebietes ausgerichtet ist. Unabhängig von der eigentlichen psychiatrischen Diagnose sind hier folgende Kriterien ausschlaggebend: chronischer oder therapierefraktärer Verlauf, psychiatrische Multimorbidität, schwere krankheitsbedingte soziale Behinderung, erhöhte Wiedererkrankungsrisiken, erhöhte Gefahr von Behandlungsabbrüchen, erhöhte Wahrscheinlichkeit stationärer Wiederaufnahme, eingeschränkte Kooperationsfähigkeit/Compliance, Angewiesensein auf aufsuchende Betreuung, häufige und/oder langjährige stationäre Behandlung.

Dazu eine Ubersicht zu den Diagnosen nach ICD 10 der in unserer Institutsambulanz im II. und III. Quartal 1997 102 behandelten Patienten [10] (Abb. 1).

Die größte Gruppe mit 31 Personen (25,8%) rekrutierte sich aus Patienten mit schizophrenen Erkrankungen, häufig mit Defektsyndro-

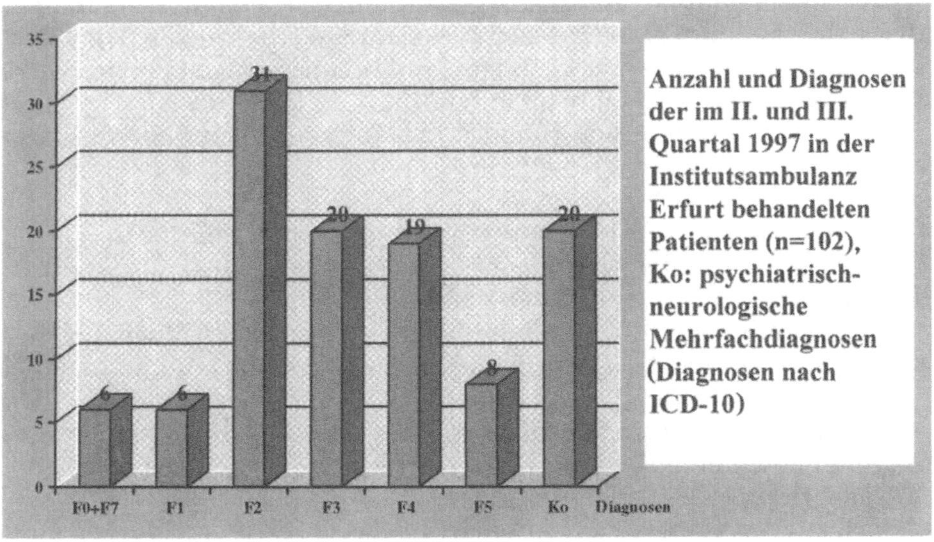

Abb. 1

men, d. h. schizophrenem Residuum, gefolgt von affektiven Störungen (16,6 %) und Untersuchten mit neurologisch-psychiatrischen Mehrfachdiagnosen (16,6 %) sowie Patienten mit neurotischen Störungen (15,8 %).

Dieses Ergebnis deckt sich etwa mit den Untersuchungen von Bogun und Böhme, die in ihrer Erhebung zur Klientel der Institutsambulanz am Allgemeinen Krankenhaus Ochsenzoll in Hamburg 29 % der Patienten mit schizophrenen Psychosen, 28 % mit Neurosen und Persönlichkeitsstörungen feststellten [3]. Unseren relativ hohen Anteil von 20 Untersuchten mit affektiven Störungen (ca. 20 %) wiesen sie mit lediglich 10 % nicht nach, was dadurch begründet sein könnte, daß in der Ära der Poliklinik der Nervenklinik der Medizinischen Akademie Erfurt eine sogenannte Lithium-Spezialsprechstunde angeboten wurde. Ein kleiner Teil der damaligen Patienten möchte sich nicht von den jahrelang vertrauten Gegebenheiten trennen und kommt weiterhin in unsere Ambulanz.

Zu ähnlichen Ergebnissen gelangten auch Reisig und Engelbach am Psychiatrischen Krankenhaus Herborn [14]. Köhler-Offierski berichtete aus der Institutsambulanz des PKH Riedstadt von höheren Anteilen schizophrener Patienten (1982: 31,6 %, 1987: 42,5 %), wobei Riedstadt einen ländlichen Einzugsbereich mit geringerer Nervenarztdichte versorgt [11].

Inhaltlich bestätigt sehen wir uns darin, daß wir einen hohen Anteil von insgesamt 20 Patienten mit neurologisch-psychiatrischen Mehrfachdiagnosen haben, wobei sich die neurologischen Erkrankungen auf solche des Gehirns beschränken, z. B. Erkrankung des schizophrenen Formenkreises mit Epilepsie. Wir konsultieren dann entsprechend die Spezialsprechstunden der benachbarten Klinik für Neurologie. Auch die Kombination mehrerer ausschließlich psychiatrischer Diagnosen ist in dieser Kategorie enthalten, z. B. affektive Störungen mit Suchterkrankung.

Wir betreuten im Untersuchungszeitraum 50 Frauen und 52 Männer. Deren durchschnittliches Alter betrug 38 Jahre. Wir behandelten demnach eine ähnlich junge Klientel wie Bogun und Böhme in Hamburg, deren Patienten im Mittel ca. 35 Jahre alt waren [3].

Ziel unserer Arbeit sind die von Haselbeck 1987 formulierten „Outcome-Kriterien“ [9]:

- Reduktion oder Beseitigung psychopathologischer Störungen;
- Verringerung oder Verkürzung von Hospitalisierung als Ausdruck einer Reduktion ausgeprägter Krankheitsrezidive;
- Vermeidung oder Abbau von freiheitsbeschränkenden Maßnahmen;
- Erhalt oder (Wieder-)Herstellung einer eigenständigen und materiell zufriedenstellenden Wohnsituation;
- Erhalt oder (Wieder-)Aufnahme eines Beschäftigungsverhältnisses, zumindest Gewährleistung einer die Eigenständigkeit ermöglichende Finanzierung des Lebensunterhaltes;
- Erhalt oder Verbesserung mitmenschlicher Beziehungen zu Angehörigen, Freunden und Bekannten;
- Abbau einer unangemessenen Beanspruchung von Mitmenschen;

- Wiederherstellung oder Erhalt einer angemessenen sozialen Funktionsfähigkeit, Abbau von störendem Verhalten, Motivation zur Inanspruchnahme von therapeutischen Maßnahmen, Abbau von Fremdbestimmung in diesem Bereich.

Zur Verwirklichung dieser Zielstellung ist ein multiprofessionelles Team erforderlich. Es werden Komplexleistungen aus ärztlichen, pflegerischen, sozialarbeiterischen, ergo- und physiotherapeutischen Hilfen angeboten [11, 17].

Das Team unserer Institutsambulanz besteht demnach aus folgenden Mitarbeitern.

Psychiater: Die Aufgabenprofile des Arztes sind weiter gefaßt als in der Praxis des niedergelassenen Kollegen. Ein Teil beinhaltet die gleichen Arbeitsweisen wie in der Praxis, so bei der langfristigen Betreuung der Patienten oder in der Notfallversorgung. Der andere Teil gleicht der Tätigkeit des Klinikers, der sozialpsychiatrische Arbeit, z. B. in einer Tagesklinik, leistet. Schwerpunkte sind dabei die Pharmakotherapie, Psychotherapie und sozialpsychiatrische Rehabilitation. Es ergeben sich Überschneidungen zum Arbeitsfeld des Psychologen, u. a. in der Psychotherapie. Hinzu kommen die Aspekte der Leitung und Organisation des gesamten Teams.

Psychologe: Klinisch-psychiatrisch erfahrene Psychologen, wie in unserer Ambulanz ein Verhaltenstherapeut, führen u. a. durch:

Diagnostik: Verhaltensanalyse, psychodiagnostische Verfahren, klinische Verlaufsbeobachtungen.

Therapie und Rehabilitation: Notfallpsychotherapie, Gesprächsintervention, verhaltenstherapeutische Behandlung (Schwerpunkt kognitive Verfahren), Entwicklung und Durchführung von soziotherapeutischen und verhaltensorientierten Therapieplänen, familientherapeutische Intervention und soziotherapeutische Verfahren bei Angehörigen.

Sozialarbeiter: Die Aufgabenprofile gleichen denen der Berufsgruppe in der stationären Versorgung, erfordern häufig auch die aufsuchende Arbeit. Der Sozialarbeiter ist zum einen für Diagnostik von krankheits- und rückfallverursachenden familiärer und sozialer Umstände sowie die Analyse krankheitsbedingter Behinderung des Verhaltens und der Compliance zuständig. Zum andern hat er Anteil an der Therapie und Rehabilitation des Patienten, zum Beispiel bei der Klärung unmittelbarer pathogener sozialer Problemlagen, Einbeziehung von Bezugspersonen in das Behandlungskonzept, Unterstützung bei der Wahrnehmung komplementärer Angebote.

Pflegekräfte: Vorrangig geeignet sind Schwestern und Pfleger mit sozialpsychiatrischer Zusatzausbildung und mit Erfahrung im gerontopsychiatrischen und Suchtbereich. Sie sichern die therapeutische Beziehung zum Patienten, wie beim Aufbau des Kontaktes in Notfallsituationen, Sicherung, Überwachung, Stabilisierung bei unruhigen, nicht wartezimmerfähigen Patienten, Pflege der therapeutischen Beziehung, Organisation und Durchführung von Maßnahmen der medizinischen Diagnostik und Therapie (Blutentnahmen, Injektionen etc.), Übernahme der Aufgaben einer Arzthelferin (Telefondienst, Terminkoordinierung, Abrechnung, Dokumentation).

Ergotherapeuten: Dieses Berufsbild ist nicht in alle Institutsambulanzen integriert. Prinzipiell entspricht das Leistungsprofil dem des stationären Bereiches. Unsere Ergotherapie besteht aus einem Gruppenraum mit 8 Arbeitsplätzen, einer Holzwerkstatt mit 4 Arbeitsplätzen und einem Raum zur Vor- und Nachbereitung der Tontherapie. Entsprechend werden Ton-, Mal- und Werktherapie angeboten. Der Therapieplan wird individuell abgestimmt. In der Regel besteht zweimal in der Woche ein therapeutisches Angebot für die Patienten der Ambulanz.

Physiotherapie: Auch die Physiotherapie ist nicht zwingend in allen Ambulanzen vorzufinden. Unser physiotherapeutischer Bereich verfügt über einen Gruppen- und Einzeltherapieraum. Hier werden entsprechend Einzel- und Gruppentherapien mit und ohne Sportgeräten, Kommunikative Bewegungstherapie, Entspannungstherapieverfahren, Massage und Ergometertraining angeboten.

Aus diesem genannten Setting ergibt sich naturgemäß ein enger und häufiger Kontakt zum Patienten. Wir haben das anhand einer Statistik für das II. und III. Behandlungsquartal 1997 ausgewertet (Abb. 2).

Die Anzahl der Arztkontakte pro Patient im Quartal lag im Durchschnitt bei 3,4. Die absolute Anzahl der Kontakte betrug 348. Hierbei ist

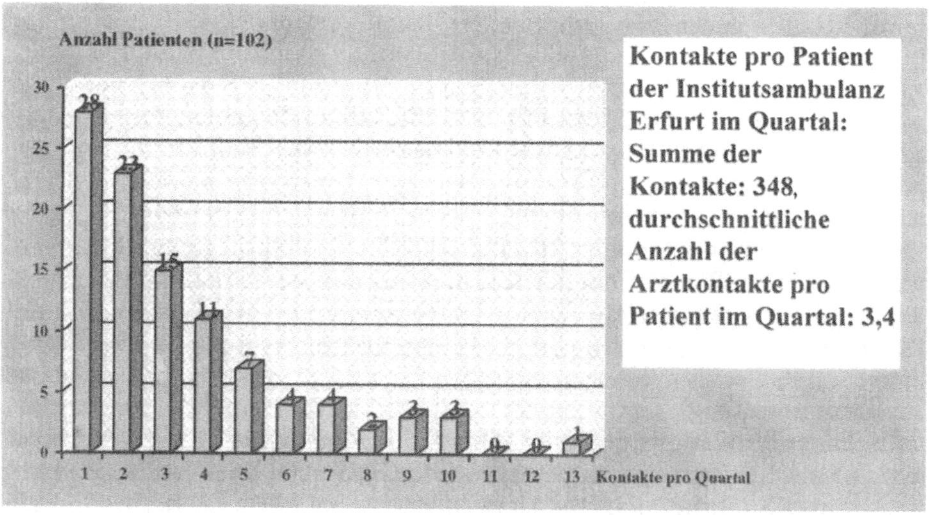

Abb. 2

eine breite Streuung festzustellen, von einmal im Quartal zur Aufrechterhaltung des Kontaktes bis zu mehrmals pro Woche in Krisensituationen. In der Institutsambulanz Kaufbeuren wurden durchschnittlich 2,24 Kontakte pro Patient im Quartal ermittelt. Egetmeyer berichtete bei großer Streubreite von 2,87 Kontakten im Mittel [6]. In unserer Übersicht und in der Anzahl der Patienten sind nicht die einmaligen Notfallkontakte enthalten. Im II. Quartal 1997 gab es 27 und im III. Quartal 1997 21 einmalige Kriseninterventionen.

Mitte 1997 begannen wir mit dem Hausbesuchsdienst durch ärztliche Mitarbeiter, praktisch durchgeführt mit öffentlichen Verkehrsmitteln oder dem Privat-PKW. Im II. Quartal 1997 waren wir viermal, im III. Quartal 1997 zehnmal aufsuchend tätig. Häufig ergab sich u. a. hier eine fruchtbare Zusammenarbeit mit dem Sozialpsychiatrischen Dienst und den Mitarbeitern der Betreuungsbehörde. Diesen Bereich gilt es weiterhin auszubauen, insbesondere da die konsequente Nachbehandlung von Patienten möglich wird, die krankheitsbedingt ein „arztmeidendes Verhalten" aufweisen. Im Gegensatz zu niedergelassenen Nervenärzten, bei denen aus standesrechtlichen Gründen eine unerwünschte aufsuchende ambulante Behandlung problematisch erscheint, ist dieses in unserem Kontext möglich. Bisher betreuen wir noch keine Patienten in Heimen oder Pflegeeinrichtungen, da hier eine Versorgung durch die niedergelassenen Fachkollegen in Erfurt weitestgehend sichergestellt erscheint, sehen aber auch hier ein weiteres Betätigungsfeld, vorallem zu gerontopsychiatrischen Fragestellungen.

Die durchschnittliche Anzahl der Kontakte zum Psychologen pro Patient und Quartal belief sich auf 4,2 (Abb. 3). Die Gesamtsumme der Kontakte betrug dabei 84. Von den 20 vorgestellten Patienten wurden 8 ausschließlich durch den Verhaltenstherapeuten behandelt, in der Regel auf

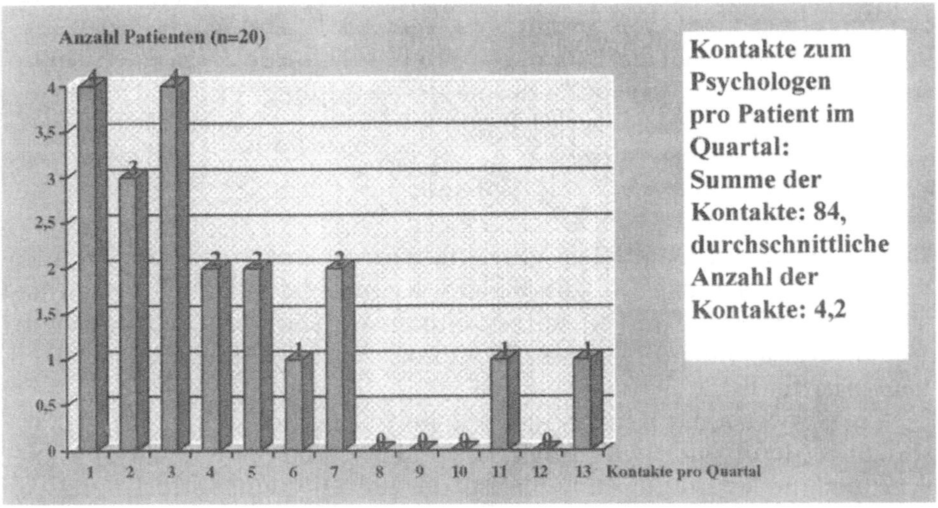

Abb. 3

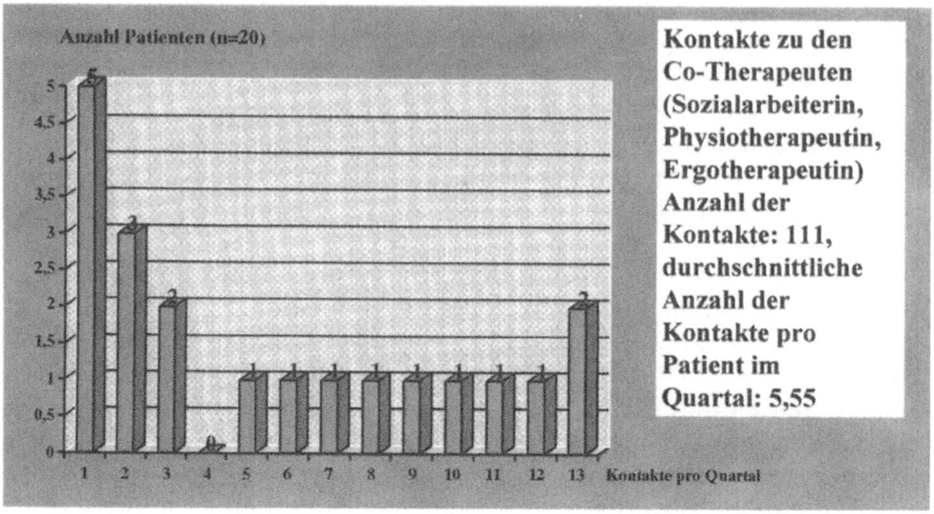

Abb. 4

Überweisung eines niedergelassenen Facharztes für Neurologie/Psychiatrie. 12 Patienten wurden sowohl psychiatrisch als auch psychologisch betreut.

Die Anzahl der Patientenkontakte zu den Co-Therapeuten wurde ebenfalls ausgewertet und zeigte durchschnittlich 5,55 Kontakte pro Patient im Quartal bei einer Summe von insgesamt 111 Einzelkontakten (Abb. 4).

Zusammengefaßt für das gesamte Behandlungsteam ergaben sich durchschnittlich 4,3 Kontakte pro Patient und Quartal zu Mitarbeitern der Institutsambulanz. Zu einem ähnlichen Ergebnis gelangten Bogun und Böhme in Hamburg, die 5 Kontakte pro Patient im Quartal feststellten. Egetmeyer berichtete von Streuungen von 6 bis 12 Kontakten [12].

Das bedeutet, daß ein Patient durchschnittlich jede 2./3. Woche in unsere Ambulanz kam, was die Intensität der Betreuung verdeutlicht.

Polemik

Zum Thema Institutsambulanz gibt es immer wieder kontroverse Diskussionen und in der Praxis unbefriedigende Lösungen. Anläßlich dessen tagt jährlich im LFKH Wunstorf unter Leitung von Herrn Prof. Spengler die „AG Institutsambulanzen" der Leiter öffentlicher psychiatrischer Krankenhäuser in der BRD.

Ein Schwerpunkt der Streitgespräche ist regelmäßig die Vergütungssituation, denn auch wir sollen kostendeckend arbeiten. Es gibt hier verschiedene Vergütungsmodelle, so die Einzelleistungsabrechnung von Leistungskomplexen in Bayern, getrennte Pauschalvergütung von ärztlichen (ÄL) und nichtärztlichen (NÄL) Leistungen, z.B. ÄL 187 DM, NÄE

207 DM in Berlin und die Scheinpauschale (Vergütung pro Behandlungsschein), welche von Bundesland zu Bundesland erhebliche Spannbreiten aufweist, von bis zu 444 DM in Hessen über 254 DM in Mecklenburg-Vorpommern bis hin zur extrem niedrigen Vergütung von 146 DM pro Abrechnungsschein in Thüringen am Ende der Skala. Anhand dieser genannten Zahlen läßt sich nachvollziehen, daß eine finanziell ausgeglichene Arbeit der multiprofessionellen Teams in Thüringen derzeit nicht annähernd gegeben ist. Egetmeyer beschrieb 1983 in den Altbundesländern einen Kostendeckungsgrad von 20 % bis maximal 50 %, und das auch nur bei Ambulanzen, die schon längere Zeit tätig sind [5]. Ins Kalkül sollte dabei gezogen werden, daß durch die intensive Behandlung Krankenhausaufenthalte vermieden oder abgekürzt werden und ein Tag im Krankenhaus wesentlich mehr kostet, als uns im gesamten Quartal vergütet wird.

Ein weiterer Schwerpunkt der Debatten besteht in der vermeintlichen Konkurrenzsituation niedergelassener Nervenarzt versus Institutsambulanz.

Inzwischen gibt es in ganz Deutschland ca. 4500 niedergelassene Nervenärzte, also rein rechnerisch 1 Nervenarzt auf 17 000 Einwohner. Diese behandeln insgesamt ca. 2 700 000 Fälle pro Quartal. Nach einer Umfrage von Spengler und Haselbeck gab es 1996 in der BRD 129 Institutsambulanzen, die bei einer geschätzten durchschnittlichen Fallzahl pro Quartal 250 Personen pro Institutsambulanz behandelten. Das sind 1,18 % der von Nervenärzten ambulant behandelten Klientel, also eine fast verschwindende Anzahl.

Das Argument, daß die Ambulanzen bei immer enger werdender Budgetierung auch noch aus dem „Topf" der Praxisinhaber schöpfen, läßt sich insofern entkräften, da die meisten Institutsambulanzen direkt mit den Kassen abrechnen und nicht über die Kassenärztlichen Vereinigungen. Ein weiterer Aspekt ist, daß bundesweit kaum sozialpsychiatrisch orientierte Nervenarztpraxen bestehen, da deren Finanzierung durch die Kassen bisher nicht geklärt ist, im Gegensatz zur Kinder- und Jugendpsychiatrie, wo eine Sozialpsychiatrie-Vereinbarung mit den Ersatzkassen besteht, so daß entsprechend ausgestattete Praxen eine Quartalspauschale auch für nichtärztliche Leistungen, so die des angestellten Sozialarbeiters, erhalten.

Als Handicap speziell unserer Ambulanz ist die in Deutschland einmalige Festlegung zur Überweisungspraxis zu nennen. Die Behandlung ist uns nur auf Überweisung eines niedergelassenen Nervenarztes gestattet. Mit dieser Einschränkung erreichen wir viele der „klassischen" Institutsambulanzpatienten nicht bzw. sie erreichen uns nicht oder wir behandeln zugunsten des Patienten ohne Vergütung. Daraus dürfte sich auch die geringe Anzahl der behandelten Patienten erklären. Egetmeyer kam in seiner Umfrage 1983 in den Altbundesländern zu dem Ergebnis, daß die Zuweisungsrate durch niedergelassene Nervenärzte zwischen 0 % und 5 % lag. Ca. drei Viertel seiner Patienten wurden aus dem eigenen stationären Bereich zur Nachbetreuung übernommen [5].

Barth-Stopik sagte 1996 anläßlich einer Tagung vor den Leitern der psychiatrischen Abteilungen an Allgemeinkrankenhäusern: „Den Konkurrenten zu vernichten heißt allein zurückbleiben, und vielleicht fehlt dann eines Tages ein dringend benötigter Bundesgenosse" [1]. Sie meinte damit die Vernichtung der Nervenarztpraxen durch die Institutsambulanzen. Das ist aber auch im umgekehrten Fall gültig. Das wichtigste Ziel sollte eine optimale Patientenversorgung sein und dazu möchte die Institutsambulanz gemeinsam mit den niedergelassenen Kollegen einen Beitrag leisten. Verschiedene Wege der Kooperation wurden von Spengler und Lorenzen verdeutlicht [16].

Literatur

1. Barth-Stopik A (1996) Niedergelassene Ärzte und Institutsambulanz. Konkurrenz oder Kooperation. Neurotransmitter 26: 21–24
2. Bauer M (1997) Institutsambulanzen, Partner oder Konkurrenten für niedergelassene Nervenärzte? Spektum 1: 11–16
3. Bogun M, Böhme K (1991) Institutsambulanz in der Großstadt. In: Spengler A (Hrsg) Institutsambulanzen in der Psychiatrischen Versorgung. Vandenhoeck und Rupprecht, Göttingen
4. Deutsche Gesellschaft für Psychiatrie, Psychotherapie und Nervenheilkunde-DGPPN (1997) Die Behandlung psychischer Erkrankungen in Deutschland. Positionspapier zur aktuellen und zukünftigen Entwicklung. Springer, Berlin Heidelberg New York Tokyo
5. Egetmeyer A (1984) Stand und Probleme von Institutsambulanzen in psychiatrischen Krankenhäusern. Sozialpsychiatrische Information 2: 36–46
6. Egetmeyer A (1997) Vortrag zur Sitzung der AG Institutsambulanzen der Arbeitsgemeinschaft der Leiter öffentlicher psychiatrischer Krankenhäuser in der BRD, 7. 11. 1997, Wunstorf
7. Eikelmann B (1997) Sozialpsychiatrisches Basiswissen: Grundlagen und Praxis. Enke, Stuttgart
8. Gesetz zur Strukturreform im Gesundheitswesen (GSG) (SGB V) (1988) Bundesgesetzblatt Teil I Nr. 62 vom 20. 12. 1988
9. Haselbeck H (1987) Ambulante Dienste als Alternative zum psychiatrischen Krankenhaus? Ergebnisse der ambulanten Langzeitbehandlung chronisch schizophrener Menschen. Enke, Stuttgart
10. WHO (1994) Internationale Klassifikation psychischer Störungen ICD 10. Huber, Bern Göttingen Toronto Seattle
11. Köhler-Offierski A (1989) Arbeitsbericht aus einer Institutsambulanz. Psychiatr Prax 16: 14–18
12. Landeshauptstadt Erfurt, Stadtverwaltung, Dezernat Jugend, Soziales und Gesundheit: Psychiatrieplan der Stadt Erfurt. Bestätigung durch den Stadtrat 23. 10. 1996
13. „Psychiatrie-Enquete" (1975) Deutscher Bundestag. Bericht über die Lage der Psychiatrie in der Bundesrepublik Deutschland – zur psychiatrischen und psychotherapeutischen/psychosomatischen Versorgung der Bevölkerung. Drucksache 7/42000 und 7/4201. Huber, Bonn
14. Reisig L, Engelbach S (1991) Institutsambulanz auf dem Land. In: Spengler A (Hrsg) Institutsambulanzen in der Psychiatrischen Versorgung. Vandenhoeck und Rupprecht, Göttingen
15. Roemer H, Kolb G, Falthausen V (Hrsg) (1927) Die offene Fürsorge in der Psychiatrie und ihre Grenzgebiete. Springer, Berlin Heidelberg
16. Spengler A, Lorenzen H (1996) Institutsambulanzen und niedergelassene Ärzte. Neurotransmitter 28: 44–49
17. Spengler A (1991) Arbeitsmaterialien „Institutsambulanzen". In: Spengler A (Hrsg) Institutsambulanzen in der psychiatrischen Versorgung. Vandenhoeck und Ruprecht, Göttingen

Versorgungsaspekte in der Psychotherapeutischen Medizin

G. H. Paar

Einleitung

Derzeit laufen auf der Ebene der Gesundheitsminister der Länder Entscheidungsprozesse zur Einführung von Planbetten (kosten- und bettenneutral) für das Gebiet der Psychotherapeutischen Medizin. Dies ergibt sich aus der Umsetzung der neuen ärztlichen Weiterbildungsordnung, die auch dazu dient, die Lage psychisch kranker Menschen zu verbessern. Im folgenden Artikel werden nach der Definition des Faches Psychotherapeutische Medizin aus einer Versorgungsperspektive aktuelle Daten zur psychosomatischen Epidemiologie genannt und die vorliegenden desintegrierten Versorgungsstrukturen samt einem Versorgungsbedarf für Psychosomatik und Psychotherapeutische Medizin beschrieben. Die nachfolgende Darstellung differentieller Indikationen für akute und rehabilitative (teil-)stationäre Behandlungsverfahren schließt mit einigen strukturpolitischen Überlegungen zur sektorenübergreifenden Verzahnung von Rehabilitation, Krankenhausbereich und ambulanter Versorgung. Außer Betracht bleibt der eigenständige Bereich des Gebietes Psychiatrie/Psychotherapie, sowie die Aufgaben Psychologischer Psychotherapeuten in der ambulanten Psychotherapie nach Verabschiedung des Psychotherapeutengesetzes. Wie die Betrachtung zeigen wird, steht der konzeptionelle Hiatus zwischen Akut- und Rehabilitationsmedizin im Mittelpunkt der Überlegungen.

Das Fach Psychotherapeutische Medizin

Der Ärztetag hat 1992 in seiner (Muster-)Weiterbildungsordnung das Gebiet „Psychotherapeutische Medizin" folgendermaßen definiert: „Die Psychotherapeutische Medizin umfaßt die Erkennung, psychotherapeutische Behandlung, die Prävention und Rehabilitation von Krankheiten und Leidenszuständen, an deren Verursachung psychosoziale Faktoren, deren subjektive Verarbeitung und/oder körperlich-seelische Wechselwirkungen maßgeblich beteiligt sind."

Die Definition zeigt, daß es in der Psychotherapeutischen Medizin nicht nur um die Anwendung einer Therapiemethode, sondern auch um ein ätiologisches Konzept geht. Damit ist die Psychotherapeutische Medizin jene Medizin, die bei der Entstehung, im Verlauf und in der Therapie von Krankheiten psychische, genauer psycho-soziale Faktoren in besonderer Weise berücksichtigt und in ihren Wechselwirkungen mit den somatischen Faktoren untersucht. Dies kommt auch in dem bio-psycho-sozialen Konzept zum Ausdruck, wie es von Thure von Uexküll (1996) konzipiert worden ist.

Die Weiterbildungsordnung für das Gebiet Psychotherapeutische Medizin gibt Erwerb und Nachweis eingehender Kenntnisse, Erfahrungen und Fertigkeiten in folgenden Punkten vor (Janssen, 1999):

- theoretische Grundlagen;
- Diagnostik und Differentialdiagnostik einschließlich Konsiliar- und Liaisondienst und Begutachtung;
- Indikationsstellung und selbständige und eigenverantwortlich durchgeführte Psychotherapien im stationären und ambulanten Bereich einschließlich präventiver und rehabilitativer Maßnahmen.
- Zu den Psychotherapien gehören:
  - Tiefenpsychologische Psychotherapie *oder* Verhaltenstherapie;
  - Suggestive und entspannende Verfahren;
  - Supportive Psychotherapie und Notfallpsychotherapie;
  - Weitere erlebensorientierte und averbale Verfahren.
- Des weiteren ist eine Einzel- *und* Gruppenselbsterfahrung wie eine Balint-Gruppe erforderlich.

Gemäß der Definition liegt der Indikationsbereich des Gebietes auf der psychotherapeutischen Behandlung der nach ICD-10 klassifizierbaren Krankheitsbilder (Janssen und Franz, 1999):

- psychotraumatische Belastungsreaktionen (F 43);
- Psychoneurosen (F32, z. T. F 33, F 34.1, F 40–F42, F 44, F 48);
- Persönlichkeitsstörungen (F 60–F 69);
- Eßstörungen, Adipositas (F 50–E 66);
- somatoforme Störungen (F 45, F51, F 52);
- psychosomatische Erkrankungen im engeren Sinn (F 54);
- Suchterkrankungen (teilweise) (F 10–F 19);
- somatopsychische Störungen (Komorbidität).

Die Schnittmenge zwischen dem Weiterbildungsgebiet Psychotherapeutische Medizin wie es für die Akutversorgung definiert wurde und den Aufgaben der psychosomatischen Rehabilitation erscheint groß – größer jedenfalls als mit dem Gebiet Psychiatrie/Psychotherapie. Dennoch sind die Aufgaben nicht deckungsgleich. Die Psychotherapeutische Medizin (so als Weiterbildungsfach benannt) in der psychosomatischen Rehabilitation setzt weniger auf ein ätiopathogenetisches Konzept (wie in der Akutmedizin postuliert) als vielmehr auf Konzepte der Krankheitsverarbeitung (WHO, 1980).

„Während der akutmedizinische Ansatz primär auf die Behandlung der Erkrankung selbst und die Behebung der gesundheitlichen Schäden ausgerichtet ist, liegt in der Rehabilitation demgegenüber der Schwerpunkt auf der Verbesserung, Erhaltung und bestmöglichen Wiederherstellung der Leistungsfähigkeit des ganzen Menschen im Alltag und Berufsleben. Dazu gehört die Berücksichtigung der somatischen, psychischen und sozialen Dimension der Erkrankung und ihrer Folgen, einschließlich ihres Zusammenwirkens. Der Rehabilitation liegt dementsprechend ein biopsychosoziales Modell von Krankheit und Behinderung zugrunde, das Gesundheit, und Krankheit als Ineinandergreifen physiologischer, psychischer und sozialer Vorgänge beschreibt (VDR, 1996, S. 634).

Eine konzeptionelle Stärke der psychosomatischen Rehabilitation besteht in der indikationsorientierten ärztlichen Interdisziplinarität mit den Kerngebieten Psychotherapeutische Medizin, Psychiatrie/Psychotherapie, Innere Medizin, Neurologie und Orthopädie. Damit kann die in der Akutmedizin zu recht kritisierte Überdiagnostizierung weitgehend vermieden werden. Die rehabilitative Medizin stellt sich gerade für die chronisch Kranken vielfach als die angemessenere und ökonomischere Alternative dar. Die größeren qualifizierten Fachkliniken verfügen über mehrere (Teil-)Weiterbildungsbefugnisse. Fast zwei Drittel der psychosomatisch-psychotherapeutischen Behandlungskapazität (bezogen auf Fachkliniken mit Weiterbildungsbefugnis) wird von den Fachkliniken getragen (Neun, 1994).

Zur psychosomatischen Epidemiologie

Hinweise zur wahren Prävalenz für psychogene Erkrankungen in der erwachsenen Normalbevölkerung ergeben sich aus der oberbayerischen Verlaufsstudie (Dilling et al., 1984; Fichter, 1990) von ca. 18 % im ländlichen Bereich und in der Mannheimer Kohortenstudie (Schepank, 1987) zu 26 % in der Großstadt. Von diesen 26 % entfallen etwa 7 % auf Psychoneurosen, ca. 7 % auf Charakterneurosen einschließlich Suchterkrankungen und etwa 12 % auf psychosomatische Störungen. Nach den Berechnungen von Franz (1997) ist die Jahresinzidenz psychogener Erkrankungen mit 3,7 % der über 25jährigen Bevölkerung anzunehmen.

In Allgemeinkrankenhäusern oder in allgemeinen Praxen beträgt der Anteil psychogen erkrankter Patienten zwischen 30–40 % (Stuhr und Haag, 1989; Meyer et al., 1991). Gehäuft finden sich diese Patienten in gynäkologischen, orthopädischen, internistischen oder Allgemeinpraxen, ebenso in allgemeininternistischen Kliniken. Arolt (1997) findet in seiner Studie über „Psychische Störungen bei Krankenhauspatienten" bei der internistischen Teilstichprobe auf der Grundlage des klinischen Interviews für 46,0 % der Patienten eine Falldefinition, d. h. eine Diagnose, auf der Grundlage eines strukturierten Interviews, dem CIDI, in 36,5 %; bei der chirurgischen Teilstichprobe sind es 47,0 % klinisch, bzw. 30,5 %.

Die Hinzuziehung eines psychiatrischen/psychosomatischen Konsiliar-(CL-) Dienstes wurde bei 37,0 % der internistischen und bei 56,0 % der chirurgischen Patienten für sinnvoll angesehen. Eine psychotherapeutische Mitbetreuung, überwiegend in Form supportiver Verfahren wurde bei 24 % der internistischen und 33 % der chirurgischen Patienten als indiziert angesehen. Eine spezifische psychiatrische/psychotherapeutische Weiterbehandlung sollte bei 26 % der internistischen und 28,5 % der chirurgischen Patienten erfolgen.

Nach Untersuchungen der Freiburger Arbeitsgruppe (Herzog und Stein, 1999) zum Konsiliar/Liaisondienst (CL) sehen die unmittelbar behandelnden Ärzte in ca. 20 % abklärungsbedürftige psychische Auffälligkeiten mit einer Indikation für den CL-Dienst in 15 %. Tatsächlich werden unmittelbar konsiliarisch etwa 5 % der akutstationären Patienten psychotherapeutisch versorgt. Diese Diskrepanz zwischen Störungsprävalenz und tatsächlicher CL-Versorgung findet sich international.

Die aufgeführten Daten zur Epidemiologie psychischer Störungen sind sämtlich aus der Perspektive der Akutmedizin erhoben. Vergleichbare epidemiologische Daten der Rehabilitation, die auf Krankheitsfolgenmodellen aufbauen, existieren in Deutschland praktisch nicht. Dies ist, wie Schuntermann (1996) ausführt, um so bedauerlicher,

„da Krankheitsfolgen nicht nur die Lebensqualität der Betroffenen reduzieren, sondern auch durch die gestiegenen Lebenserwartungen und die Fortschritte der Akutmedizin einerseits und durch den Wandel der individuellen Lebensführung, der sozioökonomischen Lebensformen und der sozialen Regeln innerhalb der Gesellschaft andererseits das Problem der Krankheitsfolgen massiv an Bedeutung zugenommen hat und bereits heute zu enormen sozialen Kosten führt" (S. 3–4).

Wenden wir die Befunde aus dem CL-Dienst auf die Diskussion um die Fehlbelegung in der stationären Regelversorgung an, finden wir eine „Engführung" in der Betrachtungsweise. So wird bspw. im „Zusammenfassenden Bericht" des Medizinischen Dienstes der Spitzenverbände zum „Modellvorhaben zur Prüfung der Notwendigkeit der Krankenhausaufnahme" vom Februar 1997 lediglich die Notwendigkeit der Krankenhausaufnahme geprüft. Fehlbelegung meint die medizinisch unangemessene stationäre Versorgung. Es lassen sich unterscheiden:

1. Keine Indikation für eine stationäre Aufnahme.
2. Keine Indikation für eine stationäre Aufnahme in der gewählten Fachrichtung.
3. Die tatsächliche Dauer der stationären Behandlung ist so nicht indiziert
4. Die angewendeten diagnostischen und/oder therapeutischen Maßnahmen sind so nicht indiziert.

Die nachhaltigen Fehlbelegungen, die durch die Aufnahme und inadäquate Behandlung seelisch Kranker entstehen, finden keine Berücksichtigung. Psychische Störungen werden durch nicht speziell ausgebildete Ärzte nicht angemessen berücksichtigt. Dies führt zu medizinisch nicht indizierter längerer Verweildauer, zu größerer und unangemessener Inanspruchnahme somatischer Diagnostik und Therapie, zu wiederholten Krankenhausaufenthalten und zu verlängertem Leiden (Mayou et al., 1988; Fink, 1992; Saravay und Lavin, 1994).

Allenfalls in der Hälfte der Fälle wird beispielsweise in Allgemeinpraxen eine psychogene Erkrankung korrekt diagnostiziert (Tress et al., 1997). Nur ein Bruchteil dieser Patienten wird dann einer fachpsychotherapeutischen Behandlung zugeführt (Franz und Schepank, 1994).

Den Bedarf von Psychotherapie in einer 25–45jährigen Großstadtbevölkerung schätzen Schepank und Mitarbeiter (1990) folgendermaßen ein: ca. 23 % bedürfen psychosomatischer Grundversorgung, Beratung und Betreuung, 10 % einer Kurzzeittherapie, ca. 13 % einer intensiven (ambulanten) Psychotherapie, ca. 4 % einer intensiven stationären Psychotherapie und ca. 8 % sind nicht mehr therapierbar. (Die Autoren der Mannheimer Kohortenstudie haben eine gesonderte Indikation für psychosomatische Rehabilitation konzeptionell nicht berücksichtigt).

Die Psychotherapieakzeptanz gegenüber einem Psychotherapieangebot in einer Zufallsstichprobe der Normalbevölkerung nach Expertendiagnostik und bei Bestehen einer Psychotherapieindikation liegt nach Franz (1997) bei 3 % eigeninitiativ, 9 % nach Angebot, 23 % nach Motivierung, also zusammen bei 33 %.

Über genauere Veränderungen des Morbiditätsspektrums in den letzten Jahrzehnten, sowie über individuelle Verlaufsformen psychosomatischer Erkrankungen besteht insgesamt wenig präzises Wissen. Seelische Störungen zeichnen sich durch eine extreme Vielfalt verschiedenartiger Verläufe von Spontanheilung über Symptomwandel, Polysymptomatik, Rezidiven und Chronizität aus. Ohne Psychotherapie verlaufen psychogene Erkrankungen überwiegend chronifizierend. Ambulante und stationäre Psychotherapie in Regel- und in Fachkrankenhäusern führen effektiv und effizient zu einer Beschwerdereduktion und sind in ihrer Wirksamkeit gut belegt (Deter, 1986; Schmidt, 1991; Zielke, 1993; Bergin und Garfield, 1994; Broda et al., 1996).

Die Versorgungsstrukturen psychisch kranker Menschen in Deutschland

Die Versorgung psychisch kranker Menschen hat sich nach dem 2. Weltkrieg zunehmend differenziert. Dabei gelang es der Psychiatrie nur in Ansätzen, psychotherapeutische Ansätze zu integrieren. Die Psychotherapie und Psychosomatik nahm damit eine eigenständige Entwicklung, die kurz charakterisiert werden soll (Janssen et al., 1997):

- Ab 1950 erste Etablierung von psychosomatischen Kliniken.
- 1967 Einführung der Richtlinien-Psychotherapie in die kassenärztliche Versorgung und Entwicklung einer Zusammenarbeit von ärztlichen und psychologischen Psychotherapeuten. In der ehemaligen DDR stand seit den 70er Jahren über den Zweitfacharzt für Psychotherapie ebenfalls ein funktionierendes Versorgungssystem zur Verfügung.

- Hereinnahme des Faches Psychosomatische Medizin und Psychotherapie in die ärztliche Approbationsordnung (1970).
- Enquêtebericht der Bundesregierung (1975) zur psychiatrischen und psychosomatisch-psychotherapeutischen Versorgung mit Empfehlung und Festschreibung eines Zweiteiligen Versorgungsstranges, der in den Empfehlungen der Expertenkommission der Bundesregierung (1988) fortgeschrieben wurde.
- Einrichtung von Abteilungen an Allgemeinkrankenhäusern für Psychiatrie und Psychotherapie mit Schwerpunkt in den Behandlungen von Patienten mit Psychosen und Persönlichkeitsstörungen.
- Ausbau der Krankenhausabteilungen für Psychosomatik und Psychotherapie (in der Regelversorgung) und Ausbau der psychosomatischen Fachkliniken (in der psychosomatischen Rehabilitation).
- Schaffung von zwei Weiterbildungsgebieten – Psychiatrie/Psychotherapie und Psychotherapeutische Medizin auf dem Ärztetag 1992.
- Zunehmende Integration verhaltenstherapeutischer Ansätze und Verfahren in die stationäre und ambulante Versorgung (Zielke und Sturm, 1994; Meermann und Vandereycken, 1997).
- Die Integration von Psychotherapeutischer Medizin in einige Landesbettenplänen.

Unter günstigen historischen und sozio-ökonomischen Bedingungen konnte sich ein Versorgungssystem entwickeln, das einmalig und weltweit führend ist (Schepank, 1988; Meyer et al., 1991).

Allerdings haben sich die rechtlichen, strukturpolitischen und wirtschaftlichen Rahmenbedingungen in den letzten Jahren zunehmend auseinanderentwickelt. So ergeben sich in der Versorgung psychisch Kranker *Schnittstellenprobleme* bei der Verzahnung von ambulanter und stationärer Versorgung, von kurativer und rehabilitativer Medizin sowie zwischen Psychiatrie und Psychotherapie. Diese zeigen sich als Kontinuitätssprung z. B. beim Wechsel von einer Einrichtung zur anderen, beim Wechsel von einer Angebotsform zur anderen, und bei der Zusammenarbeit der verschiedenen Träger. Die gesetzlichen Vorgaben stimmen mit der Versorgungsrealität psychisch und psychosomatisch Kranker häufig nicht überein. Potreck-Rose und Koch (1994) haben in ihrer Expertise zu Chronifizierungsfaktoren bei psychosomatisch Kranken. eine „Topographie des Versorgungssystems“ vorgelegt und gelangen zu den Hypothesen:

- Psychosomatische Behandlungen im Akut- bzw. im Rehabereich fungieren als zwei getrennt geschlossene Systeme.
- Zwischen dem medizinischen und psychosomatischen Versorgungssystem wird kaum kommuniziert.
- Es gibt kaum gemeinsame Behandlungsstrategien zwischen Somatikern und Psychosomatikern.

Diese im wesentlichen getrennten Versorgungssysteme verfügen demnach über mangelhafte horizontale und vertikale Durchlässigkeit. In den somatischen Kliniken fehlt häufig ein funktionierender CL-Dienst. Das Fach Psychotherapeutische Medizin ist infolge der geringen Anzahl entsprechender Abteilungen in der stationären außeruniversitären Medizin ungenügend repräsentiert. Die Mehrzahl der in den Krankenhausbedarfsplänen nicht ausgewiesenen Betten stehen in psychosomatischen Fachkliniken.

Verstärkend kommt ein Problem im deutschen Gesundheitswesen hinzu: die Neigung zu unabgestimmten parallelen Versorgungsstrukturen mit additiven anstatt substitutiven Lösungen (Bruckenberger und Klein, 1997). Leistungsrechtliche Ansprüche werden immer wieder durch die Etablierung neuer Versorgungsformen vom Gesetzgeber ausgeweitet. Durch das Krankenhausfinanzierungsgesetz von 1972 wurde das unkoordinierte, sektoral abgeschottete Nebeneinander der verschiedenen stationären Versorgungssysteme noch verstärkt.

Gesetzliche Krankenversicherung (GKV) und Gesetzliche Rentenversicherung (GRV) haben historisch gewachsen unterschiedliche Rechts-Strukturen mit unterschiedlichen Aufgabenfeldern. Für Akutmedizin und Rehabilitationsmedizin gelten unterschiedliche Paradigmen. Die medizinische Rehabilitation vertritt mit dem Krankheitsfolgenmodell der Weltgesundheitsorganisation (WHO) ein moderneres Paradigma als das biotechnische Krankheitsfolgenmodell der Akutmedizin (Foss und Rothenberg, 1987).

Die medizinische (und damit auch die psychosomatische) Rehabilitation hat von der Gesetzgebung her gesehen einen eigenständigen Auftrag für die Behandlung chronisch Kranker, insbesondere bei Gefährdung der Berufs- und Erwerbsfähigkeit. Sozialmedizinische Aufgabenstellungen haben zugenommen. Rehabilitation ist eine notwendige und unverzichtbare Behandlungsform für Menschen mit Krankheiten, die innerhalb der Akutmedizin nicht, bzw. nicht mehr adäquat behandelbar sind.

Psychosomatische Fachkliniken haben insbesondere über § 40 SGB V Aufgaben der Regelversorgung übernommen.

Die Rentenversicherungsträger haben zweifelsfrei in großem Rahmen Heilmaßnahmen Akutkranker finanziert, die, streng rechtlich gesehen, in den Aufgabenbereich der GKV gefallen wären.

Innerhalb der stationären Psychotherapie findet kaum eine indikationsbezogene Differenzierung in Krankenhaus- und/oder Rehabilitationsbehandlung statt. Theoretisch und praktisch sind Akutbehandlung und Rehabilitation bei psychoneurotisch/psychosomatisch Kranken eindeutig schwer trennbar. Wir werden aber Kriterien der Differentialindikation entwickeln müssen.

Bis heute existiert auch kein expertendefinierter (wahrer) Bedarf für die (teil-)stationäre medizinische Rehabilitation, bezogen auf die Indikationen. Stattdessen haben die Rentenversicherungsträger den durch die Inanspruchnahme definierten Bedarf sowie das therapeutische Dienstleistungsangebot mit den Betreibern aus marktwirtschaftlichen Gesichtspunkten in der medizinischen Rehabilitation weiter- und möglicherweise überentwickelt.

Die hier aufgezeichneten strukturellen Probleme verschärften die mit den ausgabenbegrenzenden gesetzlichen Regelungen für Leistungen zur

Rehabilitation in der Rentenversicherung. Damit erfolgte eine Abkehr vom Prinzip der Bedarfsdeckung – und dies vor dem Hintergrund des Aufbaus der Rehabilitation in den neuen Bundesländern sowie den Auswirkungen demographischer Effekte. Somit war ab 1997 von einer Senkung des Versorgungsniveaus um ca. 30 % auszugehen.

Leistungen zur Rehabilitation konnten nicht mehr im medizinisch notwendigen Umfang erbracht und weder quantitativ noch qualitativ durch eine Ausweitung der ohnehin schon auf etwa 30 % angestiegenen Drei-Wochen-Maßnahmen kompensiert werden.

Rehabilitationsspezifische Leistungen – und damit Psychotherapie – lassen sich nicht beliebig verdichten, ohne daß letztlich eine Kontraproduktivität auf den Behandlungsprozeß entsteht. Rehabilitative, also insbesondere vom Patienten selbst aktiv zu gestaltende Prozesse sind naturgemäß zeitgebunden und nicht beliebig verkürzbar (Nosper, 1998; Schmitz-Buhl et al., 1999).

Befürworter der Kürzungsmaßnahmen argumentieren mit den Befunden von Gerdes und Mitarbeitern (1993, 1996) zur Fehlallokation in der Medizinischen Rehabilitation. Mittels fragebogengestützter Selbsteinschätzung der Rehabilitanden und Arzturteil wird in vier Stufen zwischen Rehabilitanden mit gravierenden medizinischen Befunden bis zu solchen ohne auffällige subjektive Belastungen/sehr leichte Rehabedürftigkeit nach Arzturteil differenziert. Gravierende medizinische/subjektive Belastungen wiesen 75 % der Rehabilitanden auf. Eine mittlere zeigten 13 % und 12 % eine leichte Rehabedürftigkeit auf. Dieser möglichen Überinanspruchnahme steht eine unbekannte Anzahl Versicherte gegenüber, die trotz Rehabedürftigkeit eine Rehabilitation nicht oder zu spät beantragen (Schliehe und Haaf, 1996).

Aus der Gesamtperspektive des Gesundheitssystems mit seinen separierten Strukturen könnten die ausgabenbegrenzenden Gesetze bei den chronisch Kranken infolge stärkeren Zirkulierens im Akutsystem und vorzeitiger Berentung ohne Rehabilitation letztendlich zu höheren Kosten führen.

Zum Versorgungsbedarf für Psychotherapeutische Medizin

Die Prävalenz psychogener Erkrankungen liegt nach den vorliegenden o. g. relevanten Studien in Deutschland zwischen 18 % (Land) und 26 % (Stadt). Die Fallinzidenz beträgt jährlich 3,7 %. Hinsichtlich des Versorgungsbedarfes konnten wir sehen, daß sowohl im primärärztlichen Bereich als auch im Akutkrankenhaus eine analoge Situation vorliegt: Es liegen hohe Prävalenzen psychogener Störungen von 30–40 % im ambulanten und 35–50 % im akutstationären Bereich vor. In beiden Bereichen kontrastiert die (eigentliche) Prävalenz mit der Diagnosestellung und der unmittelbaren Versorgung der psychischen Störungen durch die Fachleute.

Ambulante ärztliche Psychotherapie wird weniger in psychiatrischen Praxen, sondern überwiegend in psychotherapeutischen durchgeführt (Meyer et al., 1991). Für den ambulanten Bereich lassen sich wegen der unterschiedlichen Praxisstrukturen keine genaueren Zahlen für den psychotherapeutischen Versorgungsbedarf oder für das Verhältnis Psychotherapeuten zu Einwohnern angeben. Der psychotherapeutische Bereich wird nach Inkrafttreten des Psychotherapeutengesetzes einer Bedarfsplanung unterworfen. Im neuen EBM sind mehrere fachgruppenspezifische Abrechnungskapitel vorgesehen. Der Zusammenschluß psychotherapeutisch tätiger Kollegen erweitert das Behandlungsangebot zu „vernetzten Praxen" (Bell, 1999).

Im Gutachten für das Sozialministerium Baden-Württemberg hat ein Expertengremium ein Konzept für eine Etablierung von Abteilungen für Psychosomatik und Psychotherapeutische Medizin an den Allgemeinkrankenhäusern wie an Fachkrankenhäusern vorgelegt (Janssen et al., 1999a). Ambulante und konsiliarische Funktionen solcher Kliniken und Abteilungen sollen eine besondere Bedeutung im Versorgungskonzept haben. Auf der Basis epidemiologischer Daten wird der Bedarf an Versorgungsleistungen, insbesondere auf (teil-)stationäre Behandlung, Konsiliar- und Liäsondienst, aber auch für die stationäre psychosomatische Rehabilitation herausgearbeitet. Leitlinie ist das Konzept einer „ortsnahen koordinierten Versorgung".

Zur Bedarfsplanung der psychosomatischen Rehabilitation lassen sich bislang keine quantifizierenden Aussagen treffen. Dieser Mangel in der Versorgungsforschung erschwert eine fachlich gut begründete Argumentation für die notwendige Einbindung in das Versorgungssystem psychisch Kranker in der Regelversorgung.

Zur Indikationsstellung stationärer Psychotherapie / fachpsychosomatischer Rehabilitation

Auf die allgemeinen Voraussetzungen zur Psychotherapieindikation kann hier nicht eingegangen werden.

Bis heute gibt es keine zwingenden Hinweise für die Bevorzugung verschiedener psychotherapeutischer Behandlungskonzepte (psychodynamisch, verhaltenstherapeutisch) im Rahmen des ambulanten oder stationären Behandlungsangebotes (Brabender und Fallon, 1992; Bergin und Garfield, 1996). Die Frage der differentiellen Indikation zwischen einer ambulanten und einer stationären Psychotherapie sowie die zwischen akutstationärer und rehabilitativer Psychotherapie läßt sich ebenfalls noch nicht angemessen beantworten. Zur Frage der Effizienz stationärer Psychotherapie bei unterschiedlichen Störungsgruppen und Problembereichen liegen sowohl seitens der Verhaltenstherapie (Zielke und Sturm, 1994; Broda et al., 1996), als auch seitens der psychodynamisch orientierten Psychotherapie (Strauß und Burgmeier-Lohse, 1994; Lamprecht und Schmidt, 1990) im deutschsprachigen Raum sorgfältig evaluierte Studien vor (Übersicht bei Janssen et al., 1999a). Die psychosomatische Rehabilitation hat vorbildlich für den Bereich der medizinischen Rehabilitation und die stationäre Psychotherapie der Regelversorgung Kosten-Nutzen-Berechnungen vorgenommen. Diese zeigen einen günstigen Wirkungsgrad zwischen Aufwand und Erfolg (Wittmann, 1996). Insgesamt wurden katamnestisch die Behandlungsverläufe von fast 2000 stationär in verschiedenen psychosomatischen Fachkliniken behandelten Arbeiter und Angestellten bis zu 5 Jahren verfolgt. Durchschnittlich stellen zum Ende der Behandlung etwa 70 % der Patienten eine Verbesserung ihres Befindens und ihrer Symptome, etwa 20 % gleichbleibende und etwa 10 % eine Verschlechterung ihrer Beschwerden fest.

Vergleichende Wirkungsstudien zwischen Regelversorgung und Rehabilitation stehen bislang aus. Von der Störungsschwere am Behandlungsanfang zeigen sich in einer Untersuchung zwischen einer universitären Einrichtung und einer Psychosomatischen Fachklinik jedenfalls keine Unterschiede (Paar et al., 1997).

Vielfach stellt die Alternative ambulante versus stationäre Psychotherapie eine künstliche Polarisierung dar. Günstiger wäre, insbesondere aus der Perspektive eines Gesamtbehandlungsplans beide als eine Ergänzungsreihe aufzufassen.

Als *differentielle Indikatoren* für *stationäre Psychotherapie* können heute gelten (Schneider, 1999):

- Krisenintervention mit anschließend fortgeführter ambulanter Psychotherapie,
- stationäre Psychotherapie als eigenständige genuine Behandlungsmethodik,
- Einleitung einer ambulanten Psychotherapie,
- Intervalltherapie bei schweren Persönlichkeitsstörungen und somatischen Erkrankungen, sowie
- störungsspezifische Ansätze, beispielhaft bei Eßstörungen.

Ein aktuelles und heikles Thema ist die Frage differentieller Indikationen für eine psychosomatisch-psychotherapeutische Akutkrankenhausbehandlung und für die psychosomatische Rehabilitation. Solche Indikationskriterien werden vor allem den Schweregrad und die Akuität der vorliegenden Störung, das Ausmaß an somatischen Problemen sowie die sozialmedizinische Problematik darstellen, die auf Seiten der behandelnden Einrichtungen spezifische organmedizinische Kompetenzen und eine entsprechende apparative Infrastruktur erfordern (Paar und Schneider, 1999). Der Gesetzgeber schließt zwar aus, daß medizinische Leistungen in der Rehabilitation in der Phase akuter Behandlungsbedürftigkeit erbracht werden. In der klinischen Praxis hat diese im Sozialgesetzbuch festgelegte Definition praktisch geringe Gültigkeit.

Im folgenden wird eine indikatorische Abgrenzung für eine Abteilung für Psychosomatik und Psychotherapeutische Medizin mit angeschlossener Ambulanz in der Regelversorgung vorgelegt. Modellhaft handelt es sich um eine kleine bettenführende Abteilung mit 18–36 Behandlungsplätzen (modifiziert Janssen et al., 1999).

Indikationen für eine Abteilung für Psychosomatik und Psychotherapeutische Medizin mit angeschlossener Ambulanz in der Regelversorgung

- Ambulanz mit Diagnosestellung und Zuweisung der Patienten zur ambulanten Psychotherapie,
  - zur akutstationären psychotherapeutischen Medizin und
  - zur rehabilitativen Psychosomatik

→ Schnittstelle über Anschlußrehabilitation (AR),

- ambulante prä- und poststationäre psychotherapeutische Behandlung,
- konsiliarische Diagnostik und Mitbehandlung aus anderen somatischen Abteilungen und Kliniken zwecks Differenzierung zwischen vorwiegend somatischen oder psychischen Erkrankungen, schweres selbstschädigendes Verhalten des Patienten, das zu lebensbedrohlichen Zuständen führt

→ Schnittstelle zur somatischen Medizin,

- Übernahme stationärer Patienten zur Behandlung bei akuten psychoneurotischen Störungen,
  - Notfallreaktionen bei schweren körperlichen Erkrankungen
  - bei akuten Belastungs- und Erlebnisreaktionen,
  - bei psychophysischen Streßsituationen,
  - bei sog. klassischen psychosomatischen Erkrankungen,
  - bei der psychotherapeutischen Behandlung psychosozialer Probleme somatisch Kranker und
- bei Persönlichkeitsstörungen.

Kleine bettenführende Abteilungen in der Regelversorgung haben die Aufgabe einer Weichenstellung zur somatischen Medizin. Sie können jedoch nicht mehrere differenzierte störungsspezifischen Behandlungsprogramme vorhalten wie sie für psychosomatische Fachkliniken typisch geworden sind. Bettenführenden Abteilungen für Psychosomatik und Psychotherapeutische Medizin in der Regelversorgung stellen für die psychosomatischen Fachkliniken die strukturelle Ergänzung in der stationären Akutmedizin dar. Ihr Fehlen scheint der Hauptgrund zu sein, warum das Anschlußheilverfahren in der psychosomatischen Indikation sich nicht hat entwickeln können. Es liegt nicht an den Prävalenzen psychischer Störungen und am Versorgungsbedarf, wie oben aufgezeigt.

Indikationen für die Behandlung in einer psychosomatischen Fachklinik umfassen ein breiteres Spektrum als es in den Abteilungen für Psychosomatik und Psychotherapeutische Medizin der Regelversorgung möglich ist.

Indikationen für die Psychosomatische Rehabilitation mit angeschlossener Ambulanz

- Ambulante prä- und poststationäre Behandlung zur Verkürzung einer stationären psychosomatischen Rehabilitation,

- spezifische rehabilitative und insbesondere sozialmedizinische Diagnostik bei chronifizierten Erkrankungen in einem kurzstationären Verfahren,
- Indikationsstellung zu einer Behandlung in einer Abteilung für Psychosomatik und Psychotherapeutische Medizin,
- (teil-)stationäre Behandlung aller chronischer psychosomatischer Störungen mit einem breiten Indikationsspektrum, das viele klinische Bereiche wie bspw. Innere Medizin, Neurologie, Orthopädie und Dermatologie überlappt,
- drohende Erwerbs- und Berufsunfähigkeit,
- nach Abklingen der Akutsymptome Weiterbehandlung der Chronifizierungsproblematik in einer psychosomatischen Rehabilitation,
- psychosomatische Rehabilitation als Motivierung zur Einleitung ambulanter Psychotherapie und weiterer Nachsorge,
- Behandlung einer eingeschliffenen Symptomatik (Problemverhalten), die der willentlichen Steuerung (Kontrolle) des Patienten weitgehend entzogen ist,
- Ressourcenerschließung und Coping bei primär somatischen Erkrankungen.

Gegenüber der Einrichtung von Abteilungen für Psychosomatik und Psychotherapeutische Medizin in Allgemeinkrankenhäusern gibt es Widerstände, insbesondere seitens des psychiatrisch/psychotherapeutischen Gebietes (DGPPN, 1997), gelegentlich auch seitens somatischer Kollegen. Widerstände zeigen sich auch gegenüber dem Konzept, an Psychosomatischen Fachkliniken Akutabteilungen für Psychotherapeutische Medizin einzurichten, besonders bei den politischen Entscheidungsträgern, bei den Krankenkassen, möglicherweise auch bei Rentenversicherungsträgern. Um die getrennten Versorgungssysteme ambulant/stationär und Regelversorgung/Rehabilitation wieder in einem gemeinsamen Bereich der Versorgung psychisch Kranker zu integrieren bedarf es politisch gewollter Vernetzungen.

Abschließend soll ein (zukünftiges) Versorgungsmodell für Psychosomatik und Psychotherapeutische Medizin vorgestellt werden, das den ambulanten wie den stationären Bedingungen, denen der Regelversorgung wie der Rehabilitation Rechnung trägt (modifiziert Janssen et al., 1999b).

Modell der Versorgungsstrukturen für Psychosomatik und Psychotherapeutische Medizin

Ambulant:

- Psychosomatische Grundversorgung bei Hausärzten und Fachärzten
- Zusatzbezeichnung Psychotherapie bei Hausärzten und Fachärzten
- Arzt für Psychotherapeutische Medizin

Stationär:

- Abteilung für Psychosomatik und Psychotherapeutische Medizin am Allgemeinkrankenhaus (18–36 Betten, Ambulanz, CL-Dienst, teilstationäre Behandlung)
- Fachkrankenhaus für Psychosomatik und Psychotherapeutische Medizin (Regelversorgung, Ambulanz, CL-Dienst, Spezialisierung, teilstationäre Behandlung)
- Psychosomatische Fachklinik (Rehabilitation, Ambulanz, Spezialisierung, teilstationäre Behandlung) mit Akutabteilung (Regelversorgung)
- Universitäts-(Abteilung)Klinik für Psychosomatik und Psychotherapeutische Medizin (9–40 Betten, Regelversorgung, Ambulanz, CD-Dienst, Lehre und Forschung).

Die anstehende versorgungspolitische Aufgabe in der Medizin ist die Überwindung der separiert gehaltenen Versorgungsstrukturen.

Die nicht geführte Diskussion um die Fehlbelegung mit psychisch kranken Menschen in der Akutmedizin läßt sich um eine ebenfalls nicht geführte Diskussion um die Fehlbelegung mit eigentlich rehabilitationsindizierten Patienten erweitern. Ob tatsächlich alle in den Akutkrankenhäusern behandelten chronisch Kranken bspw. mit Diabetes mellitus, Rheumatoider Arthrits und psychosomatischen Störungen eindeutig eine Krankenhausbehandlung nach § 39 SGBV zuzuordnen sind, ist zweifelhaft. Warum sollten Krankenhäuser sich nicht zukünftig auf interventionelle Diagnostik und Akutbehandlung begrenzen, während sich Rehabilitationseinrichtungen der Nachsorge sowie der konservativen Behandlung chronisch Kranker widmen (Bruckenberger und Klein, 1997)?

Literatur

Arolt V (1997) Psychische Störungen bei Krankenhauspatienten. Springer, Berlin Heidelberg New York Tokyo

Bell K (1999) Veränderungen der ambulanten psychotherapeutischen Versorgung. In: Janssen PL, Franz M, Herzog Th, Heuft G, Paar GH, Schneider W (Hrsg) Psychotherapeutische Medizin. Standortbestimmung zur Differenzierung der Versorgung psychisch und psychosomatisch Kranker. Schattauer, Stuttgart, S 165–171

Bergin AE, Garfield SL (eds) (1994) Handbook of psychotherapy and behavior change, 4th ed. Wiley, New York

Bericht über die Lage der Psychiatrie in der Bundesrepublik Deutschland – zur psychiatrischen und psychotherapeutisch/psychosomatischen Versorgung der Bevölkerung – Psychiatrie-Enquête (1975) BT-Drucksache 7/4200, Bonn

Brabender V, Fallon A (1992) Models of inpatient group psychotherapy. American Psychological Association, Washington

Broda M, Bürger W, Dinger-Broda A, Massing H (1996) Die Berus-Studie. Zur Ergebnisevaluation der Therapie psychosomatischer Störungen bei gewerblichen Arbeitnehmern. Westkreuz-Verlag, Berlin

Bruckenberger E, Klein H (1997) Medizinische Rehabilitation – Chaos oder Neuordnung? Baumann Zeitschriftenverlag, Kulmbach

Bundesminister für Jugend, Familie, Frauen und Gesundheit (Hrsg) (1988) Empfehlungen der Expertenkommission der Bundesregierung zur Versorgung im psychiatrischen und psychotherapeutisch/psychosomatischen Bereich auf der Grundlage des Modellprogramms Psychotherapie der Bundesregierung

Deter AC (1986) Psychosomatische Behandlung des Asthma bronchiale. Springer, Berlin Heidelberg New York Tokyo

Deutsche Gesellschaft für Psychiatrie, Psychotherapie und Nervenheilkunde (DGPPN) (1997) Die Behandlung psychischer Erkrankungen in Deutschland. Positionspapier zur aktuellen Lage und zukünftigen Entwicklung. Springer, Berlin Heidelberg New York Tokyo

Dilling H, Weirer S, Castell R (Hrsg) (1984) Psychische Erkrankungen in der Bevölkerung. Enke, Stuttgart

Fichter MM (1990) Verlauf psychischer Erkrankungen in der Bevölkerung. Springer, Berlin Heidelberg New York Tokyo

Fink P (1992) Surgery and medical treatment in persistent somatizing patients. J Psychosom Res 36: 439–447

Foss L, Rothenberg K (1987) The second medical revolution. From biomedicine to infomedicine. New Science Library, Boston

Franz M (1997) Der Weg in die psychotherapeutischen Beziehungen. Vandenhoek & Ruprecht, Göttingen

Franz M, Schepank H (1994) Zur inaäquaten Inanspruchnahme somatomedizinischer Leistungen durch psychogen erkrankte Patienten. Fortschr Neurol Psychiatr 2: 40–45

Gerdes N (1996) Multizentrische Reha-Studie 1992/93 der LVA Würtemberg. Zusammenfassung der Studienergebnisse. Mitteilungen der LVA Würtemberg 3/96: 110–117

Gerdes N, Brusis J, Pollack H, Fliedner TM (1993) Erste Ergebnisse der „Multizentrischen Reha-Studie 1992/93“. Mitteilungen der LVA Würtemberg 7/93: 207–213

Herzog Th, Stein B (1999) Konsiliar- und Liaisondienst (CL-Dienste). In: Janssen PL, Franz M, Herzog Th, Heuft G, Paar GH, Schneider W (Hrsg) Psychotherapeutische Medizin. Standortbestimmung zur Differenzierung der Versorgung psychisch und psychosomatisch Kranker. Schattauer, Stuttgart, S 74–93

Janssen PL (1999) Entwicklung und Definition des Gebietes in der Weiterbildungsordnung. In: Janssen PL, Franz M, Herzog Th, Heuft G, Paar GH, Schneider W (Hrsg) Psychotherapeutische Medizin. Standortbestimmung zur Differenzierung der Versorgung psychisch und psychosomatisch Kranker. Schattauer, Stuttgart, S 4–8

Janssen PL, Franz M (1999) Ätiologische und pathogenetische Kriterien zur Definition der Patientengruppen in der Psychotherapeutischen Medizin. In: Janssen PL, Franz M, Herzog Th, Heuft G, Paar GH, Schneider W (Hrsg) Psychotherapeutische Medizin. Standortbestimmung zur Differenzierung der Versorgung psychisch und psychosomatisch Kranker. Schattauer, Stuttgart, S 8–12

Janssen PL, Kächele H, Rüger U, Schneider W (1997) Nach-Denken tut Not. Gegendarstellung zum Positionspapier der DGPPN. Psychotherapeut 42: 244–255

Janssen PL, Franz M, Herzog Th, Heuft G, Paar GH, Schneider W (1999a) (Hrsg) Psychotherapeutische Medizin. Standortbestimmung zur Differenzierung der Versorgung psychisch und psychosomatisch Kranker. Schattauer, Stuttgart

Janssen PL, Franz M, Herzog Th, Heuft G, Paar GH, Schneider W (1999b) Empfehlungen für die Versorgungsplanung. In: Janssen PL, Franz M, Herzog Th, Heuft G, Paar GH, Schneider W (Hrsg) Psychotherapeutische Medizin. Standortbestimmung zur Differenzierung der Versorgung psychisch und psychosomatisch Kranker. Schattauer, Stuttgart, S 154–170

Lamprecht F, Schmidt J (1990) Das Zauberberg-Projekt: zwischen Verzauberung und Ernüchterung. In: Ahrens S (Hrsg) Entwicklung und Perspektiven der Psychosomatik in der Bundesrepublik Deutschland. Springer, Berlin Heidelberg New York Tokyo, S 97–116

Mayou R, Hawton K, Feldmann E (1988) What happens to medical patients with psychiatric disorder? J Psychosom Res 32: 541–549

Medizinischer Dienst der Spitzenverbände der Krankenkassen Essen (1997) § 27–5a SGB V Modellvorhaben zur Prüfung der Notwendigkeit der Krankenhausbehandlung. Zusammenfassender Bericht über die Ergebnisse der Erhebung in den Bundesländern. DKG Aktuell, März

Meermann R, Vandereiken W (Hrsg) (1997) Verhaltenstherapeutische Psychosomatik. Klinik, Praxis, Grundversorgung, 2. Aufl. Schattauer, Stuttgart

Meyer A-E, Richter R, Grawe K, v d Schulenburg J-M, Schulte B (1991) Forschungsgutachten zu Fragen eines Psychotherapeutengesetzes. Universitäts- Krankenhaus Hamburg-Eppendorf, Hamburg

Neun K (Hrsg) (1994) Psychosomatische Erkrankungen, 3. Aufl. Vandenhoek & Ruprecht, Göttingen

Nosper M (1999) Evaluierung stationärer Einzel- und Gruppenpsychotherapie in der psychosomatischen Rehabilitation. Dissertation, Universität Mainz (unveröffentlicht)

Paar GH, Schneider W (1999) Indikation zur stationären psychosomatischen Rehabilitation. In: Janssen PL, Franz M, Herzog Th, Heuft G, Paar GH, Schneider W (Hrsg) Psychotherapeutische Medizin. Standortbestimmung zur Differenzierung der Versorgung psychisch und psychosomatisch Kranker. Schattauer, Stuttgart, S 26–28

Paar GH, Klein T, Kriebel R, Franz M (1997) Fallidentifizierung in der Psychosomatischen Rehabilitation. Poster auf der Mainzer Werkstatt „Stationäre Psychotherapie", Mainz, November

Pottreck-Rose F, Koch U (1994) Chronifizierungsprozesse bei psychosomatischen Patienten. Schattauer, Stuttgart

Saravay SM, Lavin M (1994) Psychiatric comorbidity and length of stay in the general hospital: a critical review of outcome studies. Psychosomatics 35: 233–252

Schepank H (1987) Psychogene Erkrankungen in der Stadtbevölkerung. Eine ätiologisch-tiefenpsychologische Untersuchung in Mannheim. Springer, Berlin Heidelberg New York Tokyo

Schepank H(1988) Die stationäre Psychotherapie in der Bundesrepublik Deutschland: soziokulturelle Determinanten, Entwicklungsstufen, Ist-Zustand, internationaler Vergleich, Rahmenbedingungen. In: Schepank H, Tress W (Hrsg) Die stationäre Psychotherapie und ihr Rahmen. Springer, Berlin Heidelberg New York Tokyo, S 13–88

Schepank H (1990) Verläufe. Seelische Gesundheit und psychogene Erkrankungen heute. Springer, Berlin Heidelberg New York Tokyo

Schliehe F, Haaf H-G (1996) Zur Effektivität und Effizienz der medizinischen Rehabilitation. Deutsche Rentenversicherung 10–11: 666–689

Schmidt J (1991) Evaluation einer Psychosomatischen Klinik. VAS Verlag, Frankfurt

Schmitz-Buhl M, Kriebel R, Paar GH (1999) Zeitsensitive Therapie: Zusammenhänge zwischen Theapiedauer, Therapiemotivation, Beschwerdestärke, und Behandlungserfolg in der stationären psychosomatischen Rehabilitation. Prax Klin Verhaltensmed Rehabil 11: 21–27

Schneider W (1999) Indikationsstellung zur ambulanten und stationären Psychotherapie. In: Janssen PL, Franz M, Herzog Th, Heuft G, Paar GH, Schneider W (Hrsg) Psychotherapeutische Medizin. Standortbestimmung zur Differenzierung der Versorgung psychisch und psychosomatisch Kranker. Schattauer, Stuttgart, S 19–26

Schuntermann MF (1996) Epidemiologie der Krankheitsfolgen. In: Delbrück H, Haupt E (Hrsg) Rehabilitationsmedizin. Urban & Schwarzenberg, München, S 3–14

Strauß B, Burgmeier-Lohse M (1994) Stationäre Langzeitgruppenpsychotherapie. Asenger, Heidelberg

Stuhr U, Haag A (1989) Eine Prävalenzstudie zum Bedarf an psychosomatischer Versorgung in den allgemeinen Krankenhäusern Hamburgs. PPmP 39: 273–281

Tress W, Große J, Heckrath Th, Schmitz N, Alberti L (1987) Psychogene Erkrankungen in der hausärztlichen Praxis. Z Psychosom Med 43: 211–232

Uexküll Th v et al. (1996) Psychosomatische Medizin. Urban & Schwarzenberg, München

Verband Deutscher Rentenversicherungsträger (1996) Rahmenkonzept zur medizinischen Rehabilitation in der gesetzlichen Rentenversicherung. Empfehlungen des Verbandes Deutscher Rentenversicherungsträger. Deutsche Rentenversicherung 10–11: 633–665

Weltgesundheitsorganisation (1980) International classification of impairments, disabilities and handicaps. WHO, Geneva

Wittmann WW (1996) Evaluation in der Rehabilitation. Wo stehen wir heute? Deutsche Rentenversicherung 6/96: 27–37

Zielke M (1993) Wirksamkeit stationärer Verhaltenstherapie. Psychologie-Verlags-Union, Weinheim

Zielke M, Sturm J (Hrsg) (1994) Handbuch stationärer Verhaltenstherapie. Psychologie-Verlags-Union, Weinheim

Gereizt-manisches Syndrom als Symptom der Neurolues

B. Preissner, K. Petereit und **K. Peter**

Einleitung

Neurolues manifestiert sich vielseitig als Meningitis, Meningoenzephalitis, Myelitis, chronische Enzephalopathie oder Hinterstrangdegeneration. Ihre erhöhte Inzidenz seit Anfang der 80er Jahre in den USA und in Reiseländern wie Afrika oder Südost-Asien sowie ihr gehäuftes Auftreten bei HIV-Infizierten macht eine vermehrte Beachtung notwendig, auch wenn klinisch allein neuropsychologische Defizite oder psychopathologische Symptome vorliegen sollten.

Fallbeschreibung

Ein 40jähriger Taxifahrer, welcher bisher keinerlei Kontakt zu den Fachgebieten Psychiatrie oder Neurologie hatte, wird am 14. 12. 1995 von seiner Ehefrau in der Institutsambulanz vorgestellt, nachdem es bei ihm seit ca. 7 Tagen zu Durchschlafstörungen und auffälligen Fehlhandlungen gekommen war. So tätigte er große Geldausgaben, telefonierte ständig und brachte permanent den Haushalt durcheinander. Auch erste Tätlichkeiten gegenüber der Ehefrau traten auf. Die empfohlene stationäre Aufnahme wird vom Patienten abgelehnt. Am 12. 1. 1996 wird er durch den Rettungsdienst mit polizeilicher Amtshilfe erneut in der Klinik vorgestellt. Zuvor hatte er die Wohnungseinrichtung demoliert, Ehefrau, Kinder und Schwiegervater geschlagen, ein Haustier getötet und schließlich die Gardinen angezündet. Da der Patient wiederum die stationäre Behandlung ablehnt, erfolgt die richterliche Einweisung nach PsychKG. Sofort nach der Aufnahme wurde eine neuroleptische Therapie begonnen. Im Rahmen der Ausschlußdiagnostik eines hirnorganischen Hintergrundes erfolgte unter anderem die Liquordiagnostik mit Untersuchung auf neurotrope Viren und Bakterien. Dabei wurde jedoch auf die Luesserologie verzichtet. Wegen der nachgewiesenen Pleozytose und Eiweißerhöhung erfolgte unter dem Verdacht einer Enzephalitis die Verlegung in die Klinik für Neurologie. Hier erbrachte die erweiterte Nachbestimmung der neuroinfektiologischen Parameter die Diagnose einer Neurolues. Eine begleitende HIV-Infektion wurde als Ursache der Symptomatik ausgeschlossen. Umgehend wurde antibiotisch mit Penicillin G über 14 Tage behandelt. Die neuroleptische Therapie wurde mit Benperidol p. o. fortgesetzt, bei zunehmender Regredienz der psychopathologischen Symptomatik schrittweise reduziert und schließlich abgesetzt. Bei einer Nachexploration berichtete der Patient, daß er etwa Mitte 1995 Prostituierte im Raum Frankfurt/Main chauffiert und statt einer finanziellen Vergütung die Dienste der Damen in Anspruch genommen hatte. Bei der letzten Kontrolluntersuchung im Januar 1997 bestanden serologisch, neurologisch und psychisch keine pathologischen Auffälligkeiten. Es konnten lediglich noch spezifische Antikörper und oligoklonale Banden im Liquor nachgewiesen werden, der Titerverlauf und die Zusatzbefunde ergaben jedoch den Befund einer ausbehandelten inaktiven Neurolues.

Befunde

Klinischer Befund

Der Patient hatte sich breite Streifen der Kopfbehaarung ausrasiert und entkleidete sich immer wieder. Er war bewußtseinsklar, vollständig orientiert und deutlich distanzgemindert. Die Stimmungslage war massiv gereizt, die Kontaktaufnahme durch verbale Aggressivität geprägt. Es bestand eine erhebliche psychomotorische Unruhe und Antriebssteigerung. Das formale Denken war ungestört. Das inhaltliche Denken war von Größenideen und einer deutlichen Selbstüberschätzung bestimmt. Wahrnehmungsstörungen waren nicht feststellbar.

Neurologisch fiel im Verlauf eine diskrete, armbetonte spastische Hemiparese links auf. Im internistischen Untersuchungsbefund fanden sich keine Auffälligkeiten.

EEG

Sehr leichte Allgemeinveränderungen. Bitemporal, passager in schwacher Ausprägung, Theta-Wellenaktivität. Kein Herd. Keine Spitzenpotentiale.

99mTc-HMPAO Hirn-SPECT

Deutlich inhomogene insgesamt verminderte Nuklidbelegung beider Hemisphären. Rechts ist die Durchblutungsstörung stärker ausgeprägt als links. Temporo-basal bds. und links fronto-basal zusätzlich umschriebene Minderperfusion.

99mTc-HMPAO Hirn-SPECT Kontrolle

Im Verlauf jetzt deutliche Perfusionshomogenisierung. Nachweisbar ist jedoch noch eine diffuse Minderperfusion über der rechten Hemisphäre, der Befund ist parietal besonders deutlich.

MRT des Kopfes

Mittelständiges, gering asymmetrisches Ventrikelsystem mit leichter kortikaler Atrophie fronto-dorsal bis parieto-okzipital bds. reichend. Kein Hinweis auf intrazerebrale Raumforderung oder frische Ischämie. Diskrete Signalveränderungen im Bereich des Uncus und des Hippokampus bds. als möglicher Hinweis auf entzündliche Veränderungen.

Liquor cerbrospinalis und Serum

	18. 1. 96	9. 2. 96	10. 4. 96	8. 8. 96	3. 1. 97
Zellzahl	88	16	8	4	5
Eiweiß g/l	1,18	0,85	0,73	0,58	0,55
Albumin-Quotient	10,5	8,07	7,88	6,4	5,97
Oligoklonale Banden	12	12	20	15	14
TPHA-Liquor (IgG)	1:256	1:256	1:256	1:256	1:128
TPHA-Serum (IgG)	1:5120	1:5120	1:5120	1:5120	1:5120
FTA-ABS-Liquor (IgG)	1:512	1:256	1:64	1:256	1:32
FTA-ABS-Serum (IgG)	1:5120	1:5120	1:1280	1:5120	1:320

Diskussion

Die klinische Verdachtsdiagnose bei Aufnahme des Patienten lautete „gereizt-manisches Syndrom unklarer Ätiologie“, die Einweisung erfolgte folgerichtig in die Klinik für Psychiatrie. Obwohl die Symptomatik naheliegend an das Vorliegen einer gereizten Manie als Ausdruck einer manisch-depressiven Krankheit oder einer schizoaffektiven Psychose denken ließ, wurde eine breite organische Diagnostik durchgeführt. Diese erbrachte im Ergebnis überraschenderweise ätiologisch das Vorliegen einer klassischen venerischen Infektion.

Die Neurolues wird heute in Lues cerebrospinalis (meningovaskuläre Lues), progressive Paralyse und Tabes dorsalis eingeteilt [1]. Der Patient litt an einer meningovaskulären Lues, die bei 2–3 % aller luisch Infizierten aufritt. Eine weitere Einteilung dieser Verlaufsform in verschiedene Manifestationen (gummöse, meningitisch-gummöse und vaskuläre Form sowie Dementia paralytica) ist heute nicht mehr üblich, zeigt uns aber die Vielfältigkeit der psychischen Symptome in Abhängigkeit von den jeweils bevorzugten pathologischen Veränderungen. Unter 40 Patienten mit einer meningovaskulären Verlaufsform hatten nach Prange [2] 9 psychopathologische Symptome, davon ein Patient eine Manie.

Das „Prädikat der absoluten Seltenheit" kann der Lues heute nicht mehr mit Sicherheit zuerkannt werden. Auch wenn in Europa keine ebenso hohe Inzidenz von Luesinfektionen wie in den USA seit Anfang der 80er Jahre zu verzeichnen ist, verdient das Krankheitsbild durch das gehäufte Auftreten bei HIV-Infektionen auch bei uns zunehmende Beachtung.

Ob allerdings ein grundsätzliches Luesscreening bei allen neuauftretenden psychischen, selbst bei somatoformen Störungen sinnvoll ist, wie Aigner und Mitarbeiter [3] meinen, halten wir für fraglich. Die Krankengeschichte erinnert dennoch daran, daß die Neurolues eine breite Differentialdiagnose hat und psychopathologische Symptome zu ihren klassischen Manifestationen gehören.

Literatur

1. Freedman AM, Kaplan HI, Sadock BJ, Peters UH (1986) Psychiatrie in Praxis und Klinik, Bd 2. Thieme, Stuttgart
2. Prange HW (1987) Neurosyphilis. Edition Medizin, VHC, Weinheim
3. Aigner M, Ossege M, Bach M, Lenz G (1997) Indikationskriterien zum gezielten Luesscreening. Nervenarzt 68: 752–753

Autorenverzeichnis

Dr. U. Bailer
Universitätsklinik für Psychiatrie, Währinger Gürtel 18–20, A-1090 Wien

Dr. H. Berzewski
Universitätsklinikum Benjamin Franklin, Psychiatrische Kriseninterventionsstation, Hindenburgdamm 30, D-12200 Berlin

Dipl.-Psych. Th. Bombach
Klinik für Psychiatrie und Psychotherapie, Klinikum Erfurt GmbH, Nordhäuser Straße 74, D-99084 Erfurt

Prof. Dr. P. Falkai
Zentrum für Nervenheilkunde, Abteilung für Medizinische Psychologie, Rheinische Friedrich-Wilhelms-Universität, Sigmund-Freud-Straße 25, D-53105 Bonn

Dipl.-Med. A. Faour
Klinik für Psychiatrie und Psychotherapie, Klinikum Erfurt GmbH, Nordhäuser Straße 74, D-99089 Erfurt

Dipl.-Psych. M. Geibel-Jacobs
Zentralinstitut für Seelische Gesundheit, Abteilung Evaluative Psychiatrie, J 5, D-68159 Mannheim

Dr. C. Hain
Klinik für Psychiatrie und Psychotherapie, Klinikum Erfurt GmbH, Nordhäuser Straße 74, D-99089 Erfurt

Dr. K. Junghanns
Klinik für Psychiatrie, Medizinische Universität zu Lübeck, Ratzeburger Allee 160, D-23523 Lübeck

Dr. P. Mavrogiorgou
Psychiatrische Klinik und Poliklinik, Klinikum Innenstadt der Universität, Nußbaumstraße 7, D-80336 München

Dr. phil. H.-J. Meisel
Klinik für Psychiatrie und Psychotherapie, Klinikum Erfurt GmbH, Nordhäuser Straße 74, D-99089 Erfurt

Prof. W. E. Müller
Pharmakologisches Institut für Naturwissenschaften, Biozentrum Niederursel, Universität Frankfurt, Marie-Curie-Straße 9, D-60439 Frankfurt/Main

Dr. E. Müller
Notfallzentrale, Klinikum Erfurt GmbH, Nordhäuser Straße 74, D-99089 Erfurt

Dr. G. Paar
Gelderland-Klinik, Fachklinik für Psychotherapie und Psychosomatik, D-47608 Geldern

Priv.-Doz. Dr. K. Peter
Klinik für Psychiatrie und Psychotherapie, Klinikum Erfurt GmbH, Nordhäuser Straße 74, D-99089 Erfurt

lic. phil. M. Pfammatter
Universitäre Psychiatrische Dienste Bern (UPD), Direktion Mitte/West, Laupenstraße 49, CH-3010 Bern

Dipl.-Med. B. Preissner
Klinik für Psychiatrie und Psychotherapie, Klinikum Erfurt GmbH, D-99089 Erfurt

Prof. Dr. R. Tölle
Klinik und Poliklinik für Psychiatrie, Westfälische Wilhelms-Universität, D-48194 Münster

Prof. Dr. Dr. J. Walden
Psychiatrische Universitätsklinik, Hauptstraße 5, D-79104 Freiburg

Prof. Dr. T. Wetterling
Johann-Wolfgang-Goethe-Universität, Klinik für Psychiatrie und Psychotherapie I, Heinrich Hoffmann Straße 10, D-60528 Frankfurt/Main

Sachverzeichnis

Springer-Verlag
und Umwelt

Als internationaler wissenschaftlicher Verlag sind wir uns unserer besonderen Verpflichtung der Umwelt gegenüber bewußt und beziehen umweltorientierte Grundsätze in Unternehmensentscheidungen mit ein.

Von unseren Geschäftspartnern (Druckereien, Papierfabriken, Verpackungsherstellern usw.) verlangen wir, daß sie sowohl beim Herstellungsprozeß selbst als auch beim Einsatz der zur Verwendung kommenden Materialien ökologische Gesichtspunkte berücksichtigen.

Das für dieses Buch verwendete Papier ist aus chlorfrei hergestelltem Zellstoff gefertigt und im pH-Wert neutral.

GPSR Compliance

The European Union's (EU) General Product Safety Regulation (GPSR) is a set of rules that requires consumer products to be safe and our obligations to ensure this.

If you have any concerns about our products, you can contact us on ProductSafety@springernature.com

In case Publisher is established outside the EU, the EU authorized representative is:

Springer Nature Customer Service Center GmbH
Europaplatz 3
69115 Heidelberg, Germany

Batch number: 10816188

Printed by Printforce, the Netherlands